高等中医药教育"十四五"特色教材

供中医学、中西医结合、针灸推拿学、中医骨伤科学、护理学、康复治疗学等专业用

# 中西医结合
# 医学影像学

主　编　张闽光
主　审　张国桢
副主编　张东友　王　嵩　许茂盛　栾金红　邱士军　贺太平　方继良
编　委　(按姓氏笔画排序)

丁承宗(山东中医药大学附属医院)
王　琳(甘肃中医药大学附属医院)
王　嵩(上海中医药大学附属龙华医院)
车艳玲(黑龙江中医药大学附属第一医院)
方继良(中国中医科学院广安门医院)
邢东炜(上海中医药大学附属市中医医院)
刘玉金(上海中医药大学附属岳阳中西医结合医院)
许茂盛(浙江中医药大学附属第一医院)
李　平(湖南中医药大学第一附属医院)
杨　炼(华中科技大学同济医学院附属协和医院)
杨中杰(河南中医药大学第二附属医院)
邱士军(广州中医药大学第一附属医院)
沈　睿(上海中医药大学附属市中医医院)
张万高(安徽中医药大学第一附属医院)
张东友(湖北中医药大学附属武汉中西医结合医院)
张国桢(复旦大学附属华东医院)
张闽光(上海中医药大学附属市中医医院)
相建峰(上海交通大学医学院附属仁济医院)
贺太平(陕西中医药大学)
贺海东(北京中医药大学东直门医院)
徐良洲(湖北中医药大学附属国医医院)
翁苓苓(南京中医药大学附属南京中医院)
栾金红(黑龙江中医药大学附属第一医院)
戚　婉(福建中医药大学附属人民医院)
常时新(上海中医药大学附属岳阳中西医结合医院)
彭屹峰(上海中医药大学附属普陀医院)
程蓉岐(上海中医药大学附属市中医医院)
詹松华(上海中医药大学附属曙光医院)

秘　书　邢东炜(兼)　翁苓苓(兼)

U0199557

人民卫生出版社
·北京·

**图书在版编目（CIP）数据**

中西医结合医学影像学 / 张闽光主编 . —北京：
人民卫生出版社，2021.6
ISBN 978-7-117-30467-2

Ⅰ. ①中…　Ⅱ. ①张…　Ⅲ. ①中西医结合 – 影像诊断
Ⅳ. ①R445

中国版本图书馆 CIP 数据核字（2020）第 176324 号

| 人卫智网 | www.ipmph.com | 医学教育、学术、考试、健康，购书智慧智能综合服务平台 |
| 人卫官网 | www.pmph.com | 人卫官方资讯发布平台 |

中西医结合医学影像学

Zhongxiyi Jiehe Yixue Yingxiangxue

主　　编：张闽光
出版发行：人民卫生出版社（中继线 010-59780011）
地　　址：北京市朝阳区潘家园南里 19 号
邮　　编：100021
E - mail：pmph @ pmph.com
购书热线：010-59787592　010-59787584　010-65264830
印　　刷：三河市尚艺印装有限公司
经　　销：新华书店
开　　本：787 × 1092　1/16　　印张：32
字　　数：799 千字
版　　次：2021 年 6 月第 1 版
印　　次：2021 年 6 月第 1 次印刷
标准书号：ISBN 978-7-117-30467-2
定　　价：79.00 元

# 内 容 简 介

本教材共包括8篇47章。第1篇为总论,简述了X线、CT、DSA和MR成像的基本原理、方法、图像特点和常用概念,以及PACS与医学影像信息学、医学影像检查方法的优选及图像解读思维;对中西医结合影像学、针灸的脑效应fMRI研究现状做了简单介绍。第2~6篇从影像学检查的实际出发,将人体按系统和部位分为骨关节和肌肉系统、中枢神经系统、头颈部、胸部、腹部,分别介绍了全身各系统的影像学检查方法、正常和基本病变的影像学表现、常见疾病的影像学诊断,并介绍了肌骨系统、中枢神经系统(脑)、呼吸系统(肺脏)、循环系统(心脏)、消化系统(脾胃)、泌尿生殖系统(肾)等的中西医结合影像学研究。超声医学和介入放射学分别独立成篇。

本教材适合高等院校中医学、中西医结合、针灸推拿学、中医骨伤科学、护理学、康复治疗学等专业使用。

# 前　言

随着各种影像设备的不断改进和更新、技术的创新以及电子计算机的发展、分子生物学的进展,医学影像学也从单一的形态诊断发展成集形态、功能、代谢于一体的综合诊断医学;集诊断和治疗于一体的综合医学门类。同时,医学影像学也推动着基础和临床医学的飞速发展。医学影像学与中医药的结合形成当今重要的一门学科——中西医结合医学影像学,她是在医学影像学与中医药学相互渗透、相互融合、相互促进的过程中发展壮大起来的。学好医学影像学,掌握医学影像基础知识和基本技能,是医学生今后从事临床工作的坚实基础,对于中医相关专业的学生而言,影像医学知识是其成为合格的现代中医或中西医结合医生的必要条件。

中医院校的医学影像学教学具有其特殊性。例如,中医、中西医结合相关专业的解剖学、病理学、诊断学基础薄弱;影像学课时偏少;西医临床实践相对不足。这给课堂和实习教学带来困扰。本教材在编写过程中考虑到上述特点,以"基本知识、基本理论、基本技能"和"思想性、科学性、创新性、启发性、先进性"为指导思想,突出实用性,精简文字,配以近千幅精选图片,并通过详细的图片说明、列出篇章的关键知识点等,努力达到"易教易学""授人以渔"的目的。为此,本教材邀请了来自全国15所中医药大学工作在临床医疗、教学一线的医学影像专家参与编写,还邀请著名的放射学家张国桢教授为主审,保证了本教材的编写质量。期望学生在课堂教学、临床轮转中通过对本教材的学习,掌握和熟悉本专业的基本知识,能够通过毕业临床技能考试、住院医师规范化培训临床技能考核和执业医师资格考试等各种相关考试,满足毕业后临床工作对影像学知识的基本需求。

本教材以医学影像诊断为主,并简单介绍了介入放射学和介入超声学知识,且创新性地糅合进医学影像学和中医、中药、针灸学结合的相关研究成果,提高中医、中西医结合相关专业学生的学习兴趣。

本教材的主要内容分为8篇47章。第1篇为总论,简述了X线、CT、DSA和MR成像的基本原理、方法、图像特点和常用概念,以及PACS与医学影像信息学、医学影像检查方法的优选及图像解读思维;对中西医结合影像学、针灸的脑效应fMRI研究现状做了简单介绍。第2~6篇从影像学检查的实际出发,将人体按系统和部位分为骨关节和肌肉系统、中枢神经系统、头颈部、胸部、腹部进行论述,分别介绍了全身各系统的影像学检查方法、正常和基本病变的影像学表现、常见疾病的影像学诊断,并介绍了肌骨系统、中枢神经系统(脑)、呼吸系统(肺脏)、循环系统(心脏)、消化系统(脾胃)、泌尿生殖系统(肾)等的中西医结合影像学研究。超声医学和介入放射学分别独立成篇。

　　医学影像学发展迅速,各种新技术、新应用如雨后春笋不断涌现,因篇幅有限,难以面面俱到、一一介绍,只想与大家一起将科技进步成果造福于广大患者。限于编者的水平,本教材难免有疏漏和不妥之处,敬请广大读者批评指正,以便进一步提高和完善。

张闽光

2019 年 10 月于上海

# 目　　录

## 第一篇　总　　论

# 第二篇　骨关节和肌肉系统

# 第三篇　中枢神经系统

# 第四篇  头 颈 部

# 第五篇　胸　部

# 第六篇　腹　　部

# 第七篇　超 声 医 学

# 第八篇　介入放射学

中西医结合医学影像学是以医学影像学为基础,结合中医药学,两者相互渗透、相互提高而建立起来的一门新的交叉学科。医学影像学的发展历程伴随着科技创新过程。1895 年德国科学家伦琴(Wilhelm Conrad Röntgen)发现X线以后不久,X线即被用在医学上进行人体检查、疾病诊断,形成了 X 线诊断学(diagnostic roentgenology)。X 线诊断学在疾病的诊断、鉴别诊断、疗效观察及预防医学方面具有广泛的应用,而且在医学研究,包括中医药学研究方面也具有重要应用价值。X 线诊断学也奠定了医学影像学(medical imaging)的基础。

与 X 线诊断学相同,将图像运用于临床检查、疾病诊断和医学研究的还有 γ 闪烁成像(γ-scintigraphy)、超声成像(ultrasonography,USG)、X 线计算机体层成像(computed tomography,CT)、磁共振成像(magnetic resonance imaging,MRI)、单光子发射计算机体层成像(single photon emission computed tomography,SPECT)、正电子发射体层成像(positron emission tomography,PET),以及将 CT 或 MR 和 PET 进行同层图像融合的 PET-CT 或 PET-MR 等等。上述各种成像技术形成了包括 X 线诊断学的影像诊断学。通过医学影像技术可以显示人体内部组织和器官,帮助医生了解活体状态下的人体解剖结构、生理功能状态及病理变化,甚至在一定程度上反映组织细胞水平和分子水平的变化,从而达到明确诊断的目的。这属于中医广义望诊的范畴。

20 世纪 70 年代发展起来的利用影像设备引导进行标本采集或对某些疾病进行治疗的介入放射学(interventional radiology),使一些疾病得到微创、有效的治疗,已经形成与内科、外科并列的第三大治疗体系。随着设备、器材和技术的进步,介入放射学和影像诊断学一样发展迅速,使得医学影像学(medical imaging)成为一门越来越重要的综合性学科。

中西医结合影像学是我国影像工作者将医学影像学与中医药结合而独创的一门新型交叉学科,是应用影像学研究中医基础理论和临床诊疗方法,以及研究利用中医药方法提高影像技术质量、诊断水平及介入治疗疗效的一门学科。

本篇主要介绍 X 线成像、CT、数字减影血管造影(digital subtraction angiography,DSA)、MRI 和数字化 X 线成像、图像存档和传输系统、放射学信息等。有关超声成像技术及其临床应用在本教材有专门章节进行介绍。

医学影像学成像还包括 SPECT、PET 等与核医学有关的成像技术以及在 CT、MRI 和 PET 基础上发展起来的 PET-CT 和 PET-MR 影像融合技术。PET-CT 和 PET-MR 的临床应用开辟了医学影像学的新领域,为功能成像和分子影像学的发展奠定了基础。由于篇幅有限,以及该部分内容主要在核医学课程中介绍,故本教材不介绍核医学成像技术的相关内容。

(张闽光)

# 第一章
# X 线 成 像

## 第一节　X 线的产生及 X 线特性

### 一、X 线的产生

X 线是真空中高速行进的电子束撞击靶面产生的一种肉眼不可见的、波长极短的电磁波。由此,产生 X 线须具备下列装置:①可保证电子束高速运行的高真空电子管,称为 X 线管,其阴极灯丝通过 6~12V 低电压电流发热而产生可自由活动的电子群,阳极靶面由金属钨或钼铑构成。②以保证灯丝产热供低压电的降压变压器和保证电子束高速运行的施加于 X 线管两端高压电(40~150kV)的升压变压器。③用于控制、调节阴极灯丝电流、阳极两端电压和施加时间(即曝光时间)的控制装置(图 1-1)。

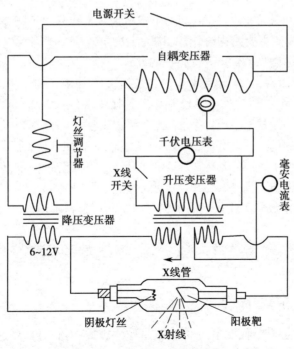

图 1-1　X 线产生装置示意图

## 二、X线的特性

X线波长范围为 0.000 6~50nm,在电磁波谱中介于 γ 射线与紫外线之间。用于常规诊断的 X 线波长范围为 0.008~0.031nm,除具有光的一般物理性质之外,还具有下列与 X 线成像相关的特性。

### (一)穿透性(penetrability)

因 X 线波长很短,故具有很强的穿透力。X 线波长与管电压密切相关,管电压越高,X 线波长越短、穿透力越强。穿透的 X 线量与被照物体的密度和厚度有关,密度越大、物体越厚,吸收即衰减的 X 线愈多,穿透的 X 线越少。X 线穿透性是 X 线成像、用于医学的基础。

### (二)荧光效应(fluorescence effect)

X线能激发荧光物质(如硫化锌镉、钨酸钙、碘化铯等)产生荧光,使波长很短的 X 线转换成波长较长的、肉眼可见的荧光,即为荧光效应。荧光效应是 X 线透视检查的基础。目前,利用荧光物质进行 X 线暗室透视检查技术已经基本淘汰。现在常用的数字成像技术,包括电荷耦合器件(charge coupled device,CCD)、数字 X 射线摄影(digital radiography,DR)平板探测器亦是利用 X 线的荧光效应。

### (三)感光效应(photosensitive effect)

与可见光一样,X 线亦可以使溴化银感光,产生潜影,经显影、定影,感光的溴化银离子($Ag^+$)被还原成黑色金属银(Ag)颗粒沉淀于胶片的药膜内,而未感光的溴化银在定影、冲洗时被洗去,产生黑白影像,即为感光效应,是用传统胶片 X 线摄影的基础。由于 X 线数字化成像的全面应用,X 线感光效应已与成像过程关系不大。

### (四)电离效应(ionization effect)及 X 线防护

X线穿透物质时可使之产生电离,即为电离效应。X 线穿透生物体产生电离,导致生物学方面的改变,这种改变主要是损害作用,称为生物学效应。利用 X 线生物学效应,可以用于放射治疗,同时也是需要对 X 线进行防护的原理。

对于正常生物体而言,X 线电离效应主要是损害作用,这对于代谢旺盛、更新较快的组织器官,以及孕妇、儿童尤其如此。因此,临床上凡接受 X 线检查者都应注意防护,这里的 X 线检查包括 X 线摄片、CT 检查、DSA 检查。孕妇应尽量避免 X 线检查;儿童应慎用 X 线检查。在进行 X 线检查时注意应采用铅防护服,保护患者的非投照部位,尤其是生殖腺、甲状腺等部位,减少不必要的照射。长期接触放射线的工作人员亦是防护的重点。

放射防护应该遵循屏蔽防护、距离防护和时间防护的原则。必须遵照国家有关放射防护卫生标准的规定制定放射工作人员防护措施,执行保健条例。

## 第二节 X线诊断基本原理

### 一、X线成像的基本原理

X线诊断依赖的是黑白程度不一的 X 线影像。被照物体密度、厚度的差异所造成的对 X 线吸收(衰减)程度的不一致,是产生黑白对比的原因。密度高、厚度大的物体吸收 X 线多,到达成像介质(包括透视荧屏、X 线胶片、CCD、DR 平板等)的 X 线就少,在正片上呈白色,在负片上呈黑色;反之密度低、厚度小的物体吸收 X 线少,到达成像介质的 X 线就多,在正片上呈黑色,在负片上呈白色,由此形成由黑到白具有一定灰度层次的黑白图像(图1-2)。

黑白对比是X线诊断的基础。因人体组织结构自然存在的密度、厚度差别而产生的X线黑白对比,称之为自然对比。密度由高到低的人体组织依次为含金属成分的骨骼、钙化灶最高,软组织、体液次之,脂肪组织较低,含气组织最低。对于缺乏自然对比的组织和器官,人为引入在密度上高或低的物质,使之产生对比,称之为人工对比。

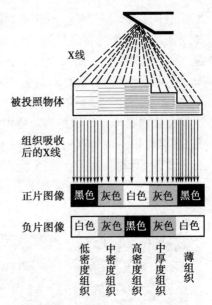

X线
被投照物体
组织吸收后的X线
正片图像 黑色 灰色 白色 灰色 黑色
负片图像 白色 灰色 黑色 灰色 白色
低密度组织 中密度组织 高密度组织 中厚度组织 薄组织

图1-2 密度和厚度组织与X线成像的关系示意图

## 二、X线图像特点及临床应用和限度

### (一)X线图像特点

1. 灰阶图像 X线图像是由从黑到白不同灰度的影像所构成的灰阶图像,图像的黑白程度反映了人体组织、器官的密度和厚度。在厚度确定时,密度是临床上主要考虑的因素。根据不同的解剖结构和病理状态,组织的密度会有所差异或发生变化,这是X线诊断疾病的基础。

2. 重叠图像 X线图像是X线束穿透某一部位后,该穿透路径上所有组织结构叠加在一起形成投影的图像。如正位胸片纵隔投影包括前方的胸骨和后方的胸椎;侧位胸片则是两侧肺和纵隔叠加影像。

### (二)X线图像的临床应用和限度

X线图像空间分辨力高,目前主要用于骨关节、胸部、腹部和乳腺等部位摄片及胃肠道、尿路、子宫输卵管、血管等造影检查和疾病的诊断。

X线摄片是二维影像,组织结构相互重叠,故有时容易出现漏诊。X线摄片的密度分辨力较低,对密度差异较小的组织、器官和病变不易分辨,如中枢神经系统、肝、胆、胰、脾等软组织一般不采用X线摄片检查。对碘对比剂过敏者禁用碘造影检查。此外,X线具有生物电离效应,应注意控制检查时间、频度和适用对象。

# 第三节 X线检查技术

X线检查技术包括普通检查、特殊检查和造影检查三类。其中,特殊检查有体层摄影、放大摄影、荧光摄影(或称间接摄影)、高电压摄影、记波摄影等,因DR、CT、MRI等现代成像技术的应用,这些特殊检查现已基本被淘汰。然而,同样也属于特殊检查的软X线摄影(主要用于乳腺摄影),目前仍被广泛应用。由于软X线摄影与普通检查和造影检查的区别仅仅在于所用X线管的阳极材料不同,也常常被归入普通X线检查中进行介绍。

## 一、普通X线检查

### (一)X线透视

X线透视有难以克服的缺点,包括:不易发现细微病变;缺乏永久的客观记录,不便于观察病变的长期动态变化,不利于对比和会诊;不易控制 X 线射线量等。因此,目前在临床上 X 线透视已不作为常规检查。但由于其可以观察实时的动态变化,在大多造影检查摄片前还需 X 线透视辅助,比如胃肠造影、子宫输卵管造影、血管造影等。此外,在需要了解心脏搏动、膈肌运动等器官实时动态变化时,X 线透视也可作为其他影像学检查的一种补充。

**（二）X 线摄影检查**

X 线摄影检查依然是目前使用最为广泛的 X 线检查之一。它具有良好的对比度和清晰度;图像可以永久保存,有利于病变的对比,观察长期的动态变化;尤其是数字化图像便于存储和传输,有利于远程会诊;X 线摄影可以将 X 线量控制在一定范围内。

一般 X 线摄影检查需要摄正、侧位片,必要时摄取斜位片（图 1-3）,以便对照分析。

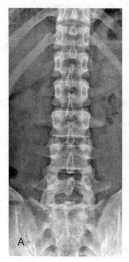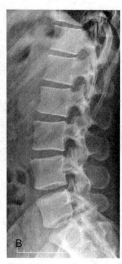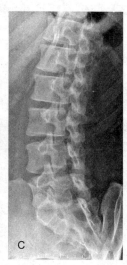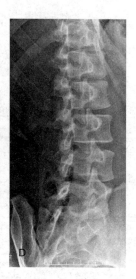

**图 1-3 腰椎 X 线片**

A. 正位片;B. 侧位片;C. 左斜位片;D. 右斜位片

**（三）软 X 线摄影**

以钼或钼 - 铑、钼 - 钨合金代替钨作为 X 线管阳极靶面,X 线管的管电压较低,约 20~40kV,产生的 X 线波长较长（波长 0.063~0.071nm）,穿透力弱,故又称软 X 线摄影。其对软组织的密度差别分辨力高,主要适用于软组织检查,如乳腺疾病等的检查（图 1-4）。

## 二、X 线造影检查

对于缺乏自然对比的组织和器官,如软组织、体液,人为地将密度较高或低的物质（称为对比剂或造影剂）引入其内或其周围间隙,产生对比密度差,从而形成 X 线影像,称为人工对比,这种检查方法称为 X 线造影

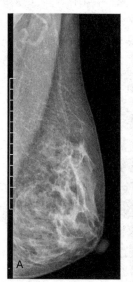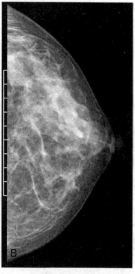

**图 1-4 乳腺软 X 线摄影图**

A. 侧斜位片;B. 头尾位片

检查,如胃肠造影、尿路造影、血管造影等(图 1-5)。

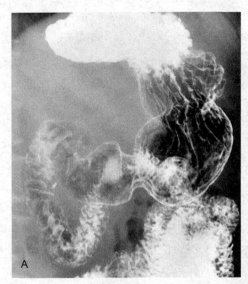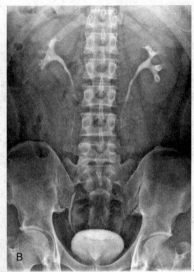

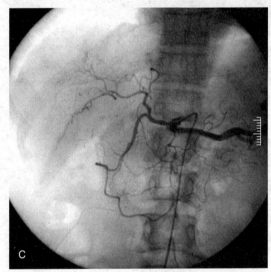

**图 1-5 X 线造影图像**
A. 气钡双重胃造影;B. 静脉尿路造影;C. 经皮股动脉插管腹腔干血管造影

**(一) 对比剂**

对比剂又称造影剂,分为高密度和低密度 2 类。临床上常用的高密度对比剂主要有钡剂和碘剂;低密度对比剂主要为气体,临床常用于上消化道造影,通常采用口服产气粉或通过导管注入气体的方式做上消化道或大肠气钡双重造影。

1. 钡剂 为医用硫酸钡,主要经口服或插管(胃管、肛管)灌注,用于消化道造影检查。

2. 碘剂 无机碘类已基本被淘汰,现临床上常用的为碘化油和水溶性有机碘类。

(1) 碘化油:为植物油与碘结合的一种有机碘化合物,含碘(Ⅰ)为 37.0%~41.0%(g/g)。可用于支气管造影,子宫输卵管造影,鼻窦、腮腺管以及其他腔道和瘘管造影,也用于预防和治疗地方性甲状腺肿、地方性克汀病及肝恶性肿瘤的栓塞治疗。

（2）水溶性有机碘剂：包括离子型和非离子型两类。

1）离子型：临床常用的为泛影葡胺，由于其渗透压高、毒副反应较多、易发生过敏反应，已很少在血管内使用，主要用于腔道造影如胆道 T 形引流管造影，肠梗阻时的消化道造影，窦道、瘘管造影等。

2）非离子型：目前临床上使用的有碘海醇、碘佛醇、碘比醇、碘帕醇等，碘浓度有300mg/ml、320mg/ml、350mg/ml 和 370mg/ml 等，具有渗透压低、黏度低、毒性低、过敏反应发生率低等优点，在临床上将逐渐取代离子型。

（3）碘剂的不良反应及其防治

1）碘剂的不良反应：碘对比剂化学性质稳定，尤其是非离子型碘剂，毒性低，在临床上其不良反应发生率不高，致死事件罕见。轻度反应常表现为荨麻疹、面色潮红、打喷嚏、恶心、呕吐等。严重反应可出现咽喉和肺部水肿、支气管痉挛、哮喘或呼吸困难、面色发白、出冷汗、昏厥、血压下降、循环衰竭，甚至死亡。

2）碘剂使用前的注意事项：①严格掌握碘剂造影的禁忌证，了解患者有无过敏史，对有过敏史者禁用离子型碘剂，对甲亢、心肝肾功能不全者慎用碘剂；②离子型碘剂在使用前应做好碘过敏试验；③尽量选用非离子型碘剂；④做好抢救严重过敏反应的准备，在进行造影检查的机房备好抢救药品及器材。

3）碘剂严重反应的处理：注射碘剂时应注意观察患者的反应，一旦发生过敏反应立即停止碘剂注射，轻度反应一般不需要处理，严重反应主要是碘过敏所致，应立即给予吸氧，在通知急诊医生的同时，针对下列 4 种情况就地抢救：①支气管痉挛，鼻咽、口、舌及肺部水肿等，患者出现呼吸困难，甚至窒息，可以静脉注射氯苯那敏 10mg、地塞米松 10mg 等，皮下注射肾上腺素 0.5mg，必要时行气管插管给氧。②神经系统症状，如抽搐、癫痫等，可静脉注射地西泮 10mg（可重复多次给药）、地塞米松 10mg 等。③循环系统可出现血压下降、循环衰竭症状，如头晕、昏厥、出冷汗、四肢发冷等，应将患者平卧、足部抬高，保持静脉通道通畅，补充血容量。④严重者出现心脏停搏，应进行心脏按压；若出现呼吸停止，应进行人工呼吸。

（二）造影方法

1. 直接引入法 ①经与外界相通的孔道直接引入对比剂进行造影，如口服钡餐食管造影、上消化道造影、钡剂灌肠大肠造影、经内镜逆行胰胆管造影（endoscopic retrograde cholangiopancreatography，ERCP）、逆行尿路造影、子宫输卵管造影、窦道或瘘管造影、支气管造影等；②经穿刺直接注入或插管后再注入对比剂进行造影，如囊肿或脓肿腔穿刺造影，心脏、血管插管造影等。

2. 间接引入法 先将对比剂引入某一特定的器官或组织，经吸收和 / 或排泄而积聚于欲造影的器官内，使之形成对比，如临床上常用的静脉尿路造影等。

（张闽光）

# 第二章
# 计算机体层成像（CT）

1969年，英国工程师 Godfrey N. Hounsfield 成功设计出计算机体层摄影（computed tomography，CT）装置，利用X线束环绕人体旋转扫描，由探测器获得扫描信息，经计算机处理后形成图像。Ambrose 将其应用于临床，取得了满意的效果。这一成果于1972年在英国放射学会学术会议上发表，1973年英国放射学杂志进行了相关报道。1979年，Godfrey N. Hounsfield 与 CT 理论奠基人 Allan M. Cormack 共同获得诺贝尔生理学或医学奖。CT 装置的成功设计及应用于临床，克服了X线摄片组织结构重叠和普通体层摄影图像模糊、密度分辨力不高的缺点，是医学影像学史上的一个里程碑。

## 第一节　CT 成像设备与基本原理

### 一、CT 成像设备简介

CT 装置主要包括产生X线和控制X线质量的部分，获取穿透人体后X线的探测器，将收集到的X线信息进行存储、运算、重建图像的计算机系统，以及显示、传输、存储、打印图像的辅助设备（图2-1）。

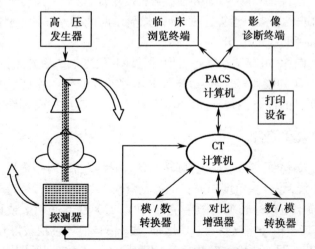

图 2-1　CT 成像设备装置原理示意图

X线产生和控制部分的突破性进展主要是施加于X线管两端高压输入由高压电缆改

变成高压滑环,这是 CT 设备由逐层扫描装置演变成螺旋容积扫描装置的关键技术变化。X
线管在高压滑环上做连续圆周运动,扫描床上的人体做连续的直线平移,构成螺旋形扫描轨
迹,快速得到容积成像数据(图 2-2)。

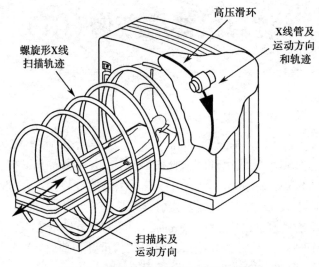

图 2-2 螺旋 CT 扫描轨迹原理示意图

探测器的进展主要在材料和数量、宽度上。根据材料的不同,探测器由钨酸镉晶体探测
器发展至闪烁晶体探测器,再逐渐演变成目前各厂家普遍采用的固态稀土陶瓷探测器,X 线
的利用率由原来的 50% 左右提高到 99% 以上,转换效率极高且余辉极短,符合螺旋 CT 需
要高效率、短时间反复采集信号的要求。宝石探测器是继稀土陶瓷探测器发明近 20 年来的
革命性突破,对 X 射线的初始响应速度提高了 150 倍,余辉效应缩短了 10 倍,且与光电二极
管的响应曲线一致性更好。探测器的数量、宽度由数个、单排演变为每排 912 个,16~320 排,
甚至更多。这样就加大了 X、Y 轴上信息采集量,提高了图像空间分辨力,使 Z 轴空间分辨
力亦提高,达到各向同性;使一次扫描 Z 轴覆盖长度增加,缩短了扫描时间。

计算机系统的进步加快了运算速度,使图像显示时间越来越短,越来越接近实时显示,
也显著缩短了检查时间。

CT 图像为数字图像,可存储在服务器中,通过网络、光盘或激光照相机打印成胶片等传
输,其阅读可通过打印的胶片实现,但由于经显示器阅片的软读片具有可调节图像的对比、
可放大、可测量等明显的优势,随着技术和经济的发展,软读片将成为趋势。

## 二、CT 成像原理简介

利用 X 线束对人体的一定范围进行旋转扫描,由探测器获得扫描后在该范围各角度、线
条上透过组织的 X 线,综合多角度扫描获得各点吸收 X 线的信息,经光电转换为电信号,再
经模/数转换,将模拟电信号转换为数字信号,即得到 X 线衰减系数或称吸收系数,X 线衰
减系数反映物质密度。再经将该系数对比增强、数/模转换等过程获得 CT 图像。

一定层厚 CT 断面图像是由一定数目、体积相同的立方体,即所谓体素(voxel)的基本单
元构成。X 线从多方向扫描,透过体素,综合探测器从各个方向探测到的信息,计算出每一
个体素的 X 线衰减系数,再排列成数字矩阵(digital matrix)。每个矩阵的数字经过数字/模

拟转换,转变为不同灰度的黑白方形单元,即为像素(pixel),并按原有矩阵顺序排列,即形成CT图像。矩阵大小决定了体素、像素的大小,一定面积内的矩阵越大,体素、像素越小,空间分辨力越高,图像越清晰。

多层螺旋CT使用锥形X线束、多排探测器,X线球管旋转一圈可获得较宽的Z轴覆盖范围,X线球管连续多圈扫描可以快速得到大范围容积成像数据,进而重组出各种层厚不等的横断面多层图像,也为获得高质量三维立体重组CT图像及多方位(如冠状面、矢状面等)CT重组图像奠定了基础。多层螺旋CT进一步缩短了单次检查或全身检查的扫描时间,改善了患者依从性和图像质量。

## 第二节　CT 图像特点及常用概念

### 一、CT 图像特点

与X线DR图像、MR图像一样,CT图像是数字图像,像素的大小决定了图像的空间分辨力。随着CT硬件、计算机技术的进步,CT图像的矩阵已达到512×512或1 024×1 024。

CT图像是以不同灰度反映了组织对X射线的衰减或吸收程度。CT图像另一特点是组织密度分辨力高,显著高于普通X线成像,除了能显示密度差较大的组织间对比之外,如骨骼与软组织、软组织与脂肪、脂肪与含气组织,还能够显示密度差异小的组织间的对比,如软组织与体液、大多数病变组织与正常组织等。

利用其高组织密度分辨力,CT平扫和增强图像对比观察可以分析正常或病理组织(主要是软组织)的血液供应情况,对判断病理性质具有一定作用。

### 二、CT 常用概念简介

#### (一) CT 值

CT值是反映组织对X线衰减或吸收系数,即量化密度的相对值。为纪念CT的设计者,规定其单位为HU(Hounsfield unit,亨氏单位)。一般规定以水的CT值为0HU;密度高于水者,其CT值为正值;密度低于水者,其CT值为负值。计算公式如下:CT值=$(\mu_m - \mu_w)/\mu_w × 1\,000$,其中$\mu_m$为体内某一组织的X线衰减系数,$\mu_w$为水的衰减系数,将水的衰减系数设为1,那么骨的衰减系数为1.9~2.0,空气的衰减系数为0.001 3。体内没有纯水,体液的CT值为+10HU左右;密度高于体液的软组织(包括肌肉、肝、脾、胰、肾等)的CT值为+40HU左右;骨骼密度最高,其CT值为+1 000HU左右;密度低于体液的脂肪组织的CT值为−100HU左右;含气组织密度最低,其CT值为接近−1 000HU(图2-3)。

#### (二) 窗概念

窗概念包括窗宽和窗位。人体组织的CT值范围约为−1 000HU到+1 000HU,人的肉眼一般仅能分辨16个灰阶。所谓窗位,又称为窗中心,应设定为欲观察组织CT值的上下。如观察脑时窗

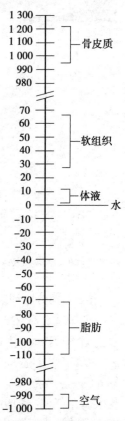

图2-3　人体各类组织CT值(单位HU)大致范围

位多设为 +35HU 或 +40HU;观察上腹部时应兼顾肝、脾、胰、肾等实质性脏器,窗位多设为 +40HU 左右。

所谓窗宽是显示图像时最大和最小 CT 值范围。窗宽决定了图像显示的密度范围和观察分辨力。比如,胸部 CT 肺窗窗宽为 1 600HU,窗位为 −600HU 时,则 CT 值高于 +200HU 的组织为全白色,CT 值低于 −1 400HU 的组织为全黑色,组织 CT 值差大于 100HU 的,人肉眼才能分辨(图 2-4A、B)。而纵隔窗窗宽为 320HU,窗位为 +40HU 时,则 CT 值高于 +200HU 的组织为全白色,CT 值低于 −120HU 的组织为全黑色,组织 CT 值差大于 20HU 的,人肉眼即能分辨(图 2-4C)。也就是说,在最大和最小 CT 值范围以外的组织为全白色或全黑色,无法分辨;在范围之内,窗宽较宽时,肉眼能看到的组织较多,但分辨能力降低;而窗宽较窄时,肉眼能看到的组织较少,但分辨能力提高。

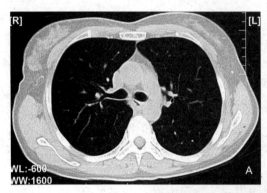 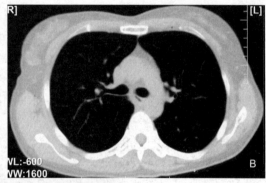

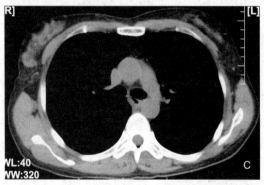

**图 2-4 窗宽、窗位及重建方法对图像观察的影响示意图**

上述 3 幅图像为同一次胸部 CT 扫描、同一层面不同后处理后显示的图像,选择滤波函数为骨算法肺窗(A)图像更清晰、边缘锐利;滤波函数为软组织算法肺窗(B)边缘柔和、较模糊;纵隔窗(C)主要显示软组织

### (三)部分容积效应

从微观上看,CT 图像上每个像素的 CT 值代表相应体素组织的密度,如该体素包含 2 种以上组织结构时,其 CT 值代表 2 种或多种组织密度的平均 CT 值。

从宏观上说,每层图像代表一定厚度组织的密度,薄至 0.5mm,厚至 10mm,其间可为 1mm、3mm、5mm 等。当某一层面 Z 轴上含有 2 种以上密度的组织时,则其 CT 值不能如实反映其中任何一种组织的密度,即称为部分容积效应。如病变密度低于周围正常组织,且其厚度小于层面厚度时,测得的 CT 值比实际高,反之则低。此外,当层面内不同密度组织的交界呈斜形的话,则组织间的境界将表现为模糊不清,此亦为部分容积效应所致(图 2-5)。故

CT值可作为诊断参考,但不能作为判断组织密度的绝对依据。

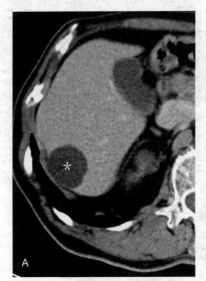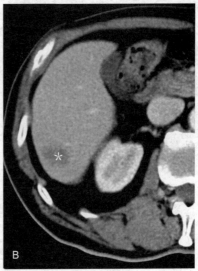

图 2-5　部分容积效应示意图

A. 肝囊肿中间层面:囊肿呈均匀水样密度,边缘清楚(＊);B. 肝囊肿最下部边缘层面:其中部分为囊肿,部分为正常肝脏,CT值高于囊肿、低于肝脏,边缘不清(＊)

# 第三节　CT 检查技术

CT检查方法主要有 CT平扫和增强扫描、CT造影扫描、CT灌注成像以及 CT图像后处理技术。

## 一、CT平扫和增强扫描

### （一）CT平扫

CT平扫即不使用对比剂的扫描。对于某些部位或器官某些疾病的诊断,CT平扫可作为 CT检查的首选并单独进行,比如脑部、肺部、骨关节某些病变。CT平扫还是 CT增强扫描的先行程序(图 2-6A)。

CT平扫大多进行横断面扫描,在垂体需直接使用冠状面扫描,其他部位可用重组获得其他方位断面图像。扫描范围应包括整个器官,发现病变应将病变范围包含在扫描视野内。重建层厚不应大于10mm,多层螺旋 CT大多采用5mm层厚,对于小器官如垂体、肾上腺等,或小病变,则应采用1~3mm的薄层重建,以减少部分容积效应。扫描时应摆正患者体位,尽量保持两侧对称,以便对照。为减少移动伪影,扫描时患者需制动、屏气。

### （二）CT增强扫描

CT增强扫描是经周围静脉注入水溶性碘对比剂后,根据需要进行动脉期(图 2-6B)、静脉期(图 2-6C)、延迟期扫描或动态增强扫描的检查方法。其目的是增加病变组织与正常组织的密度差,显示平扫未能显示或显示不清的病变。通过分析病变组织是否强化,以及强化的时间、程度、方式来判断病变组织的血供情况,从而有助于病变的诊断。

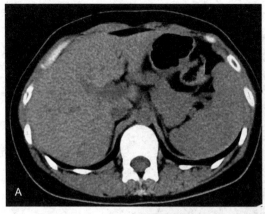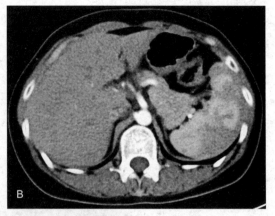

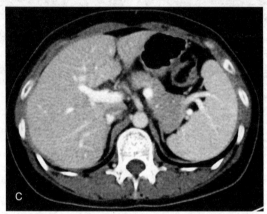

**图 2-6 上腹部 CT 检查图**

A. 平扫；B. 增强动脉期；C. 增强静脉期

    CT 增强扫描对比剂注射部位常选择在肘静脉或足背静脉，使用高压注射器，采用团注法，注射速度常为 3~5ml/s，可根据患者静脉情况做适当调整。注射后根据检查部位、患者的循环时间在适当时间选择进行动脉期、静脉期和延迟期扫描。

    CT 增强扫描使用的平面、体位、范围、重建层厚等技术应与先行的 CT 平扫保持一致，以便对照分析。

### 二、CT 造影扫描

    CT 造影扫描是在对某一器官或结构做造影后进行扫描，再做三维重组，可以更好地显示造影效果。常用的 CT 造影扫描包括 CT 尿路成像（CT urography，CTU）、CT 血管成像（CT angiography，CTA）等（图 2-7）。

### 三、CT 灌注成像

    CT 灌注成像（CT perfusion imaging）是经静脉团注水溶性碘对比剂后，对脑、心、肝、胰腺、前列腺等被检查器官或选定层面进行连续扫描，以获得扫描范围内的时间 - 密度曲线（time-density curve，TDC），并根据此曲线通过不同的数学模型转换和计算机伪彩处理，得到局部血流量（blood flow，BF）、血容量（blood volume，BV）、平均通过时间（mean transit time，MTT）、对

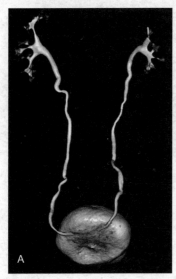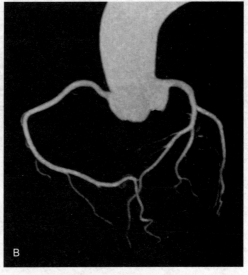

**图 2-7 CT 造影扫描图**
A. CTU 背面观图；B. 冠状动脉 CTA 图

比剂达峰值时间（time to peak，TTP）等血流动力学参数和灌注图像，以评价组织的血流灌注状态。

CT 灌注成像在显示形态学变化的同时可反映生理功能的改变。目前，CT 灌注成像主要用于急性脑缺血的诊断，观察脑肿瘤新生血管，协助判断胶质瘤的恶性程度，以及心肌缺血、肝硬化、急性胰腺炎、肾功能、各脏器肿瘤良恶性的评价。

### 四、CT 图像后处理技术

随着 CT 机性能的提高和功能软件的开发，图像后处理功能越来越多样化，主要包括 CT 图像测量、CT 图像简单后处理以及 CT 图像重组技术。CT 图像测量技术内容主要包括：CT 值、角度、直线长度、周长、面积、体积（容积）等数据的测量；CT 图像简单后处理技术主要包括图像放大、滤过，窗宽、窗位调节等。上述操作在分析图像时可临时或随时使用，比较简单。

多层螺旋 CT 扫描获得的容积数据带来图像显示方式的变化，产生了多种图像重组技术，包括图像再重组（retrospective reformation），多平面重组（multi-planner reformation，MPR），表面遮盖显示法（shaded surface display，SSD），容积再现技术（volume rendering technique，VRT），最大密度投影（maximum intensity projection，MaxIP）和最小密度投影（minimum intensity projection，MinIP），CT 仿真内窥镜技术（CT virtual endoscopy，CTVE）等。

（张闽光　邢东炜）

# 第三章
# 数字减影血管造影

　　数字减影血管造影（digital subtraction angiography，DSA）是在血管造影过程中通过计算机处理技术形成将不含对比剂结构影像减去的一系列图像。本章主要介绍目前临床上常使用的 DSA，其减影方式为时间减影技术。

## 第一节　DSA 成像原理

　　将造影时摄取的出现对比剂前的某一幅数字图像进行黑白反转，作为蒙片（mask 片），与出现对比剂的图像进行精确重合叠加，形成只显示含对比剂结构（血管或组织染色）的图像，即减去不含对比剂结构影像的图像。将上述一系列连续的过程分解为如下几个简单步骤：①选取一幅未注射对比剂时摄取的数字 X 线片；②将上述 X 线片进行正、负片（即黑白）翻转，制备蒙片（图 3-1A）；③摄取与蒙片同部位、同摄影条件的注射对比剂后的血管造影片（图 3-1B）；④将蒙片与血管造影片进行重合叠加减影，即在血管造影片上减去蒙片的数字信号，只显示含对比剂的血管影像（图 3-1C）。

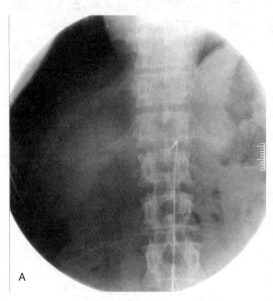
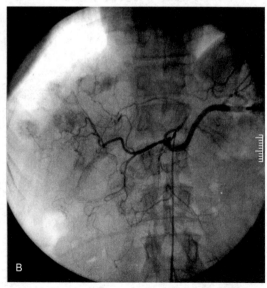

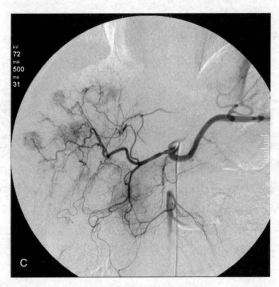

图 3-1 DSA 成像效果图

将造影片（B）与原负片变成正片形成的蒙片（A）相加，得到减影图像（C），图中仅仅看到对比剂影像

这种成像技术的关键在于通过减影方法消除了血管以外组织结构（如骨骼、异物、软组织等）的影像。除了具有数字图像的所有优点外，DSA 图像显示成分单纯，无其他结构干扰，图像清晰；可以使对比剂的用量大幅度减少、浓度降低而不影响图像质量，扩大了造影检查的使用范围，开拓了一些新的治疗领域。

## 第二节　DSA 成像设备简介

DSA 成像系统主要包括一台大中型 X 线机、X 线信号探测装置、图像处理及显示装置和辅助设备。

### 一、X 线机

用于 DSA 成像的 X 线机机架形似英文字母"C"，因此称之为 C 臂机。检查床一端或侧方从 C 臂开口处插入。C 臂的两端为 X 线球管和成像平板或影像增强器。C 臂可以以检查床为中心做多方向、多角度旋转，以获得多角度投照的图像。X 线发生装置包括 X 线球管、高压发生器、X 线控制器。

### 二、X 线信号探测装置

X 线信号探测装置包括光栅（滤线器）、成像平板或影像增强器。

### 三、DSA 图像处理及显示装置

DSA 图像处理装置包括对数变换处理装置、时间滤波处理装置和对比度增强处理装置。DSA 图像显示装置包括显示器。

## 四、DSA 成像系统的辅助设备

DSA 成像系统的辅助设备主要是可以控制对比剂注射总量、压力、流速等参数的高压注射器。

## 第三节  DSA 成像方法

经动脉途径注入对比剂行 DSA 检查者,称之为动脉 DSA(intraarterial DSA,IADSA),分为非选择性和选择性两种类型,采用 Seldinger 法或改良 Seldinger 法经股动脉、肱动脉或桡动脉进行插管(具体见介入放射学篇)。如将导管头端置于主动脉内行造影者称之为非选择性 IADSA,多用于需要显示两侧肾动脉、髂动脉者或需要显示的一级动脉分支情况不明者。如将导管头端进一步插入靶动脉主干或主干的分支行造影者称之为选择性或超选择性 IADSA。

IADSA 优点:①对对比剂浓度的要求低,用量小;②对比剂不需要长距离(时间)传输;③注射参数选择的灵活性大;④血管影像显示重叠少、清晰;⑤受患者因素影响小。

除 IADSA 外,还有很少使用的经静脉途径注入对比剂的静脉 DSA(intravenous DSA,IVDSA)以及动态 DSA 等。

## 第四节  DSA 检查中的注意事项

在 DSA 检查中,为了使蒙片与造影能完美重叠,得到高质量的 DSA 图像,摄取与蒙片同部位的血管造影片时,受检部位的制动非常重要,患者自主或不自主的移动将造成减影伪影,会严重影响血管成像质量。故在检查前应告知患者在对比剂注入时咽部和相应注入部位有热感,勿做吞咽动作;做胸、腹部检查者应反复做屏气训练;头部、四肢检查者可用绷带适当固定受检部位。

此外,应尽量选用副作用小的非离子型碘对比剂,可以减少对比剂引起的刺激性疼痛、热感或不适,从而减少移动伪影。其次应尽量缩短造影时间。

(张闽光  邢东炜)

# 第四章
# 磁共振成像

磁共振成像（magnetic resonance imaging，MRI）是利用生物体内的原子核（如氢质子）在磁场中受到射频脉冲（radio-frequency pulse，RFP）的激励，发生核磁共振现象，利用 RFP 撤除后受激励质子释放的磁信号重建图像。1946 年 Felix Bloch 和 Edward Mills Purcell 发现了物质的核磁共振现象，1973 年 Paul C. Lauterbur 发明了 MRI 技术。MRI 技术大大地促进了医学的发展，Paul C. Lauterbur 和 Peter Mansfield 因此而获得了 2003 年诺贝尔生理学或医学奖。MRI 技术的发明及应用于临床是医学影像学史上的又一个里程碑。

MR 成像基础为磁强度信号。

## 第一节　MRI 设备与基本原理

### 一、MRI 设备简介

MRI 装置主要包括主磁体、梯度系统、射频系统、计算机系统以及配电、冷却等辅助设备。

1. 主磁体　产生静磁场，有常导型、永磁型、超导型 3 种类型，磁场强度一般在 0.35~3.0 特斯拉（tesla，T）范围，常用中高场强超导型 1.5T、3.0T。磁场的均匀性、稳定性也是反映磁体性能的主要参数。

2. 梯度系统　主要由 X、Y、Z 三组梯度线圈组成，产生的梯度磁场与主磁场重叠，根据磁场的梯度差别明确层面的位置，提供空间定位三维编码，决定图像的空间分辨力。

3. 射频系统　包括射频发射器、发射线圈以及接受线圈等。该系统发射 RFP，使磁化的氢质子吸收能量而产生共振，并采集弛豫过程中氢质子释放能量发出的 MR 信号。

4. 计算机系统　控制 RFP、信号采集、数据运算和图像显示、传输等。与 CT 设备相同，计算机技术的进步使 MRI 接近实时显示图像，也使软读片成为现实。

### 二、MRI 基本原理简介

人体内含有大量的氢质子（H），自然状态下 H 核以一定的频率进行随机无序的自旋，磁性相互抵消（图 4-1）。当进入一个稳定的静磁场（即主磁体）后，H 核除了自旋外，还绕着主磁场轴进行陀螺样旋转摆动，称为进动。同时，H 核磁矩发生规律性排列，与主磁场平行同向排列（低能态）的 H 核略多于反向排列（高能态）者，形成宏观纵向磁化矢量 M（图 4-1）。

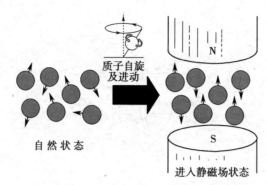

**图 4-1　进动质子排列状态示意图**

进动质子由杂乱无章排列的自然无序状态到进入静磁场的有序状态

　　此时,在沿主磁场垂直的方向上加上一与 H 核进动频率一致的 RFP,该进动频率的氢质子被激发,吸收能量,磁化矢量由纵向向横向偏转,跃升到高能级状态(图 4-2 A、B),这种现象称为核磁共振。RFP 撤除后,即发生从高能级状态恢复到低能级状态(静磁场平衡状态)的能量释放过程,称为弛豫(图 4-2 B~D)。

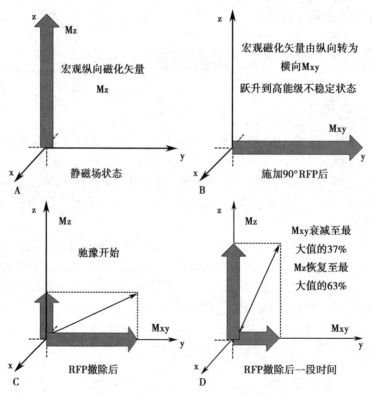

**图 4-2　射频脉冲与磁化矢量的变化**

A. RFP 施加前纵向磁化;B. 施加 RFP 后以横向磁化为主;C. RFP 撤除后纵向磁化逐渐恢复($T_1$ 弛豫),并逐渐失相位($T_2$ 弛豫);D. 宏观纵向磁化矢量恢复至最大值 63% 的时间为 $T_1$ 值;横向磁化矢量衰减到最大值 37% 的时间为 $T_2$ 值;最后恢复到 RFP 施加前状态

　　人体各种组织均有固有的、各不相同的 $T_1$、$T_2$ 值,$T_2$ 值总比 $T_1$ 值短。$T_1$、$T_2$ 值受主磁场

强度影响较大,一般场强越高,$T_1$ 值越长,$T_2$ 值越短。如在 1.5 场强下脑白质的 $T_1$、$T_2$ 值分别为 350~500ms 和 90~100ms;脑脊液的 $T_1$、$T_2$ 值分别为 3~4s 和 1~2s。$T_1$、$T_2$ 值的差异导致了信号强度的不同,这是图像黑白灰度对比的基础。

MRI 过程简述如下:人体进入静磁场被磁化→施加 RFP,吸收能量,H 质子磁矢量发生偏转→撤除 RFP,释放能量和失相位,$T_1$ 和 $T_2$ 弛豫过程开始,产生 MR 信号→接收信号,同时梯度系统进行三维空间编码→计算机利用 MR 信号成像。

# 第二节 MR 图像特点与常用概念

## 一、图像特点简介

### (一)利用氢质子信号强度成像

MR 图像是基于人体组织氢质子在核磁共振中信号强度高低而产生由白到黑不同灰度对比的灰阶图像(表 4-1、图 4-3)。高信号为白色;低信号为黑色;中等信号为深浅不等的灰色;混杂信号为白、灰、黑色混合存在。无 X 射线对人体的辐射影响。

表 4-1 正常人体组织在 $T_1$ 加权像($T_1$ weighted image,$T_1$WI)、
$T_2$ 加权像($T_2$ weighted image,$T_1$WI)上的信号强度与影像灰度

|  |  | 脑白质 | 脑灰质 | 体液 | 肌肉 | 脂肪 | 骨髓 | 骨皮质 | 长 $T_1$ | 短 $T_1$ | 长 $T_2$ | 短 $T_2$ |
|---|---|---|---|---|---|---|---|---|---|---|---|---|
| $T_1$WI | 信号强度 | 较高 | 中等 | 低 | 中等 | 高 | 高 | 低 | 低 | 高 |  |  |
|  | 黑白灰度 | 白灰 | 灰 | 黑 | 灰 | 白 | 白 | 黑 | 黑 | 白 |  |  |
| $T_2$WI | 信号强度 | 中等 | 较高 | 高 | 中等 | 较高 | 中等 | 低 |  |  | 高 | 低 |
|  | 黑白灰度 | 灰 | 白灰 | 白 | 灰 | 白灰 | 灰 | 黑 |  |  | 白 | 黑 |

### (二)多序列、多参数成像

MRI 是利用脉冲序列进行的,按照采集信号类型脉冲序列又分为自由感应衰减(free induction decay,FID)类序列(目前已不常用)、自旋回波类序列、梯度回波类序列和杂合序列,以及由此衍生出的纷繁复杂的成像序列。同一部位、同一层面有 $T_1$ 加权像($T_1$ weighted image,$T_1$WI)、$T_2$ 加权像($T_2$ weighted image,$T_2$WI)和质子密度加权像(proton density weighted image,PDWI)等多种图像。同一组织结构在不同加权图像上的信号强度可以不同,如体液在 $T_1$WI 上为低信号(黑色)、在 $T_2$WI 上为高信号(白色)。$T_1$WI 可以很好地显示解剖结构,$T_2$WI 有利于显示病变。此外,随着 MRI 技术的发展,产生了越来越多的成像序列和参数的变化,为临床诊断提供更多的信息。

### (三)多方位成像

由 X、Y、Z 轴三个线圈组成的梯度线圈进行 MRI 信号空间定位编码,MRI 可以直接得到横断面、矢状面、冠状面的二维断层图像,还可对整个成像体积同时激励,再启动 2 个方向的梯度磁场同时进行相位编码,最后在采集数据时由读出梯度磁场(另一方向)做频率编码,获得二维图像。多方位成像较为直观,有利于显示解剖结构、病变与周围结构的关系等。

### (四)流动效应(flow effect)

流空效应(flowing void effect)是指快速流动的垂直于扫描层面的液体,因为其中的氢质

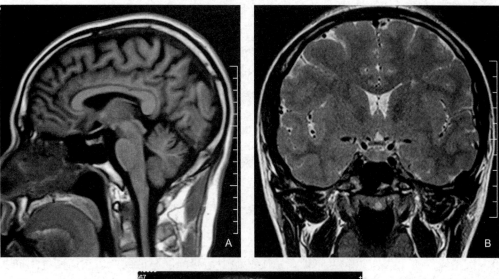

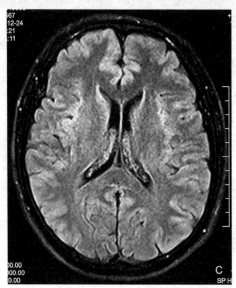

图 4-3　正常颅脑 MRI 图

A. 矢状面 $T_1WI$；B. 冠状面 $T_2WI$；C. 横断面 $T_2WI$ 水抑制脂肪抑制成像

子在选定的扫描层面内停留时间太短，一个完整的 RFP 尚未结束，尚未激发出 MR 信号，氢质子已流出该层面，因此在 MR 成像过程中采集不到信号，如血管内的血流。涡流由于水分子不规则运动，氢质子相位一致性丧失，也不能产生相应的 MR 信号。此外，还有所谓流动相关增强，即：①应用比较短的重复时间时，在第一层后、最后一层上流入血液呈高信号；②流速非常缓慢的血液，因造成的流空效应和失相位不明显，$T_2WI$ 可表现为高信号；③自旋回波序列多回波成像时的"偶回波效应"现象等。

## 二、MRI 常用概念简介

### （一）加权

在成像过程中，组织各方面的特性，如质子密度、$T_1$、$T_2$ 值均对 MR 信号有所贡献，为了使图像主要反映组织某方面的特性，可以调整成像参数，尽量抑制组织的其他特性对 MR 信号的影响,即为加权。

突出 $T_1$、$T_2$ 值信号重建的图像,分别称为 $T_1$ 加权成像($T_1$ weighted imaging,$T_1$WI)和 $T_2$ 加权成像($T_2$ weighted imaging,$T_2$WI)。质子密度加权成像(proton density weighted imaging, PDWI)则主要反映组织质子含量的差别。

**（二）时间的相关概念**

1. 重复时间(repetition time,TR)和回波时间(echo time,TE)　MR 的信号很弱,为提高 MR 的信噪比,要求重复使用同一种脉冲序列,这个重复激发的间隔时间即两个脉冲中点的时间间隔称为 TR。TE 是脉冲中点至回波中点的时间间隔,即开始施加 RFP 组合至信号采集的时间。在 MR 成像过程中,通过调节成像参数 TR、TE(单位为 ms),可以获得 $T_1$WI 和 $T_2$WI 或 PDWI 图像。

2. 回波链长度(echo train length,ETL)　ETL 出现在快速自旋回波序列和平面回波序列中,指一次 90° 脉冲激发后所产生和采集的回波数目。回波链将采集时间缩短为 1/ETL。回波链中相邻 2 个回波中点间的时间间隙称为间隙时间(echo spacing,ES),缩小 ES 可加快采集速度,提高图像的信噪比。

3. 激励次数(number of excitation,NEX)　也称信号采集次数。多次重复激发同一组织,取得多次激发所获得信号的数学平均值,提高信噪比,改善图像的质量,但也延长了信号采集时间。

4. 采集时间(acquisition time,TA)　指整个脉冲序列完成信号采集所需的时间,也称扫描时间。影响 TA 的因素主要是 TR 长短和重复总次数。

**（三）空间分辨力的相关概念**

1. 层厚(slice thickness)　由层面选择梯度场强和 RFP 的带宽决定。在二维成像中,层厚即激发层面的厚度。层厚越薄,空间分辨力越高,但信噪比降低。

2. 层间距(slice gap)　指相邻 2 个层面之间的距离。与 CT 的 2 个层面之间没有间隔不同,MR 成像时如果层厚为 4mm,层间距为 1mm,即 2 层之间有 1mm 组织没有成像。

3. 矩阵和视野　决定体素大小的除上述层厚外,还有矩阵和视野所决定的像素大小。在其他参数不变的情况下,像素与矩阵成反比、与视野成正比。像素越小,空间分辨力越高,但会延长采集时间。

# 第三节　MRI 检查技术

## 一、常用序列技术

**（一）自旋回波(spin echo,SE)序列**

SE 序列的特点就是在 90°RFP 激发后,180° 脉冲聚焦,消除主磁场不均匀造成的横向磁化矢量衰减。SE 序列是 MR 成像的基本序列。调节 TR 和 TE 可得 $T_1$WI、$T_2$WI 和 PDWI。其采集时间较长,尤其是 $T_2$WI,目前多用于获取 $T_1$WI。为了加快成像速度,在一次 90°RFP 激发后利用多个 180° 聚焦脉冲采集多个自旋回波,序列需要重复执行的次数将明显减少,加快成像速度,称为快速自旋回波(turbo spin echo 或 fast spin echo,TSE 或 FSE)序列。

**（二）梯度回波(gradient recalled echo,GRE)序列**

首先采用小角度(<90°)脉冲使磁矩部分翻转,继而先后施加 2 个大小相同、方向相反的

梯度磁场(离相位、聚相位梯度场)代替 180° 脉冲产生回波。小角度脉冲使磁矩恢复所需时间缩短,有效缩短了 TR,加快了成像速度。扰相 GRE 序列和普通稳态自由进动序列是目前临床上应用最为广泛的 GRE 序列。GRE 序列成像速度快,图像质量好,为常用序列。快速梯度回波(turbo GRE)序列成像速度更快。

**(三)反转恢复**(inversion recovery,IR)**及快速反转恢复**(fast inversion recovery,FIR)**序列**

IR 序列是 SE 序列前加一个 180° 脉冲。一般作为 $T_1WI$ 序列,在临床上主要用于增加脑灰、白质之间的 $T_1$ 对比。FIR 序列则是一个 FSE 序列前加一个 180° 脉冲,与 IR 序列相比成像速度大幅度加快。

IR 序列可用作脂肪抑制和水抑制,但因扫描时间太长,一般采用 FIR 序列完成。①短时间反转恢复(short time IR,STIR)序列:用 FIR 序列完成 STIR 序列可用于 $T_2WI$ 的脂肪抑制,较适用于低场强 MRI 机;②液体衰减反转恢复(fluid attenuated IR,FLAIR)序列:常用于 $T_2WI$ 抑制脑脊液信号,避免脑脊液附近的小病灶被掩盖。

**(四)平面回波成像**(echo planar imaging,EPI)

EPI 依赖高性能梯度线圈,利用单次激发序列可在数十毫秒内完成一幅图像的采集。其扫描和成像时间短,图像质量高,主要适用于心脏和受呼吸运动影响大的腹部器官成像和 MR 功能成像。

## 二、MR 增强检查

经周围静脉注入 MR 对比剂后进行 MR 扫描的检查方法称为 MR 增强检查。

当正常与病理组织间缺乏信号差别对比时,人为引入可以改变组织 $T_1$、$T_2$ 值的 MR 对比剂,改善组织结构的信号对比,更清楚地显示病变,判断组织的血供信息。通过对比剂在不同组织中的选择性分布判断某些组织结构的生物学特性,甚至可了解某些分子水平的信息。

目前常用的 MR 对比剂为非特异性细胞外分布对比剂,即钆喷替酸葡甲胺(Gd-DTPA),它可以有效地缩短组织的 $T_1$ 弛豫时间,使之在 $T_1WI$ 上呈高信号(图4-4)。此外,还有能被肝细胞特异性摄取、主要用于提高肝肿瘤检出的肝细胞特异性对比剂;进入血液后主要经网状内皮系统清除的超顺磁性氧化铁(superparamagnetic iron oxide,SPIO)颗粒为网状内皮细胞性对比剂,可缩短肝脏、脾脏吞噬 SPIO 的网状内皮细胞的 $T_2$ 值;以及血池性对比剂等。

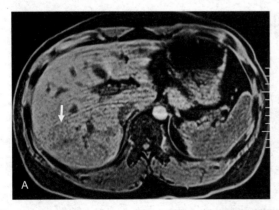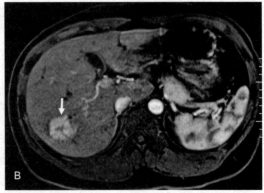

**图4-4 上腹部常规 MR 增强前后对照图**

A. MR-$T_1WI$ 脂肪抑制平扫肝脏右后叶隐约见一低信号区(白箭);B. Gd-DTPA 增强后该病灶明显强化,呈高信号(白箭),肝动脉、脾脏、胰尾部亦强化信号增高

### 三、MR 脂肪抑制技术

脂肪组织在 $T_1WI$、$T_2WI$ 均显示为高信号,利用特定的检查技术抑制组织中脂肪的信号,减少脂肪组织对辨析病变信号的干扰,如 $T_2WI$ 常常难以区别脂肪和水肿的信号;脂肪抑制成像还可以用于分析病变内是否含有脂肪组织等。常用的 MR 脂肪抑制技术包括:频率选择饱和法、STIR 技术、频率选择反转脉冲脂肪抑制技术(图 4-5)。各种技术各有特点,在临床上可以在应用工程师的配合下灵活选择使用。此外 Dixon 法是一种水脂分离成像技术,调整序列的 TE,获得水脂相位一致(同相位)图像和水脂相位相反(反相位)的图像。如果把两组图像信息相加或相减可得到水质子图像和脂肪质子图像。把同相位图像加上反相位图像后再除以 2,即得到水质子图像;把同相位图像减去反相位图像后再除以 2,将得到脂肪质子图像。

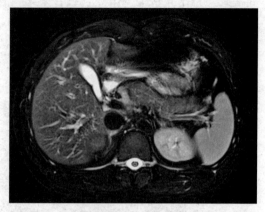

图 4-5　上腹部横断面 $T_2WI$ 频率选择反转脉冲脂肪抑制技术的脂肪抑制图

### 四、MR 血管成像技术

MR 血管成像(MR angiography,MRA)已普及应用,主要用于血管性疾病包括动脉瘤、动静脉畸形、静脉窦血栓形成,血管狭窄、闭塞等疾病的诊断,也可用于显示肿瘤与血管的关系。目前临床常用的 MR 血管成像方法包括时间飞跃法(time of fly,TOF)(图 4-6A)、相位对比法(phase contrast,PC)和对比增强 MRA(contrast enhancement MRA,CE-MRA)(图 4-6B)等,其中前两种方法不需要使用对比剂,后者需注射钆对比剂,有利于显示小血管、小病变,适用范围广,实用性强。

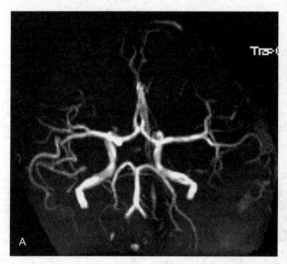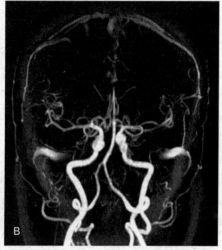

图 4-6　颅脑 TOF-MRA 和 CE-MRA 图
A. 颅脑 TOF-MRA;B. 颅脑 CE-MRA

## 五、MR 水成像技术

利用水的长 $T_2$ 特性,采用 $T_2$ 权重很重的 $T_2WI$ 序列,选择很长的 TE、TR 提高液体信号,其他组织信号衰减至几乎没有信号,形成良好对比,使含液体器官或间隙呈高信号,效果形同造影,即 MR 水成像。MR 水成像技术多与脂肪抑制技术联合应用,以提高 MR 水成像效果。MR 水成像主要有 MR 胰胆管成像(MR cholangiopancreatography,MRCP)(图 4-7A)、MR 尿路成像(MR urography,MRU)、MR 脊髓造影(MR myelography,MRM)(图 4-7B)以及内耳水成像等。

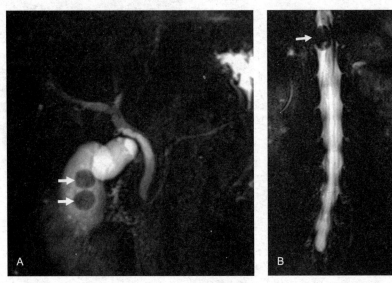

图 4-7 MR 水成像图

A. MRCP 显示胆囊内 2 枚结石(白箭);B. MRM 下胸段椎管内偏右侧髓外膜内占位(白箭),其上为下蛛网膜下腔杯口状改变

## 六、弥散加权成像技术

弥散加权成像(diffusion weighted imaging,DWI)是以图像显示分子微观运动的 MR 成像技术,是目前唯一能检测活体组织内水分子扩散运动的无创性方法。临床上常用的 DWI 序列有中高场强 MR 设备的单次激发 SE-EPI DWI 序列和低场强 MR 设备的 SE 线性扫描 DWI 序列。DWI 主要用于超急性脑梗死的诊断和鉴别诊断(图 4-8);也有不少研究探讨 DWI 在其他病变的应用。

此外,如果在多个(6 个以上)方向上分别施加弥散敏感梯度场,则可较为准确地显示每个体素水分子在各个方向上弥散限制的不对称性,这种 MRI 技术称为弥散张量成像(diffusion tensor imaging,DTI)。利用 DTI 技术可以显示脑白质神经纤维束的生理、病理状态,主要用于脑科学研究和为临床制定治疗方案提供信息。

## 七、磁敏感加权成像

磁敏感加权成像(susceptibility weighted imaging,SWI)的基础是 $T_2^*$ 加权梯度回波序列。

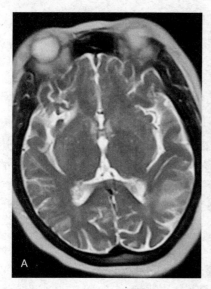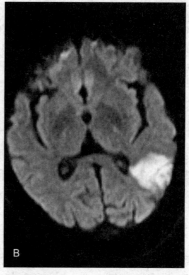

**图 4-8　左侧枕叶脑梗死图**

A. MR-T$_2$WI 显示左侧枕叶片状稍高信号;B. DWI 显示边界清楚的急性梗死区域

不同组织间的磁敏感性差异提供了图像对比增强,可同时获得磁矩图像(magnitude image)和相位图像(phase image)成对出现的原始图像,并通过后处理获得相应的最小强度投影图像(MinIP image)和磁敏感加权图像(SWI)。SWI 能够比常规梯度回波序列更敏感地显示脑内小静脉、微小出血,在诊断脑外伤、脑血管畸形、脑肿瘤、帕金森病等疾病方面具有较高的临床应用价值。

### 八、MR 电影成像技术

MR 电影成像技术(MR cine,MRC)是运用 MR 快速成像序列,动态显示运动器官的 MR 成像技术。MRC 具有很高的时间分辨率,主要用于评价心脏大血管运动功能。

### 九、灌注加权成像技术

MR 灌注加权成像(perfusion weighted imaging,PWI)属于功能成像的范畴,反映组织中微观血流动力学信息,较常采用的方法主要有两种。

1. 对比剂首次通过法　其基本原理是经周围静脉快速注入的 MR 对比剂首次通过毛细血管床时,可导致成像组织的 T$_1$、T$_2$(T$_2$*)值缩短。此时采用超快速 MR 成像序列可测量这种信号的快速变化,得到组织的信号强度 - 时间曲线,以及计算如组织血容量、组织血流量、平均通过时间等半定量信息。目前临床上研究较多的有脑、心、肝、肾组织的 PWI,研究缺血、肿瘤等。

2. 动脉自旋标记法　无需引入外源性对比剂,利用血液作为内源性示踪剂获得灌注信息。

### 十、MR 脑功能成像技术

MR 脑功能成像(functional MRI,fMRI)是利用快速或超快速 MR 成像技术检测人脑在思维、视觉、听觉活动或肢体运动时脑组织的灌注状态以及血氧含量发生变化的区域和变化情况,并显示在 MR 图像上。前者即 PWI。后者使用血氧水平依赖(blood oxygen level dependent,BOLD)法。BOLD 技术是利用脑神经活动区域血液中氧合血红蛋白与去氧血红蛋白比例的变化所引起的局部组织的 $T_2$ 变化来显示活动的位置和范围。目前,fMRI 在针灸的基础和临床研究中发挥重要作用。

## 十一、MR 波谱技术

MR 波谱(MR spectroscopy,MRS)技术是目前唯一能够进行活体组织内无创检测化学成分及含量的方法,可提供活体组织的代谢信息。把由于分子结构不同造成同一磁性原子核进动频率差异的现象称为化学位移现象。质子在不同化合物中的核磁共振频率存在差异,因此不同化合物在 MRS 谱线中共振峰的位置也有所不同,据此可以判断化合物的性质和相对含量。

目前研究较多的是 $^1H$、$^{31}P$、$^{12}C$、$^{23}N$ 和 $^{19}F$ 等的 MRS。代谢产物进动频率参照的标准品一般选择比较稳定的化学物质,如 $^1H$ MRS 常选用三甲基硅烷作为标准品,$^{31}P$ MRS 采用磷酸肌酸作为标准品。而临床的 MRS 主要是 $^1H$、$^{31}P$ 的波谱,一般用于:①脑肿瘤的诊断和鉴别诊断;②代谢性疾病的脑改变;③脑肿瘤治疗后复发与肉芽组织的鉴别;④脑缺血疾病的诊断和鉴别诊断;⑤前列腺癌的诊断和鉴别诊断等;⑥弥漫性肝病;⑦肾脏功能分析和肾移植排斥反应等。

# 第四节 MRI 质量控制及检查应注意的问题

## 一、MRI 质量控制

MR 图像质量指标主要包括噪声、信噪比、对比信噪比、对比度、分辨力、图像均匀度、伪影等。本节主要介绍临床上比较关注的信噪比、对比度、空间分辨力和图像伪影。

### (一)信噪比(signal to noise ratio,SNR)

信噪比是 MRI 的基本质量指标,为组织感兴趣区(region of interesting,ROI)平均信号强度与背景噪声强度之比。在实际应用中,SNR 计算方式有多种,现列举 3 种如下:①组织 ROI 信号强度与背景空气区域信号强度之比,即 SNR=SI$_{组织}$/SI$_{背景}$;②组织 ROI 信号强度与背景空气区域信号强度相减后再比上组织 ROI 信号强度标准差,即 SNR=(SI$_{组织}$-SI$_{背景}$)/SD$_{组织}$;③组织 ROI 信号强度与组织 ROI 信号强度标准差或背景空气区域信号强度标准差之比,即 SNR=SI$_{组织}$/SD$_{组织或背景}$。

SNR 主要与下列因素有关:①体素:体素变大,SNR 提高,但是降低了空间分辨力;②激励次数:激励次数越多,SNR 提高,但是延长了成像时间;③射频线圈:在 3 大类射频线圈中,表面线圈的 SNR 最高,因为能够最大限度地接受共振信号,其次为头线圈,体线圈较差。

### (二)对比度

在 SNR 一定时,保证 MR 图像质量的另一指标为对比度,即 2 种组织信号强度的相对差别,差别越大则对比度越好。对比度常用对比噪声比(contrast to noise ratio,CNR)表示。CNR 是 2 种组织信号强度差值与背景噪声的标准差之比。SNR 足够时,CNR 受以下 3 方面因素影响:①组织间信号的固有差别;②成像技术,包括场强、序列、成像参数等;③使用对比剂的对比成像。

---

**（三）空间分辨力**

空间分辨力决定图像显示解剖细节的能力，缩小体素可以改善空间分辨力。但应注意空间分辨力与 SNR 的关系。实际上，提高空间分辨力将损失 SNR，应该权衡二者对图像质量的影响。

**（四）图像伪影**

伪影是指 MR 图像中与实际解剖结构不相符的信号，包括图像变形、重叠、缺失、模糊等，可造成以下影响：①图像质量下降，甚至无法分析；②病灶显示不清，造成漏诊；③出现假病灶，造成误诊。

由于 MR 图像伪影形成原因、机制以及对策颇为复杂，下面主要列举几种常见伪影的名称。①设备伪影：主要有化学位移伪影、卷褶伪影、截断伪影、部分容积效应、层间干扰（或层间污染）；②运动伪影：随机自主运动伪影（如吞咽、眼球运动、肢体运动等）、呼吸运动伪影、心脏搏动伪影、大血管搏动伪影；③磁化率伪影及金属伪影：磁化率差别较大的组织界面上（如脑脊液与颅骨、空气与组织之间、金属异物等）会出现信号明显减弱或增强伴有变形的伪影。

## 二、MRI 检查注意事项

因为 MR 设备主磁体的高磁性及 MR 检查时间相对较长，故在做 MR 检查时应注意以下问题。

1. 体内植入心脏起搏器、人工耳蜗、神经刺激器等电子装置者禁止进入磁共振机房，以免电子装置失效。

2. 早期妊娠患者慎用 MR 检查，以免发生意外。对于体内植入金属物者，如金属人工关节、金属心脏瓣膜、金属支架、弹簧钢圈、不可脱卸金属假牙等，应审慎评估金属植入物是否会因射频能量吸收率（specific absorption rate，SAR）对被检查者造成伤害，植入物是否会发生移位，造成的图像伪影是否影响诊断等。

3. 所有可除去的金属物和电子用品，包括手机、打火机、硬币、钥匙、假牙、拐杖、手表、各种磁卡等，不得带入检查室，以免发生意外或消磁而失效。

4. 做腹部检查者，应禁食 4 小时左右，检查中可能需要屏气，检查前要训练患者配合呼吸。

5. 增强检查患者可能会出现对比剂过敏、对比剂对注射局部静脉的刺激反应等现象。

6. 做头颅、颈部检查者，检查时尽量避免做眨眼、吞咽的动作。

（张闽光）

# 第五章
# 医学影像信息学与图像存档和传输系统

## 第一节　医学影像信息学

　　医学影像信息学（medical imaging informatics，MII）是医学影像数字化与计算机科学结合而派生出来的医学影像学新领域，主要涉及科室的管理，影像技术和诊断质量控制（quality control，QC），质量评价（quality assessment，QA），图像和影像报告等信息的存档和传输，以及远程影像学会诊等。其对改善医疗流程，提高医疗、教学、科研的管理水平和效率有着重要意义。

　　放射信息系统（radiology information system，RIS）、医院信息系统（hospital information system，HIS）及图像存档和传输系统相互有机连接，构成医学影像信息系统（medical imaging information system，MIIS）。放射信息系统的功能主要包括：①通过登记工作站从医院信息系统获取或人工录入患者的信息，通过工作列表（worklist）连入影像设备和诊断工作站；②患者病史、各种辅助检查结果等诊断参考资料的获取及诊断报告的完成；③患者信息的管理、查询；④医生、技师工作量的统计、质量督查记录及查询；⑤科室电子管理文件（如科室规章制度、岗位职责、操作常规等）的归档、查阅；⑥医务人员业务培训，及医、教、研资料的管理等。

## 第二节　图像存档和传输系统

　　图像存档和传输系统（picture archiving and communication system，PACS）是以计算机技术为核心技术，由保存和传输图像的设备与软件构成的医学影像信息系统（MIIS）中重要的一部分。

### 一、PACS 组成与框架

　　除生成数字图像的影像设备外，PACS 主要由传输图像的电缆或光纤、控制系统运行的服务器、存储设备和浏览终端组成。图像输出主要为医用显示器和打印设备。PACS 组成框架见图 5-1。

　　PACS 的核心技术在于存储技术和接口技术。在存储方面主要是大容量分级存储、预提取机制，技术已经比较成熟。在接口方面，技术、标准在不断发展。主要有以下几种：模拟接口、网络接口和医学数字成像和通信

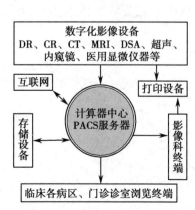

图 5-1　PACS 组成框架示意图

（digital imaging and communication in medicine，DICOM）接口。由于各种新医疗影像设备的不断涌现，提出了如何更好地管理、利用影像数据的问题。在美国放射学会（American College of Radiology，ACR）和电器制造协会（National Electrical Manufacturers Association，NEMA）1985年制定的数字化医学影像格式标准即 ACR-NEMA 1.0 和 1988 年升级为 ACR-NEMA 2.0 的基础上，1993 年发布了 DICOM 3.0 标准。DICOM 标准是设备互联的基础，涵盖了医学数字图像的采集、归档、通信、显示及查询等几乎所有信息交换的协议，完全兼容 DICOM 标准的产品是 PACS 发展的必然趋势。

## 二、PACS 功能与应用

PACS 是通过服务器联系影像科室与临床医生的系统，主要的任务就是把日常产生的各种医学影像（包括 DR、CR、CT、MRI、超声、显微仪器等设备产生的图像）通过各种接口（模拟、网络、DICOM）传输，以数字化的方式保存起来，在需要时通过特定的授权能够很快地调阅，同时保存了一些辅助诊断的图像处理功能。

PACS 应用带给医院的好处有以下几个方面：①降低材料成本：PACS 中图像均采用数字化存储，节省了大量的介质（纸张、胶片等）及存放空间。②降低管理成本：数字化存储图像管理自动化、不失真，节省管理人力。③提高工作效率：医院有网络的地方均可调阅图像，取消借片环节，缩短工作流程，大大提高了医生的工作效率。④有助于提高医院的医疗水平：PACS 简化了医生工作流程，医生可在浏览终端上获取图像，进行软读片，按照需求进行窗宽和窗位调节、图像测量和放大等各种图像后处理技术的使用，及时、方便地调阅老片，方便了解病史，使得医生读片诊断能力提高，减少漏诊、误诊。图像数字化存储还使得远程医疗成为可能，有助于提高医院的诊断水平。⑤有助于提高医院的教学、科研水平：医学图像的长期保存、便利的检索为教学、科研提供宝贵的资源积累。⑥充分利用本院资源和其他医院资源：通过远程医疗，可以促进医院之间的技术交流，同时互补互惠互利，促进双方发展。

（张闽光）

# 第六章
# 医学影像检查方法的优选及图像解读思维

## 第一节　医学影像检查方法的优选

医学影像检查方法多样,其选择的原则首先应该是无创性、无害性,其次是有效性,再次是经济、简便,最后应该考虑合理利用各种检查方法结果、综合分析,结合临床、实验室检查做出判断。

### 一、无创性、无害性

检查方法的无创性是选择的首要因素,虽然目前有创的影像学检查大多为微创,比如影像学引导下的穿刺活检、血管造影,但是微创的风险还是大于无创性检查。血管性病变的诊断应首选 CTA、MRA,但是 CTA、MRA 有可能出现假阳性或假阴性,DSA 仍为诊断血管性病变的金标准,其作为介入治疗前确认病变的程序,已经成为共识。而肿块性病变首选超声、MRI、CT 和 PET-CT 或 PET-MR 等检查,影像学引导下的穿刺活检应该是在穷尽无创检查后的选择。

X 线检查(包括 X 线摄片、CT、DSA)均有 X 线的放射损伤,尽管随着设备的进步,射线量在减少,然而对于孕妇,尤其是早孕者,X 线检查还是禁忌的,对于儿童、育龄期女性(尤其是准备怀孕的女性)应该慎用 X 线检查。对于适用超声检查、MR 检查的病变,超声检查、MR 检查应该作为首选,比如心脏、腹部、盆腔脏器组织等部位的病变应首选 B 超和 MR 检查,神经系统应首选 MR 检查。

### 二、有效性

有效性是检查方法优选的又一重要原则。比如,密度对比好的组织、器官,如呼吸系统、骨关节等,应该首选 X 线摄片、CT;对于软组织病变,如肌肉、关节软骨、韧带、神经系统、软组织器官等应首选软组织分辨力高的 MR 检查;对于腹部实质性脏器及甲状腺等浅表器官,B 超检查亦为主要选择。

### 三、经济性、简便性

B 超检查是目前最为经济、简便的检查方法,其次为 X 线摄片,再其次为 CT 和 MRI、PET-CT、PET-MR、DSA 为影像检查中较为昂贵、复杂的检查。但目前超声检查相对欠标准化,检查者的主观因素对结果影响较大,超声图像切面角度、层面等参数的标准化是临床研究的重要方向。

### 四、多种影像检查的综合利用

对于利用一种影像学检查不能明确诊断的病变,应用2种或以上影像学检查成为必然。当MRI出现难以辨识的信号病灶时,有必要摄X线平片或做CT检查协助鉴别有无钙化、新鲜出血等。在良、恶性病变定性困难时,检查方法的有效性将成为首要考虑因素。例如,针对肺部肿块,当CT诊断难以定性时,则有必要进行CT引导下或支气管镜下的穿刺活检。应该合理选择、组合使用各种检查方法,对检查结果进行综合分析,结合临床、实验室检查,才能做出正确判断。

## 第二节 影像诊断思维与图像解读

图像是进行影像学诊断的基本元素,按照一定的步骤、遵循一定的原则对图像进行解读才能完成诊断。

### 一、影像诊断思维

不管是传统的X线图像,还是超声、CT、MRI和PET,都是利用不同的原理显示人体正常解剖结构和病理结构的形态医学。区分正常和异常影像是影像诊断的关键。首先要掌握人体解剖知识,认识正常影像解剖和正常变异,才能发现异常。从图像中发现了异常的表现,结合病理学知识,通过病变在发生、发展、转归演变过程中的病理变化特点去推演,做出诊断。解剖学和病理学是与影像诊断关系最为密切的、必须掌握的基础知识。

多种影像学检查结果的相互印证,可以提高影像学诊断的准确性。

影像学诊断形成初步印象后,还需结合实验室检查、临床表现、治疗经过以及随访复查情况,才能最终做出正确的诊断。

在临床实践中还需注意"异病同影",即不同疾病可有相同或相似的影像学表现;"同病异影",即同一种疾病可因时相和病理类型不同而有不同表现。

### 二、图像解读方法

获得良好的、完整的图像是解读图像的关键,既能知道图中包含哪些组织结构,又能看清组织结构的细节。对呈现在胶片上的图像(硬拷贝),首先要判断图像质量,在解读质量较差的图像时,要慎重做出诊断。在进行X线摄片时要求采用正确的摄片体位、合适的摄片条件。软读片要在高质量的显示器上进行。在制作硬拷贝或软读片时要求呈现出较高的清晰度和对比度,根据观察目标结构调节图像的窗宽和窗位。例如,在观察软组织脏器时,要区分低密度区中的体液、脂肪、气体,应使用较大的窗宽。对病变进行大小、密度的测量,对较小的病灶做适当放大等后处理均有利于疾病的诊断。

### 三、图像解读内容

图像的解读主要是对病灶的观察,应对其部位、数目、大小、形态、边缘轮廓、内部结构、增强后病灶的强化表现以及对邻近结构的影响等一一描述。

1. 部位 某些病变有特定的发生或好发部位,某些部位好发某些病变,如听神经瘤只发生在桥小脑角区和内听道;肺结核好发于两肺上叶尖后段和下叶背段;骨巨细胞瘤好发于股骨远端、胫骨近端等骨端；后纵隔好发神经源性肿瘤等。

2. 数目 病灶的数目对原发性、转移性肿瘤的鉴别具有较大的帮助。对多发的神经性肿瘤需考虑神经纤维瘤病或某种综合征。确定病变是局灶性还是弥漫性的，是单器官还是多器官的，对病变性质的判断具有重要价值。

3. 大小 较小的病灶相对较难定性，而侵犯多脏器的较大病灶相对较难定位。病灶大小的变化及变化速度对病灶的定性具有很大的帮助。

4. 形态 肺炎一般表现为片状，大叶性肺炎肝样变期往往与肺叶或肺段形状一致。癌肿多为结节状、肿块状，肺癌常有分叶。

5. 边缘 边缘光滑整齐的多为良性病变，癌肿边缘多有毛刺、不规则。

6. 密度、信号强度或回声改变 密度、信号强度或回声改变可通过不同原理反映病变内部成分、结构。在 X 线片、CT 上，病变显示为高密度的为钙化或含金属异物，低密度的为液体、脂肪或气体。在磁共振图像上，体液表现为 $T_1WI$ 低信号、常规 $T_2WI$ 高信号；脂肪组织在 $T_1WI$、$T_2WI$ 上均为高信号，而在脂肪抑制序列上信号衰减明显；骨骼或钙化在 $T_1WI$、$T_2WI$ 上均为低信号。CT 或 MRI 增强后的强化情况，反映病灶血供丰富程度。在超声成像上，骨组织、钙化或结石可以形成很强的回声，后方伴有声影；实质性脏器一般为较均匀的低回声；含体液的空腔脏器或囊肿为弱回声或无回声。

7. 邻近结构改变 病变对邻近结构有无压迫、侵蚀对于良恶性的判断、治疗方案的制定有很大帮助。

8. 功能改变 X 线透视、超声、CT 或 MRI 动态增强、电影成像，以及某些特殊的成像方法如灌注、弥散、BOLD 等，可用于对器官、组织的功能性病变做出判断。

9. 重要阴性征象的观察和描述。

## 四、影像学诊断及其评价

影像诊断是影像学报告中最为重要的。一般来说，影像医生须根据知识、经验仔细分析所有影像学表现，包括阳性和阴性征象，结合实验室检查结果和临床表现，当认为肯定的概率在 85%~90% 或以上时，可以做出肯定"是"或"不是"的诊断；概率在 70%~80% 或其左右时，做出可能性较大的"是"或"不是"的诊断；概率在 40%~60% 时，则做出不能肯定"是"或"不是"的诊断。如为后 2 种情况则应进行如下处理：①进行鉴别诊断，最多不宜超过 3~4 个。②提出建议，根据价值大小，建议进一步检查，可以进行其他影像学检查、实验室检查或穿刺活检，或建议试验性治疗。如认为炎症可能性大，建议抗炎治疗后复查；如结核可能性大，则建议抗结核治疗后复查以明确诊断。

对于肿瘤性疾病的诊断，除需做出定位、定性诊断外，最好还能做出分级和分期诊断。所谓分期，即 TNM 分期（tumor node metastasis classification，TNM classification）诊断，对于只做局部（如肺、腹）影像学检查者，对肿瘤的分期诊断也只能做出"T"分期诊断，至于"N""M"分期则是不全面的。

如有既往放射学检查可比较者，应根据与过去的比较结果做出判断。例如，"与 × 年 × 月 × 日 CT 检查比较，病变吸收或相仿或进展，考虑 ××× 病变"。

诊断结果应简明扼要。不同脏器（如胸部检查所见之心脏和肺脏）和不同性质疾病（如肺尖的陈旧性结核灶和其他肺野的癌灶）应根据它们的重要性排序书写，如"1. 左肺下叶肺癌。2. 两上肺陈旧性肺结核"。性质相同的疾病可合并书写,如"右下肺癌,伴右肺门和纵隔淋巴结转移"。

（张闽光）

# 第七章
# 中西医结合影像学概述

中西医结合影像学是我国影像工作者将影像学与中医结合而独创的一门新型交叉学科,是应用影像学研究中医基础理论和临床诊疗方法,以及研究应用中医方法提高医学图像质量、诊断水平及介入治疗疗效的一门学科。它包括两个主要内容:即影像学在中医学中的应用研究和中医药在影像学中的应用研究。

## 第一节　中西医结合影像学的历史沿革

中华人民共和国成立初期,毛泽东主席有关做好中医和西医相互学习的若干指示,为中西医合作指明了方向,全国掀起了轰轰烈烈的西学中热潮,为后来出现的中西医结合大好局面奠定了良好基础。影像学也不例外,已故著名放射学家汪绍训教授于1958年率先提出"中西合流,创造新的放射学",一大批学者积极响应,开展影像学与中医结合研究实践,并卓有建树。汪绍训教授等人提出的概念与实践,是中西医结合影像学的萌芽与起点。

"文革"时期,同其他领域一样,影像学与中医结合研究受到不同程度的影响。杂志停刊,交流终止,这一时期能搜集到的文献资料十分有限,仅发现上海中医学院(现为上海中医药大学)1972年9月编写的《放射诊断学》教材中有独立的章节论述祖国医药学对发展X线诊断学的贡献,介绍中西医结合影像学相关内容。"文革"后,1977年9月山东省潍坊市人民医院夏宝枢教授组织举办过一次与中西医结合影像学相关的地区性学术会议——"中西医结合治疗急腹症放射诊断经验交流会",当时共有19个省市200余位专家参加了此次学术交流会议。

科学技术影响人类文明。20世纪70年代初,CT——一种新的影像技术问世,逐渐改变了影像科室的工作模式。随后各种高科技影像设备,如彩超、MRI、DSA、PET、单光子发射计算机断层成像(single-photon emission computerized tomography,SPET)、PET-CT等相继投入临床应用,显著扩大了影像学的观察视野,使影像学不只局限于形态学诊断,同时还涉及功能显像。介入放射学的问世还同时改变了影像学科的性质,突破了传统辅助诊断学科的格局,使影像学科在形态和功能诊断的基础上,还成为继临床内科、外科治疗手段之外的第三种新的治疗学科,使得以往一些内、外科传统治疗手段不能解决的一些疾病得到及时有效的治疗。这个时候,传统的学科命名——放射诊断学已不能完整表达学科的内涵和外延,一个新的学科——医学影像学应运而生。

1989年,中国中西医结合学会医学影像专业委员会建立,带动各地专业委员会相继成立,从组织构架上保证了有一支活跃的中西医结合影像学研究队伍。1994年,由恽敏教授主编的《中医影像学》出版,明确了学科的任务和目的;2000年,张东友教授主编的《中西医结合影像学》又进一步明确了中西医结合影像学研究范畴,规范了研究方法和路线;2003年,《中国中西医结合影像学杂志》创刊,给广大从事中西医结合影像学研究工作的学者们提供了一个交流和学习的平台。这些都极大地促进了中西医结合影像学学科的发展。因此,可以这样说,中西医结合影像学是广大从事影像学与中医结合研究的学者在当年所谓"中西合流新放射学"的基础上,顺应历史潮流而创立,并被不同时代学者逐渐补充完善的一门新的交叉学科,它有力地促进了中医学的发展。

## 第二节　影像学特征及其与中医辨证的思维共性

### 一、影像学发展历程与基本特征

影像学的发展与自然科学密切相关,自然科学新技术革命使影像学发展具有如下基本特点:不同成像源的发现,使影像学经历了从单一到多元化的发展特征,从X线诊断发展到核素成像、超声成像以及磁共振成像,使放射诊断学演变为影像诊断学;计算机技术的不断进步,图像重建技术日益完善,使影像学从二维空间显示到四维空间动态观察人体内部结构,给影像诊断带来了崭新的视角;影像设备的进步,使影像学成为物理、化学、分子生物学等学科参与研究生命科学最有效的手段,它不仅能反映机体病理解剖学的信息,亦能反映组织的微循环、细胞的代谢、细胞膜功能等方面的信息,成为目前对活体进行无创性功能研究的有效方法;介入放射学的建立和发展,使医学影像学科彻底改变了单一的诊断学模式,而成为临床治疗型学科。由于基础科学的发展,影像学已由原来单一成像技术、仅局限于形态学诊断的学科发展到今天的由众多影像技术组成的兼顾形态、功能诊断和临床治疗的综合性学科。这种变化对影像学的诊断方式以及医学的发展已产生重大影响。影像学所具备的功能可视化特征,决定了影像学是研究中医学理论的得力工具。

### 二、中医辨证与影像学诊断的思维共性

辨证论治是中医理论体系的主要特点,是中医诊疗中的精粹。中医学的"证"是机体对病因的整体反应状态,是疾病在某一时期、某一个体身上的临床表现和内涵。在同一个体,不同时期各种不同的"证"可以互相转变、互为因果,是相对的临床概念,它可以指导临床诊治。虽然中医学"证"的诊断与影像学诊断理论体系不同,但二者却有许多共性。

1. 宏观性、整体性　"证"是生物、心理、社会等致病因素作用于人体后,人体在整体层次上反应状态的总和,但多从机体宏观的外在表象来观察生命活动过程和疾病变化过程。影像学诊断是通过发现各种异常的影像信息,以病理、解剖为基础,密切结合临床而得出诊断,因此也具有宏观性和整体性。如腰椎骨质破坏,结合患者有肺癌手术史,影像学对椎体的病理改变在诊断思维上首先应考虑转移性肿瘤,这就是从整体上和宏观上把握诊断。

2. 动态性、阶段性　"证"是人体整体对疾病反应状态的动态过程,具有明确的、连续的阶段性。影像学诊断也具有这类特征,如肝脓肿的影像学表现随着病程不同可分为蜂窝组织炎期、脓肿形成初期、脓肿形成期,其影像学表现迥然有别,因此影像学诊断也具有动态性和阶段性这一特征。

3. 物质性、信息性　"证"不论是机体反应状态还是证候、综合征等,都是人体内所包含的物质或能量的转化状态,都有其物质基础,也是人体自稳状态反馈调控的信息传输。影像学所观察到的各种异常影像信息都有明确的病理解剖基础,是大体病理表现的投影。所有影像学诊断都是建立在病理的基础上,都具有其物质性和信息性。

4. 相对模糊性和笼统性　由于确定"证"的四诊所见具有一定的主观性,导致"证"的判断标准具有相对的模糊性和笼统性。影像学诊断也具有类似特征,影像信息虽具客观性,但多只是病变发展过程中的瞬间记录,并且没有两个影像信息完全相同的患者,因而每一次诊断过程都是一次独特的主观思维过程,难免导致影像学提出的诊断具有"概然性"。几乎可以说,影像学诊断都是假说,而不是最后结论。由于影像信息本身的限度、疾病的复杂性、诊断的概然性,使影像学诊断具有相对的模糊性和笼统性。

中医辨证与影像学诊断存在的思维共性为影像学与中医基础理论和临床实践相结合的研究提供了较为广阔的发展空间。

## 第三节　影像学在中医发展过程中的作用和地位

### 一、补充信息,协同望诊,促进"辨证"客观性

辨证论治是中医的主要特点,辨证的目的是为了更有效的治疗。中医辨证的依据主要是通过"望、闻、问、切"四诊获得疾病的外在表现,在中医理论的指导下,从功能角度入手,通过司外揣内、格物致知的方法,分析疾病内在的"理",从整体上了解人体功能状态,把握疾病的变化规律。由于中医发展历程中注重哲学思辨,加上过去科技滞后,中医的"望、闻、问、切"四诊并未涉及影像学。影像学的建立和发展,使我们借助科技手段可以看到原来无法用肉眼观察到的很多生理和病理现象,如胃肠道的蠕动,血流的速度和方向,器官中肿块的大小、密度和血供等。影像学能观察的这些内容为中医辨证提供了丰富的新信息。

望者,望其形也,影像学所得到的图像("形")是供医生来"望"的,因此影像学检查所提供的客观信息,属于中医"望诊"的范畴,可看作是中医望诊的延伸。例如,对于咳嗽患者,如果肺实质内看到渗出或实变,符合中医的实证;如果肺实质内没有渗出或实变,而观察到肺纹理稀疏、肺的运动度减低等肺功能减低的征象,符合中医的虚证。通过利用这些影像学的客观指标来判断咳嗽是实证还是虚证,是实中夹虚还是虚中有实,往往都能得到规范、统一的判断,避免了中医辨证缺乏客观依据的不足。

### 二、信息全面,辨证客观,提升"论治"有效性

中医辨证论治的过程是通过四诊收集的疾病外在表现,根据司外揣内、格物致知的思维模式,在中医理论指导下确定证型,选择合适的治则。影像学参与辨证可以补充更多有用的信息,可指导中医在总体治则的前提下选择更恰当的治疗方法。例如,中医对黄疸的认识,传统四诊收集的信息可以分清"阳黄"和"阴黄",但无法辨识黄疸到底是结石还是肿瘤引起,而分清结石和肿瘤对黄疸治疗方法的选择具有非常重要的意义。实际上这两种情况都可辨证为"实证","实证"中医当以"祛邪"为治则。中药排石和手术摘除肿瘤都属于祛邪的治疗方法之一。影像学可明确黄疸原因,对黄疸的中医辨证提供了更多的补充信息,因此可以指导中医在总体治则的前提下选择合适的治疗方案,有利于疾病的及时治疗,提

高疗效。

### 三、深化理论,发展中医,学科特征唯一性

中医要发展,必须首先从丰富和发展中医基础理论做起,这是中医发展的必经之路。中医理论的不足之处是重视整体功能,但对功能载体——组织解剖相对重视不够。现代科学已经证明任何功能的实现必有其载体,脱离载体,便无功能可言。对于人体而言,功能的载体便是组织解剖。如中医对"三焦"的描述,主要集中于功能部分,对其载体——组织解剖始终含糊不清。有学者从功能角度入手,以 X 线检查探讨中医的三焦,认为:胸腔有关组织协助心、肺器官,起到呼吸和循环的功能,与上焦主温煦的作用相仿;腹腔内众多的淋巴管和乳糜管,协助脾、胃、肝、胆、小肠,担负消化系统的吸收、运输功能,与中焦主腐熟作用相当;肾、膀胱、大肠共同参与完成大小便的排泄功能,与下焦主决渎的作用相当。因此提出人体胸腔、腹膜内腔、腹膜外腔与上、中、下三焦相对应。此研究以 X 线检查为手段,以解剖和生理知识为基础,从功能角度入手,探讨"三焦"功能的载体,试图将中医"三焦"理论与现代医学相结合,把三焦作为一个综合性的功能单位或者是几个内脏功能结合来看待,形象客观,这对开拓中医理论研究新思路具有重要价值。

中医基础理论的一些研究热点,如辨证论治机制、藏象活体结构和功能机制、药物归经和升降沉浮理论、经络走向和实质、穴位解剖和功能等研究,都有影像学参与研究的成功范例。影像学具有的结构成像和功能显像双重特征,是目前能对活体进行功能显像的唯一技术方法,因此决定了中西医结合影像学在中医发展历程中将发挥重要作用。

## 第四节 中西医结合影像学的研究范畴

### 一、中医证型影像学研究

任何疾病的发生都有其相应的病理改变及其临床表现,并且病理改变随病程而异,相应地临床表现也随病程而变化。中医辨证论治的依据主要是通过"四诊"观察疾病的外在表象(症状和体征),根据中医理论,司外揣内,分析疾病的属性,辨析疾病的转归,这一辨证过程与临床表现密切相关。如前所述,疾病的临床表现与病理有关,而影像学表现是大体病理改变的投影,影像学正是通过病理学的桥梁作用可间接反映疾病的临床表现。因此,影像学参与中医的辨证论治研究并非风马牛不相及,是有其理论基础和科学依据。中医证型影像学研究有两种模式:第一种是针对特定的中医病名,其临床表现与西医某个疾病相似,可以西医某个疾病作为研究对象,如:中医肺胀与西医慢性阻塞性肺气肿临床表现基本相同,可对慢性阻塞性肺气肿按中医理论辨证分型,分析慢性阻塞性肺气肿(肺胀)临床证型的影像表现,寻找肺胀证型影像辨证规律。第二种是对西医已经确诊的疾病根据中医理论进行辨证分型,如有学者对大叶性肺炎根据中医理论依其临床表现进行辨证分型,并分析大叶性肺炎的 X 线平片影像表现与中医证型的相关性等,探讨不同证型的影像辨证规律。中医证型影像学研究的意义在于西医诊断明确,中医辨证有助于提高临床疗效,通过研究找出疾病中医证型影像辨证规律,克服传统中医主要依据症状和体征进行辨证的弊端,提供了更多的客观依据,有助于证型客观化,这对发展中医具有重要意义。

## 二、中医理论影像学研究

中医理论是古代先贤在长期的临床实践中,根据所观察到的一些表象,运用《易经》的思维方法,进行归纳总结而提炼出来的。在科技高度发展的今天,如何充分利用现有科技手段发展中医,一直是人们孜孜不倦追求的目标。例如,有学者采用磁共振脑功能成像技术观察针刺足少阳胆经、足厥阴肝经的络穴——光明穴和蠡沟穴的脑功能激活区,旨在寻找针刺这两个穴位的共同激活脑区,探讨中医表里关系等。以肝经和胆经的络穴作为突破口,研究肝与胆的表里关系,从经络入手,避开西医肝、胆是否对应中医肝、胆的争论,以全新的视角诠释中医经典理论。这种研究方法有可能为下一步研究脏腑和经络的表里关系提供新的研究思路。大量研究实践证明,在深入理解中医内涵的基础上,影像学可以参与到中医经典理论的现代诠释工作之中,为发展中医做出贡献。

## 三、针灸作用机制影像学研究

针灸是中医学的一朵奇葩,是古老中医的一个重要组成部分。临床实践证实,不同经络治疗疾病不同,且针灸刺激具有良性调节作用。尽管经过历代学者的努力,针灸治疗机制仍扑朔迷离。中医和西医都承认针刺效应与大脑功能活动密切相关。中医文献记载有多条经脉"入脑",但没有经脉入脑后的具体位置描述。目前大多数观点认为针灸作用机制与激活脑功能有关,但其发挥治疗作用的路径不明。有学者通过 fMRI-BOLD 技术观察针刺足三里穴后脑功能区改变并同步检测血清胃泌素水平变化,证实针刺足三里穴治疗消化系统疾病具有完整的传入和传出通路。fMRI-BOLD 技术可实时、客观、无创地观察活体脑功能变化,针刺的刺激方式符合 fMRI-BOLD 研究模式对外来刺激的要求,fMRI-BOLD 成像技术的发展为针灸治疗机制提供了客观诠释的可能。

## 四、中医疗效影像学观察

传统中医对临床疗效的判断依据主要是四诊收集的有关信息。这和辨证论治一样,也存在主观性强、客观证据不足的缺陷。众所周知,影像学是临床疗效判断的主要指标之一,影像学可以提供更丰富的信息,客观可靠,准确直观,既可定性,又可定量,还可对比分析,既有利于治疗,也有利于疗效观察。以咳嗽为例,利用影像学动态观察肺部渗出病变的吸收来判断治疗效果比用发热、咳嗽是否减轻来判断疗效更加客观。影像学参与中医药(针灸)治疗的疗效观察,以客观具体的影像证据,真实反映疗效,有利于进一步完善中医辨证论治的理论体系。

## 五、中医影像技术学研究

中医影像技术学研究是应用中医中药提高影像学诊断质量的研究。这方面的研究在影像工作者的实际工作中应用最早,但尚未引起足够重视。例如,在许多医院很早就开始应用番泻叶清洁肠道,有利于提高钡剂灌肠和胃肠道钡餐检查图像质量。也有单位应用大黄缩短肠道检查时间,应用针刺耳穴提高静脉肾盂造影的照片质量等。还有学者应用耳夹压穴治疗碘对比剂的不良反应,用姜半夏预防碘对比剂的不良反应等,这些方法在一定程度上可以预防或减轻碘对比剂的毒副作用,提高碘对比剂应用的安全性。中医中药是一个伟大的宝库,期待着我们去开拓,去完善。

### 六、中医介入放射学研究

中医在介入放射学领域的应用研究开展较早,主要体现在以下几个方面:

1. 将一些具有抗肿瘤作用的中药或中药有效成分如羟喜树碱、鸦胆子、莪术、天冬多糖、白及等,利用现代技术制成注射剂、油剂、胶剂、微球等剂型,以动脉给药或病灶内直接注射等介入技术,使药物直接到达肿瘤部位,改变了中药常规用药模式。

2. 在肿瘤介入治疗过程中,配合应用中医治疗方法,可以减轻介入治疗后的毒副反应,提高机体免疫力,改善患者生活质量,提高肿瘤介入治疗疗效。

3. 在股骨头无菌坏死、胰腺炎、输卵管阻塞性不孕症等疾病的介入治疗过程中,配合使用中医治疗方法,可以提高疾病的介入治疗疗效等。

中医与介入放射学结合,疗效优于单纯介入治疗。这方面研究前景广阔,具有良好的发展空间。

## 第五节　中西医结合影像学研究目前存在问题

1. 中医和西医理论体系不同,大多数影像学者对中医认识不足或一知半解,难以找到结合点或切入点,因此必须加强中医理论学习,了解当前中医理论深化研究过程中哪些内容可借助影像学以实现进一步完善或揭示其机制。

2. 中医证型的影像学研究为中医辨证论治研究提供了更多的客观依据,丰富了辨证要素,为进一步深入研究打下了良好基础,但目前的研究报告只是发现一些规律现象,与中医证型完全客观化、标准化差距还较大。

3. 在中医基础理论研究领域,由于影像学具有结构和功能成像双重特征,这对从功能角度入手研究人和疾病的中医学而言有重要意义,在中医基础理论研究方面应发挥重要作用,未来有待于加大研究力度,拓宽研究范围,提高研究层次。

4. 在针灸影像学研究领域,近年来取得了较大进展,但研究的穴位太少,灸法研究罕见。另外还应加强整体层次的研究,针刺刺激的传入和传出路径研究有待深入。

5. 中西医结合介入放射学研究领域改变了中药常规用药模式,取得了较好的临床疗效,但需扩大研究病种,开发更多的适于介入方式用药的中药,拓宽临床应用范围。

6. 中医疗效影像学评价研究领域还需扩大研究病种,并加强中医治疗疗效和机制的中医理论阐释。

7. 中西医结合影像技术研究领域还需拓宽思路,开展更多新方法或新技术,提高影像技术质量。

8. 和其他中西医结合学科一样,大多数研究者仍是以西医的理论和方法对中医药进行基础和临床研究,这与深层次中西医结合,即在中医理论指导下,以现代科技方法开展中医、中药的基础和临床研究,力求合理、全面地对中医理论进行现代阐释等,仍有不少差距。

## 第六节　影像学与中医学结合的发展趋势

中医是古代自然科学与哲学结合的产物,其体系的完整性和科学性,治疗方法的全面性和有效性经受过历史长河的考验。然而在科技高度发展的今天,人们也发现传统中医优势与劣势并存,长处与短处同在。中医要传承和发展,首先应着眼于中医药理论的自我完善与科学阐明,因此必须在把握宏观、整体、动态认知生命的前提下,利用现代科学技术,弥补微观、分析、形态方面存在的缺陷。目前,研究热点和难点集中在藏象与经络的实质研究、证本质及病证规范化研究等领域。兼具结构和功能显像特征的影像学在中医药理论的自我完善与科学阐明方面,尤其是在客观化、精确化方面将会有所创新和突破。

## 一、“藏象和/或经络实质研究”有可能取得突破性进展

藏象学说和经络学说是中医学理论体系中极其重要的组成部分。它是通过对人体生理、病理现象的观察,来研究人体各脏腑和经络的生理功能、病理变化及其相互关系的学说。中医理论重视人体功能平衡,但对实现功能载体的表述常含糊不清,因此关于中医的脏腑、经络究竟为何物长期争论不休。影像学具有结构成像和功能显像双重特征,是唯一能实现活体功能成像的技术手段,因此这对主要从功能角度入手研究人和疾病的中医学具有极其重要的意义。近年来随着 fMRI 技术引入针灸机制研究,经络实质研究又有新的发现。例如,在以往研究发现经络穴位结构特异性的基础上,脑功能成像技术又发现经络穴位功能特异性等,使经络实质研究向前迈进了一大步。藏象学说的影像学研究也有一些尝试性探索,如有学者通过针刺络穴 fMRI 脑功能变化从功能角度探讨中医表里关系等。在以功能成像技术为主的现代科技手段协同攻关下,“藏象和/或经络实质研究”可能会取得突破性进展。

## 二、“证本质及病证规范化研究”有可能达成共识

证本质及病证规范化研究是中医理论现代化研究的重点和难点。证是机体在疾病发展某一阶段的病理概括,既包括了病变的部位、性质以及邪正关系,又反映了病症发展过程中某一阶段的病理变化本质,反映患者的主要病痛所在。影像学不仅是活体观察病变部位和性质的主要手段,也是唯一能实现活体功能成像的技术,对判断病变的部位、性质和邪正关系(功能状态)具有不可替代性(图 7-1)。它不仅是临床疾病诊断的重要循证依据,同时也是治疗效果判断的重要证据,缺少影像学资料,绝大多数疾病的临床循证依据将不完整。因此,在影像学等现代医学检测技术的协同攻关下,“证本质及病证规范化研究”有可能达成共识。

## 三、有可能开发出更多的中药新剂型,扩大中药应用范围

在影像诊断和中医辨证理论的指导下,中西医结合介入治疗将更加强调个体化的综合治疗,攻伐有度,调节适当,更加注重近期疗效和远期疗效的统一。随着中西医结合介入放射学的深入发展,适于介入用途的中医药新剂型将被更加广泛地开发和应用。中医药参与介入治疗的病种将会明显增多,中医药在介入治疗各个阶段的应用机制将不断得到揭示。

## 四、有可能在药物归经理论研究领域取得部分进展

所谓归经,是指药物对于机体某部分的选择性作用,即主要对某经(脏腑或经络)发生明显的作用,而对其他经则作用较小,甚或无作用。如龙胆草归胆经,说明它有治疗胆的病症的功效。影像学可观察到用药后的机体效应,既可了解形态变化,也可了解功能状态。例如,有学者研究冰片作为引经药的主要机制是改善血脑屏障。因此,随着中西医结合影像学的深入发展,有可能在药物归经理论研究领域取得部分进展。

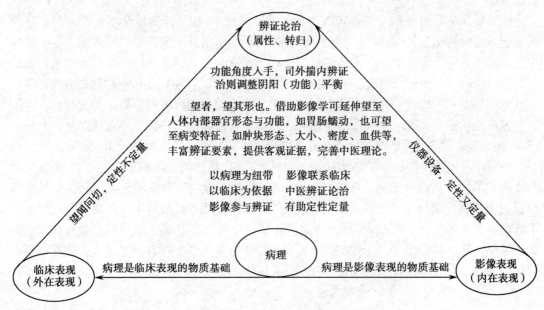

图 7-1　影像、临床与中医辨证的关系

## 五、"中医脉诊研究"有可能获得创新发现

脉诊在中医"望、闻、问、切"四诊中占有很重要的地位。中医认为通过脉诊可以了解患者脏腑气血盛衰，探测病因、病位，预测疗效等。脉诊作为极具中医特色的一种诊断手段，其主要特点是定性分析，并且与医者经验有关，其不足点是难以量化。脉诊的现代化研究主要集中于脉象的客观化。自 20 世纪 70 年代以来，不少学者试图从生物力学和频谱分析等现代科学技术记录或分析脉波或脉图，但尚未达成一致认识。

磁共振弹性成像（magnetic resonance elastography，MRE）和超声弹性成像（ultrasonic elastography，UE）是近几年发展起来的两种新的成像技术，它们是传统触诊机械化、定量化的一种手段，且不受诊断部位的限制，因此被称作"影像触诊"。这两种无创触诊技术应用于脉诊研究有可能使脉象量化，实现脉诊客观化。另一方面，在利用弹性成像研究脉象的同时，还可应用 MRI 和超声实时显示人体内脏器形态和功能改变，这将有助于对脉象进行全面、合理的阐释。因此，磁共振弹性成像和超声弹性成像等影像触诊技术参与中医脉诊研究有可能获得创新发现，并有助于中医诊疗设备的研制。

## 六、有可能会整体提高人类对疾病的调节、控制能力

辨证论治在中医基础理论中占据非常重要的地位，是中医学对疾病的一种特殊的研究和处理方法，它不同于西医的辨病论治，后者着眼于消除致病因子，而中医的辨证论治重在调整人体功能平衡。

辨证论治的客观化研究不仅是中医发展和传承的需要，也是进一步提高疾病诊治能力的需要。例如，胃溃疡与溃疡癌变，胆囊炎与胆结石等疾病的宏观临床表现相似，中医均可辨为"实证"。针对"实证"，虽然治疗法则（祛邪）相同，但治疗方法各异，如能充分利用影像学等现代医学检测技术明确疾病分类，将会显著提高疗效，避免延误治疗。因此，辨证论治的客观化研究历来是中医基础理论研究的重点和难点，也是中医现代化进程的关键环节。

　　分子影像学是近年来发展起来的一种新的影像技术,和传统影像学不同的是分子影像偏重于疾病的基础变化、基因分子水平的异常,而不是基因分子改变的最终效应。分子影像学这一特征有助于实现中医治未病的目的。近年来有学者尝试从基因调控及其相关产物的角度对中医辨证论治进行研究,基因研究忽略了器官组织的解剖定位,强调的是生物化学某一环节的改变和疾病过程的内在联系。这与中医整体的生理病理观有更多的契合点。基因研究有可能从根本上揭示中医证的奥秘和证的实质。因此分子影像学等现代医学检测技术参与"辨证论治"等中医基础理论研究有可能会整体提高人类对疾病的调节、控制能力。

　　中医学是世界传统医学的杰出代表,影像学是现代科技与医学相结合的产物,中西医结合体现了不同文化包容发展的精神,是传统与现代相结合的整合医学典范。我们坚信影像学在我国原创性学科——中医学的现代化历程中将大有作为,尤其在针灸理论和临床研究中将会有重要突破点,在证本质及病证规范化研究中将发挥重要作用。但是我们必须认识到面对突飞猛进的影像学,如何发展中医,还有待于更多医学工作者做更深入的研究。只有这样,才能推动中西医结合事业不断向前发展,促进人类文明和进步。

(张东友　张闽光)

# 第八章
# 针灸的脑效应 fMRI 研究现状

针灸是中国传统医学一种重要的治疗方法,其临床疗效已被国内外医学界广泛认可,但其作用机制尚未完全阐明。随着神经影像技术的发展,fMRI、PET-CT、PET-MRI 等脑功能成像新技术的出现,使非创伤性地研究针刺对人脑活动的效应成为可能,为针刺作用机制的研究打开了一个新的窗口。不少学者在穴位脑效应差异性、不同针刺技术、不同时间针刺的脑效应等方面已进行了深入的研究,近年来又开始探讨针刺治病机制,并已取得了重要的研究成果。

## 第一节 经穴效应特异性研究

腧穴,俗称"穴位",既是气血运行的转输点,又是机体病变的反应点,也是针灸施术的刺激点。经穴效应特异性是中医针灸理论的重要组成部分,其存在与否是目前国内外针刺研究的焦点之一。

### 一、针刺穴位脑效应相关假说

大多数针刺 fMRI 研究显示了针刺诱导的即刻性和持续性脑效应,主要表现为针刺调制了诸多重叠的脑功能区和多个脑网络,前者如躯体感觉运动区、注意相关脑区、痛觉情感处理和认知脑区,后者包括感觉运动网络、默认网络、疼痛网络、注意网络和杏仁核相关网络。针刺穴位脑效应相关假说或理论最早有哈佛大学麻省总医院 Hui 医生提出的边缘系统负激活理论。近年来,田捷研究组提出的针刺穴位具有"时空编码脑网络"的效应特异性,强调针刺调控杏仁核网络的假说;Napadow 团队提出的针刺调制脑默认网络及体感运动网络,强调针刺对以边缘叶结构为主的自主神经系统具有较特征的调制效应理论也产生了较大影响。

### 二、针刺真穴与假穴 fMRI 对照研究

在针刺真穴与假穴的对照研究中,针刺真穴较假穴在脑内诱导的激活区更多,包括躯体感觉区、运动区、基底节区、额叶高级认知脑区、边缘系统和小脑,而且诱导的负激活区范围也更广,包括如基底节区、脑干、海马、杏仁核、下丘脑、颞极、前扣带回/额叶内侧皮质、后扣带回/顶叶内侧皮质和小脑。而针刺远距离的非经穴,则更多地诱导了运动区和岛盖的激活。另外,针刺真穴和假穴对脑功能网络的影响也存在差异。针刺真穴较假穴增加了杏仁核、导水管周围灰质(periaqueductal gray,PAG)和岛叶之间的连接,降低了杏仁核和额叶中部皮质、

中央后回和扣带回后部皮质（posterior cingulate cortex，PCC）之间的连接。另一项研究也发现除默认网络外，针刺真穴能更多地影响边缘叶脑区及PAG、小脑蚓部的脑功能连接。另外，Kong及Gollub实验室提出针灸止痛不同于安慰剂效应，但安慰剂效应在真穴和假穴之间存在差异。

### 三、针刺不同穴位 fMRI 对照研究

多项研究支持穴位存在相对特异性。例如，针刺治疗内脏功能失调的穴位足三里（ST36）和三阴交（SP6）可诱导调节内脏功能的脑区活动；针刺对下肢骨关节肌肉病变起作用的穴位阳陵泉（GB34）和承山（BL57），可诱导初级运动和运动前区皮质的活动。有学者研究针刺合谷穴能同时激活中央后回初级感觉皮质的手部投射区和面口部投射区，同时激活了面口部的运动皮质，直接反映了合谷穴和面口部的密切联系，为"面口合谷收"理论提供了客观证据。最近的一项meta分析，总结了分布于9条经络的18个穴位，发现针刺主要影响躯体感觉区、运动区、听觉区、视觉区、小脑、边缘系统和高级认知脑区的活动，但在各项研究中诱导的脑活动部位之间存在差别。对于分布在相同经络的多个穴位，其诱导的脑激活和负激活模式存在相似性。如胃肠经上分布的穴位，呈现了缘上回的激活，扣带回后部、海马和旁海马区的负激活。值得注意的是，也有研究发现手针刺激同经络、不同经络穴位和假穴诱导的脑区变化差异较小，且脑激活和负激活模式的部位及强度存在相似性。在电针配对穴位（关元 - 中脘，关元 - 足三里）研究中，也呈现类似结果。

### 四、患者和健康受试者针刺后 fMRI 对照研究

一项针对痉挛性脑瘫患儿进行的研究发现，针刺诱导了初级运动皮质、海马旁回和高级认知脑区的负激活及楔叶、岛叶的激活，而在健康儿童中未见到上述情况，健康儿童的尾状核、丘脑和小脑呈现了更多的激活。也有研究报道，针刺能诱导帕金森病患者扣带回和小脑激活。对于海洛因成瘾者，针刺能诱导丘脑区激活。

### 五、患者治疗前、后 fMRI 对照研究

一项对中风后遗症期失语患者针刺治疗8周后的研究发现，患者失语程度的变化与韦尼克区（Wernicke's area）的激活相关，推测针刺可能有利于失语的恢复。

进一步深入系统地研究不同病理状态下经穴效应特异性，对指导针灸临床选穴、提高临床疗效将有重要的参考价值。

## 第二节　针灸治病机制的影像学研究

针灸治疗具有良性双向调节和整体调节的特点，这种调节作用可能受中枢神经系统支配，脑功能成像技术可直观显示针刺穴位脑效应，对揭示针灸治病机制具有重要意义。有学者利用fMRI研究针刺治疗腰痛时脑疼痛网络矩阵变化，发现针刺组和假针刺组在疼痛网络矩阵的感觉部分（S1和S2）无显著性差异，而在疼痛网络矩阵的情绪部分（岛叶和扣带回）两者间有显著差异。于国强等研究发现针刺治疗腰腿痛有效的主要原因可能是通过镇痛中枢进行镇痛调节。王苇等通过fMRI研究针刺脑梗死患者左侧合谷穴、外关穴的脑功能变化，发现在患者运动功能恢复过程中可能存在功能区的转移和次级运动区的功能代偿。张华等

研究发现针刺阳陵泉可使脑梗死患者健侧半球的白质超微结构出现变化,涉及运动代偿、体感、语言和记忆等多个功能网络。付平等通过 fMRI 观察到电针刺激轻中度阿尔茨海默病（Alzheimer's disease,AD）患者神门穴,可引起对侧大脑皮质与认知功能有关脑区的功能活动,揭示针刺治疗 AD 的机制可能与中医理论中"心主神明"的功能密切相关。许建阳等研究发现针刺 AD 患者双侧合谷和太冲穴可引起颞叶和额叶葡萄糖代谢、血流量和血容量明显增加,此效应与提高 AD 患者的认知能力有关。此外,关于针刺治疗抑郁症、面瘫、功能性消化不良、腕管综合征等疾病机制的影像学研究也有相关报道。

## 第三节　针刺效应影响因素研究

临床实践中,针刺效应因针刺方法、刺激强度和受试者针感的不同而异。脑功能成像技术的发展为揭示这种差异的奥秘提供了有效的手段。哈佛大学 Kong、Napadow 等观察到手针和电针刺激正常人合谷穴产生既相似又不同的脑功能区激活及负激活,不同频率电针刺激也会产生差异,推测这种差异与启动不同的脑机制有关。香港大学 Li 等的研究也证实传统针刺和电针刺激激活的脑区存在差异。黄泳等观察到外关穴皮部浅刺和常规针刺都能不同程度地激活脑部功能区,常规针刺能够相对特异地激活小脑,初步表明该激活与针刺效应相关。

"得气"针感是针刺效应的重要组成部分,与疗效密切相关。不少学者应用脑功能成像技术研究发现,不同个体对针刺的敏感性不同,相应脑功能活动的强度也有差异。无论是手针还是电针刺激,无针感或针感弱的受试者脑功能图中的激活部位散在,相关系数较低。陈凤英等研究发现手法针刺合谷穴引起脑功能激活的程度与是否"得气"有关,"得气"感强的受试者激活区较多,且范围较大。史宇等研究发现针刺健康志愿者右侧委中穴,得气状态下默认模式网络及"疼痛矩阵"产生广泛的功能连接减弱效应,这与方继良等针刺太冲穴所得研究结果相似,推测该效应是通过内在的脑功能网络（边缘叶 - 旁边缘叶 - 新皮质系统）发挥调节作用,而这可能与针刺得气镇痛中枢机制有关。

针刺补泻是实现针灸疗效的一个关键环节。江虹等运用补法和泻法针刺足三里,发现激活区域有明显重叠,两者间大脑激活部位差异无统计学意义,仅见针刺结束 20 分钟乃至30 分钟后对某些特定脑区的激活强度补法组要高于泻法组,证实针刺足三里穴时施用补法对相应脑区的激活更强烈。

提插捻转是针灸临床常用手法。陆凤燕等采用捻转、提插、捻转加提插 3 种不同的针刺手法刺激足三里穴,研究发现这 3 种手法均不同程度及范围地产生了体感区、运动区、视觉区、小脑,以及认知、情绪等相关脑区的激活和负激活效应,提插法对激活脑区影响更明显,捻转法对负激活脑区影响更明显。

甄俊平等根据子午流注针法,分别在开穴和闭穴时配伍针刺足少阴肾经太溪与复溜二穴,研究发现开穴组功能信号增高的激活脑区形成了大脑皮质 - 边缘系统 - 小脑整体反应环,且激活脑区的数量和范围较闭穴组多而广,另外还发现最大激活脑区开穴组为扣带回,闭穴组为左侧小脑皮质,不同时辰针刺非穴点后,不存在这种差异。这可能是开穴和闭穴治疗效果既相同又有差异的原因之一,初步揭示了时间因素对针灸效应的影响。

## 第四节　腧穴配伍效应机制研究

穴位配伍是将具有协同作用的腧穴进行配伍以治疗疾病的一种方法,在针灸临床应用广泛。穴位配伍不是单纯的叠加,既要考虑穴位之间的相互联系,还要考虑穴位的特异性,穴位配伍使得多种刺激同时作用于机体,可以达到腧穴的协同增效或拮抗作用,产生综合效应而达到特殊的治疗效果。王葳等针刺正常老年人"四关穴"(双侧太冲穴和合谷穴),研究发现所激活的脑区并非是单独针刺太冲穴和合谷穴所激活脑区的简单叠加。针刺"四关穴"所产生的扣带回和额叶激活,可能是该配伍组穴治疗精神类疾病的中枢机制。陈俊琦等研究发现针刺外关穴与针刺外关穴配伍内关穴对各脑区的激活强度没有显著差异,但针刺外关穴能相对特异地激活右侧小脑,而外关穴配伍内关穴则能相对特异地激活左侧顶叶,提示针刺外关穴能够在维持躯体平衡、改善肌张力障碍及调节随意运动方面发挥较为突出的作用。外关穴配伍内关穴这种表里经配穴能够加强对偏身感觉及运动障碍的治疗作用,这为外关穴特异性及表里经配穴规律的研究提供了初步的参考依据。王光彬和刘力等分别对足阳明胃经原穴(冲阳)、合穴(足三里)配伍和足少阳胆经的经穴、合穴配伍进行过研究,证实穴位配伍的作用机制与脑功能区活动具有相关性。

## 第五节　灸法脑效应研究

灸法脑效应研究因操作不便,罕有人研究。艾林等在足三里穴施灸,产生了海马、扣带回、嗅觉皮质等边缘叶系统广泛负激活效应,认为其与灸法止痛有关。吴焕淦等研究隔药灸治疗克罗恩病及肠易激综合征,发现以默认模式网络为主的全脑调控是隔药灸疗法治疗缓解期克罗恩病患者的中枢响应特征;灸法可通过调节肠易激综合征患者额前皮质、扣带前回皮质脑功能,改善其内脏高敏感状态,缓解腹痛症状。

(方继良　张东友)

 **第一篇关键知识点**

1. X 线特性及其意义
2. 自然对比
3. 人工对比
4. X 线片上人体组织密度的层次
5. X 线造影检查常用对比剂类型,适用于 CT 增强检查的对比剂类型
6. X 线造影检查的对比剂直接引入法和间接引入法
7. 碘剂使用前的注意事项
8. X 线图像特点
9. CT 图像的密度分辨力与 X 线比较
10. CT 值的概念及常用人体组织的 CT 值
11. 窗宽和窗位的概念
12. 部分容积效应
13. CT 增强扫描的优势和目的
14. CT 图像后处理技术
15. DSA 成像的优点

16. X 线摄片和 CT 都是利用 X 线成像，而 MR 是利用磁信号成像
17. MRI 流空效应
18. MR 检查注意事项
19. 医学影像检查方法的选择原则
20. 医学影像检查图像解读内容
21. 中西医结合影像学的主要研究范畴
22. 针刺穴位 fMRI 研究证实经穴效应具有特异性的具体几个方面

第二篇　骨关节和肌肉系统

# 第九章
# 骨　骼

骨骼含有大量的钙盐,密度高,与周围的软组织有良好的自然对比,骨组织结构中的骨皮质、骨松质和骨髓腔之间也有明显的对比,故 X 线摄影常是骨骼病变首选的检查方法。CT 是断层图像,密度分辨力高,能发现较小的病灶,提高了病变的检出率和诊断的准确率。MR 能够清晰地显示软组织、软骨、韧带、肌腱及骨髓等结构,是其他影像学检查无法比拟的。

## 第一节　骨的发育和解剖

### 一、骨的发育

骨起源于中胚层的间充质,骨的发育包括骨化和生长两个过程。

**(一)骨化**

骨化有膜内骨化和软骨内骨化两种形式。①膜内骨化:是由间充质细胞演变成纤维细胞,形成结缔组织膜,在膜的一定部位开始骨化,再逐步扩大,完成骨的发育,见于颅盖骨、面骨;②软骨内骨化:是由间充质细胞演变为软骨原基,后由成骨细胞的成骨活动形成原始骨化中心,之后出现继发骨化中心,骨化中心不断扩大,最后软骨原基全部骨化,原发与继发骨化中心互相愈合而完成骨的发育,见于颅底、躯干和四肢骨。锁骨与下颌骨兼有两种形式的骨化。

**(二)骨骺板与骨生长**

骨骺板是继发骨化中心与原始骨化中心之间的软骨投影。儿童期为较宽的透明带,随着年龄的增长,骨骺板逐渐变窄,最后消失,继发骨化中心与原始骨化中心完全融合。骨在生长发育过程中,根据遗传信息和生理需要,通过破骨细胞的骨质吸收和成骨细胞的成骨活动进行改建和塑形。

**(三)骨龄**

在骨的发育过程中,骨的原始骨化中心与继发骨化中心的出现时间、形态变化以及融合时间都有一定的时间顺序,这个时间称为骨龄。骨龄与个体的年龄一致。检测骨龄是将被检者的骨龄与正常儿童骨龄标准相比,如果被检者骨龄与实际年龄不符,且相差超出一定范围,常提示骨发育过快或过迟,对诊断内分泌疾病和一些先天性畸形、综合征有一定价值。判定骨龄时应考虑种族、地区、性别等因素的影响。

## 二、骨的解剖

### （一）骨的形态

人体骨骼因形态不同分为长骨、短骨、扁骨和不规则形骨四类。

1. 长骨　呈管状,两端较膨大,向中央逐渐移行变细,分布于四肢,如肱骨、尺骨、桡骨、掌骨、指骨、股骨、胫骨、腓骨、跖骨、趾骨。

2. 短骨　形似立方体,多成群分布于连接牢固且较灵活的部位,如腕骨、跗骨。

3. 扁骨　呈板状,形态扁平,分布于头颅、胸壁、骨盆等处,如颅骨、肩胛骨、胸骨、髂骨。

4. 不规则形骨　形态不规则,如脊椎骨、颞骨、蝶骨、上颌骨。

### （二）骨的结构

1. 密质骨和松质骨　骨质依其结构分为密质骨和松质骨。密质骨由数量众多的哈氏系统组成,质地致密,在 X 线片上显示为均匀高密度,密质骨构成骨皮质和颅骨的内外板。松质骨由相互交织呈海绵状的骨小梁排列而成,骨小梁间隙内充以骨髓,X 线片上显示为网络样骨纹理,松质骨构成骨松质和颅骨的板障。

2. 骨外膜和骨内膜　骨外膜又称骨膜,除骨性关节面外,绝大多数骨皮质表面都有骨膜覆盖。骨膜分为内、外两层,外层由致密纤维组织构成,内含血管、淋巴管及神经;内层由疏松结缔组织构成,内含成骨细胞和破骨细胞。骨内膜衬于骨皮质髓腔面和骨小梁的表面,由菲薄的结缔组织构成,内含成骨细胞和破骨细胞。

3. 骨髓　充填于骨髓腔和骨小梁间隙内,有红骨髓和黄骨髓。

# 第二节　影像学检查方法和正常影像学表现

## 一、骨 X 线检查及正常 X 线表现

### （一）X 线检查方法

1. X 线平片　常为骨骼系统首选的检查方法。摄片时应注意以下几点:①一般部位要拍摄正、侧位(图 9-1),某些部位还要加摄特殊体位;②摄片应包括所摄骨及周围软组织,四肢长骨至少要包括邻近的一个关节,脊柱摄片要包括相邻部位;③两侧对称的部位,若需与对侧对比时,应采用相同的条件和体位拍摄。

2. 透视　很少用于骨骼系统的检查,主要用于:①寻找及定位高密度异物;②移位骨折和关节脱位复位时的观察。

### （二）正常 X 线表现

1. 长骨

（1）小儿长骨:新生儿长骨分为骨干和骺软骨。儿童骺软骨出现继发骨化中心后分为骨干、干骺端、骨骺(或称骺核)和骨骺板。

1）骨干:骨干周围为骨皮质,由致密骨构成,X 线表现为密度均匀的致密影,骨干中段骨皮质最厚,向两端逐渐变薄。骨干中央为骨小梁和骨髓腔,骨小梁 X 线表现为网络样骨纹理,密度低于骨皮质;骨髓腔表现为边界不清、较为透亮的带状区。骨小梁的排列、粗细和数量因人和部位而异;骨小梁的排列方向与负重、肌肉张力及其功能有关。骨膜为软组织,在 X 线上不显影。

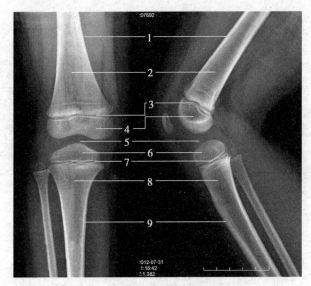

**图 9-1 儿童膝关节正、侧位 X 线图**

1. 股骨骨干皮质;2. 股骨骨干髓腔;3. 股骨骨骺板;4. 股骨骨骺;5. 膝关节间隙;6. 胫骨骨骺;7. 胫骨骨骺板;8. 胫骨骨干髓腔;9. 胫骨骨干皮质

2)干骺端:骨干两端向骨骺移行的较粗大部分,周边为薄层骨皮质,内由骨松质构成。骨干与干骺端间无明确分界。

3)骨骺(骺核):位于未完成发育的长骨两端或突出部。在胎儿及幼儿时期多为软骨,即骺软骨,X 线上不显影。儿童发育期,骺软骨中出现一个或几个继发骨化中心,X 线表现为小点状骨性致密影。随年龄增长,继发骨化中心逐渐增大,内部为松质骨,周边为薄层致密骨。

4)骨骺板(骨骺线):骨骺与干骺端间的软骨较厚时,X 线表现为透明带,称为骨骺板;随着年龄的增大,骨骺板逐渐变窄呈透亮线,称为骨骺线;最后,骨骺与干骺端融合,骨骺线消失,完成骨的发育,X 线表现为骺线消失,原骨骺线部位呈不规则线样致密影,称为骺板遗迹。

(2)成人长骨:成人的长骨外形与小儿长骨相似,因骨骺与干骺端已愈合,成人长骨只分为骨干和骨端两部分(图 9-2A)。骨干骨皮质较儿童厚、密度高。骨的滋养动脉 X 线上表现为骨皮质内斜行透亮线影,在上肢均朝向肘关节,在下肢均背向膝关节(图 9-2B),勿误认为是骨折线。骨端为一薄层壳状骨皮质,即骨性关节面,其外侧覆盖一层软骨,即关节软骨,X 线上不显示。正常骨膜 X 线上不显示。

2. 短骨、扁骨、不规则形骨 短骨与扁骨大体解剖形态相似(图 9-3、图 9-4)。不规则形骨,如脊椎骨、颞骨、蝶骨、上颌骨等的 X 线表现详见相关章节。

## 二、骨 CT 检查及正常 CT 表现

### (一)CT 检查

CT 是断层图像,具有较高的密度分辨力及强大的各种后处理技术,无解剖结构的重叠,能清晰地显示微细病变,常用于 X 线检查之后。对解剖结构复杂的部位首选 CT 检查。

1. 平扫 骨关节一般只需平扫检查。扫描范围依据病变部位和范围而定,应包括邻近

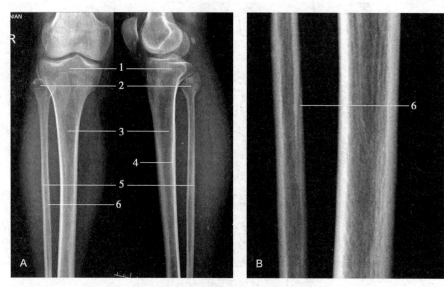

图 9-2　成人胫腓骨正、侧位 X 线图

1. 胫骨骨端；2. 腓骨骨端；3. 胫骨骨干；4. 胫骨滋养动脉；5. 腓骨骨干；6. 腓骨滋养动脉（B 为局部放大图）

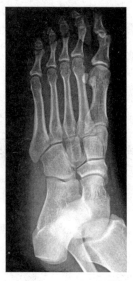

图 9-3　右足斜位 X 线图

显示跗骨为短骨，跖、趾骨为长骨 X 线影像

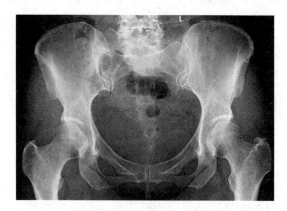

图 9-4　扁骨（髂骨）X 线图

关节。两侧对称的骨关节需同时扫描，以利于对照观察。因为骨组织和软组织的 CT 值差异很大，一般用骨窗和软组织窗分别观察（图 9-6）。

2. 增强扫描　常用于软组织病变和骨病变的软组织肿块，进一步判断病变内部情况、血供情况、确定病变范围以及其与周围组织的关系等。

3. 图像后处理技术　螺旋 CT 容积扫描具有强大的图像后处理功能。多平面重组技术可以进行冠状面、矢状面、任意斜面和任意曲面的图像重组（图 9-5），能够清晰地显示骨质病变与周围软组织改变。表面遮盖显示技术（SSD）可以显示组织表面形态的三维立体图像，并可做多角度、多方位旋转，大体解剖关系清晰，但不易显示细节、移位不明显的骨折，无法观察骨骼的密度和内部结构。容积再现技术(VRT)可以获得真实的三维显示图像,其图像对比度好、层次清晰,可以较好地显示细节,在观察微细骨折方面优于表面遮盖显示技术。CT 血管造影(CTA)技术主要观察骨关节病变的血供情况以及血管性病变。

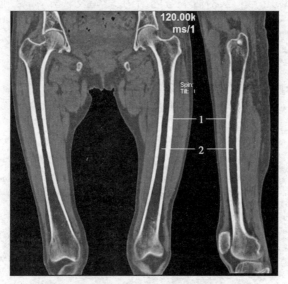

**图 9-5 股骨 CT 冠状面、矢状面重组图**

1. 骨皮质之致密骨;2. 骨髓腔之松质骨

### (二) 正常 CT 表现

骨窗上,可良好地观察骨皮质和骨小梁。骨皮质表现为致密的线状或带状影;骨小梁表现为细密的网状影(图 9-6)。骨髓腔内因骨髓性质不同而密度不同,红骨髓表现为软组织密度影;黄骨髓表现为脂肪低密度影。正常骨膜在 CT 上不能显示。骺软骨和骨骺板在 CT 上均显示为软组织密度影。

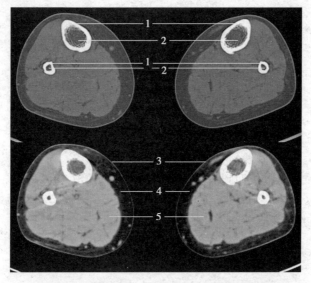

**图 9-6 长骨(胫腓骨)CT 骨窗和软组织窗图**

1. 骨皮质之密质骨;2. 骨髓腔之松质骨;3. 皮肤;4. 皮下脂肪;5. 肌肉。

### 三、骨 MR 检查及正常 MR 表现

#### （一）MR 检查

MR 有良好的软组织分辨力,对骨关节内结构、骨髓及软骨、韧带、肌腱、关节囊和滑膜等软组织病变的显示较 X 线和 CT 更具优势。MR 对较细小的钙化和骨化、骨皮质的显示不如 X 线和 CT。一般情况下,MR 检查应在 X 线检查的基础上进行。

1. 平扫　MR 检查应根据受检部位选用不同的体线圈或表面线圈,提高信噪比,使图像更清晰。检查可依据病情进行横轴位、冠状位、矢状位或其他任意方位扫描。常用扫描序列有常规自旋回波序列、快速自旋回波序列、脂肪抑制术等。一个部位至少包括 $T_1WI$ 和 $T_2WI$ 或 PDWI 在内的两个不同方位扫描(图 9-7)。

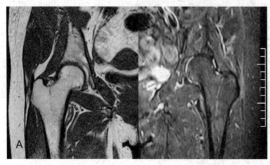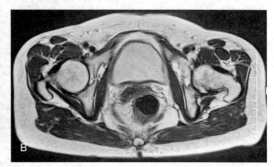

**图 9-7　正常髋关节 MR 图**

A. 冠状面右侧髋关节 $T_1WI$、左侧髋关节 $T_2WI$ 压脂相;B. 横断面 $T_2WI$ 相

2. 增强扫描　主要用于观察病变血供情况。MR 动态增强扫描可以显示不同组织及病变内不同成分的信号强度随时间变化的情况,了解它们的血液灌注,有利于对病变定性。

#### （二）正常 MR 表现

1. 皮质骨　皮质骨中质子含量很少,在 MR 任何序列上均表现为低信号。正常情况下 MR 不显示骨膜(图 9-7、图 9-8)。

2. 骨髓和骨小梁　骨髓由造血细胞和脂肪组成,依其成分比例不同,分为红骨髓和黄骨髓。黄骨髓脂肪含量高于红骨髓,$T_1WI$ 上黄骨髓表现为与皮下脂肪相似的高信号,红骨髓信号介于皮下脂肪和肌肉之间;$T_2WI$ 或 PDWI 上黄、红骨髓信号相似,表现为高于肌肉而低于水的信号,而脂肪抑制后脂肪信号衰减呈与肌肉相似的信号(图 9-7、图 9-8)。红黄骨髓随着年龄变化和造血需求的改变而此消彼长、相互转化。在高分辨率 MR 上,较大的骨小梁和愈合的骨骺线呈骨髓内条状低信号影。

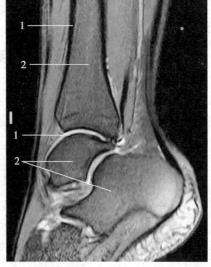

**图 9-8　正常踝关节矢状面 MR-PDWI 脂肪抑制图**

1. 骨皮质;2. 骨松质

## 第三节 基本病变的影像学表现

### 一、骨质疏松

骨质疏松症是由于各种原因导致骨的有机成分和无机成分等比例减少,出现组织学改变包括骨皮质变薄,哈氏管和伏克曼管扩大,骨小梁减少、变细甚至消失,使骨脆性增加、易发生骨折的全身性骨病变。

全身性骨质疏松主要见于老年、绝经后妇女,以及内分泌紊乱、营养性或代谢障碍性疾病、酒精中毒等疾病。局限性骨质疏松主要见于骨折、炎症、肿瘤等。随着人口老龄化,骨质疏松症的发病率呈现明显上升的趋势。轻度骨质疏松的症状常较轻微或无症状;明显骨质疏松可表现为骨痛、身高变矮、驼背、活动受限、骨折等。

目前,多采用骨矿物质定量检查来诊断骨质疏松,常用双能 X 线吸收法测定骨矿物质含量,其他尚有定量 CT 法、双光子吸收法、MRI 和超声法等。

1. X 线与 CT 表现  初期,骨端关节面下表现为骨质密度减低,骨小梁变细;随着病变进展,骨小梁明显减少、稀疏;骨皮质变薄,骨髓腔增宽(图9-9)。严重时,骨质密度显著减低,与邻近软组织密度接近,松质骨内可见较大范围骨小梁模糊或缺失区,骨皮质明显变薄。椎体骨质疏松时,横行骨小梁减少或消失,纵行骨小梁相对明显,表现为纵行骨小梁呈栅栏状;严重时,椎体变扁呈上、下缘向内凹陷,形成所谓"鱼尾状"改变,椎间隙呈梭形增宽,椎体可压缩呈楔形。

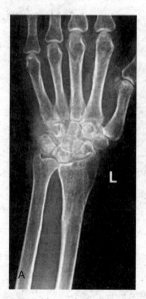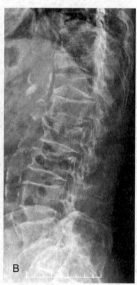

**图 9-9  骨质疏松 X 线图**

A. 腕关节骨质密度减低,骨皮质变薄,骨小梁稀疏;B. 老年性骨质疏松:女性 75 岁,椎体骨质密度降低,与软组织密度对比下降,第 11 胸椎至第 3 腰椎体压缩变扁,呈双凹状

2. MR 表现  老年性骨质疏松由于松质骨变细和数量减少以及黄骨髓增多,骨髓在 $T_1WI$ 和 $T_2WI$ 上信号增高及与脂肪抑制相的信号差值增高;骨皮质哈氏管扩张和黄骨髓侵

入,骨皮质变薄及皮质内出现较高信号区。

骨质疏松主要应与多发性骨髓瘤相鉴别,后者多发骨质破坏,与严重骨质疏松斑片状骨质缺损有相似之处,但多发骨髓瘤非病变区骨质表现相对正常,骨质疏松骨组织呈弥漫性疏松改变。

## 二、骨质软化

骨质软化是单位体积内骨组织有机成分正常而矿物质含量减低,骨发生软化。其组织学改变为骨小梁中央部分钙化,周围覆盖增多的未钙化骨样组织。

骨质软化为全身性骨病,发生于生长期为佝偻病,发生于成人为骨质软化症。

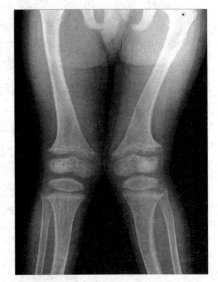

1. X线与CT表现　骨质软化与骨质疏松有相似之处,如骨密度减低、骨皮质变薄和骨小梁减少、变细等。骨质软化与骨质疏松不同之处是骨小梁和骨皮质因含有大量未钙化的骨样组织而出现边缘模糊。佝偻病为儿童期骨质软化,可见干骺端和骨骺的改变,如干骺端膨大呈杯口状,边缘呈毛刷状,骺板增宽,骨骺发育迟缓等(图9-10)。骨质软化时,承重骨骼常发生各种变形,如下肢弯曲呈"O"形或"X"形、骨盆内陷呈三叶状、椎体呈双凹形。有时可见假骨折线,又称Loose带,表现为宽约1~2mm的透明线,与骨皮质垂直,边缘稍致密。

2. MR表现　对于骨质软化,MR检查应用较少。骨质软化的MR表现尚未见详细报告。

**图9-10　骨质软化X线图**
佝偻病表现为干骺端膨大、"X"形腿

## 三、骨质破坏

骨质破坏是正常骨质被病理组织所取代而造成的骨组织缺失,可由病理组织本身直接溶解骨组织使之消失,或由病理组织引起的破骨细胞生成和活动亢进所致。其组织学改变为:早期哈氏管扩大,骨小梁斑片状缺失,进展到一定程度,骨松质和骨皮质出现大片缺失。

骨质破坏主要见于炎症、结核、肿瘤和肿瘤样病变等。

1. X线表现　局部骨质密度减低,正常骨结构消失。早期,骨松质破坏呈斑片状的骨小梁缺损,骨皮质破坏呈筛孔状、虫蚀状;病变发展到一定程度时,可出现骨皮质和骨松质的大片状缺损(图9-11)。

2. CT表现　CT能早期清晰地显示病变,易于区分骨松质和骨皮质的破坏。骨松质的破坏早期表现为局部骨小梁稀疏,骨小梁缺损区呈软组织密度,逐渐发展为斑片状甚至大片状骨质缺损。骨皮质的破坏表现为骨皮质内出现小透亮区,骨皮质内外表面的不规则虫蚀样改变,骨皮质变薄,或出现范围不等的骨皮质缺损(图9-12)。CT更易于显示良、恶性骨质破坏的特点。

3. MR表现　松质骨破坏表现为高信号的骨髓被较低信号或混杂信号取代;皮质骨破坏表现为骨皮质变薄或呈虫蚀状的缺损,也可表现为较大范围低信号的皮质骨被不均匀稍高信号所替代。骨质破坏区周围表现为模糊的长$T_1$、长$T_2$信号(图9-13)。

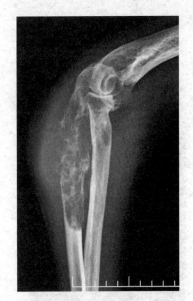

**图 9-11　右尺骨骨质破坏 X 线图**
肺癌右尺骨上段转移,右侧前臂侧位片
显示右尺骨上段溶骨性骨破坏,局部骨
质结构缺损,周围软组织肿块形成

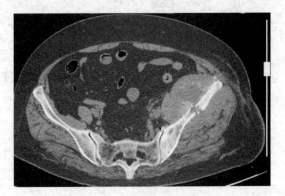

**图 9-12　髂骨骨质破坏 CT 图**
左髂骨转移性肿瘤,溶骨性骨质破坏,骨皮质中断、
不连续,局部见巨大软组织肿块

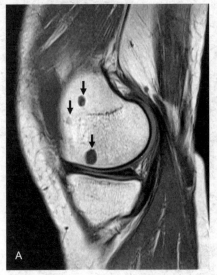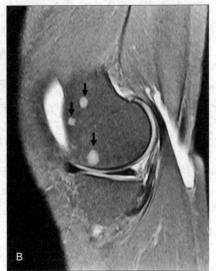

**图 9-13　股骨骨质破坏 MR 图**
卵巢癌股骨转移,股骨下段多发结节状骨质破坏,矢状面 $T_1WI$(A)呈低信号、PDWI 脂肪抑制(B)呈高信
号(黑箭)

　　虽然不同疾病造成的骨质破坏在影像表现上缺乏特征性,但是由于骨质破坏的原因、病
变性质、发展过程及相邻骨质的反应不同,又形成了它们各自的一些特点。如急性炎症或恶
性肿瘤的骨质破坏进展较迅速,形态多不规则,呈大片状、边界模糊的溶骨性骨破坏;慢性炎
症的骨质破坏较局限,其内有时可见点片状致密死骨影,其边缘可见反应性骨质增生硬化带
环绕;良性骨肿瘤多发展缓慢,表现为囊状骨破坏,当邻近骨皮质内表面时,骨质破坏区不断

向周围扩大累及骨皮质,同时骨外膜下新生骨不断形成以补充骨皮质,形成局部骨轮廓的膨胀性改变,边界清楚,有时可见硬化带环绕。

骨质破坏是骨骼疾病的重要影像征象,观察骨质破坏的部位、大小、数目、形状、内部结构、边缘及邻近骨质、骨膜、软组织的改变等,进行综合分析,有助于疾病的定性诊断。

### 四、骨质坏死

骨质坏死是局部骨组织新陈代谢的停止,坏死的骨质称为死骨。其组织学改变为骨细胞死亡、消失和骨髓液化、萎缩。骨质坏死主要见于骨缺血性坏死、外伤骨折后、化脓性骨髓炎等。

1. X 线与 CT 表现 早期无异常表现。死骨形成表现为局限性相对密度增高。随后,新生肉芽组织侵入并清除死骨,死骨周围出现骨质疏松区和囊变区。晚期,死骨被清除,新骨形成,出现真正的骨质密度增高。CT 较 X 线能更早地发现骨质坏死,更好地显示死骨与邻近骨质的分离和被病理组织或脓液包绕(图 9-14)。

2. MR 表现 MR 显示骨质坏死较 X 线平片和CT 更早,在骨密度和形态尚无变化前,显示骨髓信号的改变。坏死区 $T_1WI$ 上呈均匀或不均匀的等或低信号,$T_2WI$ 上呈中到高信号,脂肪抑制 $T_2WI$ 上呈高信号。死骨外周为 $T_1WI$ 上呈低信号、$T_2WI$ 上呈高信号

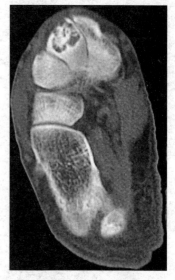

**图 9-14 右足第 2 楔状骨骨质坏死 CT 图**
CT 骨窗显示不规则低密度囊变及不规则高密度死骨

的肉芽组织和软骨化生组织带;最外侧为 $T_1WI$ 和 $T_2WI$ 上均呈低信号的新生骨质硬化带,称为双线征。晚期,坏死区出现纤维化和骨质增生硬化,$T_1WI$ 和 $T_2WI$ 上呈低信号(图 9-15)。

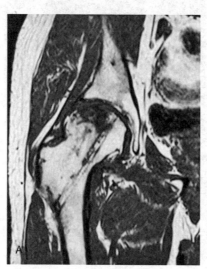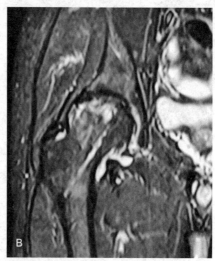

**图 9-15 右侧股骨头骨质坏死 MR 图**
右股骨颈骨折内固定(已拔除)后右侧股骨头负重区见斑片状 $T_1WI$(A)低信号,$T_2WI$ 脂肪抑制(B)高、等、低混杂信号之骨质坏死区

### 五、骨质增生硬化

骨质增生硬化是单位体积内骨量的增多。其组织学改变为骨皮质增厚,骨小梁增粗、增多,是成骨作用增强或破骨作用减弱或两者同时存在的结果。

骨质增生硬化可分为局限性和全身性,局限性主要见于慢性感染、骨折愈合期、成骨型骨肉瘤、转移性肿瘤等;全身性少见,如石骨症、氟骨症等。在肌腱、韧带和骨间膜的附着部位,因创伤、慢性劳损或炎症修复等原因骨化而形成骨性赘生物,称为骨质增生。

1. X线与CT表现 骨质密度增加,骨皮质增厚、致密,骨小梁增粗、增多,骨髓腔变窄或消失,明显者难以区分骨皮质和骨松质(图9-16)。骨质增生赘生物表现为关节骨边缘形成唇样、骨刺、骨桥等改变(图9-17)。

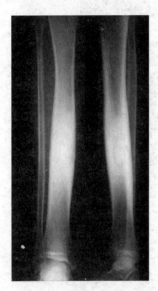

图9-16 胫骨骨质增生硬化X线图
*胫骨干中段慢性骨髓炎,骨干增粗变形,骨质密度增高,骨皮质增厚,骨髓腔消失,局部难以区分骨皮质和骨松质*

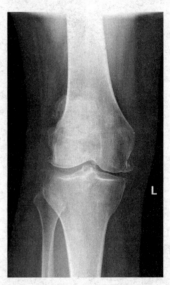

图9-17 骨质增生膝关节正位X线图
*膝关节退行性改变,X线正位片显示胫骨髁间棘及关节边缘增生骨赘形成*

2. MR表现 增生硬化的骨质在$T_1WI$和$T_2WI$均呈低信号。增生的骨小梁间骨髓减少,与正常骨松质相比呈现较低的信号。某些骨赘内因有骨髓腔形成或脂肪沉积,在$T_1WI$和$T_2WI$上内部呈高信号影。

### 六、骨膜反应

骨膜反应是指骨膜受到刺激,骨膜内层的成骨细胞活动增加所产生的骨膜新生骨。其组织学改变为骨膜内层成骨细胞增多,形成新生的骨小梁。出现骨膜增生说明体内一定有病变存在。骨膜反应性增生主要见于外伤、炎症、肿瘤等,也可继发于肥大性骨关节病、生长发育异常等。

1. X线表现 早期为与骨皮质平行的长短不一的细线状致密影;随着骨膜新生骨的增厚,因不同病变引起骨膜增生的速度和骨小梁排列不同,形成不同形式的骨膜增生,常见的有线状、层状、花边状、葱皮状、日光放射状、骨膜三角等(图9-18)。线状和层状骨膜增生多见于骨髓炎等良性病变;葱皮状骨膜增生多见于尤文肉瘤和骨髓炎等进展时快时慢的病变;日光放射状骨膜增生多见于骨肉瘤;骨膜三角又称 Codman 三角,是快速生长的病变突破骨膜,致破坏区两端残留的骨膜呈三角形或袖口状,提示病情进展迅速,多见于骨肉瘤。骨膜增生的厚度、范围和形态与病变发生的部位、性质、进展速度和发展阶段有关。

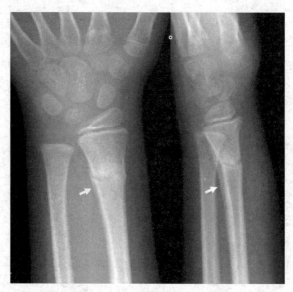

**图 9-18　桡骨骨膜增生 X 线图**

*桡骨骨折断端周围见层状骨膜增生(白箭)*

2. CT 表现　与 X 线表现相似。CT 能够显示 X 线平片不易显示的重叠部位、扁骨及不规则骨的骨膜增生。

3. MR 表现　MR 对骨膜增生的显示早于 CT 和 X 线平片。在矿物质沉积前,MR 表现为骨膜增厚,$T_1WI$ 呈中等信号,$T_2WI$ 呈高信号的连续线样影。矿物质明显沉积后,在 $T_1WI$ 和 $T_2WI$ 一般均呈低信号。

## 七、骨骼变形

局部骨骼变形见于正常变异、发育畸形、创伤、炎症、肿瘤和肿瘤样病变等;全身性骨骼变形见于内分泌和代谢障碍性骨疾患。骨骺和骺软骨的损伤可使肢体骨缩短。

骨骼变形是骨形态和大小的异常。其组织学改变为骨骼粗大或细小,轮廓不规整、弯曲等(图 9-19)。

## 八、软骨钙化

软骨钙化是软骨基质发生的钙化。其组织学改变为软骨小叶边缘部环形钙化。软骨钙化分为生理性钙化和病理性钙化。喉软骨、肋软骨的钙化是生理性钙化;肿瘤软骨钙化是病理性钙化。

1. X 线表现　肿瘤软骨钙化呈大小不一的环形、半环形高密度影,可融合成团状。良性肿瘤的软骨钙化环密度较高,边缘清楚(图 9-20)。恶性肿瘤的软骨钙化环模糊、不完整或隐约可见。

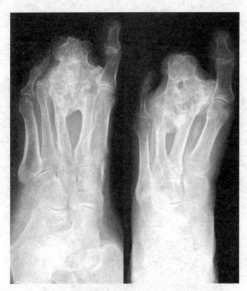

图 9-19 足跖趾骨骨骼变形 X 线图
左足第二、三、四跖骨远端及趾骨骨骼变形,骨质融合,关节结构破坏

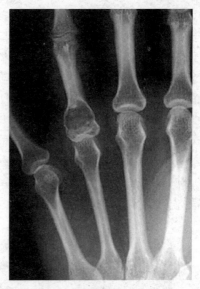

图 9-20 指骨内生性骨软骨瘤软骨钙化 X 线图
第四近节指骨基底部内生性骨软骨瘤,表现为囊性膨胀性骨质破坏内斑点状高密度软骨钙化影

2. CT 表现 与 X 线表现相似,CT 能显示 X 线平片不能显示的钙化,更好地显示软骨钙化的特征。

3. MR 表现 MR 对钙化的显示不如 X 线和 CT 敏感。钙化在 $T_1WI$ 和 $T_2WI$ 上均呈低信号。

## 第四节 常见疾病的影像学诊断

### 一、骨折与骨挫伤

骨折是骨和 / 或软骨结构发生断裂,骨的连续性完全或不完全地中断。骨挫伤是骨小梁的微骨折造成的骨髓水肿和出血。根据损伤机制的不同,可将骨折类型分为创伤性骨折、应力性骨折和病理性骨折。

**(一)创伤性骨折与骨挫伤**

1. 病理与临床 创伤性骨折是直接或间接暴力引起的骨质断裂、不连续。骨挫伤为损伤部位出血、水肿和微小骨小梁断裂,属于比较隐匿的骨损伤。骨折后,局部出现血肿、水肿;机化后,肉芽组织形成;进一步形成骨痂,产生新生骨;骨痂范围扩大,骨折断端连接,骨折线消失,骨性愈合。临床表现为有明确外伤史,骨折局部肿痛、变形、功能障碍、保护性姿势等。查体局部有压痛,活动患部可闻及或触及骨的摩擦音(感)。严重创伤可能合并邻近内脏、神经及血管等的损伤。

2. 影像学表现

(1) X 线表现:X 线平片是骨创伤最基本的影像学检查方法,可以对大部分的骨折做出明确的诊断,了解骨折后的位置变化、骨折复位后的情况,随诊骨折愈合情况以及是否出现并发症等。

　　1）骨折的表现形式：①骨折线表现为清晰、锐利的不规则透明线，见于完全骨折。根据骨折线的形态分为横形骨折、斜形骨折、螺旋形骨折（图 9-21）等。骨折断裂成三块以上者称为粉碎性骨折。颅骨骨折表现为凹陷、线形或星芒状透明线。肌腱、韧带牵拉造成其与骨的附着点发生骨的撕裂、分离，称为撕脱性骨折。②当骨折断端互相嵌入时，骨折线表现为带状或线状密度增高影，见于嵌入性骨折或椎体的压缩性骨折（图 9-22）。③当仅有部分骨皮质和骨小梁断裂时，称为不完全性骨折，表现为骨皮质的隆突或皱褶、成角、凹折、裂痕，部分骨小梁中断，发生于儿童四肢长骨的不完全骨折，又称为青枝骨折（图 9-23A）。④儿童期，当外力经过长骨骨骺板，导致骨骺分离，称为骺离骨折或骨骺分离，X 线表现为骺板或骺线增宽、骺与干骺端对位异常或骺与部分干骺端的撕脱（图 9-23B）。骨骺分离可伴有骨骺和 /或干骺端的骨折。

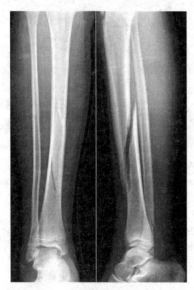

**图 9-21　螺旋形骨折 X 线图**
右侧胫骨干中段骨质断裂、不连续，
骨折线呈螺旋状斜形透亮线

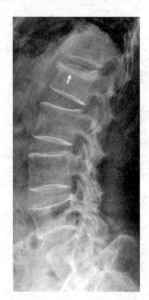

**图 9-22　骨折相嵌 X 线图**
第 1 腰椎体压缩性骨折，椎体
上部见横行带状致密影（白箭）

　　2）骨折后的对位对线：①对位指骨折两断端间的位置关系，以骨折近断端为基准观察远断端的位置变化情况，包括横向错位和纵向错位两种情况。横向错位是指骨折远断端向内、外、前、后移位；纵向错位是指骨折远断端与近断端重叠或分离（图 9-24）。②对线是指骨折两断段的轴线关系，包括纵轴成角和纵轴旋转两种情况。纵轴成角是骨折两断段的中轴线交叉成角。纵轴旋转是骨折远断段围绕骨纵轴向内或向外旋转。

　　3）骨折愈合过程表现：①骨折初期（1~2 周内），骨折线在 X 线平片上仍能显示，骨折断端周围形成的纤维骨痂及骨样骨痂不能显示；②骨性骨痂形成期（2~3 周），X 线表现为断端形成与骨干平行的梭形高密度骨痂影，骨折线模糊（图 9-18、图 9-25A）；③临床愈合期（8~12周），形成坚实的骨性连接，X 线表现为骨折线模糊消失，骨痂致密，断端见有骨小梁通过（图9-25B）；④塑形期（需要几个月、几年甚至几十年），X 线表现为骨小梁完全贯通断端、骨皮质连续、骨髓腔再通，儿童和部分成人骨折痕迹可以基本消失（图 9-25C）。骨折愈合的速度与患者年龄、骨折的类型及部位、营养状况和治疗方法等有关。

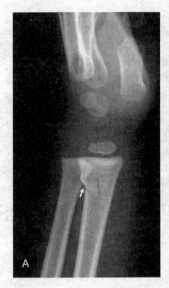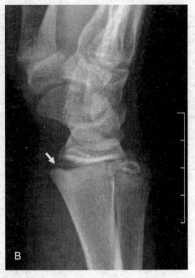

图 9-23　儿童型骨折 X 线图

A. 桡骨远端青枝骨折 X 线图:桡骨远端背侧骨皮质褶皱、轻度成角(白箭),为部分骨小梁中断的不完全骨折;B. 桡骨远端骨骺分离 X 线图:桡骨远端骨骺向背侧轻度移位(白箭)

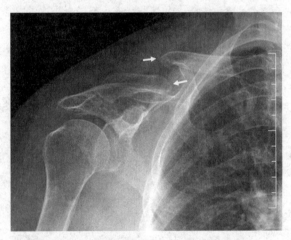

图 9-24　右侧锁骨骨折不愈合 X 线表现图

右侧锁骨骨折断端分离、重叠,无骨痂形成,两断端变圆钝、骨髓腔封闭(白箭),骨折不愈合

4)骨折的并发症及后遗症:骨折的并发症及后遗症常见的有以下几种:①骨关节感染:多见于开放性骨折或骨折手术复位后。②骨折延迟愈合或不愈合:骨折延迟愈合是指超过骨折一般愈合时间仍未愈合,X 线表现为骨痂出现延迟、稀少或不出现,骨折线消失延迟;骨折不愈合是指骨折已半年以上,骨折断端仍未连接,可有异常活动,X 线可表现为骨痂较多、致密,但断端间无骨痂连接,也可表现为骨折断端无骨痂,断端骨质吸收、分离(图 9-24)。③骨折畸形愈合:骨折在对位和 / 或对线严重不良情况下的愈合,局部骨骼变形。④骨质疏松:主要是因局部骨骼失用,引起骨质疏松。⑤骨缺血性坏死:多见于关节内骨折,外伤造成局部血供中断,导致骨质坏死。⑥关节强直:多由于骨折线涉及关节面,关节周围及关节内纤维性粘连所致。⑦骨性关节炎:为关节内软骨损伤或骨折的后遗表现;⑧骨化性肌炎:骨折后软组织内血肿机化、骨化。

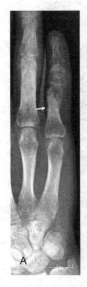
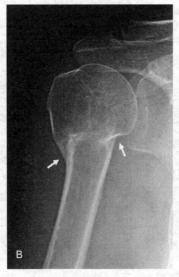
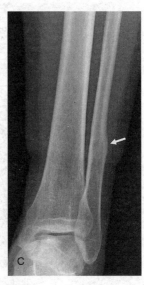

图 9-25　骨折愈合过程 X 线表现图

A. 左手小指近节指骨骨折骨性骨痂形成期,X 线表现为骨折线模糊、少许骨痂形成(白箭),片中所示骨骼骨质疏松;B. 右侧肱骨外科颈骨折临床愈合期(白箭),X 线表现为骨折线部分消失,骨小梁通过断端;C. 腓骨下段骨折塑性期(白箭),X 线表现为骨折线消失,骨小梁完全贯穿、骨髓腔相通、骨皮质连续,基本接近正常形态

（2）CT 表现:CT 是 X 线平片的重要补充,能显示 X 线平片不能显示的细小骨折、结构复杂部位的骨折,更精确地显示骨折移位情况(图 9-26)。但当骨折线与 CT 扫描层面平行时,会漏诊骨折。对于骨骺分离,CT 上不能显示软骨及其骨折线。三维重组有利于全面直观地了解骨折的情况。

（3）MR 表现:MR 对隐匿骨折、骨挫伤和骨骺损伤显示最佳。骨折线 $T_1WI$ 呈线样低信号,与骨髓的高信号形成鲜明的对比;$T_2WI$ 呈高信号,为水肿或肉芽组织。骨折断端间出血时间和肉芽组织形成演变时间的不同表现为多种信号。软组织损伤一般表现为各种形态的 $T_1WI$ 低信号、$T_2WI$ 高信号病灶。对于骨挫伤微小骨小梁断裂和骨

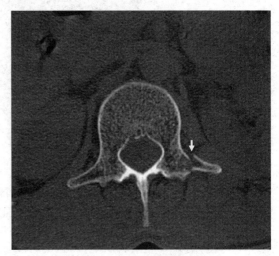

图 9-26　腰椎横突骨折 CT 图
腰椎左侧横突骨质断裂、不连续(白箭)

髓水肿、出血,X 线平片和 CT 难以显示,MR 上表现为髓腔内 $T_1WI$ 呈等、低信号,PDWI 脂肪抑制相呈高信号的斑片、地图样或网状影(图 9-27)。骺板急性断裂表现为高信号内的相对线性低信号,干骺端及骨骺骨折在 $T_1WI$ 上为线性低信号,在 $T_2WI$ 压脂相上为高信号影。

3. 常见的骨折　①肱骨外科颈骨折:肱骨外科颈是力学薄弱区,易发生骨折,分为裂隙样骨折、外展骨折和内收骨折,常合并肱骨大结节撕脱性骨折;②肱骨髁上骨折:发生于肱骨远端内、外上髁上方的骨折,可分为伸直型、屈曲型,以伸直型最多见;③Colles 骨折:发生于

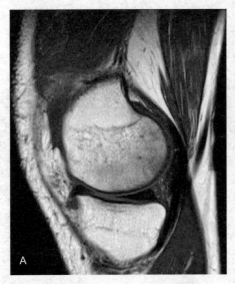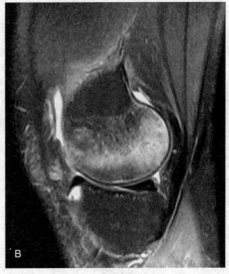

图 9-27　骨挫伤 MR 图

股骨髁骨挫伤矢状面上见斑片状、地图样 $T_1WI$(A)呈低信号、质子加权脂肪抑制(B)呈高信号影

桡骨远端距关节面约 2~3cm 以内的骨折,骨折远断端向背侧移位、向掌侧成角,是最常见的腕部骨折;④股骨颈骨折:股骨颈骨折分为内收型(多不稳定)和外展型(多表现为嵌入性骨折,较稳定),股骨颈骨折极易损伤股骨头供血血管,愈合缓慢,易并发股骨头缺血坏死;⑤踝关节骨折:踝关节外踝、内踝、后踝可单独发生、亦可同时发生骨折,是最常见的关节内骨折,2 踝或 3 踝骨折易合并胫距关节脱位。

**(二)应力性骨折**

1. 病理与临床　应力性骨折是长时间、反复的外力作用于骨的某一部位,逐渐发生的不完全性骨折,称为应力性骨折或疲劳性骨折,主要见于长途行军者、竞技运动员、舞蹈演员等,好发于胫腓骨、跖骨、肋骨、股骨颈等。骨折起病慢,最初的症状为局部疼痛,逐渐加重,并引起功能障碍。

2. 影像学表现

(1)X 线表现:X 线征象出现比较晚,主要表现为骨膜增生,常见于一侧骨皮质横行的模糊透亮线,无移位,骨折周围梭形骨痂包绕(图 9-28)。

(2)CT 表现:骨膜增生可呈单层、多层、花边样,也可表现为骨髓腔变窄,CT 的优势在于可较早地发现横行的透亮骨折线。

(3)MR 表现:MR 早期能清晰地显示骨膜反应和骨折线。骨折线表现为 $T_1WI$、$T_2WI$ 均为低信号,$T_2WI$ 压脂呈高信号;纤维骨痂表现为 $T_1WI$ 等或低信号、$T_2WI$ 高信号;骨髓水肿表现为 $T_2WI$ 脂肪抑制高信号;邻近软组织肿胀表现为模糊的 $T_2WI$ 高信号影。

**(三)病理性骨折**

1. 病理与临床　病理性骨折是指由于骨的病变使骨强度下降,轻微的外力甚或自身重力即可引起的骨折。骨的病变可为局限性,如肿瘤、肿瘤样或炎性病变,也可为全身性的,如骨质疏松、骨质软化、成骨不全等病变。病理性骨折多先有骨病变的表现,再出现骨折的表现。

2. 影像学表现

（1）X线表现：X线平片既可显示局部原有的骨质病变，也可见骨折线，骨折部位常见较大范围的骨质破坏，一般诊断不难（图9-29）。

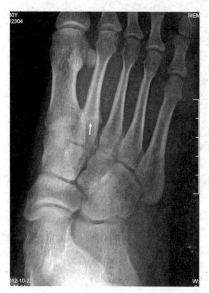

图9-28　疲劳骨折X线图

右侧第2跖骨近端隐约见横行骨质模糊透亮线，无移位，骨折周围梭形骨痂包绕，患者无外伤史

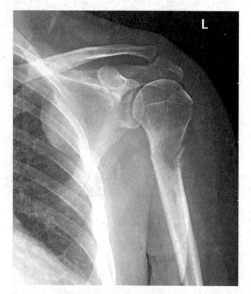

图9-29　病理性骨折X线图

左侧肱骨上段骨质断裂，稍向内突成角，局部溶骨性破坏

（2）CT表现：CT发现骨质破坏比X线平片敏感，在破坏区的骨骼内可见有骨折线的存在。

（3）MR表现：MR显示病变范围、骨髓的病理变化及骨质破坏最敏感，有助于病理性骨折的明确诊断。

## 二、骨髓炎

骨髓炎是骨组织和周围软组织的化脓性炎症，常由于金黄色葡萄球菌进入骨髓引起，好发于儿童和少年，多侵犯长骨。

儿童、少年邻近骨骺板的松质骨区血运丰富、血流缓慢，病变容易首先出现于此处。若机体抵抗力强或及时给予治疗，感染可被控制而痊愈，否则病变蔓延，甚至可侵及整个骨干。由于骨骺板对炎症有一定的阻挡作用，炎症不易越过骨骺板软骨而侵及关节。成人因无骨骺板软骨，炎症可侵及关节引起化脓性关节炎。

### （一）急性骨髓炎

1. 病理与临床　致病菌多通过营养血管进入骨内，发生炎性浸润、化脓，髓腔内脓液增多、压力升高，脓液可经哈氏管和伏克曼管穿过骨皮质，到达骨膜下，形成骨膜下脓肿。血栓性动脉炎使骨质血供发生障碍，出现骨质坏死，与邻近活骨分离，形成死骨。死骨内可存留细菌，抗生素不易进入其内，阻挠病变愈合，导致炎症转变为慢性经过。本病发病急、进展快、症状重，多有高热、寒战等全身中毒症状，受累肢体局部有红肿、发热、胀痛、压痛、功能障碍。白细胞计数明显增高。

2. 影像学表现

（1）X 线表现（图 9-30）

1）软组织肿胀：早期即出现，表现为软组织密度增高，皮下脂肪层密度增高呈粗网格状，肌间隙模糊、消失。

2）骨质破坏：约发病 10 天后可出现长骨干骺端松质骨局限性骨质疏松；随着病情进展，出现多发虫蚀样或不规则骨破坏区，边缘模糊；病变侵及骨干，小的骨质破坏区融合呈大范围，可达骨干大部或全部。骨皮质破坏为不规则的密度减低区、边缘模糊。骨质破坏的同时，也出现骨质增生，表现为骨破坏周围密度增高，范围较局限。常伴发病理性骨折。

3）死骨：多为长条形高密度影、大小不一、形状不规则，周围见透亮带环绕。

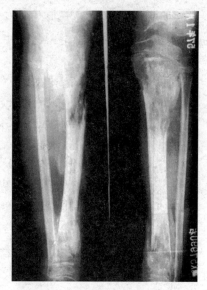

图 9-30　急性骨髓炎 X 线图
左侧胫骨急性骨髓炎进展期，大小不等骨质破坏、骨质结构模糊，增生硬化及死骨同时出现，软组织肿胀、模糊

4）骨膜增生：骨膜下脓肿刺激骨膜，引起骨膜增生，表现为骨皮质表面多层、花边状或放射状致密影。

（2）CT 表现：与 X 线表现相似。CT 更能清晰地显示较小的破坏区、死骨、脓肿及软组织改变。急性骨髓炎的 CT 表现与发病部位有关。干骺端松质骨的破坏表现为小片状低密度影，边界模糊；骨皮质破坏表现为骨皮质的中断；死骨表现为脓腔内的高密度影。CT 常难以发现薄层骨膜反应。

（3）MR 表现：MR 在显示骨髓和软组织感染方面明显优于 X 线平片和 CT。软组织炎症在 $T_2WI$ 上呈高信号；骨髓内炎症浸润在 $T_1WI$、$T_2WI$ 均表现为长 $T_1$、长 $T_2$ 信号，与正常骨髓信号形成明显的对比；死骨表现为低信号；骨膜反应在 $T_1WI$、$T_2WI$ 上均为低信号。

3. 鉴别诊断　急性骨髓炎主要表现为不同范围的骨质破坏、死骨和骨膜反应。虽然其以骨破坏为主，但是骨质增生也几乎同时开始。急性骨髓炎应与骨肉瘤和尤文肉瘤相鉴别，需结合临床表现、影像学检查结果和病理检查结果，进行综合分析与判断。

（1）骨肉瘤：详见骨肉瘤的鉴别诊断部分。

（2）尤文肉瘤：尤文肉瘤骨质破坏区内无死骨，多无大范围骨质缺损，骨膜反应多呈层状、针状、葱皮样，可有软组织肿块。急性骨髓炎以骨破坏为主，有死骨形成，无软组织肿块，病程越长，骨质增生越明显。

**（二）慢性骨髓炎**

1. 病理与临床　慢性骨髓炎多由急性化脓性骨髓炎治疗不及时或不彻底转化而来；也可以开始就是慢性过程，病程迁延，反复急性发作。由于脓肿和死骨长期存在，刺激病灶周围产生大量的骨质增生硬化和骨膜反应。随着病情的发展，脓肿被肉芽组织取代，死骨被破骨细胞吸收，形成骨质增生硬化或被纤维结缔组织取代。

慢性化脓性骨髓炎如果处于相对稳定的状态，全身症状轻微或无全身症状；如果急性发作，将出现急性骨髓炎表现。慢性骨髓炎窦道流脓，时好时坏，病程可迁延几年、十几年。

2. 影像学表现

（1）X 线表现：以骨质增生、硬化表现为主，范围广泛，骨干增粗变形，无骨纹结构，密度可均匀或不均匀，骨皮质增厚，髓腔变窄甚至闭塞，将逐渐愈合。但如果骨质增生、硬化同时尚有破坏和死骨存在(图 9-31),将难以愈合,侵犯软组织、经久不愈者可形成局限性肿块,亦可见骨瘘管形成。

（2）CT 表现:CT 表现与 X 线表现相似。CT 能更好地显示骨破坏、死骨、骨瘘管和软组织肿块。骨质增生硬化区内可见骨质破坏和低密度的无效腔、窦道及大小不等致密死骨,骨膜增生广泛,厚薄不均,可见骨包壳。

（3）MR 表现:骨质增生硬化、死骨和骨膜增生在 $T_1WI$、$T_2WI$ 均表现为低信号,无效腔、瘘管内因含脓与肉芽组织均表现为 $T_1WI$ 低信号、$T_2WI$ 高信号。

3. 鉴别诊断　本病以骨质增生、硬化表现为主,同时伴有骨质破坏与死骨并存为其特点,同时伴有较明显的骨膜增生,结合临床,诊断不难。本病应与尤文肉瘤、骨肉瘤进行鉴别。局限性不典型骨髓炎应与骨样骨瘤进行鉴别。

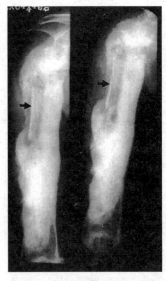

**图 9-31　慢性骨髓炎 X 线图**
右侧肱骨慢性骨髓炎,大量骨质增生、硬化,但其内见死骨(黑箭),迁延不愈

## 三、骨肿瘤及肿瘤样病变

### （一）良性骨肿瘤及肿瘤样病变

1. 骨软骨瘤

（1）病理与临床:骨软骨瘤又称外生性骨疣,是在骨的表面覆以软骨帽的骨性突出物。肿瘤由骨性基底、软骨帽和纤维包膜构成。骨软骨瘤是最常见的良性骨肿瘤,病变进展缓慢,有单发和多发之分,单发者多见,多发者常常有家族史,为常染色体显性遗传疾病。

本病好发于 10~30 岁,多见于长骨,以股骨下端、胫骨上端最常见,也可见于髂骨和肩胛骨等。本病一般无明显临床症状,如肿瘤长大可有局部轻度疼痛、硬性肿块,可引起邻近关节功能障碍,压迫神经、血管时可引起相应症状。若肿瘤生长迅速,常提示恶变。

（2）影像学表现

1）X 线表现:X 线平片示干骺端的骨性突起,外缘为与载瘤骨相连续的骨皮质,内为与载瘤骨相通的骨髓腔和结构一致的骨小梁,顶部的软骨帽如果钙化则表现为斑点状、环状、条带状或菜花状,如未钙化则不显影。肿瘤多背向关节生长。肿瘤较大时,可压迫邻近骨骼变形、移位。软组织可随肿瘤突起,无肿块形成。多发者表现类似(图 9-32)。

2）CT 表现:CT 可清晰地显示肿瘤结构,了解肿瘤基底部是否和骨干的骨松质和骨髓相通、软骨帽的边缘、钙化以及周围软组织的情况。增强扫描无明显强化。

3）MR 表现:MR 能够显示未钙化的软骨帽,显示为长 $T_1$、等 $T_2$ 信号,脂肪抑制 $T_2WI$ 上呈明显高信号;骨性基底的信号与载瘤骨相同。骨软骨瘤的恶变与软骨帽的厚度有关,当 MR 显示其厚度大于 2cm 时,提示恶变。

（3）鉴别诊断:骨软骨瘤除了应鉴别其良、恶性外,还需要与下列疾病进行鉴别。

1）骨旁骨瘤:一侧皮质骨团块状骨化影,表面呈不规则分叶状。肿瘤来自骨皮质表面。

2）骨外膜成骨:多有外伤或临床症状,骨皮质增厚。

3）皮质旁骨软骨瘤和皮质旁骨软骨肉瘤、表面骨肉瘤:均不具备与载瘤骨相延续的骨皮质和骨松质结构的骨性基底。

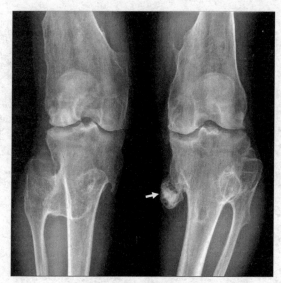

**图 9-32　骨软骨瘤 X 线图**

两侧膝关节上下多发骨软骨瘤，表现类似，部分见钙化软骨帽（白箭）

2. 骨巨细胞瘤

（1）病理与临床：骨巨细胞瘤又称破骨细胞瘤，来源于骨内成骨的间充质细胞，主要由单核基质细胞与多核巨细胞构成。根据肿瘤细胞分化程度分为三级，Ⅰ级为良性，Ⅱ级具有侵袭性、介于良性与恶性之间，Ⅲ级为恶性。良性者邻近肿瘤的骨皮质变薄、膨胀，形成菲薄骨壳，肿瘤本身由结缔组织或骨组织分隔；生长活跃者可穿破骨壳侵犯软组织，形成肿块。一般无骨膜增生。

本病好发于 20~40 岁成人，多见于四肢长骨的骨端，股骨下端最为多见，其次为胫骨上端和桡骨远端。本病的临床表现主要为患部疼痛、肿胀和压痛，邻近关节活动受限，局部可扪及肿块。肿瘤较大者，可有局部皮肤发热和静脉曲张。

（2）影像学表现

1）X 线表现：肿瘤好发于骨端，常呈偏心性、膨胀性骨破坏，多表现为大小不一的多房状或皂泡状改变，称为分房型；也可表现为破坏区内无或仅病灶边缘存在骨嵴的骨破坏，称为溶骨型（又称单房型）。骨破坏区与正常骨的边界较清楚，无硬化边，其内无钙化和骨化影。肿瘤最大径线与骨干垂直，有横向膨胀生长的倾向。一般无骨膜增生，若发生骨折时可见骨膜增生。肿瘤常直达骨性关节面下方，一般很少穿透关节软骨（图 9-33）。

若出现下述征象，则提示为恶性骨巨细胞瘤：①肿瘤与正常骨交界模糊，骨性包壳和骨嵴残缺不全，出现虫蚀样、筛孔样骨破坏；②骨膜增生明显，可有 Codman 三角；③周围出现明显软组织肿块；④短期复查，肿瘤突然生长迅速。

2）CT 表现：CT 显示发生于骨端的囊性、膨胀性骨破坏区，骨壳边界多清楚，基本完整，内缘多呈波浪状，无真性骨性间隔，平片所见的分房征象为骨壳内面骨嵴的投影。肿瘤内为软组织密度影，可见更低密度坏死囊变区，有时可见液 - 液平面，肿瘤与松质骨交界多清楚，无硬化边。生长活跃的骨巨细胞瘤和恶性巨细胞瘤的骨壳往往呈大片状缺损，常可见较大软组织肿块影（图 9-34）。增强扫描肿瘤组织有较明显的强化，而坏死囊变区无强化。

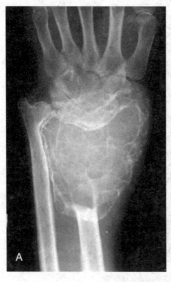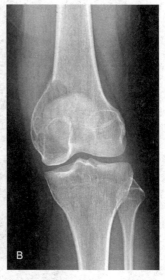

图 9-33　骨巨细胞瘤 X 线图

A. 桡骨远端关节面下见巨大横向膨胀性骨破坏,内骨性间隔呈皂泡样改变,边界清楚,无硬化边,腕骨向破坏区内陷入,局部无骨膜反应、无软组织肿块,病理Ⅰ级;B. 左侧股骨内髁关节面下偏心性、膨胀性骨质破坏区,内见分房改变,内上方见骨皮质断裂,病理Ⅱ级

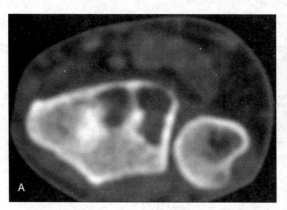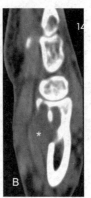

图 9-34　左侧桡骨远端巨细胞瘤 CT 图

CT 骨窗横断面(A)、重组矢状面(B)示骨质破坏区,内见骨性分隔,矢状面见前方局部骨皮质消失,且见软组织肿块(＊),病理Ⅲ级

3）MR 表现:MR 显示肿瘤周围软组织情况有明显优势。肿瘤的 MR 信号是非特异性的,在 $T_1WI$ 呈均匀的低或中等信号,亚急性、慢性出血为高信号;$T_2WI$ 信号不均匀,呈混杂信号(图 9-35),肿瘤组织信号较高,陈旧出血呈高信号,含铁血黄素沉积呈低信号,出血和坏死液化区可出现液 - 液平面。增强扫描可有不同程度强化。

（3）鉴别诊断

1）骨纤维异常增殖症:表现为囊性、膨胀性改变,常有硬化边,囊内可呈磨玻璃样密度,也可见散在条索状骨纹理和致密斑点,可多骨、单骨、单肢或单侧多发。

2）骨囊肿:发病年龄较小,多在骺骨愈合之前,位于干骺端而不是骨端,膨胀不明显,沿骨干长轴发展,囊内无小房样改变。一般无症状,大部因病理性骨折就诊或偶然发现。

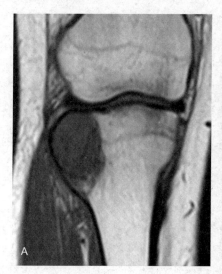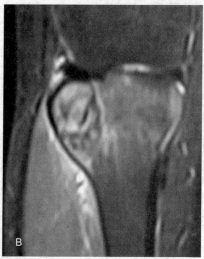

图 9-35 胫骨上端巨细胞瘤 MR 图

胫骨外侧平台下类圆形骨质破坏区,$T_1$WI(A)稍低信号、$T_2$WI(B)不均匀稍高信号,内见低信号骨性分隔,周围骨皮质完整

3) 动脉瘤样骨囊肿:发生于长骨者多位于干骺端,多纵向生长,并自骨质缺损区向骨外膜下延伸,晚期可形成粗大的纵行骨嵴或间隔,常见液 - 液平面,常有硬化边。CT 可显示囊壁有钙化或骨化。

3. 骨囊肿

(1) 病理与临床:骨囊肿是骨内形成的充满液体的囊腔,为病因不明的良性、膨胀性骨肿瘤样病变。骨囊肿多为椭圆形,囊壁很薄,内衬由纤维组织和多核巨细胞组成的纤维薄膜,囊内为淡黄色清亮液体。

本病好发于儿童和青少年,男性多见。多见于长骨干骺端,尤以肱骨和股骨上端为常见。一般无症状,伴发病理性骨折时出现症状。

(2) 影像学表现

1) X 线表现:多于长骨干骺端或骨干的髓腔中心出现囊状透亮区,长轴与骨干平行,边界清楚,有硬化边,邻近骨皮质膨胀变薄,膨胀的程度一般不超过干骺端的宽度。骨囊肿多呈单房样改变,囊内无明显骨嵴,少数呈多房样。出现病理骨折时,骨皮质断裂,骨折的特点呈"冰裂"状骨碎片。囊肿破裂,骨碎片陷入囊腔内,形成"骨片陷落征"。这些征象有助于和其他良性骨肿瘤鉴别(图 9-36)。

2) CT 表现:骨髓腔内圆形或卵圆形骨质缺损区,边界清楚,周围有硬化边,囊内为均匀的液体密度影,病变区骨皮质轻度膨胀变薄,骨皮质完整,周围软组织无变化。

3) MR 表现:囊肿内信号 $T_1$WI 呈中等信号,$T_2$WI 呈

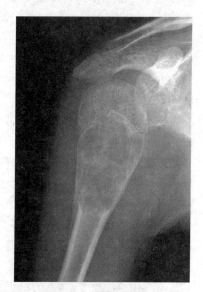

图 9-36 骨囊肿 X 线图

右肱骨上段近干骺端见长圆形囊性膨胀性骨破坏,其内见骨嵴,边缘清楚,骨皮质变薄,外侧骨皮质断裂、不连续

高信号。若囊肿内有出血或含胶样物质则 $T_1WI$ 和 $T_2WI$ 均为高信号。

（3）鉴别诊断

1）骨巨细胞瘤：好发于骨骺闭合后的骨端，偏心、横向、膨胀性生长，呈囊状或皂泡状改变，周围无硬化边。

2）动脉瘤样骨囊肿：偏心、气球样、膨胀性生长，多房状改变，CT 扫描其内液体密度较高，有时囊内可见点状钙化或骨化，而骨囊肿呈水样密度。

3）骨纤维异常增殖症：单灶骨纤维异常增殖症病变范围大，呈磨玻璃样或丝瓜瓤样改变。

**（二）恶性骨肿瘤**

1. 骨肉瘤

（1）病理与临床：骨肉瘤是来源于间叶组织，肿瘤细胞直接形成骨样组织或骨组织的恶性骨肿瘤，又称成骨肉瘤。其恶性程度高，是最常见的原发性恶性骨肿瘤。按发生部位分为来源于骨内的髓性骨肉瘤和来源于骨膜和附近结缔组织的表面骨肉瘤。本节主要讨论髓性骨肉瘤。骨肉瘤在干骺端骨髓腔内产生不同程度的肿瘤新生骨和不规则形骨质破坏，病变可向骨干、关节以及外侧发展，引起骨皮质和关节破坏，侵入骨膜下出现骨膜反应，侵入软组织形成软组织肿块和肿瘤新生骨。

本病好发于 20 岁以下的青少年，男性较多，多见于四肢长骨的干骺端，以股骨下端、胫骨上端和肱骨上端最多见。临床表现主要为局部进行性疼痛、肿胀、皮温升高并有浅静脉怒张，患肢功能障碍，可伴有全身恶病质状态。早期即可发生远处转移，预后较差。实验室检查示血清碱性磷酸酶常增高。

（2）影像学表现

1）X 线表现：主要表现为骨质破坏、肿瘤骨形成、骨膜反应、软组织肿块等，以肿瘤骨形成为重要的诊断依据。①骨质破坏：初期，长骨干骺端骨松质呈不规则形小斑片状的溶骨性骨破坏；骨皮质呈筛孔样、虫蚀样破坏。病变进展，骨破坏区融合形成大范围的骨质缺损。②肿瘤骨：表现为云絮状、斑块状或针状，出现在骨质破坏区和软组织肿块内。③骨膜反应：可呈多种形态，如线状、葱皮样或放射针状。当肿瘤向外发展，骨膜新生骨被破坏并掀起时，称为 Codman 三角。④软组织肿块：多呈圆形或类圆形，境界多不清楚，其内可见多种形态的肿瘤骨。

骨肉瘤依据 X 线片上骨质破坏及肿瘤骨的多少，分为成骨型、溶骨型和混合型。①成骨型：有大量的肿瘤新生骨形成，呈云絮状、斑片状，明显时呈大片状象牙质样改变。骨质破坏一般不明显。骨膜反应较明显（图 9-37A）。②溶骨型：以骨质破坏为主，广泛的溶骨性破坏易引起病理性骨折。一般可见少量肿瘤骨和骨膜反应（图 9-37B）。③混合型：成骨型和溶骨型的影像学征象并存。

2）CT 表现：与 X 线表现相似。CT 发现肿瘤骨更敏感，能更好地显示病变侵犯的范围和邻近组织间的关系，清晰地显示软组织肿块（图 9-38）。增强扫描，肿瘤实质部分可有较明显的强化。

3）MR 表现：大多数骨肉瘤在 $T_1WI$ 上呈不均匀低信号，在 $T_2WI$ 上呈不均匀的高信号，瘤骨、骨膜反应在 $T_1WI$、$T_2WI$ 上均表现为低信号，对细小、轻度骨化或钙化的显示远不及 CT。MR 可清楚地显示肿瘤向髓腔、周围软组织以及关节腔的蔓延，发现骨髓内的跳跃性子灶；还可清楚地显示肿瘤与邻近结构的关系，准确判定病变侵犯范围（图 9-39）。

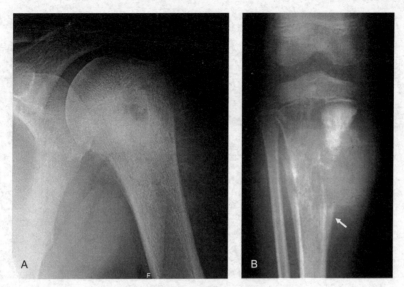

图 9-37 骨肉瘤 X 线图

左侧肱骨上段成骨型骨肉瘤(A):骨质增生,呈象牙质硬化及周围日光样瘤骨;右胫骨上段溶骨型骨肉瘤(B):骨质破坏为主,见骨膜掀起、Codman 三角(白箭),软组织肿块形成

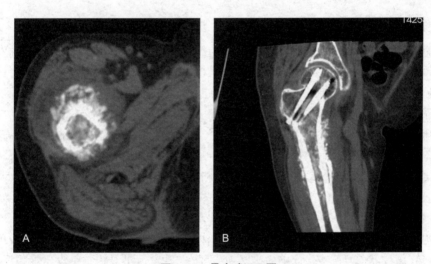

图 9-38 骨肉瘤 CT 图

CT 横断面(A)和冠状面(B)重组图示虫蚀样骨质破坏,骨膜反应,呈层状、Codman 三角及日光样肿瘤骨形成,周围软组织受侵

(3)鉴别诊断

1)化脓性骨髓炎:病变范围较广泛,骨质增生硬化与骨破坏并存,软组织弥漫性肿胀,其内无肿瘤骨,多急性起病。

2)骨纤维肉瘤:发病年龄较大(20岁以上成人),好发于骨干,呈溶骨性骨破坏,骨膜反应较少。

3)转移性骨肿瘤:发病年龄较大,有原发病史,较少出现骨膜反应,常多发。

4)骨巨细胞瘤:多见于骨骺闭合后的骨端偏心、膨胀性骨破坏,呈"皂泡样"改变,一般无骨膜反应。

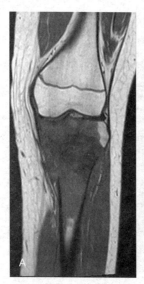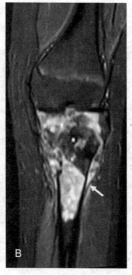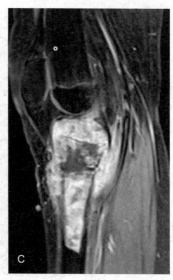

图 9-39　骨肉瘤 MR 图

左侧胫骨上段见斑片状 $T_1WI$（A）稍低及低信号、$T_2WI$ 脂肪抑制（B）高低混杂信号，骨膜掀起，形成 Codman 三角（白箭），$T_1WI$ 脂肪抑制增强（C）见斑片状强化，后方软组织侵犯、强化

2. 转移性骨肿瘤

（1）病理与临床：转移性骨肿瘤是由骨外组织、器官的恶性肿瘤转移至骨的继发性骨疾患，是最常见的恶性骨肿瘤，易血行转移至富含红骨髓的部位，多见于中轴骨（如脊柱、骨盆、肋骨等）和长骨近端（如股骨远端、胫骨近端等），以多发为主。常见的原发肿瘤有乳腺癌、肺癌、肝癌、肾癌、前列腺癌等。

转移性骨肿瘤好发于 40 岁以上的中老年人，临床表现主要为局部进行性疼痛，开始为间歇性，病变进展，多为持续性疼痛，难以忍受。有时可出现肿块、病理性骨折。脊柱转移时常出现神经压迫症状。实验室检查示血清碱性磷酸酶升高。

（2）影像学表现

1）X 线表现：转移性骨肿瘤依据 X 线表现分为溶骨型、成骨型和混合型，溶骨型多见。①溶骨型：长骨的溶骨型转移瘤主要表现为骨干或邻近的干骺端松质骨中多发或单发的不规则虫蚀样、斑片状骨质破坏，骨皮质破坏甚至消失，边缘无骨硬化，一般无骨膜反应，邻近可无或仅有较小的软组织肿块，常并发病理性骨折（图 9-40A）。脊椎的溶骨型转移瘤主要表现为椎体呈广泛性破坏，椎体压缩变扁，可呈楔状，常累及椎弓根，但椎间隙可保持正常。脊椎多发转移时，具有连续性或跳跃性多椎体分布特点。扁骨的溶骨型转移瘤表现为大小不等的骨质破坏区，有融合倾向，可见软组织肿块。②成骨型：少见，主要表现为松质骨内多发的斑点状、片状、棉团状或结节状境界不清的高密度影，骨皮质多较完整，多无骨膜反应（图 9-40B），椎体亦无压缩。③混合型：兼有溶骨型和成骨型转移的 X 线表现。

2）CT 表现：CT 显示转移性骨肿瘤远较 X 线平片敏感，还能清楚地显示局部软组织肿块及其与邻近结构的关系。同样分为溶骨型、成骨型和混合型。

3）MR 表现：MR 对于显示骨髓中的肿瘤组织和周围水肿非常敏感，能检出 X 线平片、CT 甚至核素显像不易发现的转移灶。溶骨性骨质破坏 $T_1WI$ 呈低信号，$T_2WI$ 呈以高信号为主的混杂信号，$T_2WI$ 压脂序列显示更为清楚。成骨型转移 $T_1WI$ 和 $T_2WI$ 均呈低信号（图 9-41）。

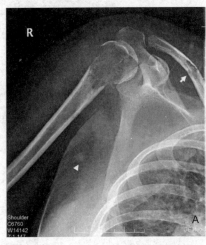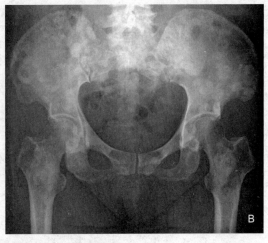

**图 9-40　转移性骨肿瘤 X 线图**

A. 溶骨型转移性骨肿瘤：右侧肱骨上段及锁骨（白箭）溶骨性骨质破坏，无骨膜反应，腋下淋巴结肿大（白箭头）；B. 成骨型转移性骨肿瘤：骨盆多发棉花团状、斑片状密度增高成骨影

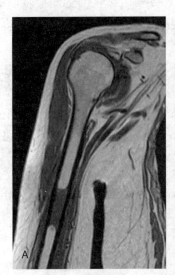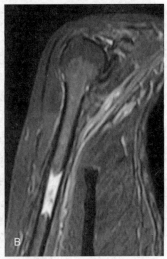

**图 9-41　转移性骨肿瘤 MR 图**

乳腺癌肱骨中段转移性肿瘤 MR 表现为 $T_1WI$（A）低信号、$T_2WI$ 脂肪抑制（B）高信号中斑点状稍低信号，骨皮质尚完整，无明显骨膜反应及软组织肿块

（3）鉴别诊断

1）多发性骨髓瘤：病灶大小多一致，骨质破坏多呈穿凿样，常伴有骨质疏松。实验室检查尿中出现本周蛋白阳性。无骨外原发恶性肿瘤病史。

2）骨恶性淋巴瘤：好发于 20~40 岁成人，病灶大小比较一致，溶骨性骨破坏边缘不清，可有轻度膨胀性改变，骨破坏周围可见骨质增生硬化。

3）骨嗜酸性肉芽肿：多见于儿童及青少年，溶骨性骨质破坏边界清晰。

## 四、全身疾病的骨改变

人的一生中，骨骼不停地进行着新陈代谢，骨质的形成（成骨）和吸收（破骨）有规律地变化着。生长发育期,成骨过程占优势;成年期,成骨与破骨活动保持相对平衡;老年期,破骨活动占优势。骨的生长发育和矿物质代谢的正常进行,受到多种因素影响,营养不足、维生素缺乏、内分泌腺功能障碍等均可引起全身骨骼的改变。

**(一)代谢异常性骨病**

代谢异常性骨病是由于机体先天或后天原因,导致骨生化代谢障碍而发生的一系列骨疾病。影响骨代谢异常的因素很多,如营养因素、消化功能异常、肾功能衰竭、甲状旁腺功能亢进等,均可影响骨骼的发育生长和新陈代谢。代谢异常性疾病主要引起骨吸收、骨生长和矿物质沉积的异常。骨骼的异常主要包括骨质疏松、骨质软化、骨质增生硬化等,在本章基本病变中已有介绍。本章节主要介绍痛风。

1. 痛风病理与临床 痛风是嘌呤代谢紊乱和 / 或尿酸排泄障碍所致血尿酸增高的一种全身性疾病。血尿酸浓度过高时,尿酸盐结晶沉积在关节、软骨、软组织等部位,导致滑膜增生和血管翳形成,关节软骨变性、破坏,关节面粗糙、缺损、穿凿样改变,关节面下骨质破坏,软组织内出现痛风石。严重者关节间隙可狭窄,纤维组织、骨质增生。晚期关节变形、脱位,最后导致关节纤维性或骨性强直。

本病近年来发病率呈逐年上升趋势,多见于男性。临床表现主要是局部的肿、痛,反复发作和慢性关节畸形。实验室检查示血清中尿酸水平增高。

2. 痛风影像学表现

(1) X 线表现:特征性表现为软组织肿胀(肿块)和骨质破坏。早期受累关节偏心性软组织肿胀,关节腔积液,多始于第一跖趾关节。痛风结节常偏向关节软组织的一侧,略高于软组织密度,晚期痛风结节内可见细条状、斑点状钙化,相应关节面出现偏心性穿凿状和囊状骨质破坏,晚期关节间隙变窄或消失,关节面广泛破坏,发生关节脱位,可出现关节纤维性强直或骨性强直(图 9-42)。

(2) CT 表现:对于结构复杂部位和细微病变的显示有优势。可显示 X 线平片显示不清的早期的软组织肿胀、痛风石和痛风石内细微钙化、关节面的微小破坏等。

(3) MR 表现:能够更好地显示关节旁软组织、滑膜、关节软骨受侵情况。痛风结节信号主要取决于尿酸盐的含量,一般 $T_1WI$ 多呈低信号,$T_2WI$ 信号多样化,以混杂等信号至混杂低信号为主。增强后几乎所有病灶都均匀强化。

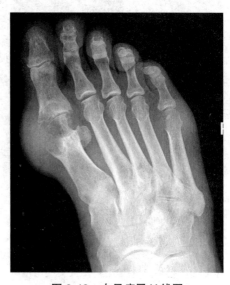

**图 9-42 右足痛风 X 线图**

右足第一跖趾关节骨穿凿样骨质破坏,关节间隙狭窄,关节周围软组织肿块,密度较高

3. 痛风鉴别诊断 痛风依据影像学特征性表现,结合临床症状、实验室检查,不难做出诊断。本病应与退行性骨关节病和类风湿关节炎相鉴别。

(1) 类风湿性关节炎:青、中年女性多见,好发于双手近端指间关节和腕关节,软组织呈梭形肿胀,无局限性结节。

(2) 退行性骨关节病:老年人多见,好发于承重关节,以关节面边缘骨质增生硬化、关节间隙狭窄为主要表现,无关节边缘和骨性关节面的破坏。

### （二）内分泌异常性骨病

人体内分泌腺包括垂体、甲状腺、甲状旁腺、肾上腺和性腺等的功能异常，引起分泌的激素量增多或减少，导致骨骼系统的病变，此类疾病称为内分泌异常性骨病。其所引起的骨骼系统病变主要有：骨的生长发育异常、骨质吸收、骨生长障碍等。不同的内分泌疾病尚伴有不同程度的内分泌症状。这里主要介绍糖尿病性骨病。

1. 糖尿病性骨病病理与临床　糖尿病性骨病是由糖尿病引起的骨关节系统病变。糖尿病是由于胰岛素分泌不足引起的以高血糖为主要标志，同时伴有蛋白质、脂肪等代谢紊乱的内分泌性疾病。糖尿病性神经炎导致末梢神经变性和骨的神经营养障碍及代谢不良引起神经性关节病（Charcot 关节）。糖尿病性周围血管病变常使胫前、胫后及腓静脉分支受累，引起骨坏死。由于动脉粥样硬化后，血栓形成或溃疡斑块脱落栓塞，引起足部的坏疽。临床上，患者具有典型的糖尿病症状，骨关节病变多见于足部，肢体感觉异常，间歇性跛行，肢端动脉搏动减弱或消失，受累部位发红、肿胀，深部溃疡合并感染，足部坏疽或坏死改变。关节受侵可出现 Charcot 关节的症状。实验室检查：血糖升高，血钙、碱性磷酸酶增高。

2. 糖尿病性骨病影像学表现

（1）X 线表现：①骨质疏松：多发生在膝关节以下部位，尤其是以踝关节和足部更为明显。也可表现为全身多骨的骨质疏松，以脊柱、骨盆为著。②骨质破坏与骨吸收：多发生于趾骨和跖骨头，趾骨骨质吸收表现为骨干对称性变细，骨端呈笔尖状改变。③关节改变：与"神经性关节病"类似，好发于中足部，偶发于踝、膝、肩关节，主要表现为关节骨质增生，骨赘形成，可见游离体，关节间隙狭窄、关节半脱位等（图 9-43）。④软组织改变：急性软组织感染表现为软组织肿胀，密度增高，皮下、肌束间或内有低密度气体影；软组织出现深溃疡合并窦道时，可见皮肤、软组织不规则缺损或凹陷。⑤继发骨髓炎时，出现骨髓炎的表现。

（2）CT 表现：CT 可显示足部软组织肿胀，局限性脓肿形成。糖尿病神经性关节病可见骨端破坏，关节周围散在碎骨片及钙化。合并骨髓炎时可见骨膜反应，髓腔内可有小的死骨以及软组织窦道形成。

（3）MR 表现：MR 对糖尿病足的软组织改变及骨髓病变均较 X 线及 CT 敏感。最常见的是软组织肿胀，关节、腱鞘和跖筋膜腔积液，继发软组织、骨感染的 MR 表现。

3. 糖尿病性骨病鉴别诊断　根据糖尿病病史、相应的临床表现及影像表现，大多可以诊断。本病应与类风湿性关节炎、痛风及急性骨髓炎等鉴别，结合临床各项指标，其鉴别诊断不难。

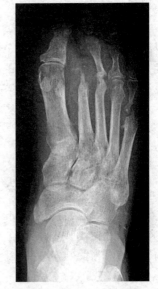

**图 9-43　糖尿病骨病足部 X 线图**
右足第二、三、五跖骨远端及第三、五近节趾骨近端骨吸收变细，呈笔尖状改变，第三、五跖趾关节脱位，第二趾骨缺损，右足骨密度减低

（栾金红）

# 第十章
# 关　节

　　骨与骨之间借纤维结缔组织、软骨和骨相连,形成骨连结,按骨连结的不同方式,可分为直接连结和间接连结两大类。直接连结是借纤维结缔组织或软骨直接连结两骨,结构较牢固,不活动或少许活动,如颅缝、耻骨联合等。间接连结又称为关节或滑膜关节,相对骨面之间相互分离,具有充以滑液的腔隙,仅借其周围的结缔组织相连结,具有较大的活动性。本章以滑膜关节为例讲述。

　　关节疾病的诊断主要依靠影像学检查。由于关节的骨质结构和周围软组织形成良好的自然对比,X 线检查是首选的检查方法,但由于对软组织的分辨力不高,观察受到限制。CT能对骨性关节面做更精确的评估,发现骨性关节面的破坏比 X 线平片敏感。MR 对软组织具有很高的分辨力,对于关节附属的软骨、软组织结构能提供更多的信息。

## 第一节　影像学检查方法和正常影像学表现

### 一、关节 X 线检查及正常 X 线表现

#### (一) X 线检查方法

　　X 线平片是观察关节首选的影像学检查方法。常规进行正、侧两个位置摄影,摄片要求与四肢骨骼相同。对关节病变的观察,一般在 X 线平片的基础上,选用 MR 做进一步检查。

#### (二) 正常 X 线表现

　　滑膜关节的基本构造包括关节面、关节囊和关节腔。关节面被覆关节软骨,关节囊内层衬以滑膜,关节腔内有少量滑液。一些关节还有韧带、关节盘、滑膜囊等辅助结构,因其为软组织,在 X 线上不能显示。

　　1. 骨性关节面　参与组成关节接触的骨皮质面,每一关节至少包括两个关节面,一般一凹一凸。在 X 线平片上表现为线样致密影,边缘光滑整齐。

　　2. 关节软骨与关节间隙　关节腔为关节囊滑膜层和关节软骨共同围成的密闭腔隙,腔内呈负压,含有少量滑液。关节间隙在 X 线平片上表现为两个骨性关节面之间的透亮间隙,包括关节软骨、潜在的关节腔及少量滑液的投影。关节软骨及滑液在 X 线平片上不显影,当关节软骨发生钙化时,在平片上可显示出来。双侧关节间隙通常是等宽对称的。不同的关节,间隙宽度可不一致。儿童因骺软骨尚未完全骨化,关节间隙较成人宽。

　　3. 关节囊　关节囊附着于关节的周围,包围关节,封闭关节腔。其内层为滑膜,外层为纤维膜。滑膜富含血管网,能产生滑液。关节囊在 X 线平片上不能分辨。

## 二、关节 CT 检查及正常 CT 表现

### （一）CT 检查方法

关节的 CT 检查方法与骨和软组织的检查相似,但利用多平面重组技术,对显示结构复杂、重叠较多的关节具有较大的优势,如寰枢关节及钩椎关节(图 10-1)、胸锁关节、椎小关节、骶髂关节等。一般宜采用薄层扫描,层厚 2~5mm。如需进行图像后处理则需使用小螺距、重组层厚≤1mm 的图像。常规进行平扫,为了显示软组织病变可进行增强扫描。关节的 CT 图像常需调节窗宽与窗位分别观察骨骼和软组织。为了多方位地观察病变的范围及其与周围组织的关系,常需要进行多平面重组、三维重组等图像后处理。

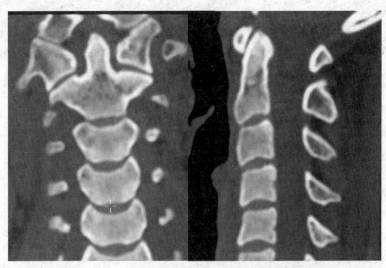

图 10-1 正常颈椎 CT 冠状面和矢状面重组图
*清楚地显示寰枢关节和两侧钩椎关节*

### （二）正常 CT 表现

1. 关节面 CT  关节面为骨端骨皮质的延续,表现为线样高密度,边缘清晰,光滑锐利。横断面图像有时不能完整显示关节面,常需要进行冠状面及矢状面的多平面重组显示。

2. 关节软骨与关节间隙  横断面 CT 不利于显示关节间隙,在冠状面及矢状面重组图像上可直观显示为关节骨端间的低密度间隙(图 10-2)。关节软骨及滑液在 CT 上亦不能分辨。

3. 关节囊  在 CT 上呈窄条状软组织密度影,厚约 3mm。

## 三、关节 MR 检查及正常 MR 表现

### （一）MR 检查方法

关节的 MR 检查原则和方法与骨及软组织基本相同。应尽量使用表面线圈以获得较好的信噪比。一般选择 $T_1WI$、质子加权成像(PDWI),以及横断面、冠状面或斜冠状面、矢状面或斜矢状面扫描,根据需要将断面与加权序列进行合理排列组合,并配以脂肪抑制成像(FS),以便更好地观察关节附属结构。必要时还需做 MR 增强扫描。

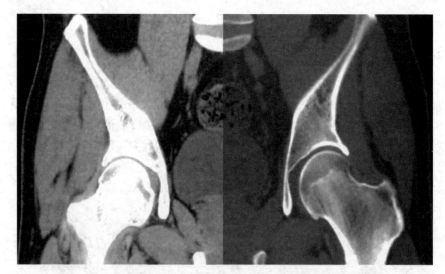

图 10-2 正常髋关节 CT 右侧软组织窗左侧骨窗冠状位重组图

**（二）正常 MR 表现**（图 10-3）

1. 关节面 骨性关节面在不同 MR 加权图像上呈一薄层弧形清晰锐利的低信号影。

2. 关节软骨与关节间隙 关节软骨呈一薄层弧形均匀信号，表面光滑，SE-$T_1$WI 呈中等信号、PDWI 脂肪抑制呈高信号。滑液在 $T_1$WI 上呈薄层条状低信号，在 PDWI 上呈高信号。双侧关节间隙通常是对称、等宽。

3. 关节囊及附属结构 在 MR 各序列上关节囊均呈光滑连续的弧形线样低信号影。韧带、肌腱在 MR 表现为条状低信号影。一些关节的关节盘，如膝关节的半月板在 SE-$T_1$WI 和 PDWI 的矢状面和冠状面图像上呈低信号三角形结构。

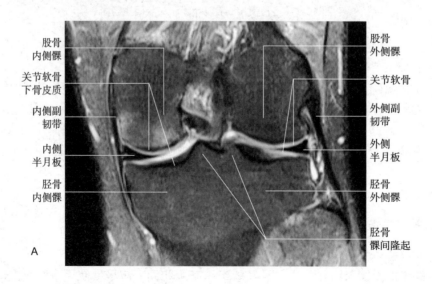

股骨内侧髁
关节软骨下骨皮质
内侧副韧带
内侧半月板
胫骨内侧髁

股骨外侧髁
关节软骨
外侧副韧带
外侧半月板
胫骨外侧髁
胫骨髁间隆起

A

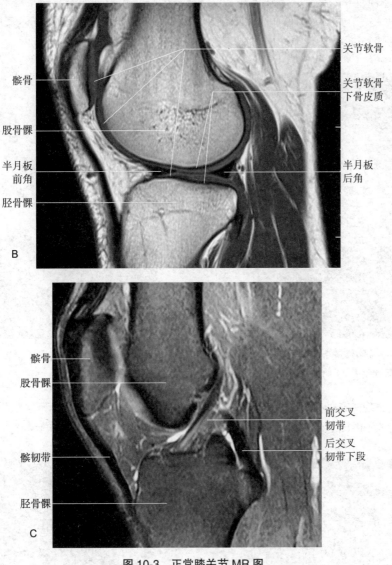

图 10-3　正常膝关节 MR 图

A. PDWI-FS 冠状位；B. $T_1$WI 矢状位；C. PDWI-FS 矢状位

# 第二节　基本病变的影像学表现

## 一、关节肿胀

关节肿胀（swelling of joint）常由于关节积液或关节囊及其周围软组织充血、水肿、出血和炎症所致。常见于关节炎症的早期、关节外伤与关节周围软组织感染。

1. X 线表现　X 线平片不能分辨关节腔内有无积液和 / 或关节周围软组织肿胀，只能靠一些间接征象进行推测。表现为关节周围软组织影的肿胀膨隆、层次模糊、密度增高，大量关节积液可见关节间隙增宽（图 10-4）。

**2. CT 表现**　CT 比 X 线平片更易显示关节肿胀,可直接显示关节囊增厚和关节腔内的积液。表现为关节囊肿胀、增厚呈软组织密度影,关节腔内积液一般呈水样密度,如合并出血或积脓时其密度可增高(图 10-5)。

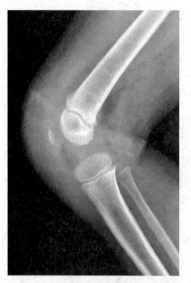 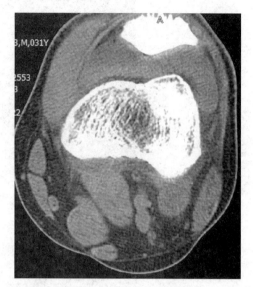

图 10-4　儿童膝关节肿胀 X 线侧位图　　　　　　图 10-5　膝关节肿胀髌上囊积液 CT 图

膝关节软组织肿胀明显,结构层次模糊,密度增高

**3. MR 表现**　MR 在显示关节周围软组织肿胀、关节积液方面优于 CT。关节积液一般 $T_1WI$ 呈低信号,PDWI 呈高信号,合并出血时 $T_1WI$ 及 PWDI 均可为高信号(图 10-6)。

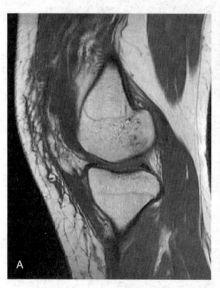 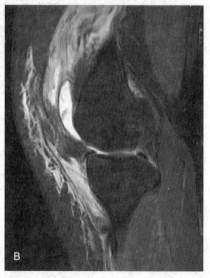

图 10-6　膝关节肿胀 MR 矢状位图

膝关节软组织肿胀及髌上囊积液,结构层次模糊,$T_1WI$(A)呈低信号,PDWI-FS(B)呈高信号

## 二、关节破坏

关节破坏（destruction of joint）是指关节软骨及其下方的骨性关节面骨质被病理组织所侵犯、代替，常见于各种急慢性关节感染、肿瘤、痛风及代谢性骨病等。关节破坏的部位和进程因疾病的性质而各异。急性化脓性关节炎的软骨破坏始于关节承重的部位，进展快，不久即可累及关节软骨下的骨质。滑膜型关节结核，软骨破坏始于关节的边缘，进展缓慢，累及骨质较晚。类风湿性关节炎在晚期才发生关节破坏，一般双侧同时进行，往往从边缘开始，多呈小囊状。

1. X 线表现　关节破坏早期一般仅累及关节软骨，X 线检查无法直接显示，仅表现为关节间隙变窄。病变继续发展，侵及软骨下骨质，则在骨端可发生破坏，表现为骨性关节面不光整，形成缺损（图 10-7）。严重者可产生关节半脱位和畸形。

2. CT 表现　CT 显示关节软骨亦有一定的限制，但可清晰地显示关节软骨下骨质的细微破坏，能较早发现细小的骨质破坏（图 10-7）。

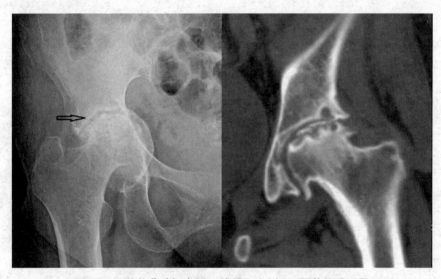

**图 10-7　髋关节破坏右侧 X 线图和左侧 CT 冠状位重组图**

双侧髋关节间隙狭窄，关节面毛糙不光整，关节面下骨质破坏，密度不均匀减低（黑空心箭），左侧 CT 冠状位重组图显示更为清晰、明确。

3. MR 表现　MR 可直接显示关节软骨的破坏情况，破坏早期可见关节软骨表面毛糙、局部变薄，严重时可见关节软骨不连续甚至大部分破坏消失。

## 三、关节强直

关节强直（ankylosis of joint）是指由骨或纤维组织连接对应关节面的病理变化，是关节破坏的后果，可分为骨性强直和纤维性强直两种。骨性强直是关节明显破坏后，两侧关节面由骨组织连接，多见于化脓性关节炎愈合后。纤维性强直是指关节内有纤维组织粘连并失去关节活动功能，也是关节破坏的后果，多见于关节结核和类风湿性关节炎。

1. X 线表现　骨性强直表现为关节间隙明显变窄或消失，并见有骨小梁连接两侧关节面（图 10-8）。纤维性强直表现为关节间隙变窄，其间并无骨小梁跨越或贯穿，诊断需结合临床。

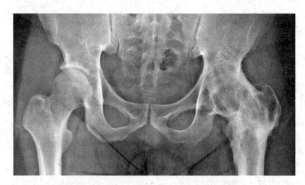

**图 10-8 髋关节骨性强直 X 线图**
*左髋关节间隙消失,有骨小梁贯穿两侧关节面*

2. CT 表现　CT 横断面图像显示关节强直的整体性不如 X 线平片,多平面重组图像可清晰地显示关节间隙的变窄或消失,有无骨小梁连接两侧关节面。

3. MR 表现　关节骨性强直时,MR 可见关节软骨完全破坏,关节间隙变窄或消失,可见骨髓信号贯穿于关节骨端之间。纤维性强直时,尽管关节间隙仍可存在,但关节骨端边缘不规整,有破坏,骨端之间可见有高、低混杂的异常信号。

## 四、关节脱位

关节脱位(dislocation of joint)是指构成关节的两个骨端的正常相对位置的改变或距离增宽,依其程度可分为半脱位(关节面尚有部分接触)(图 10-9)或全脱位(关节面完全不接触)两种。关节脱位的主要原因是外伤,少数为病理性和先天性的。任何关节疾病造成严重的关节破坏都可能引起不同程度的关节脱位。

关节脱位的影像学诊断主要依靠 X 线平片,复位治疗后仍需 X 线检查,以了解脱位的情况和有无并发骨折。CT 对于显示复杂结构部位的关节半脱位和隐匿性骨折有优势。MR 不但可以显示脱位,还可以直观显示关节脱位的合并损伤,如:关节内积血、韧带和肌腱的断裂以及关节周围软组织的损伤。

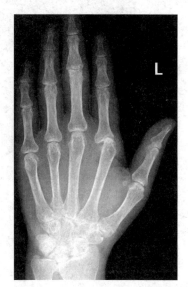

**图 10-9 掌指关节半脱位 X 线图**
*第二掌指关节半脱位,第二掌骨头缩小*

1. X 线表现　对一般部位的关节脱位 X 线平片即可做出诊断,表现为对应关节面位置改变或关节间隙增宽。关节外伤性脱位多发生于活动范围较大、关节囊和周围韧带不坚强、结构不稳定的关节,在四肢以肩关节(图 10-10)、肘关节常见,而髋关节、膝关节少见,发生在突然的、巨大暴力损伤情况下,往往合并邻近韧带、关节囊附着点的骨质撕脱。

2. CT 表现　CT 图像有效避免了组织结构的重叠,易于显示一些平片难以发现的脱位,如胸锁关节脱位、寰齿关节脱位(图 10-11)、骶髂关节脱位等。通过多平面重组及三维重组等图像后处理可直观显示关节结构,并可进行有关测量。

3. MR 表现　MR 不但可以显示关节脱位,还可以直观显示关节脱位的合并损伤,如:关

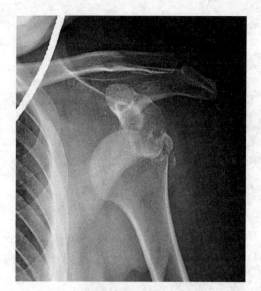

图 10-10　肩关节脱位 X 线图

左侧肱骨头向内下移位,肩关节盂空虚,肱骨大结节可见小骨片撕脱骨折

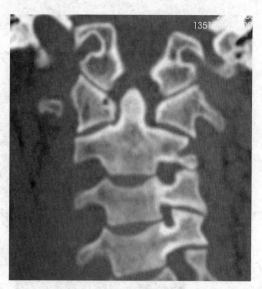

图 10-11　寰枢关节半脱位 CT 图

冠状面重组图显示第 2 颈椎齿状突与第 1 颈椎两侧块之间间隙不等、左宽右窄

节内积血、韧带和肌腱的断裂,以及关节周围软组织的损伤。

## 五、关节退行性变

关节退行性变(degeneration of joint)是指关节软骨变性、坏死和溶解,逐渐被纤维组织替代,继而引起骨性关节面骨质增生硬化,关节边缘骨赘形成,关节囊肥厚、韧带骨化。关节退行性变多见于老年人,是全身退行性变的局部表现,以承受体重较大的脊柱和髋、膝关节最为明显。此外,也常见于运动员和体力劳动者,由于慢性创伤和长期承重所致。不少职业病和地方病也可发引起继发性关节退行性变。

1. X 线表现　关节退行性变早期主要表现为关节面模糊、中断、消失。中晚期由于关节软骨破坏,而使关节间隙变窄、软骨下骨质致密、关节面下方骨内出现圆形或不规整形透明区、骨性关节面边缘骨赘形成。关节囊与软组织无肿胀,邻近软组织无萎缩,而骨骼一般也无骨质疏松现象,不发生明显骨质破坏。

2. CT 表现　轴位图像结合多平面重组图像可清楚地显示关节间隙变窄、软骨下骨的囊变、关节边缘的骨赘形成(图 10-12)。

3. MR 表现　MR 可早期发现关节软骨的改变,表现为关节软骨变薄、不规则缺损。关节面下的骨质增生在 $T_1WI$ 和 PDWI 均为低信号,骨赘表面的骨皮质表现为低信号,其内的骨髓表现为高信号。关节面

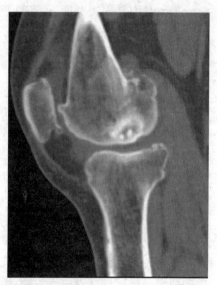

图 10-12　膝关节退行性变 CT 矢状面重组图

显示关节间隙狭窄、关节面硬化、软骨下骨囊变及关节边缘骨赘形成

下的囊变区在 $T_1WI$ 为低信号,PDWI 为高信号,边缘清晰(图 10-13)。

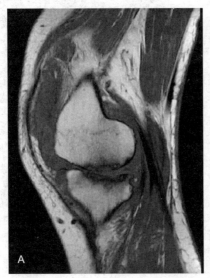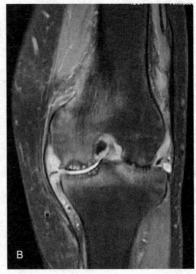

**图 10-13　膝关节退行性变 MR 图**

$T_1WI$ 矢状位(A)、PDWI-FS 冠状位(B):膝关节间隙不均等狭窄,关节软骨厚薄不均,关节面下骨质囊变,$T_1WI$ 低信号、PDWI 高信号,关节边缘骨赘形成

# 第三节　常见疾病的影像学诊断

## 一、关节损伤

关节是由骨性关节面、关节面软骨、关节囊、关节韧带和关节内软骨板等构成。当关节遭遇外伤或暴力作用,会导致关节损伤,出现关节脱位及关节软骨、韧带、软骨板的损伤等等。关节脱位在本章基本病变中已有叙述。本节主要以膝关节、肩关节为例介绍关节软骨、软骨板、韧带的损伤等。

### (一)病理与临床

关节软骨为透明软骨,半月板为纤维软骨,具有吸收震荡、传导负荷、承载接触应力等缓冲功能,还具有稳定关节的作用。关节骨端的骨折,关节受力,过度旋转、扭曲时,可造成关节软骨、半月板的损伤、撕裂,往往伴有关节积液。

临床上患者除关节疼痛外,还可有关节弹响和关节交锁、关节肿胀和僵硬现象,甚至造成膝关节运动障碍。研磨试验和半月板弹响试验大多呈阳性。

关节周围的肌腱、韧带、关节囊是保证关节稳定的重要结构。对于活动度大的关节,如膝关节、肩关节,常易发生肌腱、韧带的损伤。膝关节主要由前交叉韧带、后交叉韧带、内侧副韧带和外侧副韧带四条韧带构成。肩关节由肩关节囊及其肩胛下肌、冈上肌、冈下肌、小圆肌肌腱及喙肱韧带等组成肩袖,形成一个桶形结构称,对肩关节的活动、稳定起重要作用。长期的劳损、过度的牵拉或外力作用,均可造成上述肌腱、韧带、关节囊的损伤,临床上出现疼痛、肿胀、活动受限、稳定性降低等症状和体征。

**（二）影像学表现**

1. X线和CT表现　X线平片和CT检查不能直接显示关节软骨、半月板和肌腱、韧带和关节囊等结构，仅能显示关节腔积液等间接征象。但如发现骨折线波及骨性关节面甚至骨性关节面发生错位时，应考虑合并有关节软骨骨折（图10-14）。

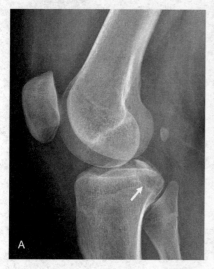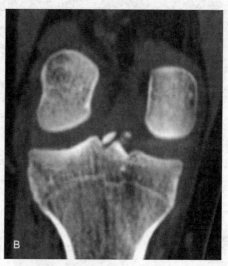

**图10-14　胫骨平台骨折X线和CT图**

X线膝关节侧位（A）和CT冠状面重组图（B）显示胫骨平台骨折（白箭），骨折线累及骨性关节面

2. MR表现　MRI对显示关节软骨、肌腱、韧带和关节囊的损伤具有独特的优势，还可以显示X线平片和CT不能显示的关节骨挫伤及周围软组织的损伤情况。

（1）关节软骨损伤：MRI可以直接显示断裂的关节软骨，关节软骨厚薄不规则、局部中断，甚至关节软骨和骨性关节面呈阶梯状（图10-15）。受损软骨下的骨髓腔内可见局部水肿和出血。

（2）膝关节半月板、韧带损伤：①半月板损伤的MR表现为半月板内斑点状、线性高信号影，局限在半月板内的斑点状、球形高信号为Ⅰ级损伤；延伸到关节囊缘的线状影为Ⅱ级损伤；高信号影到达关节面表示半月板撕裂，为Ⅲ级损伤（图10-16）。②正常膝关节内侧副韧带复合体及外侧副韧带在$T_1WI$

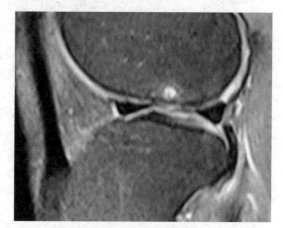

**图10-15　膝关节股骨关节软骨损伤MR-PDWI图**

股骨关节面软骨厚薄不规则、局部断裂，关节软骨和骨性关节面呈阶梯状

和PDWI上都是低信号带，损伤后因水肿、出血而信号增高，并可见增厚、变形和/或中断（图10-17A）。③交叉韧带损伤的MR表现为韧带增粗肿胀，边缘不规则或呈波浪状，连续性部分或完全性中断，在低信号的韧带走行区，出现局限性或弥漫性$T_2WI$高信号（图10-17B）。

（3）肩袖损伤：肩关节肩袖由肩胛下肌、冈上肌、冈下肌、小圆肌肌腱及喙肱韧带构成，在各序列均为低信号，撕裂后按直接征象分三期：一期在$T_1WI$上或PDWI上损伤处为局限

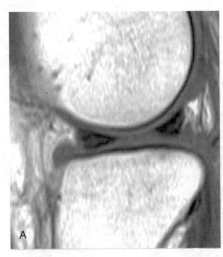
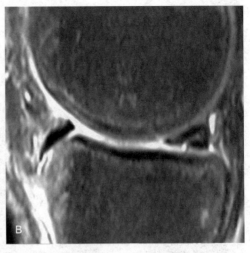

**图 10-16 膝关节半月板损伤 MR 图**

A. T1WI 矢状位显示外侧半月板前角 Ⅰ 级损伤、后角 Ⅱ 级损伤；B. PDWI 矢状位显示半月板前后角撕裂、Ⅲ 级损伤

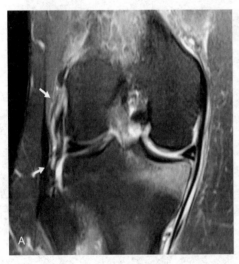
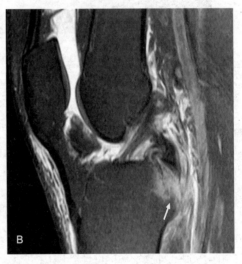

**图 10-17 膝关节韧带损伤 MR-PDWI 图**

A. 外侧副韧带损伤：冠状面显示外侧副韧带肿胀、增粗，其内见索片状高信号（白箭）；B. 后交叉韧带断裂：矢状面显示后交叉韧带下端中断（白箭）、见片状高信号，韧带收缩上移、增粗

性、线状或弥漫性高信号，外形仍正常；二期除 PDWI 可有局限性、线状或弥漫性高信号外，肌腱和韧带外形增粗或不整齐；三期 PDWI 上肌腱全层出现高信号，为肌腱断裂区内积液，代表完全撕裂中断（图 10-18）。完全撕裂的间接征象有：$T_1WI$ 上肩峰下 - 三角肌下脂肪平面消失；肩峰下 - 三角肌滑囊内有 PDWI 高信号；冈上肌和其他肩袖肌萎缩。单凭直接表现判断肌腱和韧带是否完全撕裂较困难，上述完全撕裂的间接征象对于诊断很有帮助。

## 二、关节结核

关节结核（tuberculosis of joint）是一种较为常见的慢性进行性关节感染性疾患，分为滑膜型和骨型两种，以滑膜型多见。结核杆菌经血行先累及滑膜者为滑膜型关节结核；始发于

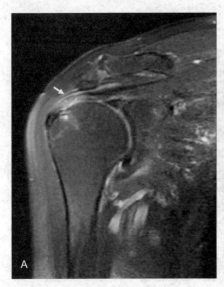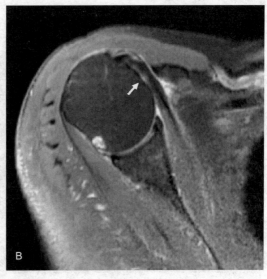

**图 10-18　肩关节肩袖损伤 MR-PDWI 图**

A. 冈上肌肌腱损伤:冠状面显示冈上肌肌腱见斑片状、线样高信号影;B. 肩胛下肌肌腱损伤:横断面显示肩胛下肌肌腱走行迂曲增粗,并见不均匀信号增高影

骨骺、干骺端的结核,为骨型关节结核。

**(一)病理与临床**

关节结核常继发于肺结核或其他部位结核。关节结核肉眼观滑膜充血、肿胀,表面粗糙,常有纤维素性渗出物或干酪样坏死物被覆,形成结核性肉芽肿,后逐渐侵及关节软骨及软骨下的骨质。

关节结核多见于少年和儿童,好发于承重的大关节,常单发,多见于膝关节及髋关节。本病起病缓慢,有局部疼痛、肿胀,关节活动受限。时间长者病灶常先开始于相对不承重的关节边缘部分。

**(二)影像学表现**

1. X 线表现

(1)骨型关节结核:在骨骺与干骺端结核的基础上,又出现关节肿胀、关节骨质破坏、关节间隙不对称狭窄等征象。

(2)滑膜型关节结核:①早期,仅表现为关节囊和关节周围软组织肿胀,密度增高,关节间隙正常或稍增宽,邻近骨骼骨质疏松。X 线表现不具有特异性,诊断较难。②病变进展,先累及承重轻的边缘部分,表现为关节边缘虫蚀状骨质破坏,且上下关节边缘常对称受累。由于病变先侵犯滑膜,关节渗出液中又常缺少蛋白溶解酶,故关节软骨破坏出现较晚。因此,虽然已有明显的关节面骨质破坏,而关节间隙变窄较晚才出现,此与化脓性关节炎不同。关节软骨破坏较多时,则关间隙变窄,此时可发生半脱位。邻近骨骼骨质疏松明显,肌肉也萎缩变细。关节周围软组织常因干酪样坏死物液化、聚集形成冷性脓肿。有时可穿破皮肤,形成窦道。③病变愈合,则骨质破坏停止发展,关节面骨质边缘变得锐利,骨质疏松也逐渐消失。严重病例,可出现纤维性关节强直。

2. CT 表现　CT 可显示关节囊增厚、关节周围软组织肿胀及关节腔内积液。CT 对于显示骨性关节面毛糙、虫蚀样骨质缺损能早于 X 线平片。关节周围的冷性脓肿表现为略低密度影,增强扫描出现边缘强化(图 10-19A、B)。

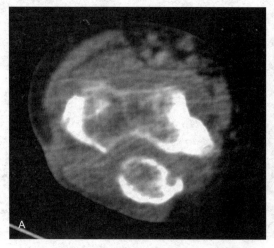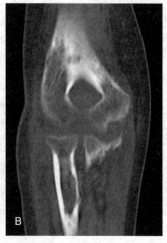

**图 10-19　肘关节结核 CT 图**

CT 横断面软组织窗(A)、CT 矢状面重组骨窗(B):关节骨质疏松并破坏,密度降低;关节面破坏、毛糙不光整,关节间隙不均等;关节腔见脓液密度,周围软组织肿胀,层次不清、模糊

　　3. MR 表现　　MR 能较细致地显示关节滑膜、软骨和软骨下骨的改变,对关节结核的诊断和鉴别诊断有很大帮助。关节滑膜肿胀、增厚,$T_1WI$ 呈低信号,PDWI 为略高信号;关节腔内的肉芽组织在 $T_1WI$ 为均匀低信号,PDWI 为等高混杂信号;关节腔内积液,$T_1WI$ 呈低信号,PDWI 为高信号;关节软骨破坏时,可见软骨高信号带不连续,呈碎片状或大部分破坏消失;软骨下骨质破坏 $T_1WI$ 呈低信号,PDWI 为高信号;关节周围冷性脓肿在 $T_1WI$ 为低信号,PDWI 为高信号。MR 增强扫描可见充血肥厚的滑膜、肉芽组织及脓肿边缘明显强化(图 10-20A、B)。

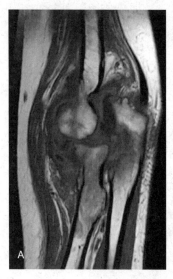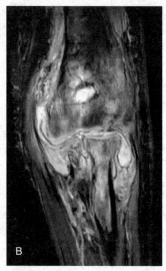

**图 10-20　肘关节结核 MR 图**

$T_1WI$ 矢状位(A)、PDWI-FS 冠状位(B):关节骨质疏松并破坏,MR-$T_1WI$ 信号减低、PDWI 信号增高;关节面破坏、毛糙不光整;关节间隙不均等,$T_1WI$ 矢状位见桡骨小头脱位;关节腔见脓液信号,周围软组织肿胀,层次不清、模糊

### （三）鉴别诊断

滑膜型关节结核多单关节发病，病程进展缓慢。骨质破坏先见于关节面边缘，以后才累及承重部分。关节软骨破坏较晚，以致关节间隙变窄出现较晚，程度较轻。邻近的骨骼骨质疏松、肌肉萎缩明显。本病应与化脓性关节炎鉴别。化脓性关节炎起病急，病程较短，急性炎性症状明显且较严重。关节软骨和骨性关节面破坏迅速，关节间隙早期即变窄，甚至完全消失，关节破坏常出现在承重部位，在骨质破坏的同时，增生硬化显著而骨质疏松多不明显，最后大多形成骨性强直。

## 三、类风湿性关节炎

类风湿性关节炎（rheumatoid arthritis）是一种慢性全身性自身免疫性疾病，主要侵犯全身多个关节，受累的关节多呈对称性，常伴有全身症状，病因不明。

### （一）病理与临床

类风湿性关节炎是多系统自身免疫性疾病，以慢性、多发性、侵蚀性关节炎为主。病变关节滑膜明显充血、水肿，有较多浆液渗出到关节腔内，有富含毛细血管肉芽组织的血管翳形成，引起关节软骨破坏及软骨下骨质的吸收，出现关节骨质破坏及邻近骨骼的骨质疏松。

本病多见于中年女性。早期症状有低热、疲劳、消瘦、肌肉酸痛和血沉增快等。好发于手足小关节，呈多发性、对称性，常累及近侧指间关节。受侵关节呈梭形肿胀、压痛、可出现游走性疼痛、活动受限、肌肉萎缩和关节半脱位等，部分患者出现较硬的皮下结节。实验室检查血清类风湿因子常呈阳性。

### （二）影像学表现

1. X 线表现　早期关节周围软组织肿胀，小关节多发对称性梭形肿胀；关节面骨质侵蚀多见于边缘，是滑膜血管翳侵犯的结果；血管翳侵入骨内造成骨性关节面模糊、中断，软骨下骨质吸收囊变；关节间隙早期可因关节积液而增宽，关节软骨破坏后间隙变窄；关节邻近的骨骼发生骨质疏松，病变进展则延及全身骨骼。晚期可见四肢肌肉萎缩，关节半脱位或脱位，指间、掌指关节半脱位明显，且常造成手指向尺侧偏斜畸形，具有一定特点（图 10-21）；骨端破坏后形成纤维性强直。本病还可引起胸腔积液和弥漫性间质性肺炎。

2. CT 表现　CT 显示关节周围软组织肿胀、关节积液、关节囊肥厚和软骨下囊状骨质破坏优于 X 线平片。多平面重组图像可显示关节间隙变窄和关节脱位。

3. MR 表现　早期显示关节滑膜增厚和关节积液，以 PDWI 最清晰。Gd-DTPA 增强后增厚的滑膜可强化，可早期发现病变。关节软骨破坏后，可出现软骨面毛糙和低信号区。骨端软骨下骨缺损显示骨皮质不完整。

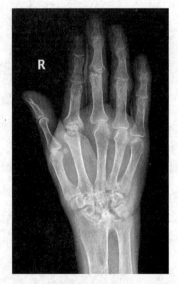

**图 10-21　类风湿性关节炎手 X 线正位图**
多个指间关节、掌指关节及腕关节变形，关节间隙不均等狭窄，关节面毛糙模糊，骨质破坏、囊变，邻近骨质疏松

### （三）鉴别诊断

对于手足小关节的类风湿性关节炎,X线平片能满足诊断、治疗和随访观察的需要;对于髋、膝等大关节的类风湿性关节炎,MRI能多方位显示其病理变化,有较大优势。本病还需要与化脓性关节炎、关节结核、痛风进行鉴别。

化脓性关节炎起病急,短期内出现关节软骨和软骨下骨质破坏,关节间隙早期变窄,常出现骨性强直。关节结核多累及单个大关节,关节软骨和骨质破坏较类风湿性关节炎迅速。痛风多侵犯第一跖趾关节,呈间歇性发作,伴有血尿酸增高,局部软组织可出现痛风结节,无明显骨质疏松,关节可出现边缘锐利的骨质破坏区。

（王 琳）

# 第十一章
# 脊　柱

脊柱位于人体躯干的后部中央,由脊椎和椎间盘组成,依靠韧带和椎小关节连接。除寰枢椎结构特殊外,其他均由椎体和椎弓两部分组成。

## 第一节　影像学检查方法和正常影像学表现

### 一、脊柱 X 线检查及正常 X 线表现

脊柱的检查方法主要是 X 线摄影,包括正、侧位片,左、右斜位片(图 1-3)和功能位投照,以及过伸、过曲侧位片。

正位片上椎体呈长方形,外为骨密质,内为骨松质,密度均匀,轮廓光滑,从上到下依次略增大。椎体主要由骨松质构成,骨小梁纵向走行多,周围是薄层致密骨皮质,椎体上、下缘的致密线影呈条状,称为终板。椎体两侧有横突影,其中第 3 腰椎横突最长。在横突内侧可见椭圆形环状致密影,为椎弓根的投影,称椎弓环。在椎弓环的上下方为成对的上、下关节突影像。椎弓环的内后方为椎弓板,左右椎弓板在中线融合成棘突,呈尖端向上类三角形的线状致密投影。脊柱两侧还有一些软组织影,含肌肉、韧带和关节囊,腰大肌影双侧对称,起于第 12 胸椎椎体下缘,斜向外下,外缘光整、清晰,两侧对称。

侧位片上显示颈椎、腰椎前突,胸椎、骶椎后突的生理弧度。椎体亦呈长方形,椎弓居椎体后方,椎管在椎体后方呈纵向半透明区。椎弓根与棘突之间为椎弓板,棘突在上胸段斜向后下,在胸段与肋骨重叠不易观察,而在颈、腰段突向后方。在椎弓根和椎弓板的移行处,向上下伸出关节突,上位椎体的下关节突位于下位椎体的上关节突后方,保持脊柱的稳定,不向前滑。脊柱小关节间隙为线状半透明影,在颈、胸椎侧位,腰椎正位显示清楚。椎间孔上下壁是椎弓根的切迹,前方为椎体和椎间盘,后方为关节突,呈类圆形半透明影,胸、腰椎显示清楚。椎间隙为相邻两椎体之间的透明影,胸段椎间隙较窄,腰段向下逐渐增宽,以第 4、5 腰椎椎间隙最宽,椎间隙前后部并不等宽,随脊柱生理弯曲有一定的变化。

斜位片上,颈椎段可显示椎间孔呈椭圆形半透明影(图 11-1)。在腰椎段可显示正常椎弓的影像,形似一"猎狗"影:

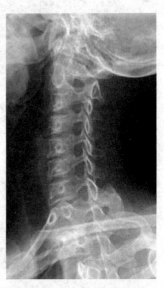

图 11-1　正常颈椎斜位片

嘴为同侧横突投影;眼为椎弓根的轴位投影;耳为上关节突投影;颈部为上下关节突之间的峡部投影;前后腿为同侧和对侧的下关节突投影;身体为椎弓的投影;尾巴为对侧横突投影(图 1-3C、D)。

## 二、脊柱 CT 检查及正常 CT 表现

CT 检查方法包括平扫、增强扫描和图像后处理技术。

脊柱 CT 行横断扫描,除寰枢椎外,椎体的断面几乎呈后缘向前凹的类圆形。骨窗可显示由薄层的致密骨皮质及椎体内海绵状骨松质的结构。在椎体中部层面可见椎体、椎弓根和椎弓板构成椎管骨环,环的两侧为横突,后方为棘突;有时可见松质骨中有椎体静脉通过,可见椎体内"Y"形低密度线条影,称为椎体静脉管,相应部位骨皮质不连续,椎体后方椎基静脉孔可有与椎体垂直的骨质间隔,显示为游离的致密骨(图 11-2A)。椎管骨环的中央为硬膜囊,呈软组织密度,硬膜囊与椎管壁间有厚薄不等的低密度脂肪层,可延伸进入侧隐窝。侧隐窝由前方的椎体后外侧壁、后方的上关节突和侧方的椎弓根内侧壁围成,呈漏斗状,内有神经根穿出椎间孔。黄韧带为软组织密度影,附着于椎弓板和关节突的内侧,厚度约为2~4mm。椎体之间为椎间盘,椎间盘由上下软骨板、纤维环及髓核构成,其密度低于椎体高于硬膜囊。胸段椎间盘最薄,腰段椎间盘最厚,颈段椎间盘介于两者之间。$L_5/S_1$ 的椎间盘在CT 上与其他椎间盘略有不同,正常时其后缘较平直并可轻微向后膨出(图 11-2B)。

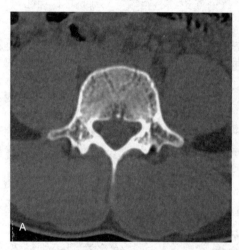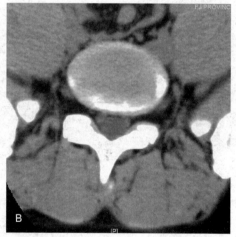

**图 11-2 正常腰椎横断面 CT 平扫图**
A. 腰椎体平面骨窗,显示"Y"形椎体静脉沟;B. 椎间盘及附件平面软组织窗

CT 增强扫描主要用于鉴别椎旁、脊柱及椎管内占位性病变,当占位性病变为血管性病灶时,可出现明显增强效果。

CT 图像后处理技术可以得到高质量的冠状面、矢状面图像以及任意平面的重组图像。还可以通过三维技术重组,得到三维图像,从而更好地显示脊柱外伤的情况,对于脊柱外伤的评价具有重要意义。

## 三、脊柱 MR 检查及正常 MR 表现

MR 检查方法包括平扫、增强扫描和一些特殊成像技术。

MR 平扫一般采用横断面和矢状面成像,有时也采用冠状面成像。在矢状面图像上,可显示脊柱的连续解剖结构(图 11-3)。

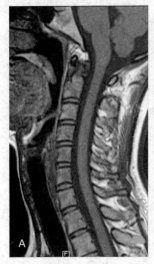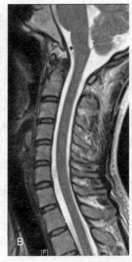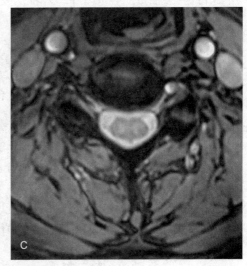

图 11-3 颈椎 MR 图

A 矢状面 $T_1WI$;B. 矢状位 $T_2WI$;C. 横断面 $T_2WI$ 脂肪抑制成像

1. 脊椎骨 脊椎骨性结构椎体由于大部分由骨松质构成,其内含有骨髓组织,骨髓中含大量水和脂肪组织,所以椎体 $T_1WI$ 呈高信号,$T_2WI$ 呈等至高信号。在矢状面上可见椎体后缘中部有短条状凹陷,为正常椎基静脉进入椎体所致。椎管的中央是脊髓,周围被蛛网膜下腔脑脊液环绕,$T_1WI$ 上脊髓呈中等信号,较脑脊液信号高,$T_2WI$ 上脊髓与脑脊液相比为较低信号。圆锥的末端可在矢状面图像上清楚地显示。

2. 椎间盘 由髓核、纤维环组成,纤维环分为内纤维环和外纤维环(即 Sharpey 纤维),椎间盘在 $T_1WI$ 上呈较低信号且不能区分纤维环和髓核,在 $T_2WI$ 上内纤维环及髓核为高信号,外纤维环在 $T_1WI$ 和 $T_2WI$ 均呈低信号,随着年龄的增长,$T_2WI$ 上椎间盘信号有所减低。

3. 韧带 椎体前面有前纵韧带,后面有后纵韧带,椎管内背面两侧有黄韧带,棘突间有棘间韧带,棘突后方有棘上韧带,在 $T_1WI$ 和 $T_2WI$ 上均呈低信号。

MR 增强扫描作用与 CT 类似。

# 第二节 脊柱基本病变的影像学表现

## 一、脊柱曲度、排序异常

1. 脊柱曲度改变 常见于颈椎、腰椎退行性变引起的脊柱曲度变直、生理弧度消失,在颈椎甚至出现反弓;椎体结核等造成椎体破坏、塌陷引起脊柱后凸成角畸形。在侧位像上脊柱原有生理曲度发生改变,出现过伸、过屈、变直,甚至反弓。

2. 脊柱侧弯 在正位片上脊柱偏离中轴线,向侧方弯曲,可为特发性或继发性。X 线检查易于发现引起侧弯的原因和程度,以便观察侧弯有无进展及治疗的效果。常见于脊柱畸形、外伤和椎体病变等。

3. 脊椎脱位　常见于外伤性脱位伴骨折,脊柱的生理排序出现异常,在侧位片上表现为上下椎体的前后移位。非外伤性的多为半脱位,表现为脊椎滑脱或椎间滑移,多见于颈椎、腰椎退行性变、椎弓崩裂或脊椎破坏性病变。

## 二、脊椎骨变形

1. 椎体压缩　由于椎体受炎症、肿瘤等的破坏,或间接纵轴性暴力冲击使相应椎体发生塌陷。X线表现为椎体变扁或楔形变,可单发或多发,同时要观察有无椎体附件的异常,椎间隙有无变窄及椎旁软组织的改变。

2. 椎体变形　由于骨质疏松或骨质软化使承重的椎体发生变形。X线表现为椎体变扁,骨密度减低,其上、下缘内凹,椎间隙增宽。

3. 椎体骨刺、骨桥　由于椎间盘和脊柱小关节软骨退行性变或椎体炎性改变,造成椎体边缘以及椎体周围韧带附着处骨质增生硬化,形成一些骨性赘生物,按其形状不同称为骨刺或骨桥。X线表现为椎体边缘骨质密度增高,伴椎体变形,有时在椎体前方和侧方见连接两椎体间的骨化影即骨桥,多见于化脓性脊柱炎,广泛的骨桥形成见于强直性脊柱炎。

## 三、脊椎骨密度、信号异常

1. 脊椎骨质增生硬化　椎体软骨退变或炎性病变、肿瘤等,造成椎体骨量增多。X线表现为椎体密度增高,骨皮质增厚,骨小梁增多、增粗、密集,甚至骨皮质与骨松质不能区分。MR表现为椎体信号减低。多见于氟骨症、石骨症、脊柱退行性变、脊柱成骨性转移瘤等。

2. 脊椎骨质疏松或破坏　脊柱炎性病变、肿瘤等可以造成椎体骨皮质变薄、骨小梁稀疏、间隙增宽或破坏消失,部分骨小梁可呈粗糙之纵行条纹或网状影像。CT上表现为密度降低或骨质吸收消失。脊柱骨质疏松因黄骨髓增加,MR $T_1WI$、$T_2WI$ 均表现为信号增高;骨质破坏表现为异常的长 $T_1$、长 $T_2$ 信号。

## 四、椎管及椎间孔的异常

1. 椎管扩大　椎管内肿瘤引起邻近骨质压迫吸收或破坏,造成椎管孔径增大。CT上为相应层面椎体后缘至棘突前缘的距离或椎管左右径增大。

2. 椎管狭窄　由于脊柱发育异常或退行性变等原因造成骨性椎管前后径减小或椎管横断面形状异常,严重时可引起相应神经压迫症状。

3. 椎间孔扩大　多由于椎管内神经源性肿瘤穿过椎间孔引起骨质吸收或破坏,造成椎间孔增大。

4. 椎间孔缩小　椎体后缘骨质增生、骨刺形成或椎弓肥大等脊柱退行性改变,以及脊椎脱位或滑移均可使椎间孔缩小。在颈椎斜位片上表现为椎间孔失去正常的椭圆形,而呈哑铃形或不规则形。

## 五、椎间隙变窄或增宽

1. 椎间隙变窄　椎间盘退行性变、髓核脱出、脊柱炎性病变或肿瘤破坏椎间盘等病变,使相邻椎体间隙变窄,伴或不伴有骨质破坏。

2. 椎间隙增宽　由于椎体骨质疏松等造成椎体上下缘呈双凹变形,影像上表现为相邻椎体间隙增宽。

## 六、脊椎附件异常

CT 扫描能够显示 X 线平片不能发现的椎体及附件的早期破坏、微骨折和游离骨折片、脱位、小关节骨性关节面破坏、发育异常及椎旁软组织的异常改变。

## 七、脊柱韧带异常

由于退变、炎症修复、风湿性疾病等原因引起脊柱周围韧带的钙盐沉积。X 线表现为椎体前、后缘，棘间、棘上以及项部的斑点、条片状高密度钙化影；强直性脊柱炎的韧带钙化呈脊柱竹节样改变。

## 第三节　常见疾病的影像学诊断

### 一、脊柱外伤

脊柱损伤多因高处坠落时足或臀部着地，或高空坠物砸在头肩部等间接暴力引起脊柱骨折和脱位，以及相应神经功能障碍，好发于活动度较大的部位，如寰枢椎和胸腰段等，以单个椎体多见。

（一）病理与临床

脊柱损伤多为高处坠落、纵轴性暴力冲击，使脊柱骤然过度前屈，使受应力的椎体发生骨折以及相邻椎体之间的后部韧带结构断裂；脊柱骤然过伸造成应力的椎体前下缘出现撕裂骨折，相邻椎体之间的前纵韧带断裂以及脱位等；脊柱在伸直状态下受力造成椎体爆裂骨折以及脊髓损伤。少数可见脊柱围绕一个支点弯曲造成水平方向的椎体、椎板和棘突骨折即 Chance 骨折，又称为"安全带型损伤"或屈曲牵张性骨折。临床主要表现为局部疼痛、活动障碍，甚至出现相应神经损伤症状，部分还可见脊柱轻度后突畸形。

（二）影像学表现

1. X 线表现　①椎体压缩性骨折：侧位片或矢状面上椎体压缩呈楔形或变扁，椎体塌陷，骨皮质中断，断端嵌入，见横行不规则致密带影（图 11-4）。椎体前缘撕脱骨碎片，严重者脊柱后突成角或引起相邻椎体向前移位滑脱。②爆裂骨折：脊柱垂直方向上受压的粉碎性骨折，椎体压缩变扁。③骨折并脱位：骨折伴椎体脱位、关节交锁，严重时并发脊柱后突成角、移位。

2. CT 表现　对于显示脊柱骨折类型、骨折片移位的情况、附件损伤及脊髓的情况等，都可以通过 CT 平扫及多平面重组对损伤情况进行准确判断（图 11-5）。

3. MR 表现　主要用以观察椎体骨挫伤、骨折、椎间盘损伤以及韧带撕裂，还可以显示脊髓受压以及挫裂伤、椎管内血肿等情况。骨折、椎体挫伤引起的出血、水肿表现为椎体内 $T_1WI$ 和 $T_2WI$ 低信号（因椎体内含脂肪组织，正常表现为高信号，骨折后病理组织替代了脂肪组织，信号降低）（图 11-6A），而 $T_2WI$ 脂肪抑制相上呈高信号水肿、出血等（图 11-6B）。在矢状面 $T_2WI$ 上可清晰地显示脊膜囊和脊髓可受压、移位；脊柱周围韧带损伤或断裂后其正常的低信号影失去连续性，出血、水肿呈不同程度的 $T_2WI$ 脂肪抑制相上高信号影；突入椎管的游离骨碎片可压迫和损伤脊髓，严重时导致脊髓横断，还可见神经根撕脱及脊髓内出血、水肿影。

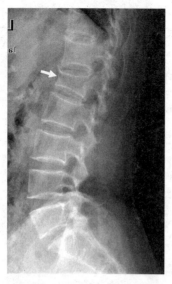

**图 11-4　腰椎体压缩性骨折**
腰椎侧位片显示第 1 腰椎体压缩、楔形变

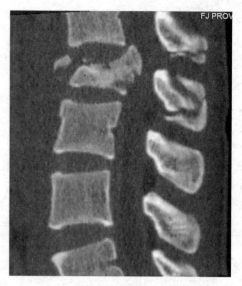

**图 11-5　椎体爆裂骨折伴滑脱 CT 图**
CT 矢状面重组骨窗图:第 2 腰椎体爆裂骨折,较多不规则碎骨片分离移位,部分进入椎管,椎管明显狭窄,椎体滑脱,序列不连续;另见第 1、2 腰椎棘突骨折

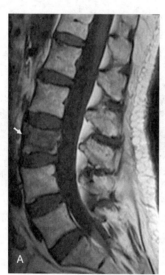
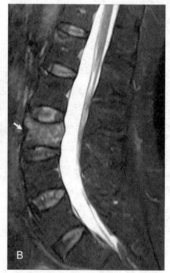

**图 11-6　腰椎体急性压缩性骨折 MR 图**
矢状位 $T_1WI(A)$、矢状位 $T_2WI$ 脂肪抑制成像(B)显示:第 3 腰椎椎体轻度压缩变扁(白箭),呈 $T_1WI$ 低信号;$T_2WI$ 脂肪抑制成像呈椎体水肿高信号

### （三）鉴别诊断

　　本病主要应与脊柱结核、肿瘤等其他病变所致的椎体压缩进行鉴别,后者无明确外伤史,常见于多个椎体,伴骨质疏松或骨质破坏,椎间隙可变窄或消失,椎旁还可见脓肿或软组织肿块等,因而不难鉴别。

## 二、脊柱退行性变

脊柱退行性变（degenerative spinal diseases）（简称退变）是椎间盘和关节软骨、脊柱小关节退行性改变所引起的一种慢性骨关节病，多见于 40 岁以上患者，男性多于女性。脊柱退行性变好发于活动度较大的下颈段、腰段。

### （一）病理与临床

脊柱退行性变因新陈代谢减退导致关节软骨退化变性，以及外伤、炎症、出血等，最先发生于椎间盘的髓核脱水，纤维环变性出现裂隙，导致椎间盘膨出、变性，椎间隙狭窄，椎体边缘骨赘形成以及椎小关节和各韧带发生变性、纤维增生、硬化、钙化或骨化等改变，继发引起椎间孔和椎管的狭窄。临床主要表现为由颈、腰椎骨质增生，椎间盘膨出压迫脊髓、神经根和血管引起的相应背部僵硬、疼痛症状和体征。

### （二）影像学表现

1. X 线表现　X 线平片为首选检查方法。主要表现为脊柱曲度侧弯或变直；椎小关节退变表现为关节突骨质增生变尖、肥大，以及关节面骨质硬化，关节间隙狭窄；椎间盘的退变表现为椎间隙以及椎间孔变窄，椎体边缘部分骨质增生、硬化，骨赘形成，致骨桥形成；还可见周围韧带不同程度的松弛，引起上下椎体阶梯状滑动、移位等（图 11-7）。

2. CT 表现　CT 对软骨显示较差，可以清晰地显示关节面硬化、骨赘形成，关节内游离体和滑膜韧带的钙化；椎间盘变性表现为椎间盘内出现空气征，椎间盘膨隆表现为均匀地超出椎体边缘的软组织密度影，后缘向前微凹与相邻椎体终板形态一致，也可呈平直或呈轻度均匀两侧对称的外凸弧形（图 11-8）。黄韧带肥厚，椎体缘、椎小关节突骨质增生硬化所致骨赘突入椎管和椎间孔，造成椎管、椎间孔和侧隐窝狭窄并硬膜囊和脊髓、神经根受压等征象（图 11-8）。

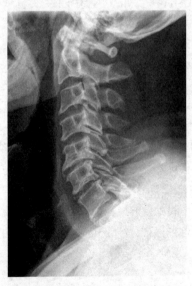

图 11-7　颈椎退行性变 X 线侧位图

颈椎曲度变直，序列不整齐，呈阶梯状向后移位，椎体边缘骨赘形成

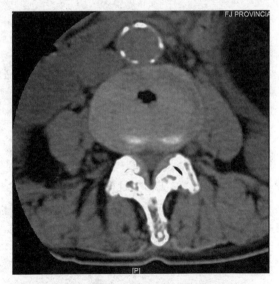

图 11-8　腰椎退行性改变 CT 横断面图

椎间盘膨隆，内见空气征，椎小关节骨质增生硬化，形成骨赘突入椎管和椎间孔、黄韧带肥厚，造成椎管和椎间孔狭窄，相应神经根和硬膜囊受压

3. MR 表现　MRI 对骨质增生不甚敏感,可准确地显示椎间盘变性和膨隆征象。椎间盘变性表现为在 $T_2WI$ 上正常呈高信号的髓核和纤维环的内侧部因其水分丢失而信号降低(图 11-9)。椎间盘膨出表现为椎间盘组织向周边广泛鼓出并超过相应椎体边缘,在矢状面上向前后膨隆。在横断面上椎间盘向四周均匀地超出椎体边缘,硬膜囊前缘和双侧椎间孔脂肪受压,呈光滑、对称的弧形压迹。

**(三) 鉴别诊断**

本病的影像学表现具有一定特征性,诊断不难,无需与其他疾病鉴别。

## 三、椎间盘突出

### (一) 病理与临床

椎间盘由透明软骨板、髓核和纤维环三部分构成。成年后随年龄增长开始脱水、变性、弹性减低,软骨板变性、变薄、缺损,纤维环变性。外伤造成环状或放射状裂隙以及纤维环破裂、髓核突出,是椎间盘突出的病理基础。椎间盘病

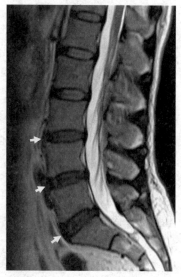

**图 11-9　椎间盘变性 MR 图**
$T_2WI$ 矢状面显示 $L_3\sim S_1$ 椎间盘信号明显降低(白箭)

变一般分为变性、膨出和突出,椎间盘变性和膨出已在脊柱退行性变章节中讲述,本小节主要讲述椎间盘突出。椎间盘突出好发青壮年男性,易出现于活动度较大的下段腰椎间盘,其次为下段颈椎间盘,胸椎间盘较少见。临床表现因椎间盘突出的部位不同而异,主要表现为患部疼痛、运动受限以及相应脊髓、神经根受压症状。

### (二) 影像学表现

1. X 线表现　X 线平片无特异性。有些征象可以提示诊断,如:①脊柱曲度变直或侧弯;②椎体后缘增生肥大出现骨赘;③椎间隙狭窄,尤其是前窄后宽;④ Schmorl 结节,即髓核穿透椎体软骨板压迫椎体上或下缘,形成一骨质缺损隐窝状压迹,边缘见骨质硬化带(图 11-10)。

2. CT 表现　CT 表现为局限性突出于椎体后方或侧后方的弧形软组织密度影,边缘光滑,可有钙化;硬膜囊前缘或侧方受压变形,硬膜外脂肪间隙受压、变形或消失,侧隐窝可变窄,一侧神经根可受压甚至移位(图 11-11)。

3. MR 表现　椎间盘纤维环破裂,髓核进入外纤维环,造成局部椎间盘突出椎体边缘,$T_2WI$ 显示较为清楚,矢状面上表现为髓核呈半圆形或舌状向后方、侧后方突出,突出部与其未突出主体部分之间呈窄颈相连,且信号强度与其一致;在横断面上椎间盘呈三角形、半圆形或不规则形局限向椎体后方或侧后方突出,硬膜外脂肪间隙受压、变窄或消失,硬膜囊前缘或侧方以及一侧神经根鞘可受压变形,甚至移位。还能直接显示脊髓受压所致的髓内水肿或缺血的异常信号改变(图 11-12)。

### (三) 鉴别诊断

1. 椎管内硬膜外肿瘤　椎管内硬膜外肿瘤的形态与病变部位多与椎间盘突出不符,且与椎间盘无联系,常伴有椎体骨质破坏、椎管或椎间孔扩大,增强检查多有强化。

2. 硬膜外瘢痕　硬膜外瘢痕有明确椎管内手术史,范围大且边界不清,强化较椎间盘明显。

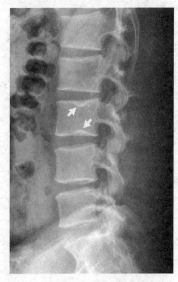

图 11-10 Schmorl 结节 X 线图

第 3 腰椎体上、下缘弧形骨质压迹,边缘见硬化带,可上下对称出现(白箭)

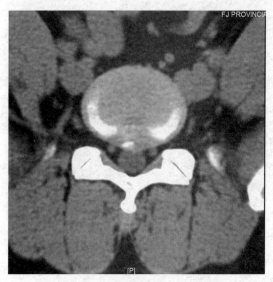

图 11-11 腰椎间盘突出 CT 图

CT 横断面显示 $L_5$~$S_1$ 椎间盘向后方弧形软组织密度影突入椎管,硬膜囊前缘受压

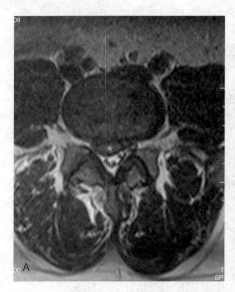
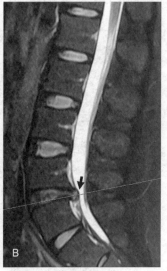

图 11-12 腰椎间盘突出 MR 图

A. 横断面 $T_2WI$:椎间盘呈半圆形向右后方突入椎管(*),并硬膜囊、马尾神经、右侧神经根受压;B. 矢状位 $T_2WI$ 脂肪抑制相:$L_{4~5}$ 椎间盘呈舌状突入椎管(黑箭),致硬膜囊受压

## 四、脊柱结核

脊柱结核(tuberculosis of spine)是骨关节结核中最常见的,由肺或其他部位结核杆菌经血行播散到椎体骨松质内引起的以骨质破坏为主的慢性骨病。本病以腰椎最为多见,胸椎次之,颈椎较少见,儿童以胸椎最多,成人好发于腰椎。病变常累及相邻的两个椎体,可跳跃分段发病,附件较少受累。

（一）病理与临床

本病好发于儿童和青年，发病率无性别差异。病理上分四型：中央型、边缘型、韧带下型、附件型。结核杆菌经椎体前后滋养血管到达椎体，形成结核结节以及干酪样坏死，引起椎体骨质破坏和椎旁脓肿，同时可侵犯周围软骨和韧带，造成邻近椎体的破坏。临床上起病隐匿，发展慢，症状轻。全身表现为低热、盗汗、消瘦、食欲不振、乏力等症状。局部表现为钝痛和叩击痛，伴相应部位脊柱活动受限。后期椎体破坏严重引起压缩性骨折和椎旁脓肿，表现为脊柱后突畸形和脊髓受压的相应神经症状等。

（二）影像学表现

1. X线表现　①中央型（椎体型）：多见于胸椎，早期仅见椎体内骨质破坏、塌陷变扁或呈楔形，造成脊柱后突畸形或侧弯；②边缘型（椎间型）：多见腰椎，椎体的前缘、上下缘出现不规则骨质破坏，再向椎体和椎间盘侵蚀，造成椎间隙变窄，邻近椎体互相融合；③韧带下型（椎旁型）：多见于胸椎，椎体前缘侵蚀呈凹陷性骨质破坏，累及多个椎体，破坏产生的干酪样物质易侵入脊柱周围软组织中形成结核干酪性脓肿，又称寒性脓肿；④附件型：少见，局限于椎弓、棘突、横突的骨质破坏。

2. CT表现　CT能更清楚地显示骨质破坏区以及寒性脓肿的细节，更易发现死骨和病理性骨折碎片，更易显示脓肿、骨碎片范围、细小的死骨和钙化等（图11-13），还可以发现椎管内硬膜外脓肿以及椎管狭窄情况。较少见到明显的骨质增生、硬化。

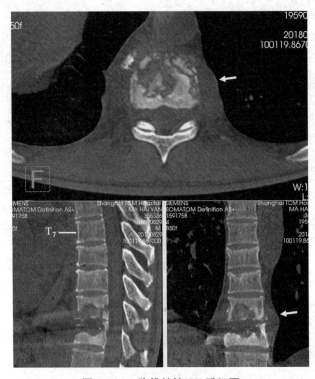

图 11-13　胸椎结核 CT 重组图

第10、11胸椎椎体骨质破坏，破坏区见细小死骨；椎间盘破坏、椎间隙狭窄；周围见脓肿形成（白箭）

3. MR表现　MRI是目前公认的早期诊断脊柱结核的最佳检查方法。主要表现为：①椎体及椎间盘破坏：椎体中央、椎间边缘、还是前纵韧带下的骨质破坏，在$T_1WI$均呈低信号，

$T_2WI$ 多为混杂高信号(图 11-14、图 11-15)。因骨破坏区周围骨髓炎性水肿的存在,病变异常信号区显示较实际骨破坏区要大。增强检查呈斑片状强化。如椎间盘受累可表现为椎间隙变窄和 $T_1WI$ 低信号、$T_2WI$ 混杂高信号,晚期出现椎体强直时,$T_1WI$、$T_2WI$ 均呈低信号。②寒性脓肿及肉芽肿:在 $T_1WI$ 呈低信号、$T_2WI$ 多呈混杂高信号,增强检查呈环形强化。

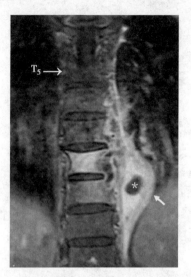

图 11-14　胸椎早期结核冠状面 MR-$T_1$WI 增强图

显示第 8、9 胸椎椎体轻度塌陷,呈 $T_1$WI 低信号,椎间盘基本未受累;增强后椎体不均匀强化,左侧椎旁脓肿(白箭),中心液化区不强化(＊)

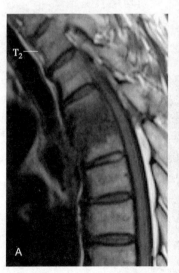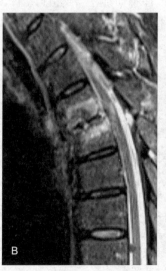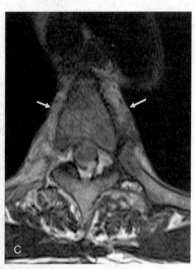

图 11-15　胸椎结核 MR 图

矢状位 $T_1$WI(A)、矢状面 $T_2$WI(B)、横断面 $T_2$WI(C)显示:第 4、5 胸椎椎体破坏,呈 $T_1$WI 低信号、$T_2$WI 混杂高信号,椎间盘破坏,椎间隙狭窄;两侧椎旁脓肿(白箭)

### (三)鉴别诊断

1. 化脓性脊柱炎　起病急,症状重,发展快的特点。在影像学表现上,骨质破坏同时有明显骨质增生硬化,出现骨桥和骨赘,可有椎体变形,却少有椎体严重塌陷。

2. 椎体压缩性骨折　要与结核鉴别,有明确的外伤史,多累及一个椎体,呈楔形变,无明显骨质破坏,一般无椎间隙变窄。

3. 脊柱转移瘤　常见于中、老年患者,椎体破坏的同时常有椎弓根的破坏,很少累及椎间盘,因而一般无椎间隙变窄。

## 五、强直性脊柱炎

强直性脊柱炎(ankylosing spondylitis,AS)是一种原因不明、慢性非特异性炎性疾病,以中轴关节骨慢性炎症为主的全身性自身免疫性疾病,主要累及双侧骶髂关节和脊柱,造成脊柱韧带的广泛骨化而导致脊柱强直性改变。

### (一)病理与临床

本病多起病于青少年,好发于男性,有起病隐匿,发展缓慢,病程长的特点,有明显家族发病倾向。主要侵犯中轴关节,以进行性关节强直为特征,90%以上有人类白细胞抗原(human leukocyte antigen,HLA)B27阳性。本病的主要病理变化为关节滑膜、关节软骨、软骨关节面下骨质以及邻近韧带、肌腱和软组织的非特异性炎症。初期侵犯骶髂关节,表现为下腰部疼痛不适、晨僵,活动后缓解。随着病变发展,出现进行性脊柱活动受限。半数以上可见髋、肩等外周大关节受累,出现关节疼痛和功能障碍。晚期表现为脊柱和关节强直。

### (二)影像学表现

早期以双侧骶髂关节对称性病变为其特征,随后多出现病变自下而上累及脊柱。

1. X线表现　本病以双侧对称性发病为特征。X线平片显示骶髂关节骨质破坏,关节面模糊,关节周围骨侵蚀破坏,边缘骨质增生硬化;随后关节间隙变窄,后期出现骨性关节强直。病变上行累及脊柱表现为弥漫性骨质疏松,椎体前缘上下角骨质硬化形成"方形椎";后期椎间盘纤维环以及脊柱周围韧带、软组织均可骨化,使脊柱呈竹节状改变(图11-16);晚期广泛骨化造成脊柱强直,脊柱畸形。

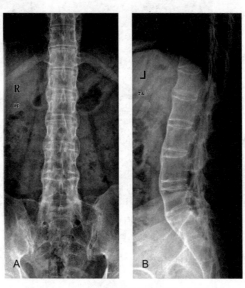

**图 11-16　强直性脊柱炎腰椎 X 线图**

腰椎正位片(A)、腰椎侧位片(B)显示:两侧骶髂关节面骨侵蚀破坏,边缘骨质增生硬化,腰椎韧带骨化,椎间骨桥形成,脊柱呈典型竹节状改变

2. CT 表现　CT 主要用于骶髂关节的早期改变,能更清晰地显示关节面的侵蚀破坏灶和轮廓(图 11-17)。

3. MR 表现　早期 MR 显示滑膜增厚、关节积液、相邻骨质水肿,显示骶髂关节的早期炎性改变,主要表现为关节面下的小斑片状 $T_1WI$ 低信号、$T_2WI$ 高信号、STIR 呈高信号的骨髓腔水肿影(图 11-18)。

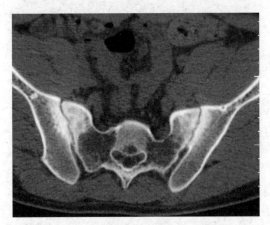

图 11-17　强直性脊柱炎骶髂关节 CT 图
显示双侧骶髂关节面骨侵蚀破坏,边缘骨质增生硬化,关节间隙狭窄

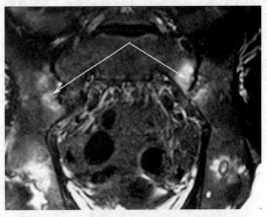

图 11-18　强直性脊柱炎骶髂关节 MR 图
冠状位 $T_2WI$ 脂肪抑制相显示双侧骶髂关节面毛糙,关节间隙狭窄,关节面下骨质呈高信号水肿(白箭)

**(三)鉴别诊断**

本病主要应与类风湿性关节炎相鉴别。类风湿性关节炎好发于中年女性,常有类风湿因子阳性,多对称性累及两侧手、足小关节,较少累及双侧骶髂关节以及脊柱,临床症状较明显,以广泛性骨质疏松及关节面下骨质破坏为主,骨质硬化程度轻或无。

(戚　婉)

# 第十二章
# 软 组 织

骨关节和肌肉系统的软组织主要由肌肉、肌腱、韧带、关节囊所构成,依附在相应的骨和关节周围,外覆皮肤和皮下脂肪,其间有神经和血管等组织。由于同为软组织密度,缺乏良好的自然对比,普通 X 线难以清楚显示各组织的形态结构和病变特点,因而检查受到很大限制。而 CT 和 MRI 具有较高的软组织分辨力,可用于软组织病变的检查和诊断,提高了软组织疾病的诊断水平,尤其 MRI 已成为软组织肿瘤影像检查方法的首选。

## 第一节　影像学检查方法和正常影像学表现

### 一、软组织 X 线检查及正常 X 线表现

一般在常规骨与关节 X 线平片检查时同时显示软组织,仅在观察软组织异物时才会专门进行软组织 X 线检查。在优质的 X 线片上可在脂肪层的衬托下显示肌肉组织,主要表现为在皮下脂肪、肌间隙稍低密度影中一片灰白中等密度影。

### 二、软组织 CT 检查及正常 CT 表现

CT 为断层图像,具有高密度分辨力等特点,因而在软组织窗能较清楚地显示:各肌层及肌腱、韧带呈中等密度影;皮下脂肪层和肌间隙脂肪呈较低密度影;皮肤呈线样中等密度影,厚薄较均匀。血管呈中等密度小类圆形走行于肌间隙脂肪层间;同时,通过增强扫描以及 CT 血管成像(CT angiography,CTA)还能进一步了解血管的结构。

### 三、软组织 MR 检查及正常 MR 表现

MRI 对软组织分辨力高,多参数、多序列、多方位成像能很好地显示骨与关节周围软组织的解剖形态,对软组织病变的显示较 CT 更具优势。在 MR 图像上,皮下脂肪层和肌间隙脂肪呈高信号影,各肌层呈中等偏低信号影,而肌腱、韧带呈低信号影,尤其是在脂肪抑制图像中肌肉组织显示更好,血管呈流空信号。同时,通过 MRA 血管成像还能进一步了解血管的解剖结构。

## 第二节　软组织基本病变的影像学表现

软组织结构多样,病变较复杂,但大多可归纳为下列一些基本表现。

## 一、软组织萎缩

多由于肢体长期废用或血管性病变造成局部软组织供血不足等引起相应软组织萎缩改变。影像学表现为局部软组织的肌肉、皮下脂肪层萎缩变薄，但肌间隙结构层次清楚。

## 二、软组织肿胀

由于炎症、外伤或静脉、淋巴回流受阻等造成局部软组织充血、水肿。X 线表现为局部软组织肿胀，皮下脂肪层、肌间隙模糊，结构层次不清（图 12-1）。炎症水肿时密度稍减低，若外伤出血则密度增高，皮下脂肪层可呈稍高密度网状影。CT 显示较 X 线片清晰。炎症水肿时 MR 表现为 $T_1WI$ 低信号、$T_2WI$ 高信号，而外伤出血时 MR 信号改变较复杂，与病程有关，详见相关章节。

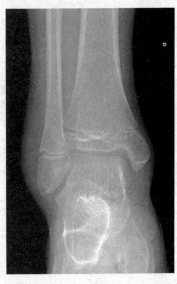

**图 12-1　软组织肿胀踝关节 X 线正位片图**
右侧外踝周围软组织肿胀，肌间隙模糊，层次不清

## 三、软组织肿块

可见于良性和恶性病变。在 CT 和 MRI 上易于观察，表现为形态规则或不规则，边界常较清楚，密度或信号可均匀或不均匀，有时可见液化坏死，出现液 - 液平面或钙化（图 12-2、图 12-3）。

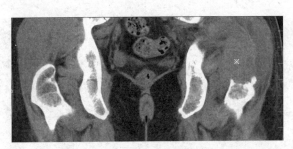

**图 12-2　软组织肿块髋部 CT 冠状位重组图**
左侧髋部软组织内见类椭圆形肿块影（※），边界尚清楚，与肌肉呈等密度

## 四、软组织钙化和骨化

多由于出血血肿机化或炎症、肿瘤的局部组织坏死等造成钙盐沉积。X 线表现为在软组织中出现大小不一，形态不规则，边缘清楚锐利的高密度影（图 12-4）。

## 五、软组织积气

软组织积气按其来源可分为以下几种：①外源性气体进入组织内，常见于外伤或手术后；②含气器官穿孔或破裂，如气管、肺或食管破裂与穿孔，致腔内气体进入纵隔或皮下组织中；③产气菌感染，常见于创伤后产气菌感染；④血液中释放的过饱和气体，如潜水员病或升

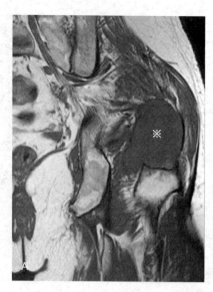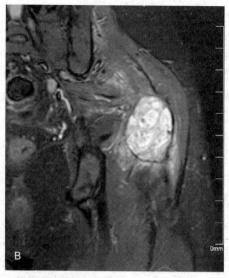

**图 12-3　软组织肿块髋部冠状面 MR 图**

$T_1WI$（A）、$T_2WI$-FS（B）示：左侧髋部软组织内见类椭圆形肿块影（※），边界较清楚，$T_1WI$ 呈等低信号，$T_2WI$-FS 呈混杂高信号（与图 12-2 为同一病例）

空减压过速时，气体由血液进入软组织。X 线表现为积气可位于皮下或肌束间，呈不规则泡形或条、带状透亮影，有时可衬托出肌束的轮廓，局部组织可见肿胀增厚（图 12-5）。CT 显示软组织内积气较 X 线平片敏感，表现为软组织内的极低密度影，CT 值小于 −150HU，边界清楚（图 12-6）。MRI 显示积气在 $T_1WI$ 及 $T_2WI$ 上均表现为低信号区，但有时与钙化不易区别，需与 X 线平片或 CT 对照观察。

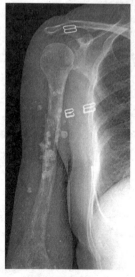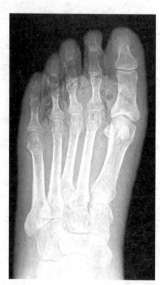

**图 12-4　软组织钙化和骨化 X 线图**
右上臂肱骨周围软组织内见大小不等的结节样高密度影，边界清楚

**图 12-5　足部软组织积气 X 线图**
左足前部软组织内见弥漫性小斑片状低密度影，为足部软组织产气菌感染

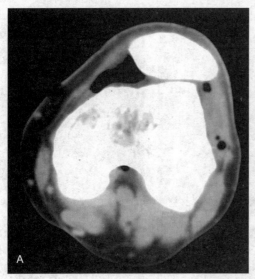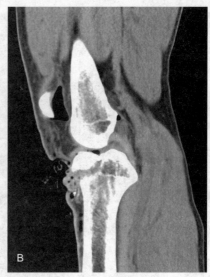

图 12-6 膝部软组织积气 CT 图

CT 横轴位(A)、矢状位重组(B)示:膝部周围软组织内见大小不等的散在的斑片状低密度影,前方破溃

# 第三节 常见疾病的影像学诊断

## 一、软组织感染

软组织感染是由细菌入侵造成的以软组织肿胀及脓肿形成为主要表现的炎性病变。感染途径一般有经创口直接入侵、邻近感染病灶的蔓延以及全身感染灶的血行播散。

### (一)病理与临床

软组织感染(soft tissue infection)的主要病理改变为局部软组织感染细菌后,造成该处明显充血、水肿,中性粒细胞浸润,且发生组织坏死及脓肿形成,软组织感染往往侵及邻近骨骼。临床主要表现为局部疼痛、红肿。感染严重、脓肿形成时,可伴局部跳痛以及全身中毒症状。

### (二)影像学表现

1. X 线表现 本病 X 线表现不明显,仅为局部软组织弥漫性肿胀,结构层次模糊不清。

2. CT 表现 CT 较 X 线敏感、清晰。早期主要表现为局部软组织肿胀,皮下脂肪层增厚、可呈稍高密度网状影;肌间隙模糊,肌层增厚、层次分界不清,且密度稍减低。脓肿形成后,肿胀的软组织中可见圆形、类圆形或分叶状肿块影,境界较清,密度不均,中央可见低密度坏死区。有时还可见低密度气体影,甚至出现液气平面。增强检查可见脓肿壁环形强化,内部可见分隔(图 12-7A)。

3. MR 表现 早期软组织充血、水肿时 MR 检查较 CT 敏感,表现为边缘模糊的长 $T_1$、长 $T_2$ 信号。脓肿形成后,中央坏死液化区 $T_1WI$ 多呈低信号、$T_2WI$ 多为高信号,有时也可呈低信号,脓肿壁纤维化使脓肿周边见一低信号环,而脓肿周围水肿带呈长 $T_1$、长 $T_2$ 信号(图 12-7B、C)。

## 二、局限性骨化性肌炎

局限性骨化性肌炎(localized myositis ossificans)是指出现于肌肉及其邻近软组织结构

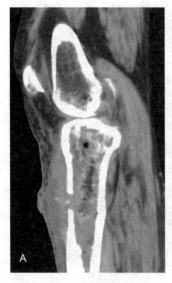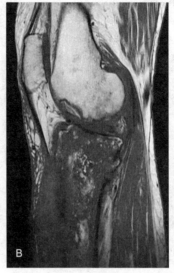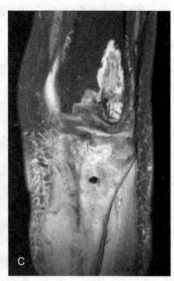

**图 12-7　软组织感染 CT 和 MR 图**

膝部 CT 矢状面（A）重组图、膝部 MR-T₁WI 矢状位（B）和 PDWI 脂肪抑制冠状位（C）均显示膝部周围软组织肿胀，层次模糊不清，股骨下段、胫骨上段骨质密度 / 信号不均匀、骨质破坏

中的异位钙化和骨化性疾病，一般分为外伤性和非外伤性骨化性肌炎，以外伤性常见。

**（一）病理与临床**

多见于青年男性外伤骨折后，病因不明。其发展过程为软组织出血、变性、坏死、纤维化形成肿块，而后出现机化和骨化。临床主要表现为受伤处软组织疼痛、明显肿胀，运动功能障碍，局部可扪及软组织肿块，且数月后渐进性缩小、变硬，随之临床症状逐步减轻或消失。

**（二）影像学表现**

随病程的进展 X 线表现各异。外伤后早期表现为局限性软组织肿块影；数周后血肿机化和钙化，肿块内出现斑点状、斑片状不规则高密影；后期表现为边缘清楚锐利的高密度骨化影（图 12-8）。CT 较 X 线平片显示更清晰。MRI 往往需结合 X 线平片或 CT 进行诊断。

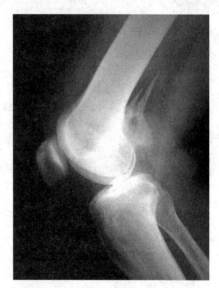

**图 12-8　骨化性肌炎膝关节 X 线侧位片图**

股骨髁后方软组织内见类三角形高密度影，边界清楚

### 三、软组织肿瘤

**（一）血管瘤**

血管瘤（hemangioma）多认为是一种由血管组织构成的先天性良性肿瘤，见于人体任何组织，也是较常见的软组织肿瘤之一。

1. 病理与临床　病理上，根据血管腔大小以及血管壁内皮细胞的类型可分为：毛细血管瘤、海绵状血管瘤、静脉血管瘤和混合血管瘤 4 型。本病发病年龄较轻，病程长，一般无明显临床症状。发生于皮肤及皮下等表浅部位时,可见皮色呈紫红或蓝色,较少见;而部位较深者有时可扪及搏动和听到血管杂音。

2. 影像学表现

(1) X 线和 CT 表现:平片对于较小病灶显示困难,对于较大病灶的诊断有一定帮助。CT 显示较 X 线平片敏感,主要表现为局部软组织肿胀,其内可见形态不规则、密度不均匀、境界较清的软组织肿块影,其内可见小结节状高密度静脉石影;邻近骨骼可见压迫性骨质吸收、破坏,骨皮质变薄。增强检查示病灶强化明显。出现静脉石影即可诊断本病。血管造影检查是诊断本病最有效的方法,表现为不规则囊状扩张的血窦影或迂曲扩张、粗细不等的血管样结构影。

(2) MR 表现:多表现为形态不规则的长 $T_1$、长 $T_2$ 肿块影,由于肿瘤内常有脂肪、纤维和扭曲扩张的血管,因而信号多不均匀。脂肪抑制 $T_2WI$ 显示较佳,为高信号影;增强扫描成明显强化(图 12-9)。

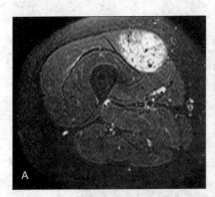
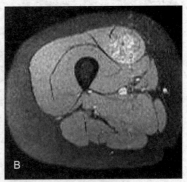
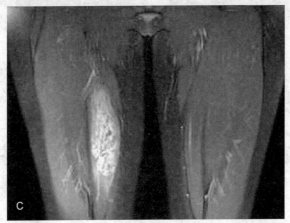

图 12-9 软组织血管瘤 MR 图像(图像由戚婉教授提供)

横断位脂肪抑制 $T_2WI(A)$ 显示右股骨前方软组织内肿块影,呈不均匀高信号,可见明显血管流空效应;脂肪抑制 $T_1WI$ 增强横断面(B)和冠状面(C)显示肿块呈不均匀明显强化

## (二)脂肪瘤

脂肪瘤(lipoma)是一种由成熟脂肪组织构成的最常见的软组织良性肿瘤。全身含有脂肪组织的任何部位均可发生,多见于皮下组织内。

1. 病理与临床 病理上,肿瘤由成熟脂肪细胞堆积,呈扁平或分叶状,有包膜,与周围组织分界清楚。软组织脂肪瘤发展缓慢,病程长,一般无自觉症状,可单发或多发,大小不等,质地柔软。

2. 影像学表现

(1) X 线表现:X 线平片多显示为边界较清楚的低密度影。

(2) CT 表现:CT 表现为软组织内单个或多个形态规整、边界完整清晰的低密度区,其密度均匀,与皮下脂肪密度相似,增强扫描示强化不明显(图 12-10)。

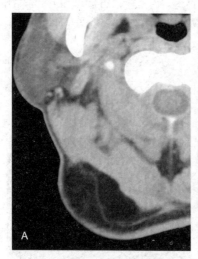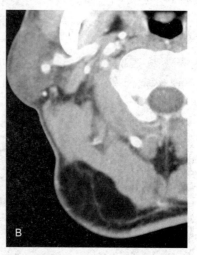

图 12-10　脂肪瘤 CT 图

CT 平扫(A)示右枕部皮下见类圆形低密度影,CT 值约 −95HU 左右,内见少许纤维分隔,密度基本均匀,边界清楚,增强后(B)无明显强化

(3) MR 表现:MR 表现具有特征性,信号强度与皮下脂肪一致,部分内可见低信号的纤维分隔(图 12-11)。

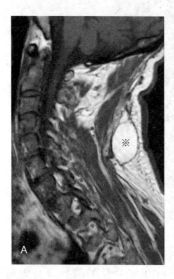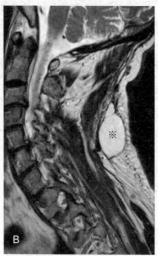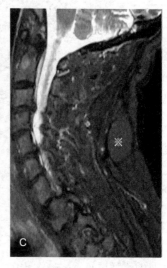

图 12-11　颈部脂肪瘤 MR 图

矢状位 T₁WI(A)、矢状位 T₂WI(B)、矢状位脂肪抑制 T₂WI(C)显示:颈部后方脂肪层见类椭圆形 T₁WI、T₂WI 高信号,脂肪抑制 T₂WI 呈低信号影,信号均匀,边界清楚(※)

### （三）脂肪肉瘤

脂肪肉瘤（liposarcoma）是一种较少见的起源于原始间质细胞的软组织恶性肿瘤，多见于中老年深部软组织内，最多见于大腿和腹膜后间隙。

1. 病理与临床 肿瘤多为原发，瘤细胞多样，很少由脂肪瘤恶变而来。一般有假包膜，体积较大，不均匀，内可见出血、坏死和囊变。发生于肢体者，临床多表现为边界不清、部分固定的无痛性肿块；发生于腹膜后者，多表现为继发症状。

2. 影像学表现

（1）X 线表现：X 线平片显示不清，可见软组织肿胀以及不均匀软组织肿块影。

（2）CT 表现：根据肿瘤的分化程度不同，由高分化到低分化，表现为软组织内形态规则或不规则、境界清或不清、密度低或高、呈膨胀或浸润性生长的软组织肿块影，增强检查可见实性部分呈不均匀强化（图 12-12）。

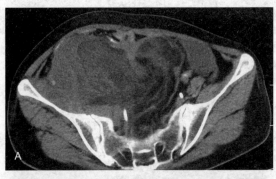
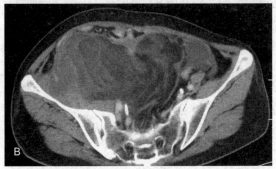

**图 12-12　脂肪肉瘤 CT 图**

盆腔见形态欠规则、密度不均等低密度灶，低密度处平扫（A）CT 值约 -50HU 左右，增强（B）后等密度部分轻度强化

（3）MR 表现：肿块信号强度也与其分化程度有关。分化良好的脂肪肉瘤中成熟的脂肪成分较多，因而在 $T_1WI$ 呈高信号、$T_2WI$ 为不均匀较高信号；分化差的脂肪肉瘤中成熟的脂肪成分极少或无，在 $T_1WI$ 呈低或等信号、$T_2WI$ 呈不均匀高信号，病灶内可伴有出血、坏死和囊变区，脂肪抑制扫描仍呈高信号。增强检查呈不均匀强化，病灶内坏死和囊变区不强化（图 12-13）。

3. 鉴别诊断

（1）脂肪瘤：少数分化良好的脂肪肉瘤与良性脂肪瘤表现相似，需进行鉴别。良性脂肪瘤好发于皮下组织内，各种影像检查的密度和信号均与皮下脂肪相同，部分在 MR 中可见低

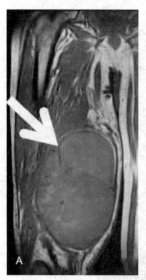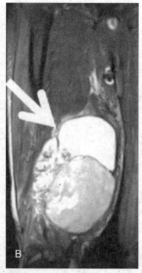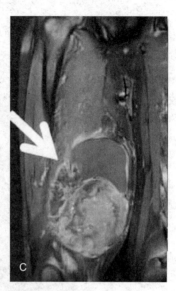

图 12-13　右侧大腿软组织脂肪肉瘤 MR 图（图像由戚婉教授提供）

冠状位 $T_1WI$（A）、$T_2WI$ 脂肪抑制（B）、$T_1WI$ 脂肪抑制增强显示右侧大腿下段巨大肿块影，呈 $T_1WI$ 混杂等低信号、$T_2WI$ 脂肪抑制混杂高信号，境界欠清，增强后呈不均匀强化

信号纤维分隔，增强后基本无强化，这有助于与脂肪肉瘤鉴别。

（2）其他类型的软组织肿瘤：分化较差的脂肪肉瘤由于脂肪含量极少，因而与其他类型来源的软组织恶性肿瘤如纤维肉瘤、平滑肌肉瘤等难以鉴别。若 CT 薄层扫描或 MR 检查发现肿块内有脂肪密度或信号，这将有助于脂肪肉瘤的诊断；若肿块内无脂肪密度或信号，则建议行组织学检查以明确诊断。

（王　琳）

# 第十三章
## 肌骨系统中西医结合影像学研究

### 一、骨关节中医相关理论及常见证候

中医诊疗活动中强调"有诸内必形诸外",由外部现象推知内部脏腑功能变化,因此中医古籍文献对解剖结构的表述较为粗犷,对于骨关节的描述尤其如此。《素问·骨空论》曰:"辅骨上横骨下为楗,侠髋为机,膝解为骸关,侠膝之骨为连骸,骸下为辅,辅上为腘,腘上为关。"对于骨关节功能的表述也不如脏腑明晰。《灵枢·经脉》曰:"人始生,先成精,精成而脑髓生,骨为干,脉为营,筋为刚,肉为墙,皮肤坚而毛发长,谷入于胃,脉道以通,血气乃行。"这里"骨为干"就是指的骨的生理功能,主运动之支撑。对骨关节疾病病机和治则的认识也较浅显,如关节脱位系"骨节闪脱,不得入臼(《圣济总录》)";治疗要求应"以手揣搦,复还机枢(《圣济总录》)",复位要先"排正筋骨(《太平圣惠方》)",然后才能固定等。骨性关节炎的病机主要为"虚""瘀""邪",虚包括肾虚髓亏、肝肾亏虚、肝肾阴虚等;瘀指血溢脉外,气机阻滞,气血阻于筋脉经络;邪指外邪,风、寒、湿邪是最主要外邪等;治则以补肾、活血、驱邪立法组方。骨骼关节病变的主要临床表现为运动功能失职,其常见证型有气血两虚证、气滞血瘀证、肾精不足证、风寒湿证等。

### 二、骨关节疾病影像学与中医学结合研究案例:颈椎病

颈椎病是由于颈椎椎间盘退行性变,继发骨质增生、韧带钙化等病理改变,累及神经根、脊髓、椎动脉、交感神经及脊髓前中央动脉等组织结构,而产生一系列症状和体征的临床综合征,属于中医的痹证、眩晕、痿证等范畴。中医学认为,人到中年体质渐弱,气血渐亏,阳气渐衰,督脉空虚,阳气不足,卫外不固,风寒湿邪,乘虚而入,阻滞经脉;或因跌打损伤,经络受损,瘀血内停;或因积劳成疾,肝肾亏损,督阳不运,痰凝血瘀,而成颈椎病。根据其临床表现中医辨证可分为风寒湿痹、气滞血瘀、痰湿阻络、肝肾亏虚、气血两虚等证型。

**【颈椎病中医辨证与影像学表现的相关性】**

颈椎病常用影像学检查方法有颈椎平片、CT 和 MRI 等,平片对骨质增生、韧带钙化、生理曲度和椎间隙改变、颈椎不稳等显示较好,CT 可直接显示椎间盘病变,MRI 对椎间盘和脊髓显示较好。不少学者曾开展过颈椎病中医辨证与影像学相关性研究,归纳如下:

1. 风寒湿痹型　多表现为颈椎曲度变直、项韧带钙化和椎体边缘骨质增生,前缘尤甚。
2. 气滞血瘀型　多表现为颈椎曲度变直,椎体边缘骨赘形成,累及椎间孔、神经根和椎动脉。
3. 痰湿阻络型　多表现为椎间隙狭窄,椎体后缘骨质增生,椎间盘突出,后纵韧带及黄

韧带肥厚,椎管变窄,脊髓受压缺血变性。

4. 肝肾亏虚型　多表现为颈椎生理曲度变直,横突孔狭小,左右不对称或钩椎关节形成骨赘外展,致使椎动脉受压扭曲狭窄。

5. 气血两虚型　多表现为椎体排列不稳,可伴有椎体滑脱。

（徐良洲　张东友）

##  第二篇关键知识点

1. 骨化形式
2. 骨龄
3. 平片是骨骼系统最常用的检查方法,摄片的几个注意点
4. 儿童和成年人的长骨组成
5. 骨质疏松症的 X 线表现
6. 骨质软化的 X 线表现
7. 骨质疏松与骨质软化的定义及 X 线表现的异同
8. 骨膜增生
9. Codman 三角
10. 骨折与骨挫伤
11. 骨折对位关系的描述方法
12. 骨折的对线不良
13. 骨折愈合过程
14. 疲劳性骨折
15. colles 骨折
16. 病理性骨折
17. 发生病理性骨折的常见病变
18. 儿童骨髓炎一般不侵犯关节的原因
19. 急、慢性骨髓炎 X 线表现
20. 骨肉瘤的好发部位、分型及 X 线征象
21. 骨巨细胞瘤的好发部位及典型 X 线征象
22. 转移性骨肿瘤分型及 X 线表现
23. 痛风的 X 线表现
24. X 线、CT、MR 检查对关节的应用优势
25. 关节病变的基本 X 线表现
26. 关节强直的 2 种类型及其区别
27. 关节脱位的 2 种类型及其区别
28. 膝关节半月板损伤的 MR 表现
29. 关节结核的 X 线表现
30. 类风湿性关节炎的影像学表现
31. 类风湿性关节炎与化脓性关节炎、关节结核、痛风的鉴别
32. 颈椎斜位片和腰椎斜位片主要显示的结构
33. 脊柱损伤的 X 线表现
34. 脊柱退行性变的影像学表现
35. 椎间盘的构成
36. 椎间盘突出的影像学表现
37. 脊柱结核的影像学表现
38. 强直性脊柱炎的影像学表现
39. 强直性脊柱炎与类风湿性关节炎的鉴别
40. 软组织基本病变
41. 软组织血管瘤的影像学表现
42. 软组织脂肪瘤与脂肪肉瘤的鉴别诊断

第二篇 中枢神经系统

# 第十四章
# 颅　　脑

## 第一节　影像学检查方法和正常影像学表现

### 一、颅脑的 X 线检查及正常 X 线表现

头颅平片包括正、侧位片,主要观察颅骨的厚度、密度及各部位结构,颅底的裂孔,蝶鞍及颅内钙化斑等。由于 CT 和 MRI 的广泛应用,而头颅 X 线片只能大致观察颅骨,且颅底结构重叠较多,价值受到限制,已较少应用。

### 二、颅脑的 CT 检查及正常 CT 表现

CT 平扫是头部的常规扫描方法,用于急诊头颅外伤、急性脑血管病及含有钙化的颅脑病变。增强扫描有利于检出平扫不易发现的小病灶或等密度病灶,对病灶的定性有很大帮助。CT 血管造影(CT angiography,CTA)可用于判断血管变异或血管性病变。CT 灌注成像可用于评价器官组织的灌注状态,诊断早期梗死及肿瘤分级等。

正常头颅 CT 平扫见图 14-1。脑实质呈等密度,皮质稍高于白质。大脑半球中由尾状核、豆状核、屏状核构成的基底节是非常重要的部位,其内侧是脑室,外侧紧靠最外囊,丘脑位于其后内方,内囊在豆状核、尾状核和丘脑之间走行。这些神经核团的密度类似于皮质并略高于内囊。新生儿大脑半球前中央沟前区及岛盖未发育,额极与颞极较短,皮质与髓质分界不清。老年人的脑实质尤其是脑白质的密度随年龄的增长有下降趋势。

脑实质可见非病理性钙化。75%~80% 的成人在第三脑室后部可显示松果体与缰联合钙化,缰联合居前,范围不超过 1cm,松果体钙化偏后,一般不超过 5mm;侧脑室脉络丛钙化,出现率约 75%;大脑镰钙化,多见于 40 岁以上的成人;基底节钙化易出现在高龄人群中;小脑齿状核钙化,偶尔出现在老年人群中,呈对称性。

脑室及蛛网膜下腔中的脑脊液为水样密度,具体包括枕大池、脑桥小脑池、鞍上池、环池、侧裂池、终板池、四叠体池、大脑大静脉池、第三脑室、第四脑室、侧脑室及大脑纵裂等。

骨窗可显示颅骨及颅内含气空腔。颅底层面可见颈静脉孔、卵圆孔、破裂孔、枕骨大孔及乳突气房和鼻旁窦等;枕骨大孔上方层面可见颈静脉结节、岩骨、蝶骨小翼、蝶鞍和视神经孔等,岩骨的内侧还可见内耳道。

正常脑实质因有血脑屏障,增强扫描基本不强化或仅轻度强化,皮质较髓质稍高。脑内血管明显强化,在鞍上池内可见 Wills 环、大脑前动脉及前交通动脉,并可显示大脑中动脉水平段及侧裂段的岛叶分支。基底动脉位于脑桥前方、鞍背后方,呈点状致密影。并可显示大

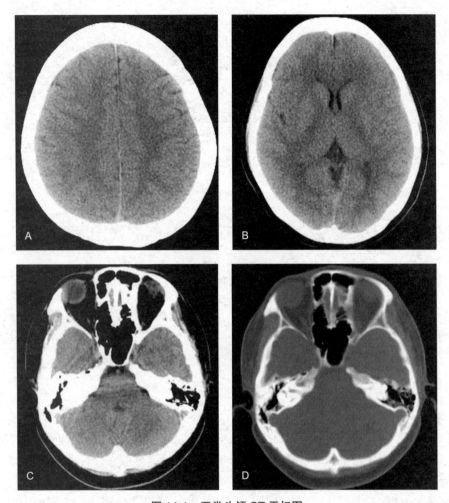

**图 14-1　正常头颅 CT 平扫图**

A. 半卵圆中心层面；B. 基底节层面；C. 桥小脑角区层面；D. 桥小脑角区层面骨窗，显示两侧内听道

脑静脉和静脉窦结构，如大脑大静脉、上矢状窦和海绵窦等。硬脑膜有丰富的血供，可明显强化。侧脑室内脉络丛强化后呈不规则带状致密影。松果体和垂体因无血脑屏障常见明显强化。

### 三、颅脑的 MR 检查及正常 MR 表现

MRI 可行多方位断面成像，且不存在骨骼及牙齿的伪影。平扫适用于绝大多数头颈部和中枢神经系统检查（图 14-2）。增强用于对病变的鉴别和定性诊断。MR 血管造影（MR angiography，MRA）是一种安全、无创的血管检查技术，可获取血管系统的解剖和功能信息。MR 特殊技术包括：①弥散加权成像（diffusion weighted imaging，DWI）通过检测人体组织水分子扩散运动受限制的方向和程度等信息，间接反映组织微观结构的变化；②弥散张量成像（diffusion tensor imaging，DTI）无创性显示活体脑白质及白质束走行，显示脑内病变对白质束及其走行的影响；③灌注成像（perfusion weighted imaging，PWI）反映组织微循环血流动力学状态，与 CT 灌注成像相似；④波谱成像（MR spectroscopy，MRS）是目前唯一活体观察组织细胞代谢及生化变化的无创性技术，多用于胶质瘤恶性程度的分级诊断、脑肿瘤放疗后复发与坏死的鉴别、缺氧脑病严重程度及预后的判断等；⑤血氧依赖水平法（blood oxygen level dependent，

BOLD）作为功能成像（functional MRI,fMRI）之一，用于外来刺激对皮层影响的指令发出来源定位的研究，以及颅脑肿瘤对运动感觉皮层的影响、辅助制定治疗方案、术后评价等。

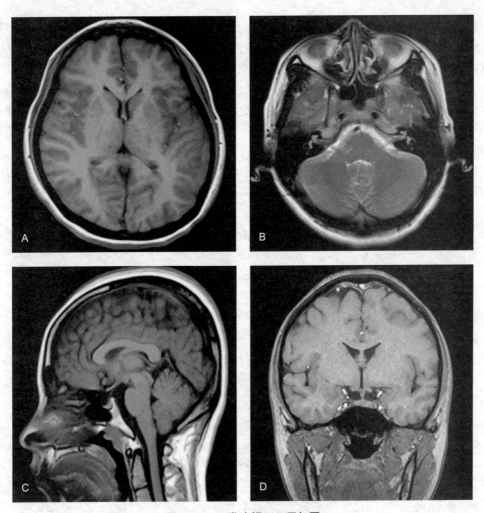

**图 14-2　正常头颅 MR 平扫图**

A 横断面 $T_1WI$ 基底节层面；B 横断面 $T_2WI$ 桥小脑角区层面；C. 正中矢状面 $T_1WI$；D. 冠状面 $T_1WI$，显示视交叉、垂体柄及垂体组成"工"字形结构

**（一）颅骨**

内外板几乎不含或少含质子，呈无信号或低信号。板障内含一定脂肪，且其内的静脉血流缓慢，均呈高信号。

**（二）脑组织**

脑白质与灰质相比，其 $T_1$ 值和 $T_2$ 值较短，在 $T_1WI$ 上脑白质信号高于脑灰质，在 $T_2WI$ 上则低于脑灰质，在质子密度加权像上两者信号相近。蕴藏在大脑白质深部的灰质核团，如尾状核、豆状核、屏状核及杏仁体为基底节，加上丘脑，位于侧脑室两旁，和周围的白质形成内囊、外囊，构成基底节区。在 MR 扫描中基底节区结构显示得非常清楚。

**（三）脑室系统及蛛网膜下腔**

在脑室、脑池及脑沟内含有大量脑脊液，呈 $T_1WI$ 低信号、$T_2WI$ 高信号。高分辨率 MRI

并可清晰地显示各对脑神经,以 $T_1WI$ 显示为佳,呈等信号。蝶鞍层面能显示第 V 对脑神经,鞍上池层面可显示第 III、IV 对脑神经。

### (四)脑血管

脑血管走行自然,由近至远逐渐变细,管壁光滑,分布均匀。动脉系统由颈内动脉、椎基底动脉及颈外动脉系统构成。颈内动脉系统由颈内动脉、大脑前动脉和大脑中动脉构成。颈内动脉主要由颈段和颅内的虹吸部构成。虹吸部侧面观呈 C 形,包括岩段、海绵窦段、虹吸弯段、床突上段和终段。大脑前动脉分为水平段、膝段及纵行段,两侧大脑前动脉由前交通动脉相连。大脑中动脉分为水平段、侧裂段及凸面分支。椎基底动脉系统由椎动脉及基底动脉构成。椎动脉起自锁骨下动脉,小脑后下动脉为其颅内段的主要分支。基底动脉由双侧椎动脉在桥脑下缘汇合而成,其在分叉为大脑后动脉前有小脑前下动脉、小脑上动脉、脑干穿支动脉等分支。颈内动脉的床突上段、大脑前动脉水平段、前交通动脉、后交通动脉、大脑后动脉近段构成完整的 Willis 环,但变异较多(图 4-6)。

## 第二节 基本病变的影像学表现

### 一、颅骨异常

颅骨异常包括形态异常(颅板增厚、变薄)及骨质异常。后者可分为颅骨本身的病变(骨折、感染、肿瘤等)造成的骨质破坏、增生;以及颅内病变侵犯颅骨(如垂体瘤致鞍底塌陷、脑膜瘤致邻近颅骨增生硬化、听神经瘤致内听道扩大等)。

### 二、脑组织位置、形态异常

#### (一)位置异常

肿瘤、出血等占位性病变推压邻近脑组织,并可使中线结构(大脑镰、松果体钙化、第三脑室、透明隔、第四脑室等)不同程度向健侧移位,严重时可见脑疝形成。

先天性畸形脑膨出时,颅腔内容物经颅骨缺损处疝出颅外,膨出内容物可为脑膜、脑脊液、脑组织、脑室结构,并可见局部脑组织、脑室牵拉变形,向患侧移位。Chiari 畸形时可见小脑扁桃体下疝。

#### (二)形态异常

脑实质内占位性病变,可引起邻近脑组织水肿、肿胀,局部脑沟、脑池、脑室变浅或闭塞,中线结构向对侧移位。脑干占位性病变常引起脑干膨大,第四脑室受压。

脑萎缩是指各种原因引起的脑组织体积缩小,表现为脑沟、脑裂增宽,脑池和脑室的扩大。按萎缩范围可分为广泛性萎缩和局限性萎缩;按部位萎缩可发生在脑皮层、脑白质、基底节、脑干和小脑;按病因可分为外伤性、缺血性、出血性、炎症后及缺氧后萎缩等。

颅脑先天性畸形,如胼胝体发育异常、视隔发育不良、脑裂畸形等,可见相应结构的形态异常或缺如。

### 三、脑组织密度、信号异常

以正常脑组织为参照,病灶密度或信号可分为高、低、等密度或信号或两种、两种以上的混杂密度或信号。

高密度病灶见于钙化、出血和某些实性肿瘤。低密度病灶见于组织的坏死、水肿（肿瘤、脑梗死、炎症、脑挫伤等），液性病灶（囊肿、软化灶等）和脂类（脂肪瘤等）。等密度病灶常为出血性病灶的某一阶段和某些肿瘤病灶。

MRI 上大多数病灶呈 $T_1WI$ 低信号，$T_2WI$ 高信号；脂肪类病灶 $T_1WI$ 及 $T_2WI$ 均呈高信号，脂肪抑制成像信号会降低；含顺磁性物质的肿块如黑色素瘤呈 $T_1WI$ 高信号，$T_2WI$ 低信号；钙化和骨化 $T_1WI$ 及 $T_2WI$ 均呈低信号，较细小的钙化和骨化在 MRI 上常不能显示；出血的信号改变较复杂，与病程有关，详见相关章节。

### 四、脑血管移位、狭窄或中断

#### （一）脑血管移位
颅内占位性病变、水肿等常推压局部脑组织，致使脑血管移位、走行改变，移位的程度取决于病变的大小和生长方式。

#### （二）脑血管狭窄或中断
颅内血管性病变（血管栓塞、动脉硬化性狭窄）致使脑血管局部狭窄、闭塞，DSA、CTA 及 MRA 上可见局部脑血管影的狭窄或中断，并可见远侧血管影纤细，分支稀疏，或不显示。

### 五、脑室系统及蛛网膜下腔异常

#### （一）脑室系统移位
颅内占位性病变，可引起邻近脑室系统受压，不同程度向健侧移位。脑膨出时，可见局部脑室牵拉变形，向患侧移位，甚至局部脑室系统膨出颅外。

#### （二）脑室系统扩张
脑萎缩及脑积水时均可见脑室系统扩张。脑萎缩时脑组织体积缩小，脑沟增宽，脑室系统扩大，脑室扩大与脑沟增宽成正比，扩大的脑室无张力感。脑积水是指由脑脊液产生和吸收失衡，或脑脊液循环通路障碍所致的脑室系统异常扩大，可分为交通性脑积水、梗阻性脑积水及正常压力性脑积水，脑室扩大与脑沟增宽不成比例，邻近脑实质内可见不同程度间质性水肿。

#### （三）脑室系统狭窄或阻塞
先天性狭窄、外伤或炎症后粘连及占位性病变阻塞或压迫，均可引起脑室系统局部狭窄或阻塞，近端脑室系统不同程度扩张。

#### （四）脑室系统及蛛网膜下腔密度、信号异常
正常脑室系统及蛛网膜下腔 CT 扫描呈水样密度，MRI 呈 $T_1WI$ 低信号，$T_2WI$ 明亮的高信号，$T_2WI$-FLAIR 低信号。脑室系统及蛛网膜下腔出血、肿瘤及肿瘤样病变均可引起其密度、信号异常及形态改变。

## 第三节　常见疾病的影像学诊断

### 一、颅内肿瘤

#### （一）星形细胞肿瘤
1. 病理与临床　胶质瘤（glioma）起源于神经间质细胞，包括星形细胞瘤、少突胶质细

胞瘤室管膜瘤等,占全部颅内肿瘤的 50% 左右。星形细胞肿瘤(astrocytic tumor)是指以星形胶质细胞所组成的肿瘤,世界卫生组织(World Health Organization,WHO)将其分为 4 级:Ⅰ级为局限性星形细胞瘤,包括毛细胞型星形细胞瘤和室管膜下巨细胞星形细胞瘤,属良性;Ⅱ级包括弥漫性星形细胞瘤和多形性黄色星形细胞瘤,介于良恶性之间;Ⅲ级间变性星形细胞瘤和Ⅳ级多形性胶质母细胞瘤分化不良,属于恶性,肿瘤呈弥漫性浸润生长,血供丰富,易发生坏死、出血。

本病好发于 20~40 岁人群,儿童多见于小脑,成人好发于大脑,老年人少见。其临床症状、体征因肿瘤的部位不同而各异,常表现为颅内压增高、癫痫发作和精神症状,并可见因脑组织受压、浸润或破坏致局部神经缺失而引起的症状。儿童毛细胞型星形细胞瘤可表现为头痛、呕吐、共济失调、视觉损害及下丘脑功能减退等。

2. 影像学表现

(1)CT 表现:Ⅰ级星形细胞瘤平扫为低密度,边界清楚,周围脑组织无水肿和占位效应,增强多无强化。近来发现少数毛细胞型星形细胞瘤可恶性变,增强后可有明显强化;室管膜下巨细胞星形细胞瘤表现为室管膜下大于 1cm 结节,多位于室间孔附近,平扫呈低或等密度,常有钙化,有时有囊变,增强后实质部分明显强化。Ⅱ级表现与Ⅰ级类似,增强后可有轻度强化。Ⅲ、Ⅳ级肿瘤实质部分呈略高密度,可有斑点状钙化及出血高密度及坏死囊变低密度,形态不规则,边界不清,瘤周水肿和占位效应明显,多呈不规则环状强化(图 14-3),壁厚薄不一,可见明显强化的壁结节。

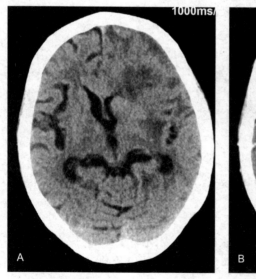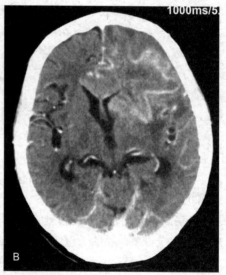

图 14-3 Ⅳ级星形细胞瘤 CT 图

CT 平扫(A)显示左侧额顶叶占位,脑室受压,中线右偏,呈不均匀低密度,瘤周水肿;增强扫描(B)显示病灶明显不均匀强化,境界模糊

(2)MR 表现:肿瘤实质部分 $T_1WI$ 呈稍低信号,$T_2WI$ 及 FLAIR 上呈稍高信号,囊变和瘤周水肿呈 $T_1WI$ 低信号、$T_2WI$ 高信号。MRI 上显示的病灶范围常常大于 CT。随着肿瘤恶性程度的增高,占位效应、瘤周水肿愈加明显。增强后强化程度与 CT 相同。Ⅱ~Ⅳ级随级别上升强化愈加明显(图 14-4)。病灶较大时可沿脑白质蔓延,可跨过中线侵犯对侧。MRS

显示肿瘤内 Cho 峰升高,NAA 峰降低,Cho/Cr 及 Cho/NAA 增高。

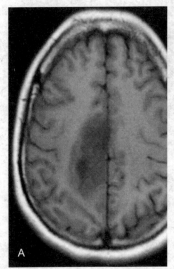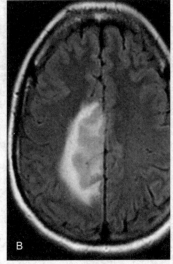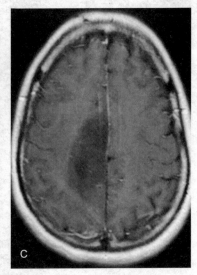

**图 14-4　Ⅱ级星形细胞瘤 MR 图**

T$_1$WI 横断面(A)显示右侧额顶叶占位,呈不均匀低信号;T$_2$WI-FLAIR 横断面(B)病灶呈稍高信号,周围轻度水肿;T$_1$WI 横断面增强扫描(C)显示病灶无明显强化

3. 鉴别诊断　星形细胞瘤主要需与急性脑梗死、轻度脑挫伤等鉴别。急性脑梗死与脑血管分布范围一致,急性起病,治疗后可见病灶缩小。轻度脑挫伤表现为局限性脑水肿,外伤史有助于诊断。

**(二)脑膜瘤**

1. 病理与临床　脑膜瘤(meningioma)起源于蛛网膜粒帽细胞,2%~10% 为恶性,位于脑实质外,好发于大脑凸面和矢状窦旁,其次见于蝶骨嵴、嗅沟、桥小脑角、小脑幕、鞍区和眼眶等处。脑膜瘤多为良性,生长缓慢,呈类圆形,边界清晰,可见钙化,由脑膜动脉供血,血运丰富,与脑膜相连。部分脑膜瘤为多发,占 1%~2%。

脑膜瘤约占颅内肿瘤的 15%,仅次于胶质瘤,好发于中老年人女性。本病起病缓慢,病程长,肿瘤较小时多无症状,随着肿瘤的增大逐渐出现颅内压增高及局部神经定位症状和体征。

2. 影像学表现

(1)DSA 表现:脑膜瘤多由颈外动脉脑膜分支供血,以颈外动脉分支为主。肿瘤血管多呈日光状,实质期多见明显染色,可见瘤周引流静脉。目前血管造影只用于介入性栓塞治疗之前进行。

(2)CT 表现:平扫肿瘤为圆形、椭圆形,边界清晰,与脑膜关系密切,呈等、高密度,20%~25% 出现钙化,有时整个肿瘤可完全钙化,囊变、坏死少见。较大肿瘤或邻近静脉窦的肿瘤可出现瘤周水肿。骨窗可见邻近颅骨增生硬化、破坏,或两者皆有。增强后呈明显均匀强化(图 14-5),如发生坏死囊变,则不强化。

(3)MR 表现:T$_1$WI 呈等或稍低信号,T$_2$WI 呈等或略高信号,信号可稍不均匀。增强检查多呈明显均匀强化,可见病灶邻近脑膜增厚、强化,称之为"脑膜尾征"(图 14-6)。MRS 病灶内 NAA 峰消失,Cho 峰增高,Cho/Cr 的比值与肿瘤的增生潜能相关,在 15ppm 可出现脑膜瘤特征性的丙氨酸峰。

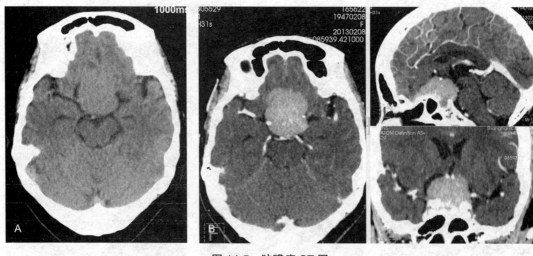

图 14-5　脑膜瘤 CT 图

CT 平扫（A）显示鞍区占位，呈均匀稍高密度，邻近脑组织受压改变；增强扫描三维平面重组图（B）显示病灶呈明显均匀强化，境界清楚，位于鞍上

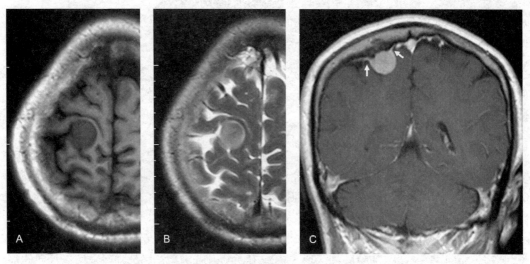

图 14-6　脑膜瘤 MR 图

右侧顶部类圆形占位，邻近脑组织受压，横断面 $T_1WI$（A）呈稍低信号、$T_2WI$（B）呈稍高信号；$T_1WI$ 增强冠状面（C）肿瘤明显均匀强化，并见脑膜尾征（白箭）

3. 鉴别诊断　典型脑膜瘤依据影像学特征可做出正确诊断。需同脑膜瘤鉴别的肿瘤因部位而异，幕上脑膜瘤应与胶质瘤、转移瘤鉴别，鞍区脑膜瘤应与垂体瘤鉴别，桥小脑角区脑膜瘤应与听神经瘤鉴别。

**（三）脑转移性肿瘤**

1. 病理与临床　脑转移性肿瘤（brain metastatic tumor）为全身其他部位的肿瘤转移至颅内形成，以肺癌最常见，其次为乳腺癌、消化道癌、肾癌等。发病部位以血运较丰富区域为主，易发生在灰质和白质交界处，以额、颞、顶叶多见，枕叶少见。

本病临床上多见于 40~70 岁患者，男性多于女性。其症状主要和发病部位有关，肿瘤占位效应使患者产生颅内压增高表现，包括头痛、恶心、呕吐及视盘水肿，小脑转移瘤还可导致共济失调。

2. 影像学表现

（1）CT 表现：CT 平扫见低或等密度结节或肿块，周围大面积水肿，有时平扫难以显示病灶实质而仅见水肿；增强后多呈单发或多发环状不均匀强化，大多呈现所谓"小瘤体大水肿"特征（图 14-7）。也有转移瘤可无瘤周水肿发生，仅表现为强化小结节影。

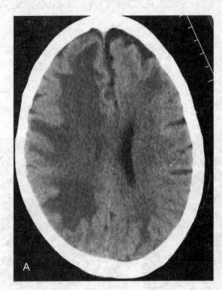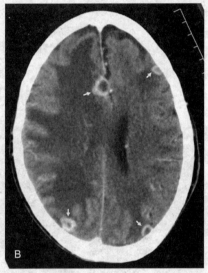

**图 14-7　脑转移性肿瘤 CT 增强图**

横断面 CT 平扫（A）两双侧额顶叶皮层下大片低密度区，隐约见环状等密度结节；增强扫描（B）显示两侧额顶叶多发环形强化（白箭），周围大片不强化水肿区

（2）MR 表现：MR 平扫呈 $T_1WI$ 等、低信号，$T_2WI$ 及 FLAIR 呈不均高信号，周围伴明显指状水肿。增强后肿瘤实质强化，多呈环形边缘强化，并能较 CT 发现更小的无瘤周水肿转移灶及软脑膜转移灶（图 14-8）。

3. 鉴别诊断　主要需同原发性胶质细胞瘤、淋巴瘤等相鉴别。

**（四）垂体瘤**

1. 病理与临床　垂体瘤为最常见的颅内脑外肿瘤，占颅内肿瘤的 10% 左右，以垂体前叶的腺瘤占大多数，来自后叶者少见。具有内分泌功能者依据分泌的激素分为泌乳素腺瘤、生长素腺瘤、促肾上腺皮质素腺瘤等。小于 1cm 者称垂体微腺瘤。临床上具有内分泌功能的腺瘤表现为与内分泌有关的症状，如泌乳、月经不调、肢端肥大、尿崩症等。大腺瘤可引起压迫症状，如视力障碍、脑积水等。

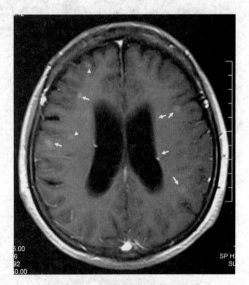

**图 14-8　脑转移性肿瘤 MR 图**

横断面 $T_1WI$ 增强显示双侧额顶叶脑内多发强化结节灶（白箭），瘤周无水肿，且见数个软脑膜强化结节（白箭头）

2. 影像学表现

（1）CT 表现：①大腺瘤表现为自鞍内突入鞍上池的肿块,呈等、稍高密度,垂体卒中时可见病灶内片状高密度出血,或缺血坏死的低密度区。病灶边界清晰,向上生长突破鞍隔时,冠状面扫描可呈"雪人征",鞍上池变形,压迫视交叉,突入第三脑室前部可致脑积水;向下可突破鞍底;向两侧可包绕海绵窦。增强扫描示肿瘤强化晚于垂体本身,囊变坏死部分不强化。②垂体微腺瘤需采用冠状面薄层扫描检查,一般增强才能显示 <1cm 之类圆形低强化结节,可有局部垂体上缘凸出、垂体柄偏移、鞍底下陷。

（2）MR 表现：垂体瘤呈圆形、椭圆形,向鞍上生长典型者呈"雪人征"。$T_1WI$ 呈等或略低信号,$T_2WI$ 大腺瘤呈等或略高信号,微腺瘤呈高、等或低信号者都有。大腺瘤内可见囊变、坏死、出血,肿瘤越大,出现的概率越高。增强后强化情况同 CT(图 14-9)。MR 薄层冠状面增强检查较 CT 检查更易发现小垂体微腺瘤(图 14-10)。

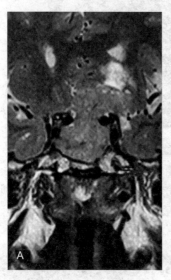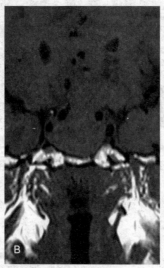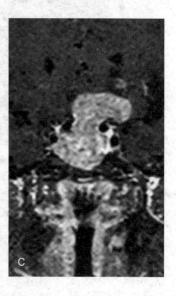

图 14-9　垂体瘤 MR 图

冠状面 $T_2WI$(A)、$T_1WI$(B)、$T_1WI$ 增强冠状面(C)显示鞍区不规则占位,呈 $T_2WI$ 稍高信号、$T_1WI$ 等信号,增强后肿瘤明显强化、稍不均匀,部分包绕两侧海绵窦。病灶向下突破鞍底,侵入蝶窦,向上突破鞍隔,呈"雪人征",视交叉受压上抬,突入第三脑室

3. 鉴别诊断　垂体瘤多数 CT、MR 征象典型,结合血清激素水平升高和临床症状不难诊断。垂体瘤主要需要与颅咽管瘤、鞍区脑膜瘤、毛细胞型星形细胞瘤及生殖细胞瘤等相鉴别。

（五）听神经瘤

1. 病理与临床　听神经瘤(acoustic neuroma)是桥小脑角区最常见的肿瘤,大多起源于听神经前庭支的神经鞘膜细胞,占脑神经瘤的 90%~95%。一般为单侧发病,两侧同时发生者较少,见于神经纤维瘤病。肿瘤为良性,有包膜,生长缓慢,瘤体血管分布较少,常发生囊变。

临床上,本病好发年龄为 40~60 岁,女性略多。本病早期主要表现为耳鸣和听力下降,长大后可出现前庭功能损害,甚至脑积水和颅内高压表现。

2. 影像学表现

（1）CT 表现：CT 示肿瘤中心位于内听道口,呈圆形、椭圆形,并可见一蒂伸入内听道。

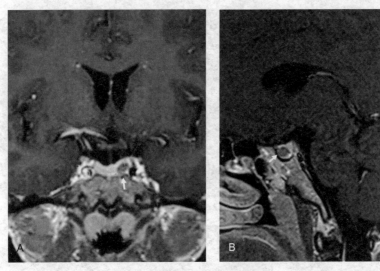

**图 14-10 垂体微腺瘤 MR 图**

T₁WI 增强冠状面（A）和矢状面（B）显示垂体左侧低强化微小结节灶（白箭）

CT 平扫多呈等密度，较大的肿瘤内可见低密度囊变区，病灶边界清晰，第四脑室及脑干受压移位，幕上可见不同程度脑积水。CT 增强扫描显示，较小的肿瘤多为均匀强化，较大的肿瘤呈不均匀边缘强化。骨窗可见内听道扩大和骨质吸收。微小听神经瘤（<1cm）骨窗示内听道无或轻度扩大，CT 容易漏诊，增强扫描后可见明显的均匀强化（图 14-11）。

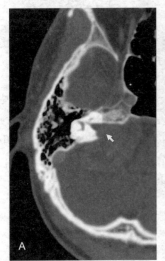
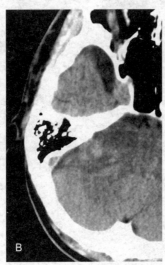
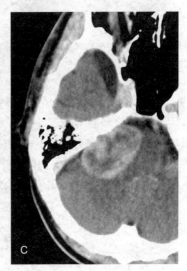

**图 14-11 听神经瘤 CT 图**

CT 骨窗（A）显示右侧内听道明显扩大、呈喇叭口状（白箭）；平扫软组织窗（B）示桥小脑角区等稍低密度占位，境界欠清，脑干轻度受压改变；增强扫描（C）病灶呈椭圆形，明显不均匀强化，其中低强化区为坏死、囊变

（2）MR 表现：T₁WI 多呈略低信号或等信号，T₂WI 多呈高信号，较大肿瘤内可见囊变区。肿瘤呈椭圆形，可见小蒂伸入内听道，边界清晰，较大肿瘤周围可见水肿，伴明显占位效应。增强扫描多呈均匀或不均匀强化（图 14-12）。

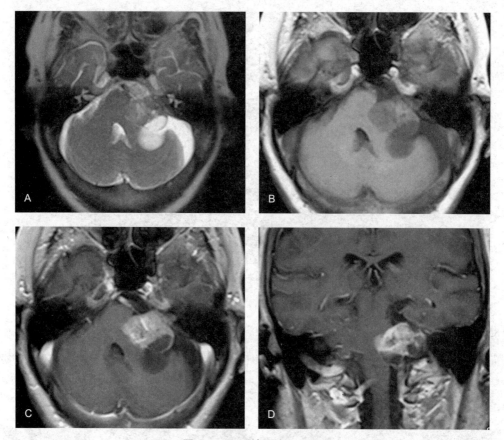

图 14-12　听神经瘤 MR 图

横断面 $T_2WI$（A）、$T_1WI$（B）、$T_1WI$ 增强横断面（C）及冠状面（D）显示左侧桥小脑角区占位,脑干受压改变,同侧听神经增粗;病灶呈 $T_2WI$ 等、高信号,$T_1WI$ 等、低信号,增强后明显不均匀强化,囊变区不强化

3. 鉴别诊断　听神经瘤主要需与三叉神经瘤、脑膜瘤、表皮样囊肿及蛛网膜囊肿等相鉴别。三叉神经瘤常跨颅中窝、颅后窝生长。脑膜瘤较少囊变,增强后强化明显、均匀,可见脑膜尾征。表皮样囊肿又称为胆脂瘤,囊内由上皮碎屑、角蛋白和胆固醇组成,具有"钻孔"效应,CT 表现为低密度,MRI 为 $T_1WI$ 低信号、$T_2WI$ 高信号、DWI 弥散受限,增强后不强化。蛛网膜囊肿呈水样密度和信号、DWI 弥散不受限,增强后不强化。

## 二、颅脑外伤

### （一）脑挫裂伤

1. 病理与临床　脑挫裂伤（contusion and laceration of brain）是脑挫伤和脑裂伤的统称。单纯脑实质损伤而软脑膜仍保持完整者称为脑挫伤,如脑实质破损伴软脑膜撕裂成为脑裂伤。因脑挫伤和脑裂伤往往同时并存,故合称脑挫裂伤。本病可发生在外力作用的邻近脑组织,亦可发生在外力作用的对侧,称之为对冲伤（图 14-13）。本病多累及额、颞的前端和脑底部,主要病理变化是脑组织碎裂、坏死及脑内血肿和水肿,常合并蛛网膜下腔出血和其他颅内血肿。临床上,本病的病情轻重与脑挫裂伤的部位、范围和程度直接有关,出现损伤部位的神经定位体征,如瘫痪、失语、视野缺损、感觉障碍和局灶性癫痫等。昏迷时间的长短、颅内高压和生命体征的改变均与脑挫裂伤的范围、严重程度具有明显关系。脑膜刺激征与蛛网膜下腔出血有关。

2. 影像学表现

（1）CT 表现：早期脑挫裂伤 CT 可无异常，或表现为斑片状、不规则低密度区，内常见点状高密度出血灶（图 14-13）。损伤后 24~48 小时可见斑片状高密度区，并有约 1/5 患者于原先无血肿的低密度区出现迟发血肿。损伤几天后，病灶周围出现水肿，并见占位效应，随时间推移而逐渐减少至消失。CT 可同时显示并发的硬膜下血肿和骨折。

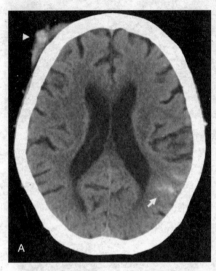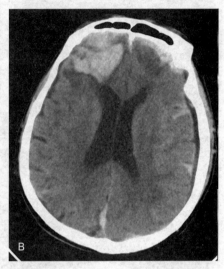

图 14-13 脑挫裂伤 CT 图

A. 右侧额部外伤性皮下血肿（白箭头），对应左侧枕叶脑内对冲伤、斑片状高密度挫裂伤出血（白箭）；B. 另一例显示右侧额叶高低混杂密度及左侧额叶低密度脑挫裂伤，并见左额颞硬膜下血肿及蛛网膜下腔出血

（2）MR 表现：①非出血性脑挫伤时，呈 $T_1WI$ 低信号，$T_2WI$ 高信号。②伴出血时，其内信号变化与血肿期龄有关。急性期血肿显示不如 CT 清楚，$T_1WI$ 呈等信号，$T_2WI$ 呈稍低信号；亚急性和慢性期血肿显示比 CT 敏感，$T_1WI$ 和 $T_2WI$ 均表现为高信号（图 14-14）；慢性期软化灶形成时 $T_1WI$ 呈低信号，$T_2WI$ 呈高信号，周边可见含铁血黄素沉积所致低信号环。

3. 鉴别诊断　外伤病史明确，一般不需与其他病变鉴别。

**（二）硬膜外血肿**

1. 病理与临床　硬膜外血肿（epidural hematoma）为外伤直接打击所致，约占颅内外伤性血肿的 1/3，好发于额颞顶部。出血积聚于分离的硬膜与颅骨内板之间，出血来源为脑膜血管（尤以脑膜中动、静脉最为常见）、静脉窦和板障静脉。由于硬膜与颅骨内板粘连紧密，故血肿局限呈梭形，血肿不跨越硬膜附着点如颅缝。85%~90% 的硬膜外血肿并发颅骨骨折，且 80% 的骨折位于血肿同侧。临床上患者于外伤后出现剧烈头痛，伴恶心、呕吐，甚至昏迷，典型者可出现意识障碍的中间清醒期。

2. 影像学表现

（1）CT 表现：颅骨内板下边缘锐利的梭形高密度影，不跨越颅缝，CT 值为 40~80HU，2/3 急性期硬膜外血肿密度均匀（图 14-15A），约 1/3 病例密度可不均，呈高低混杂密度，提示活动性出血。血肿可见占位效应，病变侧脑室受压、变形和移位，中线结构可移位。少数患者受伤时无症状，以后发生慢性硬膜外血肿，呈等密度，血肿时间较长时可见钙化甚至骨化，

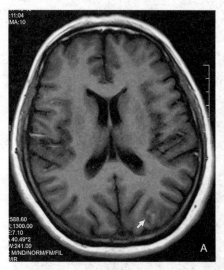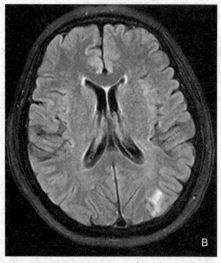

**图 14-14　脑挫裂伤 MR 图**

患者外伤 1 日就诊,横断面 $T_1WI$(A)显示左侧枕叶稍低信号灶中少许斑点状高信号(白箭),脂肪抑制水抑制 $T_2WI$(B)显示斑片状稍高信号

以包膜钙化多见。增强扫描可显示血肿内缘的包膜强化,有助于等密度硬膜外血肿的诊断。CT 骨窗可显示伴随的颅骨骨折,血肿多位于骨折附近(图 14-15B)。

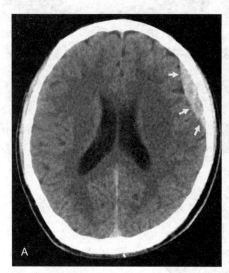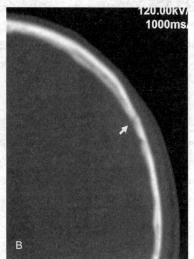

**图 14-15　硬膜外血肿及额骨骨折 CT 图**

CT 平扫(A)显示左额颅板下梭形高密度血肿(白箭),CT 值 60HU;骨窗(B)显示局部额骨骨折(白箭)

(2)MR 表现:血肿的形态改变和 CT 相仿,呈双凸形或梭形,边界锐利,位于颅骨内板和脑表面之间,不跨颅缝(图 14-16)。血肿的信号强度改变与血肿的期龄有关,急性期 $T_1WI$ 信号与脑实质相仿、$T_2WI$ 呈低信号;亚急性期 $T_1WI$ 及 $T_2WI$ 均呈高信号;慢性期 $T_1WI$ 呈低信号,$T_2WI$ 呈高信号。此外,患侧邻近脑皮质因血肿占位效应受压扭曲,形成"脑回移位征"。

3. 鉴别诊断　根据明确的外伤史、典型的梭形及密度和信号变化,诊断不难。梭形的形态可以与新月形的硬膜下血肿鉴别;具有外伤史可以与有感染临床表现的硬膜外积脓

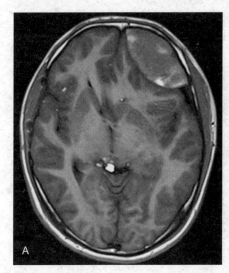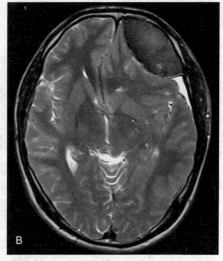

图 14-16 硬膜外血肿 MRI-$T_1$WI 横断面图

$T_1$WI(A)、$T_2$WI(B)左额颅板下见 $T_1$WI 等信号内斑片状高信号、$T_2$WI 稍低信号周边低信号环之梭形占位，脑组织受压，形成"脑回移位征"

鉴别。

**（三）硬膜下血肿**

1. 病理与临床 硬膜下血肿（subdural hematoma）常发生于额、颞、顶半球凸面，多由外伤后桥静脉或静脉窦损伤出血所致。血液聚集于硬膜下腔，由于蛛网膜无张力，血肿范围较广，多呈新月形，可跨颅缝分布，但不跨硬膜返折如大脑镰和天幕，由于硬脑膜的内层向颅腔内反折，呈现双层的皱襞，因此形成了大脑镰、小脑幕、小脑镰、鞍隔、海绵窦、直窦、横窦、乙状窦等。凡是这些地方的出血都属于硬膜下血肿（出血）。硬膜下血肿是颅内血肿中最常见者。多由对冲伤所致，颅骨骨折多位于血肿对侧。按发病时间分为急性（3 天以内）、亚急性（4天 ~2 周）及慢性（2 周以上）。临床上急性患者多有昏迷、单侧瞳孔散大和其他脑压迫症状，严重者出现脑疝。慢性患者外伤史常较轻，易忽略，颅高压症状出现较晚。老年人自发性出血可类似脑梗死症状。

2. 影像学表现

（1）CT 表现：①急性硬脑膜下血肿表现为颅骨内板与脑表面之间新月形或半月形高密度影（图 14-17A），约 40% 呈高低混杂密度，为蛛网膜破裂后脑脊液与血液混合所致，或提示活动性出血。常伴有脑挫裂伤或脑内血肿，脑水肿和占位效应明显。②亚急性期血肿密度降低，可与脑实质呈等密度，易漏诊（图 14-17B）。也可见血肿呈分层状。③慢性期呈低密度，并可见脑萎缩及血肿包膜的增厚与钙化等。④患侧脑组织受压内移、脑室变窄，中线向对侧移位，增强后显示更清楚。

（2）MR 表现：血肿呈新月形，形态学上与 CT 同。血肿信号强度改变与血肿的期龄有关。血肿急性期 $T_1$WI 呈等低信号，$T_2$WI 呈低信号；亚急性期 $T_1$WI 呈高信号，$T_2$WI 呈高或低信号；慢性期 $T_1$WI 呈低信号，$T_2$WI 呈高信号。根据血肿内含铁血黄素顺磁性和抗磁性的转换及液化，血肿内可见液 - 液平面。

3. 鉴别诊断 根据病灶位置、形态及密度或信号变化，本病的诊断不难。当血肿与脑皮质密度类似时，CT 平扫易漏诊，仔细观察邻近脑皮质的移位及增强扫描有助于诊断。

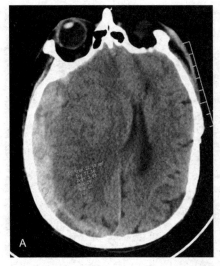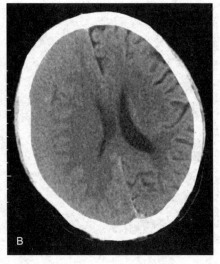

图 14-17 硬膜下血肿 CT 图

A. CT 平扫显示急性硬膜下血肿,右侧颞枕部颅骨内板下新月形高密度(密度高于脑灰质、CT 值约 70HU)影,同侧灰白质界面内移;B. CT 平扫显示亚急性硬膜下血肿,右侧额顶部颅骨内板下新月形等密度影(密度与脑灰质相等、易漏诊),同侧灰白质界面内移,侧脑室体部受压变窄

### (四)蛛网膜下腔出血

1. 病理与临床 蛛网膜下腔是脑蛛网膜与软脑膜之间形成宽窄不一的蛛网膜下间隙,内含脑脊液,一些宽大处则称"池",如大脑纵裂池、小脑延髓池、脚间池、外侧裂池、四叠体池、鞍上池等,以上这些部位的出血都属于蛛网膜下腔出血(subarachnoid hemorrhage)。本病常由蛛网膜下腔内的皮层静脉破裂出血所致,外伤性蛛网膜下腔出血好发于对冲伤,常合并脑挫伤和 / 或硬膜下血肿,出血充填于脑沟和脑池内。蛛网膜下腔出血后,常引起脑血管痉挛。当血管痉挛严重或伴血管壁内出血时,可出现脑缺血及脑梗死。本病的临床表现为外伤后的剧烈头痛、呕吐、意识障碍、脑膜刺激征等。蛛网膜下腔出血后期常致蛛网膜广泛粘连,而出现交通性脑积水。

2. 影像学表现

(1)CT 表现:急性期表现为脑沟与脑池内密度增高影(图 14-18),出血量大者则显示脑池与脑裂的高密度铸型。出血 1~2 天,CT 检出率 80%~100%,随着时间延长,检出率逐渐下降。出血一般 7 天左右吸收,此时 CT 检查阴性,而 MR 检查仍可发现高信号出血灶的痕迹。

(2)MR 表现:MRI 对急性期蛛网膜下腔出血显示差。亚急性期(出血数天后)红细胞溶解,释放出游离稀释的正铁血红蛋白,在各成像序列中均呈高信号。慢性反复性蛛网膜下腔出血在软脑膜及硬膜下会出现永久性含铁血黄素积聚,在高场强 T$_2$WI 上大脑、小脑、脑干、颈髓表面及脑室管膜面上呈清

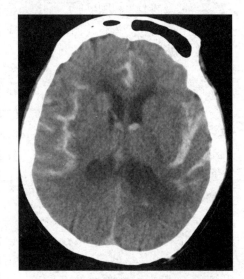

图 14-18 蛛网膜下腔出血 CT 图

CT 平扫显示两侧侧裂池、脑沟呈高密度,边界模糊

晰的低信号边。部分病例随时间延长出现蛛网膜粘连,可引起交通性脑积水。

3. 鉴别诊断 急性期蛛网膜下腔出血需与正常大脑镰、小脑幕鉴别。血管性病变引起的蛛网膜下腔出血有类似的病理、临床和影像学表现。

## 三、脑血管疾病

### (一) 脑出血

1. 病理与临床 脑出血(cerebral hemorrhage)指原发性脑实质出血,由脑动脉、静脉和/或毛细血管破裂所致,好发部位为基底节、丘脑、脑桥和小脑,易破入脑室。血肿演变分为急性期、吸收期和囊变期,各期时间长短与血肿大小和年龄有关。本病好发于 55~65 岁中老年人,男女发病无差别。多继发于高血压、动脉瘤、血管畸形、血液病和脑肿瘤等,其中以高血压性脑出血最常见。临床上起病突然,主要表现为剧烈头痛、头昏、恶心、呕吐、肢体无力、意识障碍、血压升高、脑膜刺激征阳性等,临床症状与出血部位及出血量有关。

2. 影像学表现

(1) CT 表现:①急性期血肿呈边界清楚、大小不等的类圆形或不规则形高密度影,密度均匀,CT 值在 60~90HU 之间,周围水肿带宽窄不一,局部脑室受压改变。血肿破入脑室时,可见脑室内积血,少量出血表现为脑室内的高密度液-液平面,大量出血时可见脑室内铸型。出血进入蛛网膜下腔时,见邻近脑沟、脑池密度增高(图 14-19A)。②吸收期始于 3~7 天,可见血肿边缘变模糊,水肿带增宽,血肿密度从边缘向内呈向心性减低,高密度体积也逐渐缩小,小血肿可完全吸收。③囊变期始于 2 个月以后,较大血肿吸收后常遗留大小不等的囊腔,伴有不同程度的脑萎缩。④出血后 2 周,由于血肿周围的新生肉芽组织无完整的血脑屏障,增强扫描呈薄环状强化,可持续 3~5 月。

(2) MR 表现:脑内血肿的信号随血肿期龄而变化,急性期血肿显示不如 CT 清楚(图 14-19B、C);亚急性和慢性期血肿显示较 CT 敏感;增强扫描表现同 CT 增强。①急性早期(24 小时内)$T_1WI$ 以等信号为主,略低或略高信号,$T_2WI$ 呈等或略高信号,周围无水肿。②急性期(1~3 天)$T_1WI$ 呈等信号,$T_2WI$ 呈略高信号,周围水肿带呈 $T_1WI$ 低信号,$T_2WI$ 高信号。③亚急性期(3 天 ~2 周)血肿于 $T_1WI$ 及 $T_2WI$ 均呈高信号,伴周围水肿。④慢性期 $T_1WI$ 及 $T_2WI$ 均呈高信号,$T_2WI$ 并于血肿周围见低信号含铁血黄素环。⑤囊肿完全形成时 $T_1WI$ 呈低信号,$T_2WI$ 呈高信号,周边可见含铁血黄素沉积所致低信号环,同时伴有周围脑组织萎缩改变。

3. 鉴别诊断 急性出血因突然发病及其高密度,诊断不难。亚急性期、慢性期出血需与肿瘤性出血、血管畸形性出血及出血性脑梗死鉴别,CT 或 MR 增强检查有助于鉴别。

### (二) 脑梗死

1. 病理与临床 脑梗死(cerebral infarction)病理表现为脑部血液循环障碍,缺血、缺氧所致的局限性脑组织缺血性变性,继而坏死、液化。根据缺血后时间长短脑梗死分为:超急性期(<6 小时)、急性期(6~72 小时)、亚急性期(72 小时 ~10 天)、慢性早期(11 天 ~1 个月)和慢性晚期(>1 个月)。一般认为 24 小时后脑组织坏死不可逆,随后发生液化、囊变。

脑梗死临床上多见于 45~70 岁中老年人,占全部脑血管病(卒中)的 60%~80%,男女之比为 3∶2。本病起病较突然,并在短期内进行性加重。其症状与梗死区域的脑功能有关,常导致偏身感觉运动障碍、失语等。梗死区面积较大时可因脑水肿出现脑疝症状。腔隙性脑梗死为脑穿支动脉闭塞引起的小梗死,临床表现轻微。

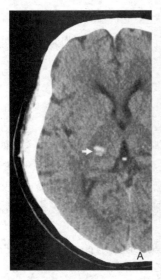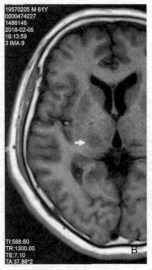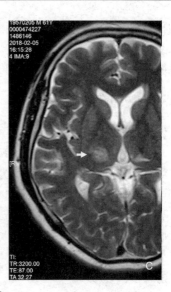

图 14-19　脑出血 CT、MR 图

右侧丘脑小结节状出血灶（白箭），CT 平扫（A）表现为小结节状高密度；2 小时后 MR-$T_1$WI（B）呈低信号、$T_2$WI（C）呈稍高信号

2. 影像学表现

（1）CT 表现：①CT 平扫超急性期和多数急性早期（<24 小时）梗死表现为阴性或轻微的缺血区肿胀、结构模糊，CT 灌注检查显示低灌注。急性后期至亚急性期缺血区密度减低，边界清楚越来越明显。慢性期坏死区发生液化、囊变，呈水样密度，体积缩小，同时邻近脑沟增宽，同侧脑室扩大。梗死部位及范围与闭塞血管的供血区一致，可同时累及皮髓质，多呈楔形或扇形。②亚急性期和慢性期 CT 增强后可见病变区出现脑回样强化，第 2~3 周出现率最高（图 14-20）。③腔隙性脑梗死多见于基底节、小脑和脑干，呈圆形、斑点状低密度灶，无占位效应，直径 <15mm。④出血性脑梗死是脑梗死的特殊类型，呈大片低密度梗死灶中的斑点状高密度出血灶。

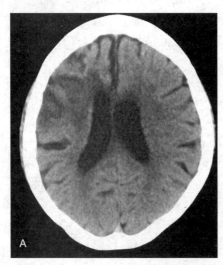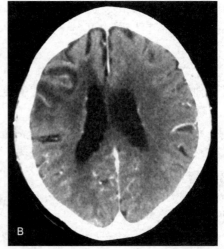

图 14-20　亚急性脑梗死 CT 图

A. 平扫显示右侧额叶片低密度区；B. 增强后见低密度区内脑回样强化

（2）MR 表现:①超急性期常规 MRI 呈阴性,DWI 弥散受限(呈高信号,ADC 值减低)(图 14-21),PWI 呈低灌注状态。当 PWI 显示的低灌注区与 DWI 高信号区不匹配时,两者间的不匹配区为"缺血半暗带","缺血半暗带"的存在是进行溶栓治疗的理论基础,溶栓治疗可使"缺血半暗带"内脑组织转化为正常灌注区。急性期、亚急性期呈 $T_1WI$ 低信号,$T_2WI$、$T_2WI$-FLAIR 高信号,DWI 在亚急性期信号呈下降趋势。慢性期 $T_1WI$、$T_2WI$ 表现同急性期,$T_2WI$-FLAIR、DWI 呈低信号。②增强后表现同 CT。③腔隙性脑梗死形态学同 CT,信号特点与脑梗死一致(图 14-22)。④出血性脑梗死在梗死灶中出现出血信号,常规 MRI 序列对急性出血不敏感。

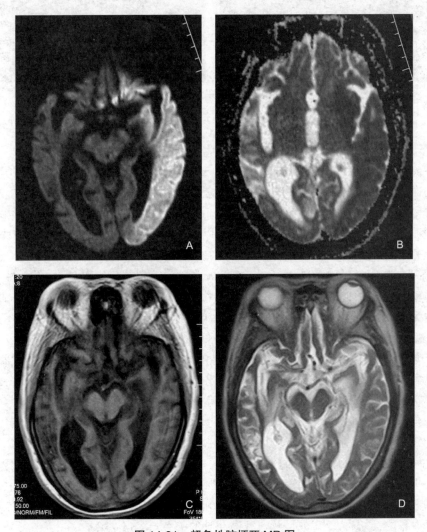

**图 14-21 超急性脑梗死 MR 图**

DWI(A)显示左侧颞枕叶大片弥散受限高信号影、ADC 图(B)为低信号;$T_1WI$(C)和 $T_2WI$(D)均未显示明显异常信号

3. 鉴别诊断　缺血性脑梗死的低密度灶有时需与胶质瘤、转移瘤、脑脓肿、脱髓鞘病变及脑积水脑白质间质性水肿等鉴别。前三者 CT 或 MR 增强有一定的强化特点,伴随的水肿位于病灶周围,与脑血管供血区无关。后二者病变多位于脑室周围。结合脑梗死临床突然

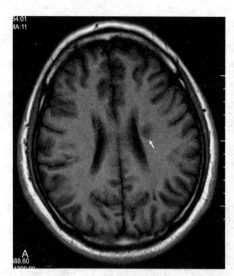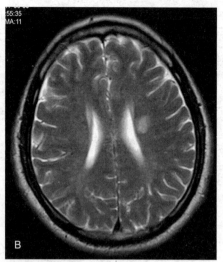

**图 14-22　急性腔隙性脑梗死 MR 图**

$T_1WI$（A）显示左侧放射冠区类圆形低信号灶（白箭）；$T_2WI$（B）显示高信号

起病,可作出鉴别。

　　此外,小的腔隙性梗死还需与 V-R 间隙（Virchow-Robin 间隙）鉴别。V-R 间隙为大小 3~8mm 的血管周围间隙,位于血管外膜内并且是封闭的,不与蛛网膜下腔相通,内含组织液,并非脑脊液。CT 呈圆形低密度,MR-$T_1WI$ 呈低信号、$T_2WI$ 呈高信号,$T_2$-FLAIR 呈低信号。双侧性、多发性,一般均分布在纤维走行方向,以无症状、无年龄限制、无占位效应为特点。

　　**（三）颅内动脉瘤**

　　1. 病理与临床　颅内动脉瘤（intracranial aneurysm）根据病因可分为:先天性、损伤性、感染性和动脉硬化性;根据形态可分为:粟粒状、囊状、梭形、夹层和假性动脉瘤,90% 的颅内动脉瘤为囊状;根据大小,直径 <1.0cm 为一般性动脉瘤,直径 1.0~2.5cm 为大动脉瘤,直径 >2.5cm 为巨大动脉瘤。以颈内动脉颅内段好发,其次为大脑前动脉和大脑中动脉,大脑后动脉较少见。发病高峰年龄在 50~54 岁,女性略多见。绝大多数未破裂动脉瘤无临床症状,少数表现为压迫症状。动脉瘤破裂引起颅内出血,常于劳累或激动时发生,出血突然,表现为头痛、恶心、呕吐、颈项强直或部分意识障碍等。

　　2. 影像学表现

　　（1）CT 表现:①无血栓形成的动脉瘤平扫多为均匀的圆形或椭圆形高密度,增强后呈均匀强化（图 14-23A、B）。②有部分血栓形成的动脉瘤平扫时呈不均匀的高密度环状,边缘可有壳状或弧状钙化,中心部分呈低密度;增强扫描示边缘高密度环无强化,而中心低密度区强化,呈“靶环征”。③动脉瘤破裂时可显示相应的蛛网膜下腔出血、脑内血肿等。④ CTA 可显示瘤体部位、形态、大小、数目及与载瘤动脉的关系（图 14-23C）。

　　（2）MR 表现:动脉瘤 MR 表现取决于瘤腔内血流速度、有无血栓形成、钙化及含铁血黄素。血流过快时,$T_1WI$、$T_2WI$ 上动脉瘤均呈圆形或椭圆形无信号区,周围可见搏动伪影。增强后瘤内无强化,瘤壁可强化;血流较慢时,呈等、高不均匀信号,增强后有强化。巨大动脉瘤 MRI 能显示各种成分的混杂信号,如血流及涡流因流空效应呈无信号,瘤壁钙化呈无信号,血栓为高信号,含铁血黄素为低信号。MRA 可显示瘤体部位、形态、大小、数目及载瘤动脉等。

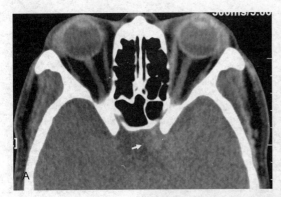
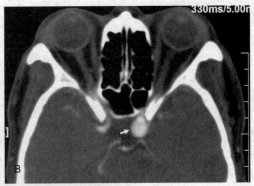
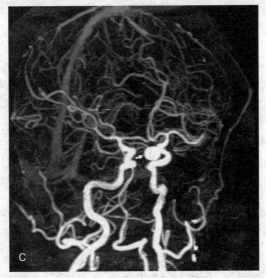

图 14-23 颈内动脉瘤 CT 图

平扫(A)示鞍上池左侧等密度结节灶(白箭),增强后(B)明显均匀强化;CTA(C)示左侧颈内动脉床突段类圆形瘤样突出

(3) DSA 表现:是诊断动脉瘤最主要手段,96% 以上的动脉瘤均可借此确诊,也是动静脉畸形的确诊方法。DSA 可明确动脉瘤生长方向和瘤颈(蒂)的解剖关系,显示动静脉畸形的部位、供血动脉、畸形血管团大小以及引流静脉,了解是否伴有动脉瘤、静脉瘤、动静脉瘘及脑盗血情况。

3. 鉴别诊断 巨大动脉瘤有时需与脑膜瘤、实质性颅咽管瘤或垂体瘤相鉴别。CT 或 MR 增强可显示各自的强化特点,CTA 和 MRA 对血管瘤的显示有助于鉴别诊断,DSA 为颅内动脉瘤诊断的金标准。

## 四、多发性硬化

1. 病理与临床 多发性硬化(multiple sclerosis,MS)是最常见的中枢神经系统白质脱髓鞘疾病,以病灶多发,并呈缓解与复发交替为特征。其病因不明,可能与病毒感染引起的自身免疫反应有关。早期出现髓鞘崩解并周围水肿,血管周围炎性反应;中期髓鞘崩解产物逐渐被吞噬细胞清除,形成坏死灶;晚期病灶区有胶质细胞增生,形成灰色斑块,常有脑萎缩表现。本病好发于中青年女性,临床表现常有癫痫、感觉或运动障碍及精神症状等,缓解与复发常交替出现。视神经损害可以是早期症状之一。

2. 影像学表现

（1）CT 表现：平扫显示脑白质区内低密度病灶，多位于侧脑室旁，可单发或多发，大小不等，边界清或不清。多无占位效应。增强扫描后，活动期病灶可呈斑点、片状或环状强化，稳定期病灶可无强化。恢复期呈多发边界清楚的软化灶，常见脑萎缩表现。

（2）MR 表现：①脑实质多发性硬化：病灶单发或多发，最常见于侧脑室周围，其次为皮层下、胼胝体、脑干、小脑等。横断面病灶呈圆形或椭圆形，冠状面呈条状，可垂直于侧脑室，这种征象称"直角脱髓鞘征象"（图 14-24）。病灶 $T_1WI$ 为低信号，$T_2WI$ 为高信号。活动期硬化斑块有膨胀感，$T_1WI$ 呈等、稍低信号，$T_2WI$ 呈高信号，并见"核心 + 晕环"表现，DWI 呈高信号，增强后呈边缘环状或弓形强化。②脊髓多发性硬化：多发于颈、胸髓。病变节段脊髓形态正常或稍增粗，髓内条片状 $T_1WI$ 稍低信号、$T_2WI$ 高信号灶，病灶单发或多发，横断面上显示多位于脊髓外侧或后部。

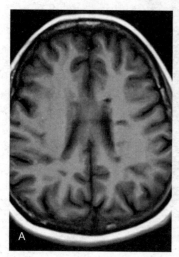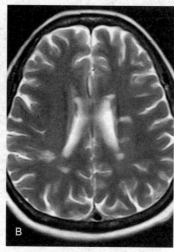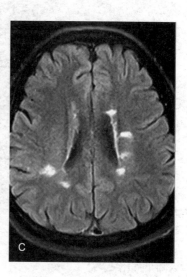

**图 14-24　多发性硬化 MR 图**

横断面 $T_1WI$（A）、$T_2WI$（B）和 $T_2WI$-FLAIR（C）显示两侧侧脑室旁多发类椭圆形异常信号，分布与侧脑室垂直，$T_1WI$ 呈低信号、$T_2WI$ 和 $T_2WI$-FLAIR 呈高信号

3. 鉴别诊断　MS 需与血管性脑白质病变、系统性红斑狼疮、播散性脑脊髓炎鉴别。血管性脑白质病变多见于老年人、有高血压病史，可见脑室周围脑白质大片状模糊低密度或 $T_1WI$ 低信号、$T_2WI$ 高信号影。系统性红斑狼疮多先有其他系统性损害。播散性脑脊髓炎是一种广泛散在性病损的急性疾病，具有自限性，多为单一病程，该病常有发热、木僵和昏迷，而这些特征在 MS 中很少见。

（王　嵩）

# 第十五章
# 脊　髓

## 第一节　影像学检查方法和正常影像学表现

### 一、脊髓 CT 检查及正常 CT 表现

常规 CT 显示骨质病变较好,增强用于显示椎管内肿瘤和血管性病变。CT 对测定椎管的形态和管径有重要价值。正常椎管呈类圆、椭圆或近似三角形,由椎体、椎弓根、椎板和棘突围成。椎间孔呈裂隙状,位于椎管前外侧,有脊神经根通过。硬膜囊借周围脂肪显影,呈圆形或椭圆形,内含脊髓,平扫时两者不能清楚区分。较 X 线片,CT 能可直接显示脊髓及周围骨骼、椎间盘对脊髓的影响,但不如 MRI 能更清楚地显示脊髓的形态及结构变化。

### 二、脊髓 MR 检查及正常 MR 表现

MR 检查对于腰椎间盘突出症的诊断准确率要高于 CT 检查。脊髓 MR 检查以矢状位为主,辅以横断位及冠状位成像,为脊髓病变最常用和有效的检查方法之一。正常脊髓 MR 平扫(图 11-3、图 15-1)矢状面不受脊髓生理曲度的影响,可连续显示脊髓的全长及椎管前后缘病变。脊髓位于椎管中心,呈中等信号,周围有蛛网膜下腔环绕,显示 $T_1WI$ 低信号、

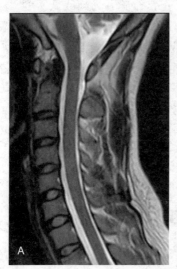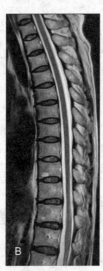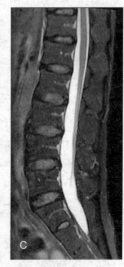

图 15-1　正常脊髓矢状面 MR-$T_2$WI 平扫图

颈(A)、胸(B)、腰段(C)显示脊髓呈均匀等信号

$T_2WI$ 高信号的脑脊液。冠状面可用于观察脊髓两侧的神经根和脊髓病变的形态。横断面可清楚显示硬膜囊与脊神经根。脊椎椎体及椎弓的骨松质在 $T_1WI$ 及 $T_2WI$ 均呈高或中等信号,骨皮质均呈低信号。

## 第二节 基本病变的影像学表现

### 一、椎管狭窄或扩大

CT 上椎管矢状径正常值下限为:颈椎 11mm、腰椎 12mm,低于此值即为椎管狭窄。脊柱退行性改变及椎管内占位性病变均可引起椎管狭窄,压迫脊髓、神经根,引起一系列症状。椎弓根崩裂致椎体滑脱时,可见椎体与附件间距增大,该平面椎管扩大,但是下方椎间错位、引起椎管狭窄及相应的神经压迫症状。

### 二、椎间孔狭窄或扩大

脊柱退行性改变,椎体侧后方、椎小关节骨质增生,椎间盘突出,黄韧带及椎小关节囊肥厚等均可引起椎间孔狭窄。腰椎椎间孔高度≤15mm,可考虑椎间孔狭窄。椎间孔区肿瘤性病变,可压迫邻近骨质,使椎间孔扩大。

### 三、脊髓位置、形态异常

髓外占位性病变常推压或包绕邻近脊髓,脊髓出现不同程度的变形、移位。先天畸形如脊髓脊膜膨出时,可见局部蛛网膜下腔甚至脊髓膨出椎管外,局部脊髓因牵拉而变形、移位。脊髓内占位性病变,使得局部脊髓膨大、蛛网膜下腔狭窄或闭塞。脊髓可发生局限性或弥漫性萎缩,表现为脊髓体积缩小,中央管不同程度扩大,邻近蛛网膜下腔增宽。

### 四、脊髓密度、信号异常

以正常脊髓为参照,病灶密度、信号高于或低于正常脊髓者为高或低密度、高或低信号,与正常脊髓相等者为等密度、等信号,两种或两种以上密度、信号同时存在为混杂密度、信号。

高密度病灶见于钙化、出血和某些实性肿瘤。低密度病灶见于组织的坏死、水肿(肿瘤、炎症、挫伤等),液性病灶(脊髓空洞、软化灶等)和脂类(脂肪瘤等)。等密度病灶常为出血性病灶的某一阶段和某些肿瘤病灶。

MRI 上大多数病灶呈 $T_1WI$ 低信号,$T_2WI$ 高信号;脂肪类病灶 $T_1WI$ 及 $T_2WI$ 均呈高信号,脂肪抑制成像后信号降低;含顺磁性物质的肿块如黑色素瘤呈 $T_1WI$ 高信号,$T_2WI$ 低信号;钙化和骨化 $T_1WI$ 及 $T_2WI$ 均呈低信号,较细小的钙化和骨化在 MRI 上常难以识别;出血的信号改变较复杂,与病程有关,详见相关章节。

## 第三节 常见疾病的影像学诊断

### 一、椎管髓内肿瘤

髓内肿瘤占椎管肿瘤的 10%~15%,以室管膜瘤及星形细胞瘤最常见。

### （一）脊髓室管膜瘤

1. 病理与临床　脊髓室管膜瘤（spinal cord ependymoma）为成人最常见的髓内肿瘤,女性相对多见。起源于中央管的室管膜细胞或终丝等部位的室管膜残留,好发于腰骶段、脊髓圆锥和终丝。WHO 将其分为三级:Ⅰ级:室管膜下瘤和黏液乳头状室管膜瘤;Ⅱ级:室管膜瘤;Ⅲ级:间变性室管膜瘤。肿瘤边界较清,46% 可发生囊变。临床主要表现为局限性颈、腰背痛,逐渐出现肿瘤节段以下的感觉和运动障碍。

2. 影像学表现

（1）CT 表现:平扫呈低密度,脊髓外形膨大,多呈对称性,肿瘤与邻近正常脊髓分界尚清;近半数有囊变,偶见钙化。肿瘤较大时,可压迫椎体后缘呈扇形压迹,椎管扩大伴椎间孔扩大。瘤体两端可形成肿瘤性脊髓空洞。增强扫描呈轻度强化或不强化。

（2）MR 表现:$T_1WI$ 多呈均匀等或低信号,$T_2WI$ 呈高信号,其内可见囊变、坏死、出血,呈相应的信号改变。颈髓室管膜瘤的出血常位于肿瘤边缘,为其特征表现。增强后肿瘤实质部分均匀强化,囊变坏死区无强化（图 15-2）。

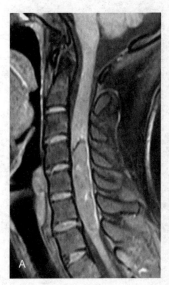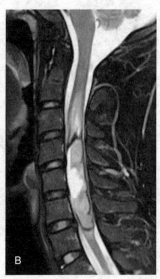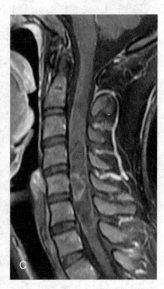

**图 15-2　脊髓室管膜瘤 MR 图**

矢状面 $T_1WI$（A）、$T_2WI$（B）显示颈段脊髓内长条状 $T_1WI$ 等、稍高信号灶,$T_2WI$ 稍高、高信号,边界清,病灶上方脊髓变性;矢状面 $T_1WI$ 增强（C）显示肿块内斑片状轻度强化

3. 鉴别诊断　主要需与星形细胞瘤、马尾终丝的神经鞘瘤及血管网状细胞瘤等鉴别。脊髓星形细胞瘤更多见于儿童,好发于颈、胸段脊髓,肿瘤与脊髓分界更不清楚,影像学鉴别较难。脊髓血管网状细胞瘤罕见,可为实性或囊性,增强后实性肿瘤或囊性肿瘤的实性结节明显强化。椎管内神经鞘瘤为髓外肿瘤,大多表现为囊变形式,增强后囊壁和分隔明显强化。

### （二）脊髓星形细胞瘤

1. 病理与临床　脊髓星形细胞瘤（spinal cord astrocytoma）发病率仅次于室管膜瘤,是儿童最常见的髓内肿瘤。肿瘤多发生在颈、胸段,呈浸润性生长,累及多个节段,甚至脊髓全长。肿瘤与正常脊髓无明显分界,38% 可发生囊变。临床表现为局限性疼痛,晚期可引起脊髓功能不全的症状和体征。

2. 影像学表现

（1）CT 表现：脊髓不规则增粗，肿瘤呈等或低密度，可见囊变、出血、钙化少见，肿瘤边界不清，多累及多个脊髓节段。增强扫描示肿瘤轻度不均匀强化。

（2）MR 表现：$T_1WI$ 呈低信号，$T_2WI$ 呈高信号，肿瘤内囊变、出血时信号不均，肿瘤范围广泛，累及多个脊髓节段，常位于脊髓后部，呈偏心性生长。增强扫描示肿瘤不同程度强化（图 15-3）。

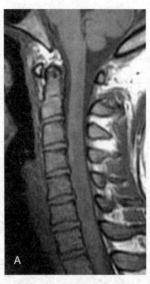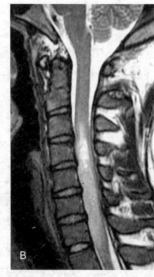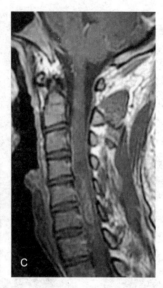

**图 15-3　脊髓星形细胞瘤 MR 图**

矢状面 $T_1WI$（A）、$T_2WI$（B）显示颈段脊髓肿胀，内见长条状异常信号，$T_1WI$ 呈稍低信号，$T_2WI$ 呈不均匀高信号，边界欠清；矢状面 $T_1WI$ 增强（C）呈不均匀斑片状轻度强化

3. 鉴别诊断　主要需同室管膜瘤（见脊髓室管膜瘤）、脊髓炎症及多发性硬化等相鉴别。

## 二、椎管髓外硬膜内肿瘤

### （一）神经源性肿瘤

1. 病理与临床　椎管内神经源性肿瘤包括神经鞘瘤（schwannoma）和神经纤维瘤（neurofibroma），以颈、胸段多见，呈孤立结节状，包膜完整，偏一侧生长，脊髓受压移位或变细。肿瘤易从硬膜囊向神经孔方向生长，相应神经孔扩大，延及硬膜内外的肿瘤常呈哑铃状。临床上疼痛为最常见的首发症状。

2. 影像学表现

（1）X 线表现：部分病例在 X 线平片上可见椎弓根侵蚀破坏和椎间孔扩大。

（2）CT 表现：平扫肿瘤实质部分密度略高于脊髓，相应脊髓受压变形、移位，肿块上下蛛网膜下腔扩张、呈杯口状，对侧蛛网膜下腔变窄。肿瘤易向椎间孔生长，引起椎间孔扩大，呈哑铃状，增强扫描呈中等度强化。

（3）MR 表现：神经鞘瘤 $T_1WI$ 呈等或稍高信号，少数为低信号，$T_2WI$ 呈高信号，可合并囊变、出血。增强后肿瘤实质部分呈均匀强化，囊变时呈不均匀强化（图 15-4）。神经纤维瘤 $T_1WI$ 呈等或低信号、$T_2WI$ 呈等或高信号，并可见"靶征"，即病灶中心呈低信号，周边呈环形高信号,中间低信号为胶原纤维组织,周边高信号为黏液基质成分;增强后呈多样强化,常见中央强化。$T_2WI$ 和椎管水成像可见肿块上下蛛网膜下腔增宽、呈杯口状。

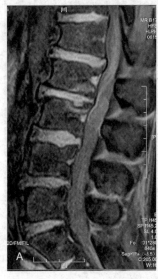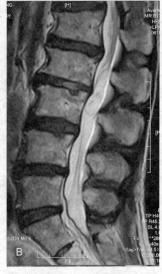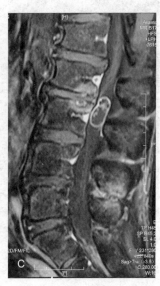

**图 15-4　腰椎管内神经鞘瘤 MR 图**

矢状位脂肪抑制 $T_1WI(A)$ 和 $T_2WI(B)$ 显示第 3 腰椎体后上方椎管内 $T_1WI$ 低信号、$T_2WI$ 高信号肿块,边界尚清楚,上下蛛网膜下腔呈杯口状;矢状位增强 $T_1WI(C)$ 显示肿块环状强化,其内斑点状强化,中心坏死区无强化

3. 鉴别诊断　神经鞘瘤易囊变;椎管内神经源性肿瘤经椎间孔向椎管外生长时,可呈哑铃状改变,造成椎间孔扩大,诊断不难。不典型者应与脊膜瘤、转移瘤鉴别。脊膜瘤以实性瘤体为主,易钙化,增强后明显均匀强化。转移性肿瘤患者有原发肿瘤病史,易侵犯邻近结构,引起骨质破坏。

**(二) 脊膜瘤**

1. 病理与临床　脊膜瘤(spinal meningioma)是椎管内较常见的良性肿瘤之一。其病理形态方面与脑膜瘤相似,约 10% 可见钙化,与脊髓分界清楚。80% 发生于胸段,其次为颈段。好发于中年女性,单发多见。临床症状酷似神经纤维瘤,只是患病年龄较高,神经根痛较少见。

2. 影像学表现

(1) CT 表现:平扫示椭圆形或圆形稍高密度肿块,有完整包膜,肿瘤内可见不规则钙化,邻近骨质可有增生改变。增强扫描示肿块明显强化。

(2) MR 表现:$T_1WI$ 多呈等或略低信号,$T_2WI$ 呈等或稍高信号,钙化在 $T_1WI$ 和 $T_2WI$ 上均为低信号。肿块上下蛛网膜下腔增宽、呈杯口状。少数恶性脊膜瘤可突破硬脊膜长入硬脊膜外。增强后肿瘤均匀强化(图 15-5),可见脊膜尾征。

3. 鉴别诊断

脊膜瘤除应与上述神经鞘瘤、神经纤维瘤鉴别外,突破硬脊膜者应与转移性肿瘤鉴别,后者有原发恶性肿瘤病史,易侵犯邻近结构,引起骨质破坏。

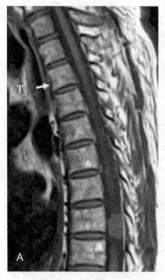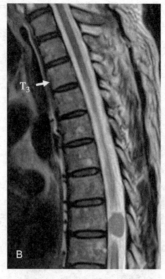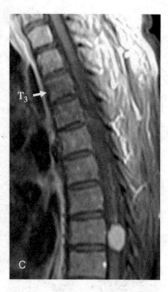

**图 15-5 脊膜瘤 MR 图**

矢状位 $T_1WI(A)$、$T_2WI(B)$ 第 8 胸椎平面椎管内髓外硬膜内肿块,均呈等信号,脊髓受压移位,其上下蛛网膜下腔增宽、呈杯口状;增强 $T_1WI$ 矢状位(C)显示肿块明显均匀强化

## 三、椎管硬膜外肿瘤

1. 病理与临床

椎管硬膜外肿瘤最常见者为转移性肿瘤(metastatic tumors)(本节仅介绍此病),原发性肿瘤少见。转移性肿瘤多见于老年人,发病无性别倾向。儿童转移性肿瘤多通过椎间孔侵犯椎管内,引起脊髓环形受压;在成人易侵犯椎弓部分,继而累及椎体和椎旁组织。临床主要表现为背痛和进行性神经脊髓功能减退。

2. 影像学表现

(1) CT 表现:平扫示硬膜外软组织肿块,呈等密度,多向椎旁生长,部分肿瘤可穿破硬膜向硬膜下或髓内生长。骨窗示椎体、椎弓根不同程度骨质破坏。增强后肿瘤部分强化。

(2) MR 表现:平扫示硬膜外软组织肿块和椎体、椎弓根信号异常。增强扫描示肿瘤可强化,强化程度与形式因肿瘤类型不同而各异。

3. 鉴别诊断 椎旁软组织肿块需与慢性肉芽肿性炎症和软组织原发肿瘤相鉴别,骨质破坏需与慢性良性压缩性骨折相鉴别。

## 四、脊髓损伤

1. 病理与临床 脊髓损伤(spinal cord injury)病理上按损伤程度分为:脊髓震荡、脊髓挫裂伤、脊髓内血肿、脊髓横断,脊髓受压迫程度不一,由于突入椎管的移位椎体、碎骨块、椎间盘等组织直接压迫脊髓,导致出血、水肿、缺血变性等改变。临床上,脊髓损伤的早期表现主要为脊髓休克,表现为损伤平面以下感觉、运动、括约肌功能完全丧失,如为脊髓震荡、单纯脊髓休克可在数周内自行恢复;脊髓挫裂伤或部分断裂则功能不能完全恢复,脊髓横断时损伤平面以下运动和感觉均消失。

2. 影像学表现

（1）X 线表现：X 线平片显示椎体及附件有无骨折或滑脱、关节突有无交锁、椎管内有无碎骨片等。X 线脊髓造影可显示硬膜囊撕裂的位置、范围及脊髓受压改变。

（2）CT 表现：脊髓震荡多呈阴性表现。脊髓挫裂伤表现为脊髓肿大、边缘模糊，髓内密度不均。髓内血肿呈高密度，髓外血肿显示脊髓受压移位。CT 可发现椎体及其附件的骨折、关节突交锁、椎管狭窄及椎管内碎骨片。

（3）MR 表现：脊髓震荡多呈阴性表现。脊髓挫裂伤表现为脊髓肿大，信号不均，$T_1WI$ 可见稍低信号，$T_2WI$ 见髓内不均匀高信号。合并出血时，因血肿期龄不同呈不同的信号。脊髓横断时，MRI 可清晰地显示横断的部位、形态及相应的脊椎损伤（图 15-6）。

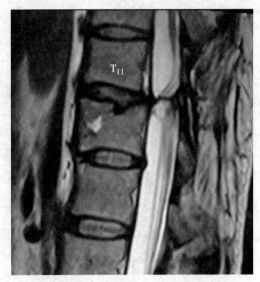

**图 15-6　脊髓截断性损伤 MR 图**
矢状位 $T_2WI$ 第 11-12 胸椎间隙平面脊髓截断，上下端脊髓变细，本例为陈旧性损伤

3. 鉴别诊断　根据外伤病史及典型的影像学表现，脊髓损伤诊断不难。外伤后脊髓空洞症需与脊髓软化灶及髓内肿瘤囊变相鉴别，CT 或 MR 增强检查有助于鉴别。

## 五、脊髓空洞症

1. 病理与临床　脊髓空洞症（syringomyelia）主要表现为髓内管状空腔形成，周围胶质增生，可为先天性，或由外伤、肿瘤或蛛网膜炎等引起。以颈髓和上胸髓最常见，可累及延髓、下胸髓甚至全脊髓。好发于 25~40 岁，男性略多。主要表现为节段性分离性感觉障碍，即痛、温觉消失而触觉存在；相关肌群的下运动神经元瘫痪，肌肉萎缩；若锥体束受累，可出现上运动神经元损害表现。

2. 影像学表现

（1）CT 表现：髓内见边界清晰的低密度纵行管状囊腔，CT 值同脑脊液。如空洞内蛋白含量较高时，呈等密度，平扫时可能漏诊。如伴有脊髓肿瘤，可见脊髓不规则膨大，密度不均，空洞壁多较厚，增强扫描示肿瘤实质可呈结节状、斑片状、环状强化。外伤后脊髓空洞常呈偏心性，内可见分隔，增强后无明显强化。

（2）MR 表现：矢状面可清晰地显示空洞的全貌，呈脊髓中央的囊性空洞，$T_1WI$ 及 $T_2WI$ 信号与脑脊液一致（图 15-7）。横断面上空洞多呈圆形，有时形态可不规则或呈双腔形。Chiari 畸形伴发的脊髓空洞多呈节段性或"串珠样"；外伤性脊髓空洞多呈多房状或腊肠样；伴有肿瘤时，脊髓不均匀增粗，其内信号不均，空洞呈多发、跳跃状，增强后见肿瘤实质强化。

3. 鉴别诊断　主要是几种不同病因的脊髓空洞症之间的鉴别。

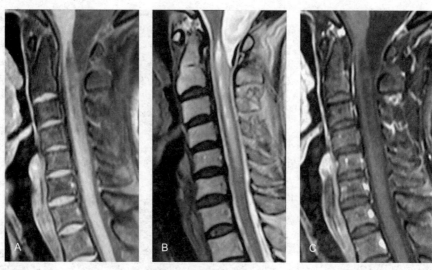

图 15-7　脊髓空洞症 MR 图

矢状位 $T_1WI$（A）、$T_2WI$（B）第 1~6 颈椎平面脊髓中央见 $T_1WI$ 低信号、$T_2WI$ 高信号影；增强扫描（C）无明显强化

（王　嵩）

# 第十六章
# 中枢神经系统（脑）中西医结合影像学研究

脑居颅内，归属"奇恒之腑"，由髓汇集而成，故名"髓海"。"诸髓者，皆属于脑"（《素问·五脏生成》）。脑髓首先来源于先天之精，"人始生，先成精，精成而脑髓生"（《灵枢·经脉》）；又依赖后天之精而充荣，"五谷之津液，和合而为膏者，内渗入于骨空，补益脑髓，而下流于阴股"（《灵枢·五癃津液别》）。"灵机记性在脑者，因饮食生气血，长肌肉，精汁之清者，化而为髓，由脊骨上行入脑，名曰脑髓。盛脑髓者，名曰髓海"（《医林改错·脑髓说》）。人的记忆、思维活动依赖于脑的物质基础，"头者精明之府"（《素问·脉要精微论》）。"小儿无记性者，脑髓未满；高年无记性者，脑髓渐空"（《医林改错·脑髓说》）。许多疾病特别是心身疾病与脑有关。"脑实则神全，神全则气全，气全则形全，形全则百关调于内，八邪消于外"（《云笈七签·元气论》）。脑的主要生理功能包括：

1. 主宰生命活动　"脑为元神之府"（《本草纲目·辛夷》），元神藏于脑中，为生命的主宰。元神存则有生命，元神败则人即死。得神则生，失神则死。脑为元神之府，元神为生命的枢机。

2. 主精神意识　"灵性记忆不在心在脑（《医林改错·脑髓说》）"，说明脑具有精神、意识、思维功能，为精神、意识、思维活动的枢纽。

3. 主感觉运动　人的视、听、言、动等，皆与脑有密切关系，"五官居于身上，为知觉之具。耳目口鼻聚于首，最显最高，便与物接。耳目口鼻之所导入，最近于脑，必以脑先受其象，而觉之，而寄之，而剖之，而存之也"（《医学原始·记心辩》）。脑统领肢体，与肢体运动紧密相关。"脑散动觉之气，厥用在筋，第脑距身远，不及引筋以达四肢，复得颈节膂髓，连脑为一，因遍及焉"（《物理小识·人身类》）。脑髓充盈，身体轻劲有力。

中医学认为，脑病的病因主要有外邪、瘀、痰、气郁、内风、正虚，六者互为因果，上扰清窍而致病变，其病位在于脑，与五脏关系密切，其病性属于"本虚标实"之候，气虚、血虚、阴耗、阳衰是其本，痰浊、瘀血、邪热蒙蔽清窍是其标。虽然不同的脑病有不同的临床表现，但它们对脑组织的损伤均有一致的相同之处，都表现在精神、神志、语言、意识、思维、智力、肢体功能活动、脏腑阴阳气血津液失调等诸多方面的障碍。

## 第二节 中枢神经系统(脑)疾病影像学与中医学结合研究案例:脑卒中

脑卒中又称脑血管意外,是指各种原因引起脑内动脉狭窄、闭塞或破裂,而造成的一种急性脑血液循环障碍性疾病,临床上常表现为一过性或永久性脑功能障碍的症状和体征,脑卒中分为缺血性脑卒中和出血性脑卒中。

脑卒中属于中医"中风"范畴;因其起病急骤,变化迅速,症见多端,犹如自然界风性之善行数变,故前人以此类比,名曰中风。其病因病机在于脏腑功能失调,阴虚阳亢,阴阳失衡,肝阳化风,加之各种诱因,如过度劳累、外感风寒、情绪激动、酗酒等,而致头部气血运行受阻,或血溢脉外,从而导致突然头痛、失语、昏仆、偏瘫等症状。中风病中医辨证可分为中经络和中脏腑两类。中经络可分为肝阳暴亢、风火上扰证,风痰瘀血,痹阻脉络证,痰热腑实、风痰上扰证,气虚血瘀证和阴虚风动证五型。中脏腑分为闭证(阳闭和阴闭)、脱证两型。(注:二代标准分为风痰火亢、风火上扰、痰热腑实、风痰瘀阻、痰湿蒙神、气虚血瘀、阴虚风动7个证类。)

**【脑卒中中医证型与影像学表现的相关性】**

CT 和 MRI 是脑卒中的主要检查方法。CT 方便快捷,能及时发现出血或梗死病灶部位、范围以及对邻近结构的影响等,CTA 可发现责任血管,CTP 有助于了解缺血半暗带,MRI 对超急性期脑梗死的早期诊断具有较大价值。因病情危重,出血性脑卒中急性期常不选用 MR 检查。有不少学者利用 CT 或 MRI 研究中风病与中医证型的相关性,归纳如下:

### 一、缺血性中风

1. 缺血性中风辨证分型与病变部位的关系

(1)中经络:以基底节为主。

(2)中脏腑:以基底节、脑叶及脑干为主。

(3)风痰阻络证:多见于小脑。

(4)痰热腑实证:脑干较多发。

(5)气虚血瘀证:梗死灶大多集中于内囊膝部和放射冠。

(6)阴虚风动证:丘脑多见。

2. 缺血性中风辨证分型与病灶大小的关系

(1)中经络:以腔隙性梗死、小面积梗死为主,梗死灶直径常小于 5mm 或在 5~6mm 之间。

(2)中脏腑:大面积梗死为主,常见于两个脑叶以上或者整个半球的梗死。

3. 缺血性中风辨证分型与病灶数目的关系

(1)元气败脱证、脉络瘀阻证、肝阳上亢证与痰热腑实证:病灶以多发为主。

(2)风火上扰清窍证、痰湿蒙闭心神证、痰热内闭心窍证、气虚血瘀证及阴虚风动证:病灶以单发为主。

4. 缺血性中风辨证分型与有无合并出血的关系

(1)肝阳暴亢证、气虚血瘀证:合并小出血病灶较多见。

(2)肝阳暴亢证:极易合并颅内出血。

## 二、出血性中风

1. 出血性中风辨证分型与病变部位的关系

（1）中经络：出血灶主要集中在基底节区与丘脑。

（2）中脏腑：出血灶主要集中在基底节区与脑叶。其中风火上扰清窍型、痰湿蒙塞心神型出血灶主要分布在基底节区；元气败脱、心神散乱型出血灶主要分布在脑叶、基底节区。

（3）阴闭证：出血主要位于基底节区或脑叶。

（4）阳闭证：出血主要位于脑干、丘脑或基底节区。

（5）脱证：出血可位于任何部位。

2. 出血性中风辨证分型与出血量的关系

（1）中经络：病变相对较小，中经络证 2 型（肝肾阴虚，风阳上扰）脑出血量多于 1 型（络脉空虚，风邪入中）。

（2）中脏腑：出血量较大，约大于 30ml，占位效应较明显，出血常破入邻近脑室系统，中线结构有移位；其中出血量显著者（>60ml）以风、火、痰证最为突出。

（3）阴闭证：出血量较大，水肿、占位效应明显，中线结构常移位，常破入邻近脑室系统。

（4）阳闭证：出血位于丘脑、脑干时出血量可较小，脑室系统均有受压；出血位于基底节区的表现与阴闭证不易鉴别。

（5）脱证：出血量均较大，常大于 30ml，甚至超过 50ml，占位效应显著，中线结构明显向对侧移位，常合并脑疝形成，出血均破入邻近脑室系统，导致脑室系统内有大量积血，邻近脑室系统亦可闭塞，形成对侧脑室扩大及梗阻性脑积水的表现。

3. 出血性中风辨证分型与病灶大小的关系

（1）中经络：大片病灶与小片病灶无明显差异。

（2）中脏腑：以大片病灶为主，其中元气败脱、心神散乱型与阴虚风动型以大片病灶为主，而痰热腑实、风痰上扰型以小片病灶为主。

4. 出血性中风辨证分型与病灶数目的关系　中脏腑者多发病灶数目明显多于中经络者；中脏腑者以元气败脱型、心神散乱型多发病灶为主。

（杨中杰　张东友）

 第三篇关键知识点

1. 头颅 CT 平扫、增强扫描、血管造影（CTA）及 CT 灌注成像的检查意义
2. 颅脑磁共振的特殊成像技术
3. 大脑半球中基底节区的构成
4. 大脑中线主要结构
5. 脑萎缩
6. 脑积水
7. 星形细胞肿瘤的分级及其 CT 的表现
8. 脑膜瘤的好发部位
9. "脑膜尾征"
10. 脑转移性肿瘤特征性的影像学表现
11. 垂体瘤的 MRI 表现、"雪人征"
12. 听神经瘤与脑膜瘤的鉴别诊断
13. 脑挫裂伤的 CT 表现

14. 硬膜外血肿的 CT 表现
15. 硬膜下血肿的 CT 表现
16. 硬膜外血肿与硬膜下血肿的鉴别
17. 蛛网膜下腔出血的 CT 表现
18. 脑出血各时期的 CT 表现
19. 腔隙性脑梗死
20. 出血性脑梗死
21. 常见脊髓内肿瘤的类型
22. 常见椎管髓外硬膜内肿瘤的类型
23. 常见椎管硬膜外肿瘤的类型
24. 脊髓空洞症的 CT 表现
25. 缺血性中风辨证分型与病灶大小的关系

头颈部主要包括眼、耳、鼻、喉、口腔颌面以及颈部甲状腺等。常见疾病主要是先天畸形、炎症和肿瘤等，影像的定性特征不多，影像检查以 CT 和 MRI 为主，X 线平片已基本被淘汰。检查目的主要在于定位、定量、协助定性，是肿瘤手术和放疗前明确病灶范围、分级以及与邻近重要结构关系的主要依据。

第四篇　头　颈　部

# 第十七章
# 眼

眼眶是由 7 块颅面骨构成的倒锥形结构,内含眼球、视神经、眼外肌、眶脂体、泪器等结构,经视神经管、眶上裂与颅中窝相通,经眶下裂与翼腭窝、颞下窝相通。眼球壁由巩膜、葡萄膜、视网膜构成,球内有晶状体和玻璃体。常见疾病有眼球突出、眶内肿瘤、外伤和异物。眼部影像学检查包括 X 线检查、超声、CT、MRI、DSA。

## 第一节　影像学检查方法和正常影像学表现

### 一、眼的 CT 检查及正常 CT 表现

常规采用薄层螺旋扫描,多方位图像重组,必要时做增强扫描。

眼眶为骨性结构,内侧壁紧邻筛窦,眶内脂肪呈均匀低密度。眼球壁呈环形等密度影,又称眼环,眼球内为水样密度的玻璃体,前方为呈梭形或类圆形的高密度晶状体。眼外肌呈梭形等密度,分布于眼球周边,构成肌锥。眼球外上方等密度类椭圆形影为泪腺,眼球后方视神经呈等密度,经视神经管出眶入颅,宽约 3~6mm(图 17-1)。

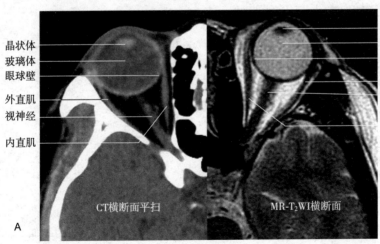

晶状体
玻璃体
眼球壁

外直肌
视神经

内直肌

晶状体
玻璃体
眼球壁

外直肌
视神经

内直肌

CT横断面平扫　　　　MR-T$_2$WI横断面

A

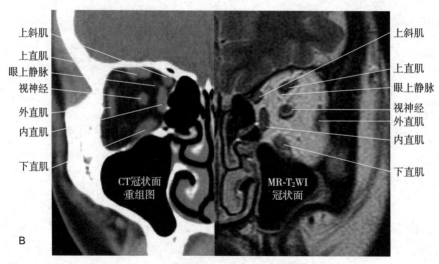

图 17-1　正常眼眶 CT 和 MR 断面解剖图

A. 横断面；B. 冠状面

## 二、眼的 MR 检查及正常 MR 表现

常规横断面、冠状面、沿视神经的斜矢状面扫描，基本序列为 $T_1WI$、$T_2WI$，应用脂肪抑制技术。必要时做增强扫描。

眼外肌、视神经、泪腺、眼环、晶状体均呈等信号，房水和玻璃体为水样信号，球后脂肪为高信号，薄层脂肪抑制 $T_2WI$ 可显示视神经与视神经鞘之间的蛛网膜下腔（图 17-1）。

# 第二节　基本病变的影像学表现

## 一、眶内结构的大小与形态改变

1. 眼球增大、突出　眼球增大见于球内肿瘤、青光眼、严重近视等；眼球突出见于球后肿块、眼外肌病变、动静脉瘘、眶内血肿、鼻窦肿瘤推挤等。

2. 视神经增粗　见于视神经胶质瘤、视神经鞘瘤、脑膜瘤等。

3. 眼肌增粗　见于炎性假瘤眼肌型、甲亢性突眼等。

4. 眼环分离　见于视网膜脱离、脉络膜脱离，常伴膜下积液、信号异常。

5. 眶壁骨质异常　良性肿瘤可致眶骨增厚，眶壁骨质受压、变形、缺损；恶性肿瘤可引起骨质破坏。

## 二、眶内结构密度、信号异常

1. CT 密度异常　密度增加见于眶骨增生或肿瘤性病变、钙化、外伤出血、异物等；眼球肿瘤和眶内其他肿瘤往往表现为等密度或稍高、稍低密度，增强后可见不同程度强化、密度增高；而眶内脂肪瘤、皮样囊肿、眶内积气等表现为低密度。

2. MR 信号异常　脂肪性病变 $T_1WI$、$T_2WI$ 均表现为高信号，脂肪抑制成像信号明显降低。$T_1WI$ 其他高信号病变主要见于出血、黑色素瘤等。囊性病变表现为 $T_1WI$ 低、$T_2WI$ 高信号。炎性假瘤肿块、实质性肿瘤、眼外肌病变等表现为 $T_1WI$ 稍低、$T_2WI$ 稍高信号。钙化均表现为低信号。

### 三、眼球突出的标准

临床测量（Hertel 法）：在通过眼球中央的横断位图像上，以双侧眶前外间连线为基准（即图 17-2 中 C 线），眼球角膜前表面顶点距离此线（即图 17-2 中 A 线和 B 线）超过 20mm，或双侧比较突出度相差 2mm，可称眼球突出（图 17-2）。

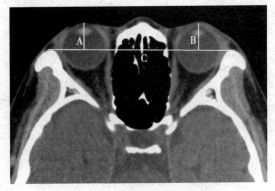

图 17-2　眼球突出 CT 测量图

## 第三节　常见疾病的影像学诊断

### 一、眼眶异物与眼外伤

#### （一）病理与临床

眼眶异物（orbital foreign body）系指外伤后，异物留于眼眶内的疾病。常见的眶异物有金属弹片、汽枪弹、金属碎屑，或木、竹碎片等。眼部异物必然伴有眼外伤，常伴发眼部结构的创伤和复杂并发症。眼外伤是由于机械性、物理性、化学性等因素直接作用于眼部，引起眼球、眼眶及附属结构及功能的损害。可有局部肿胀、疼痛等表现。治疗不及时易引起感染，甚至致盲。

#### （二）影像学表现

1. CT 表现　CT 对发现金属异物敏感，可明确定位于球外、球壁或球内，且可测量异物至角膜缘的距离。CT 同时可显示眼眶骨折部位、数目和移位方向、程度，发现移位的碎骨片，评价软组织损伤，显示异物、血肿、气肿的位置、大小、数目，还能观察颅内情况，显示脑脊液漏、脑膜脑膨出、颈内动脉海绵窦瘘等并发症（图 17-3）。CT 的不足在于对非金属异物特别是 CT 值接近于所在组织的异物可能漏诊。

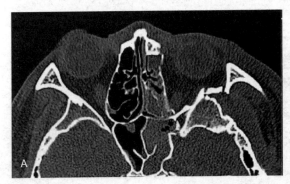
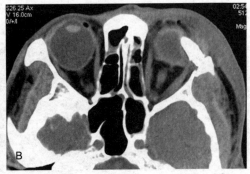

图 17-3　眼眶骨折眼球损伤 CT 图

CT 骨窗（A）可见左侧眼眶内外侧壁粉碎性骨折，左侧筛窦、蝶窦腔内出血；软组织窗（B）显示左眼球塌陷，皮下软组织损伤、肿胀

**2. MR 表现** 磁性异物有强磁场内移位的危险,为 MR 检查禁忌证。植物性异物如干木片呈低或无信号区,异物周围的血肿慢性期呈 $T_1WI$、$T_2WI$ 高信号,水肿、炎症呈 $T_1WI$ 低、$T_2WI$ 高信号。MRI 对眼眶骨折的诊断不如 CT 容易,但对软组织急性损伤更容易发现。

**(三)鉴别诊断**

详细询问病史非常重要。容易误诊为异物的有眼眶生理性钙化如滑车钙化、肿瘤合并钙化、陈旧性创伤后钙化、人工晶体和义眼等。

## 二、视网膜母细胞瘤

**(一)病理与临床**

视网膜母细胞瘤(retinoblastoma)是起源于视网膜的胚胎性恶性肿瘤,为婴幼儿最常见的眼内肿瘤。肿瘤先在眼球内生长,体积逐渐增大,导致眼内压增高。肿瘤沿视神经向颅内蔓延,破坏视神经孔骨质;穿破巩膜进入眶内,导致眼球突出;也可向前引起角膜葡萄肿或穿破角膜在球外生长,甚至可突出于睑裂之外,生长成巨大肿瘤。临床表现复杂,可表现为结膜内充血、水肿、角膜水肿、虹膜新生血管、玻璃体混浊、眼压升高及斜视等。易发生颅内及远处转移,常危及患儿生命。

**(二)影像学表现**

视网膜母细胞瘤的影像分期为:眼球内期(病灶局限于眼球内)、青光眼期(眼球增大,充满肿块)、眼球外期(蔓延眼球外,视神经、视交叉不规则增粗,明显强化)、远处转移期(血行转移到肝脏、骨骼等)。

**1. CT 表现** 本病以眼球后部不规则软组织肿块伴针尖样或斑块状钙化为特征,钙化发生率 90% 左右,故首选 CT 检查(图 17-4A)。各期分别表现为球内、外软组织密度肿块,增强后肿块呈不同程度强化,强化越明显预后越差。

**2. MR 表现** 表现为结节样肿块,$T_1WI$ 等、低信号,$T_2WI$ 等、高信号,钙化部分 $T_1WI$、$T_2WI$ 均为低信号。增强表现同 CT。

**(三)鉴别诊断**

本病因好发于儿童,不伴钙化的视网膜母细胞瘤主要与渗出性视网膜炎(Coats 病)鉴别:Coats 病为视网膜血管先天性发育异常。发病年龄为 4~8 岁,眼球大小正常,单眼发病,球后部分或全部玻璃体密度异常增高但不存在钙化(图 17-4B)。MRI 显示为视网膜下积液或积血,其信号因所含成分比例不同(蛋白质、血细胞、胆固醇等)而异。增强后病灶无强化,脱离的视网膜呈线样明显强化。

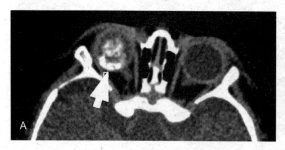
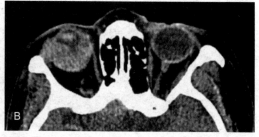

**图 17-4 右眼视网膜母细胞瘤与 Coats 病鉴别 CT 图**

CT 平扫右眼视网膜母细胞瘤(A)表现球内肿块和钙化(白箭);Coats 病(B)表现为右眼玻璃体密度增高,呈"V"形,伴少量出血

### 三、眼眶海绵状血管瘤

#### （一）病理与临床

眼眶海绵状血管瘤（orbital cavernous hemangioma）是成年人眼眶最常见的良性肿瘤，有完整包膜，血管壁内有平滑肌细胞，较毛细血管更为成熟，是多种细胞成分形成的肿瘤，是一种错构瘤，并非真正肿瘤。临床上主要表现为缓慢发展的中央型眼球突出，视力下降出现较晚，对眼球运动影响较小，病程较长。

#### （二）影像学表现

1. CT 表现　多数为肌锥内类圆形或浅分叶肿块，静脉石为海绵状血管瘤特征，但仅见于 10% 的病例。位于视神经的外侧，也可包围视神经生长。多发性者可同时发生在眼眶内多个间隙，合并面部血管瘤。眼眶均匀或局部扩大，病灶边缘清晰，眶尖常留有正常脂肪形成的三角形低密度区，称"空三角征"。多期增强 CT 显示始于局部区域的渐进性强化，此为海绵状血管瘤的又一特征。病灶内可存在不强化区，为纤维组织或血栓形成。

2. MR 表现　病灶表现为 $T_1WI$ 等信号、$T_2WI$ 高信号，可见环状低信号包膜。形态学上和增强后表现同 CT（图 17-5）。

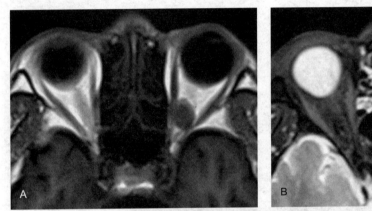
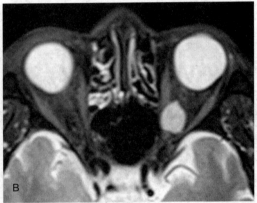
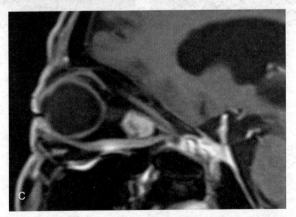

**图 17-5　眼眶海绵状血管瘤 MR 图**

横断面 $T_1WI$（A）显示左眼球后眶尖部稍低信号类圆形肿块，其后三角形脂肪高信号即所谓"空三角征"；$T_2WI$ 脂肪抑制像（B）呈均匀高信号；矢状面增强（C）显示明显强化

**（三）鉴别诊断**

主要需与眼眶神经鞘瘤鉴别。眼眶神经鞘瘤起源于三叉神经眼支和上颌支的雪旺氏细胞，可位于肌锥内、肌锥外或进入颅内，常见眶尖脂肪消失。包膜完整，形状呈圆形、类圆形、梭形、哑铃形，内部多有囊变、出血。肿瘤典型表现为 CT 呈等密度伴内部低密度囊变区；MRI 呈等信号伴 $T_1WI$ 低信号、$T_2WI$ 高信号的囊变区，偶见 $T_1WI$ 高信号出血灶。增强后病灶呈不均匀强化，囊变部分不强化。

## 四、视神经胶质瘤

### （一）病理与临床

视神经胶质瘤（optic glioma）起源于视神经内胶质细胞，多属良性的 I 级星形细胞瘤，包膜完整，发生于眶内段者最多见，可沿视神经向颅内蔓延，很少侵犯周围结构或发生远处转移。多见于 2~6 岁儿童，典型临床表现为学龄前儿童进行性视力下降伴眼球突出及视盘萎缩，眼球突出常发生在视力下降之后。

### （二）影像学表现

1. CT 表现　眶内段视神经纺锤形或不规则增粗，边缘光滑，平扫密度均匀，增强有不同程度强化。多有视神经管扩大，若累及视交叉呈"X"形。

2. MR 表现　较正常视神经 $T_1WI$ 信号稍低、$T_2WI$ 信号稍高，强化明显（图 17-6），约 1/4 患者合并有颅内视交叉及视放射肿块。MRI 为本病最佳检查方法。

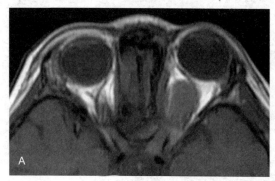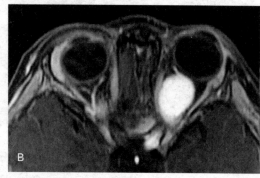

**图 17-6　视神经胶质瘤 MR 图**

MRI 横断面 $T_1WI$（A）示病灶沿视神经生长，经眶尖进入颅内，呈略低信号；增强扫描（B）肿瘤明显强化，视神经颅内段增粗、强化

### （三）鉴别诊断

本病需与视神经鞘脑膜瘤鉴别，后者为多见于中年女性的良性肿瘤。肿瘤生长缓慢，临床可见单眼视力下降，可有突眼，包膜完整，但易复发或恶变。CT 示视神经呈管状增粗，边缘较光滑，境界清楚，也可局部突破鞘膜呈偏侧性生长。肿瘤密度稍高于软组织，瘤内常见钙化，增强扫描示肿瘤强化而中间的视神经强化不明显，可显示出典型的"双轨征""环征"。MRI 显示病灶 $T_1WI$、$T_2WI$ 均为等信号，对钙化不敏感，MR 增强扫描表现与 CT 增强类似（图 17-7），但对肿瘤与视神经的关系、视神经周边蛛网膜下腔的观察优于 CT。

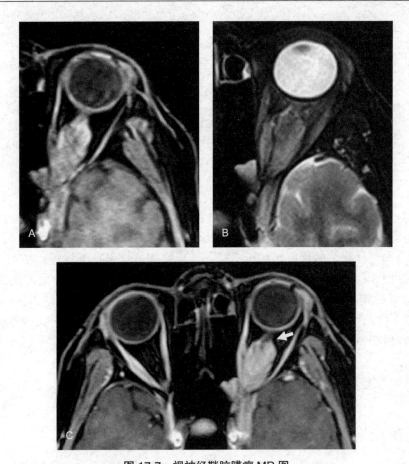

**图 17-7 视神经鞘脑膜瘤 MR 图**

横断面 T$_1$WI(A)、T$_2$WI(B)表现为梭形等信号肿块;增强(C)后肿瘤明显强化,见被肿瘤包绕的部分视神经(白箭)

（杨　炼）

# 第十八章
# 耳

耳为听觉和平衡觉的终末器官,主要结构位于颞骨内,颞骨分鳞部、鼓部、乳突部、岩部和茎突五个部分,耳相关的重要结构有:外耳道、耳膜、中耳(包括听骨链)、内耳(包括迷路、内听道,包括前庭、半规管、耳蜗及听神经等结构)、乳突、岩尖、面神经及面神经管、血管(包括颈内动脉管、颈静脉窝)。CT侧重于显示颞骨正常骨性结构、解剖变异、畸形,以及炎症、外伤和肿瘤导致的骨质改变等;MRI对显示内耳膜迷路、软组织、耳蜗、听觉传导通路及颅内结构、血管性病变和岩尖与颅底骨髓的改变有优势。

## 第一节 影像学检查方法和正常影像学表现

### 一、耳的X线检查及正常X线表现

1. X线平片 颞骨结构复杂而微细,平片重叠较多,作用有限。目前仅用于人工耳蜗植入术后观察电极位置。

2. DSA检查 主要用于拟血管球瘤、乙状窦和颈内静脉血栓介入治疗前、中、后的诊断和评估。

### 二、耳的CT检查及正常CT表现

常规螺旋CT薄层高分辨扫描,冠状位图像重建,根据需要可加特殊方位图像重组,后处理获得最大密度投影(MaxIP)、最小密度投影(MinIP)、表面遮盖显示(SSD)、容积再现(VR)、仿真内镜显示(VE)等图像。发现肿块或排除炎症或肿瘤侵犯颅内结构时需做增强扫描。

正常耳CT可见高密度的骨性结构与极低密度的含气外耳道、鼓室、鼓窦及乳突气房构成良好的天然对比,含液低密度的耳蜗、前庭、半规管和含神经的面神经管等与骨性结构也构成较好的密度对比,内耳道、耳蜗管、前庭导水管与颅脑结构对比清晰(图18-1)。

### 三、耳的MR检查及正常MR表现

常用序列:$T_1WI$、高分辨率$T_2WI$、FIESTA(CISS)、内耳水成像(图18-2)等序列可以很好地显示内耳迷路和神经,含液的耳蜗、前庭、半规管$T_2WI$呈高信号,含神经的面神经管、内听道内部结构都可以显示出来,但骨组织和气体因信号极低难以观察到。MR动脉成像主要用于进一步显示动脉瘤或动脉走行异常等,MR静脉成像主要用于明确或排除颈静脉球瘤、颈静脉与硬脑膜窦血栓形成等。发现肿块、怀疑内耳或神经炎症、怀疑炎症或肿瘤侵犯颅内结构等需做增强扫描（图 18-1）。

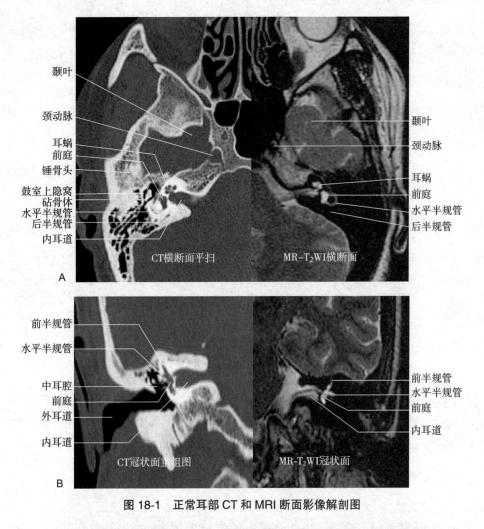

**图 18-1 正常耳部 CT 和 MRI 断面影像解剖图**

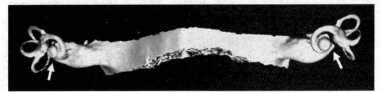

**图 18-2 正常内耳水成像 MR 图**

内耳水成像 VR 图清楚显示两侧耳蜗（白箭）和半规管

## 第二节 基本病变的影像学表现

### 一、外耳道狭窄、闭锁、骨质破坏

外耳道狭窄、闭锁见于先天性发育异常、骨性肿瘤、耵聍腺瘤、胆脂瘤、炎症后纤维化、恶性外耳道炎、外耳道癌等。骨质破坏见于恶性肿瘤、恶性外耳道炎等。

## 二、鼓室狭小、扩大、结构异常

鼓室狭小主要见于先天性发育异常,常伴有外耳道发育异常、听骨链异常。鼓室扩大见于胆脂瘤、肿瘤等。鼓室内结构异常可见于炎症、肿瘤、胆脂瘤、外伤等。

## 三、内耳结构异常

往往为先天性内耳不发育或发育异常,可见于耳蜗、前庭、半规管、前庭导水管、内耳道等单个或多个结构异常,也可继发于外伤、骨病、炎症、出血、肿瘤等病变。

## 第三节 常见疾病的影像学诊断

### 一、先天性耳畸形

**(一)病理与临床**

耳的先天畸形包括外耳、中耳及内耳发育异常,常见的外、中耳畸形有外耳道狭窄闭锁、鼓室狭小、听骨链畸形,常见的内耳畸形有 Michel 畸形、Mondini 畸形、共腔畸形、耳蜗未发育、大前庭导水管综合征(large vestibular aqueduct syndrome,LVAS)、大内淋巴囊、神经发育异常等。临床表现主要是先天性听力障碍和/或进行性听力下降,可伴有眩晕、耳鸣等症状。

**(二)影像学表现**

高分辨率 CT(high resolution CT,HRCT)可明确显示颞骨各部位骨性结构的形态结构异常,MRI 可显示内耳及神经形态。CT 结合 MRI 有助于全面显示外、中、内耳畸形,但仍有部分先天性听力障碍影像学难以发现结构异常。

### 二、胆脂瘤型中耳乳突炎

**(一)病理与临床**

胆脂瘤型中耳乳突炎继发于慢性中耳乳突炎,好发于鼓室上隐窝(Prussak's 间隙)和下鼓室。角化鳞状上皮脱落堆积形成胆脂瘤,常伴有肉芽组织,可混有胆固醇成分,对骨质的破坏较为严重,侵蚀中耳甚至内耳结构可在临床上引起混合性耳聋,甚至引起颅内外并发症,需要手术治疗。

**(二)影像学表现**

1. CT 表现　乳突气化不良,鼓膜松弛部胆脂瘤的 CT 表现为鼓室肿块伴盾板破坏,听小骨受压移位;鼓膜紧张部胆脂瘤的 CT 表现常有鼓室、鼓窦入口和鼓窦扩大,骨壁光整、清晰、有硬化(图 18-3)。可有面神经隐窝受累、听小骨受压外移,有时见水平半规管、鼓室天盖、乙状窦破坏,增强后胆脂瘤无强化或仅见边缘强化。CT 冠状位显示鼓膜松弛部胆脂瘤最佳。

2. MR 表现　胆脂瘤呈 $T_1WI$ 等、低信号,$T_2WI$ 等、高信号,因 MRI 对中耳乳突结构显示不佳,故 MRI 适用于怀疑有迷路瘘或颅脑并发症时。

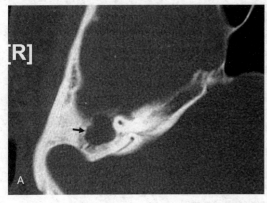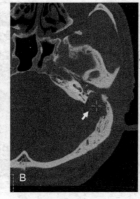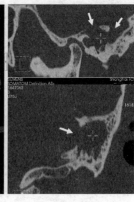

**图 18-3 胆脂瘤型中耳乳突炎 CT 图**

A. CT 横断面显示右侧鼓窦区骨质破坏、明显扩大(黑箭),边缘清晰,乳突气化差,呈硬化型;B. CT 三维平面重组图显示左侧中耳巨大胆脂瘤,从多个方向破坏骨壁(白箭),易侵入颅内致脑膜脑炎

### (三)鉴别诊断

1. 单纯型化脓性中耳乳突炎 炎症浸润局限于黏膜,CT 见乳突气化不良,鼓室、鼓窦、乳突气房密度增高,听小骨完整,无移位。MRI 见正常无信号的鼓室、鼓窦区及乳突气房呈 $T_1WI$ 等、低信号,$T_2WI$ 高信号。

2. 肉芽肿型化脓性中耳乳突炎 又称坏死型或骨疡型,炎症侵入骨质深部,引起骨质坏死,同时有肉芽组织增生或息肉形成,CT 见乳突气化不良,鼓室、鼓窦一般无扩大,内部见斑块样条索状软组织密度影,听骨链完整或轻度破坏。MRI 呈 $T_1WI$ 等信号,$T_2WI$ 高信号。CT 或 MR 增强后有强化。

## 三、颈静脉鼓室球瘤

### (一)病理与临床

颈静脉鼓室球瘤(jugulotympanic glomus tumors)属化学感受器肿瘤,是指起源于颈静脉球体外膜以及沿迷走神经耳支和舌咽神经鼓室支等部位分布的副神经节肿瘤。按肿瘤生长的部位,通常将发生于颅底颈静脉孔及其附近者称为颈静脉球瘤,发生于中耳鼓室者称为鼓室球瘤,但临床因经常难以确定肿瘤的原发部位,故常将二者统称为颈静脉鼓室球瘤,也叫副神经节瘤,属良性。易沿自然孔道蔓延,可侵犯骨性结构。临床上鼓室球瘤表现为蓝色鼓膜伴搏动性耳鸣,在颈静脉球瘤表现为颈静脉孔综合征,有声音嘶哑、吞咽困难等症状,颈静脉鼓室球瘤可兼有上述症状。肿瘤较大时可侵犯内耳,甚至颅内。

### (二)影像学表现

1. CT 表现 颈静脉窝扩大、骨壁侵蚀,病变侵入下鼓室,并可向邻近蔓延。病灶边缘不光滑,呈软组织密度,增强后强化明显,程度接近动脉,血供来自于颈外动脉。

2. MR 表现 病灶呈 $T_1WI$ 等信号、$T_2WI$ 高信号,内有迂曲线样、点样流空血管影,呈"盐和胡椒征",此为特征性表现。增强后强化明显(图 18-4)。

### (三)鉴别诊断

需与颈静脉窝神经鞘瘤鉴别。后者沿神经走行呈膨胀性生长,骨质受压硬化、光滑,无破坏。肿瘤常有囊变出血,囊变区 CT 呈低密度,$T_1WI$ 呈低信号、$T_2WI$ 呈高信号,实质部分强化较明显。

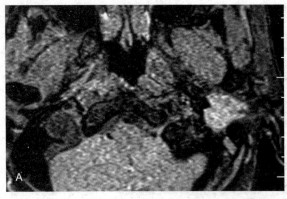
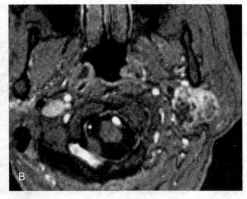

**图 18-4　颈静脉鼓室球瘤 MR 图**

$T_1WI$ 脂肪抑制（A）显示左侧颈静脉窝区等信号占位，增强扫描（B）示不均匀强化，内见流空血管

## 四、中耳癌、外耳道癌

### （一）病理与临床

中耳癌（carcinoma of middle ear）和外耳道癌（carcinoma of the external auditory canal）可原发于中耳或外耳道，外耳道癌也常侵入中耳，均以鳞癌多见。中耳癌大多数有慢性中耳炎的病史，外耳道癌的发病与外耳道感染等刺激有关。临床上以血性分泌物和剧烈疼痛、听力减退为主要表现，晚期还会侵犯周围组织，如侵犯面神经，会出现面瘫；侵犯三叉神经，会出现耳痛。

### （二）影像学表现

1. CT 表现　早期表现为中耳腔或外耳道软组织密度肿物，增强后呈中等强化，形态不规则，听小骨有不规则破坏，早期中耳癌与胆脂瘤型中耳炎不易区分，后期肿块增大、骨质破坏出现时易于明确诊断。进一步发展后，肿块侵犯中耳、外耳道，来源难以界定。

2. MR 表现　外耳道癌、中耳癌呈 $T_1WI$ 稍低信号、$T_2WI$ 稍高信号，对软组织和颅内侵犯的显示优于 CT，但对骨破坏不敏感。增强后呈中等强化（图 18-5）。

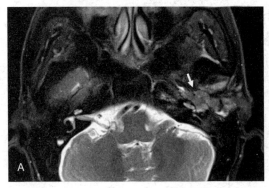
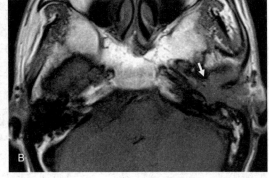

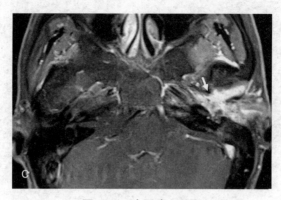

**图 18-5 中耳癌 MR 图**

左侧中耳区形态不规则软组织肿块（白箭），T$_2$WI 脂肪抑制（A）呈稍高信号、T$_1$WI（B）呈稍低信号、增强扫描（C）示明显强化，累及颞骨岩骨

（杨　炼）

# 第十九章
# 鼻、鼻窦和鼻咽

鼻和鼻窦由多块不规则骨构成。鼻窦包括成对的上颌窦、筛窦、额窦和蝶窦,正常鼻窦充满空气,其开口与鼻道相通。鼻咽部双侧对称,前接后鼻孔区,外邻咽旁间隙,顶后壁为颅底部分。外侧壁有咽隐窝、咽鼓管等结构。

## 第一节　影像学检查方法和正常影像学表现

鼻、鼻窦和鼻咽具备良好的自然对比,但因其解剖结构复杂,X 线检查作为初步检查不够精确,逐渐被替代。CT 和 MRI 是理想的检查方法,CT 可兼顾骨与软组织,MRI 对软组织显示具有优势。

### 一、鼻、鼻窦和鼻咽的 X 线检查及正常 X 线表现

主要包括华氏位(Water 位)、柯氏位(Caldwell 位)(图 19-1),辅助位置有侧位、眼眶斜位及额顶位,平片诊断价值有限,已趋向淘汰。

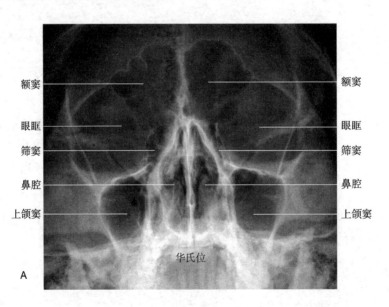

额窦　眼眶　筛窦　鼻腔　上颌窦　额窦　眼眶　筛窦　鼻腔　上颌窦

华氏位

A

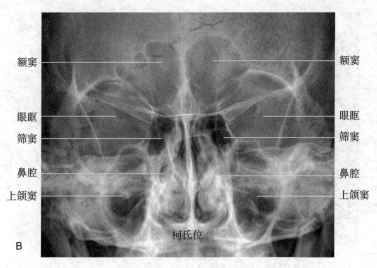

**图 19-1　正常鼻窦 X 线图**

A. Water 位；B. Caldwell 位

## 二、鼻、鼻窦和鼻咽的 CT 检查及正常 CT 表现

　　CT 平扫是鼻、鼻窦和鼻咽最常用的影像学检查方法，可同时显示相关部位诸多精细、复杂的解剖结构。常规做横断面、冠状面重组，同时观察软组织窗和骨窗。如拟有肿瘤、富血管病变或病灶累及窦外结构做增强扫描，可评估病变性质、血供情况、向周围浸润范围等。

　　鼻、鼻窦和鼻咽基本两侧对称，鼻骨和鼻窦诸壁呈骨性密度，鼻甲为软组织围绕骨片结构，诸窦腔呈透亮的低密度气体影，与眼眶毗邻（图 19-2）。鼻咽腔与后鼻孔连续，鼻咽壁为软组织结构，侧后方有咽鼓管咽口、咽鼓管圆枕、咽隐窝从前往后依次排列，邻近颞下窝、咽旁间隙等结构显示清晰（图 19-3）。

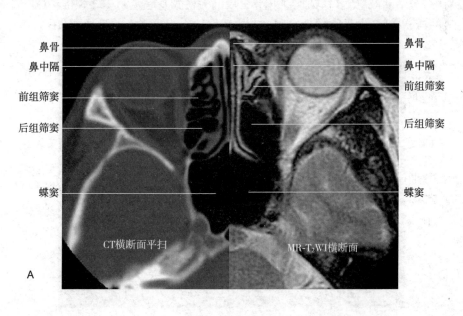

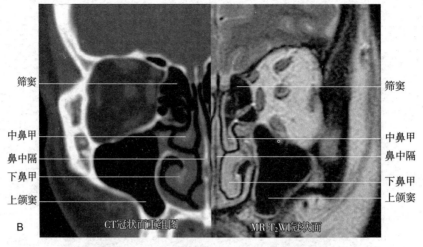

筛窦

中鼻甲
鼻中隔
下鼻甲
上颌窦

B

CT冠状面重组图          MR-T₂WI冠状面

筛窦

中鼻甲
鼻中隔
下鼻甲
上颌窦

图 19-2　正常鼻和鼻窦 CT 和 MR 断面解剖图

### 三、鼻、鼻窦和鼻咽的 MR 检查及正常 MR 表现

　　MRI 软组织分辨力高,有利于定性诊断,显示鼻、鼻窦病变侵犯颅内及脑膜具有优势,是 CT 的补充。缺点是显示骨的破坏及病变钙化不如 CT。鼻、鼻窦和鼻咽 MR 检查一般采用自旋回波序列 $T_1WI$、$T_2WI$ 横断面和冠状面成像,结合使用脂肪抑制技术。怀疑肿瘤或病变累及鼻窦外结构时应进行增强扫描。

　　MRI 对正常鼻骨、鼻窦骨壁显示不佳,但对鼻甲和邻近结构如翼腭窝、眼眶显示清晰,对鼻咽壁及颞下窝、咽旁间隙等结构显示满意,具有优良的软组织对比。肌肉呈等信号,脂肪间隙呈高信号,骨与空气呈低信号,黏膜呈 $T_1WI$ 低信号、$T_2WI$ 等或高信号(图 19-2)。

　　鼻咽部上起颅底,下至软腭,前壁为鼻后孔及鼻中隔后缘,顶壁为蝶骨体和枕骨斜坡,侧壁左右对称,包括咽鼓管咽口、圆枕、咽隐窝,后壁为枕骨基底及第 1、2 颈椎。鼻咽部显示为充满空气的透亮空腔,沿鼻咽顶部至颈椎前方后壁软组织呈光滑的弧形影(图 19-3)。

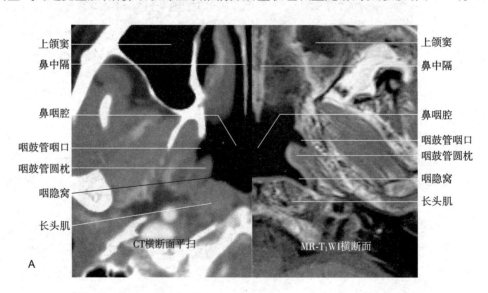

上颌窦
鼻中隔

鼻咽腔

咽鼓管咽口

咽鼓管圆枕

咽隐窝

长头肌

A

CT横断面平扫          MR-T₁WI横断面

上颌窦
鼻中隔

鼻咽腔

咽鼓管咽口
咽鼓管圆枕

咽隐窝

长头肌

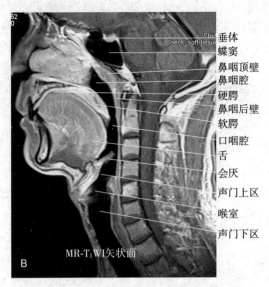

图 19-3　正常咽喉部 CT 和 MR 断面解剖图

# 第二节　基本病变的影像学表现

## 一、窦腔积液

窦腔内见液体密度或信号影,并可见气液平面,见于炎症、外伤等。因成分不同,CT 密度接近或高于水密度,MRI 呈 $T_1WI$ 低信号,$T_2WI$ 高信号,积液黏稠含高分子蛋白或出血时 $T_1WI$ 可呈高信号。

## 二、黏膜增厚

正常黏膜不能显示,增厚的黏膜 CT 可见沿窦壁内侧走行的等、低密度软组织影,MRI 呈 $T_1WI$ 等或低信号、$T_2WI$ 高信号,主要见于炎症,尤其是慢性炎症的黏膜肥厚。鼻咽部的黏膜增厚见于鼻咽部慢性炎症和鼻咽癌。

## 三、肿块

肿块,包括骨性肿块、软组织肿块、息肉、囊肿等,其密度、信号各有特点。骨性肿块 CT 呈高密度,MRI-$T_1WI$、$T_2WI$ 信号都低。软组织肿块密度、信号均接近于肌肉,若有囊变坏死 CT 示密度下降,MRI-$T_2WI$ 呈高信号,若伴出血 MR 信号复杂。恶性肿块一般具备侵袭性生长的特点。息肉 CT 呈密度接近于肌肉,MRI $T_1WI$ 低信号、$T_2WI$ 高信号,增强扫描无强化。慢性息肉因内部有纤维组织增生密度可增高,$T_2WI$ 信号可降低。单纯囊肿边界光滑清晰,水样密度,$T_1WI$ 低信号、$T_2WI$ 高信号,囊液含大分子蛋白成分较多时 $T_1WI$ 信号可增高。肿块形成的同时造成鼻窦或鼻咽腔缩小、变形,鼻咽部咽鼓管咽口、咽隐窝变浅、消失。

## 四、钙化与骨性结构异常

钙化见于骨性、软骨性肿瘤及真菌感染等,多为分布于软组织影内的致密斑点,也可为团块状、斑片状致密影,CT 密度很高,MRI-T₁WI、T₂WI 信号都低。骨性结构异常包括骨质增生、窦腔受压膨大、骨壁压迫吸收、骨质破坏等,见于骨原发性病变或继发于窦腔内炎症、肿瘤等病变。CT 对骨皮质的异常显示敏感,MRI 对骨髓改变更敏感。

## 第三节 常见疾病的影像学诊断

### 一、鼻窦炎

#### (一)病理与临床

鼻窦炎(nasosinusitis)是为临床常见病,由急性鼻炎、上呼吸道感染、变态反应继发感染、邻近器官炎症扩散等各种原因引起的一个或多个鼻窦内(上颌窦发病率最高)的炎性改变,以化脓性鼻窦炎、变态反应性鼻窦炎常见。窦口及邻近鼻道引流和通气障碍是鼻窦炎反复发生的重要机制。病理上可表现为窦腔内积液、黏膜增厚、黏膜下囊肿和炎性息肉改变。临床上急性期常见症状有鼻塞、浓涕、失嗅、头痛等,可伴发热,慢性期以鼻塞和黏浓涕为主要症状。

#### (二)影像学表现

1. X 线表现 急性期表现为鼻窦腔密度增高或普遍混浊,有积液者立位或坐位水平投照可显示气液平面。慢性期黏膜增厚,可见环壁均匀的条状致密影,窦腔缩小(图 19-4);也可表现黏膜下囊肿或呈结节状致密影的炎性息肉;也可为邻近骨质窦壁增厚或骨壁吸收。

2. CT 表现 CT 检查的重要价值在于显示窦腔引流通道和结构情况。急性期由于鼻窦腔内液体积聚、黏膜水肿可充满窦腔(图 19-5),积液不完全充盈时可见窦腔的气 - 液平面。慢性炎症的黏膜增厚见环壁均匀的条状软组织密度(图 19-6A);黏膜下囊肿(图 19-6B)或炎性息肉呈结节状软组织密度影,可充满窦腔。慢性炎症长期刺激也可导致窦壁增生硬化显示骨壁增厚致密、窦腔缩小。由真菌引起的变态反应,CT 可见高密度的钙化影。

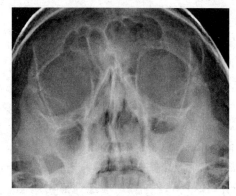

图 19-4 上颌窦炎 X 线片图
水平投照华氏位见左侧上颌窦积液、窦腔内见气液平面;右侧上颌窦密度增高,沿窦壁带状黏膜增厚影,窦腔缩小

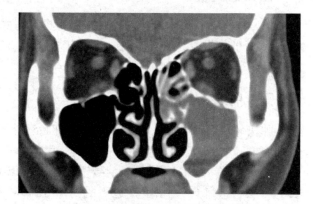

图 19-5 鼻窦炎 CT 冠状面重组图
显示右侧上颌窦、筛窦充满液体

3. MR 表现 鼻窦腔内分泌物或黏膜下囊肿为 T₁WI 低信号、T₂WI 高信号(图 19-7),蛋白含量高或含大分子蛋白、出血时表现为 T₁WI 高信号。增厚的黏膜呈 T₁WI 等或低、T₂WI

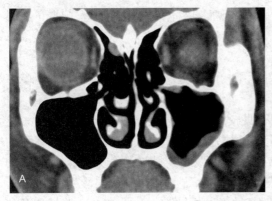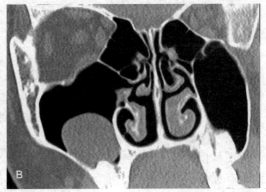

**图 19-6　慢性鼻窦炎 CT 图**

鼻窦 CT 冠状面重组图显示左侧上颌窦黏膜肥厚(A)和右侧上颌窦黏膜下囊肿(B)

高信号,增强后黏膜强化明显。真菌感染时,软组织中含 $T_1WI$、$T_2WI$ 均呈低信号的钙化或真菌菌丝有一定的特征性。

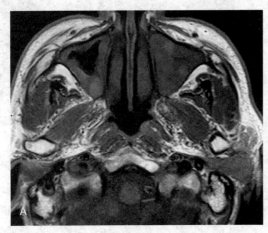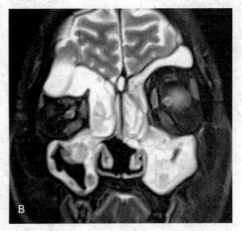

**图 19-7　全组鼻窦炎 MR 图**

$T_1WI$ 横断面(A)显示两侧上颌窦略低信号中见斑点状稍高信号黏膜增厚、左侧窦腔被充满;$T_2WI$ 冠状面(B)显示两侧上颌窦、筛窦、额窦增厚黏膜呈高信号

### (三)鉴别诊断

慢性鼻窦炎窦腔内充满黏膜下囊肿或炎性息肉时应与鼻窦肿瘤鉴别,后者表现为软组织肿块,其 CT 密度稍高,MRI 信号 $T_1WI$ 稍低或等,$T_2WI$ 等或稍高,增强扫描均呈不同程度的强化。窦腔大小正常或扩大,恶性肿瘤见窦壁破坏,边缘不整,甚至穿破窦壁侵犯邻近结构。严重糖尿病和免疫低下人群可发生毛霉菌或曲霉菌感染引起的侵袭性真菌性鼻窦炎,其生物学行为和影像学表现都与恶性肿瘤相似,须结合临床诊断。

## 二、鼻腔、鼻窦癌

### (一)病理与临床

鼻窦癌(sinus carcinoma)是鼻旁窦最常见的恶性肿瘤,病理上以鳞癌多见,占 80%,腺癌次之。上颌窦是其好发部位,筛窦次之。鼻窦癌多见于中老年人。由于鼻窦部位隐蔽,早期症状多不典型,仅有鼻塞、涕中带血,侵袭骨壁后可出现面部麻木、肿胀、疼痛等,晚期可有眼部、口腔、颅内继发症状。

（二）影像学表现

主要征象为窦腔内软组织肿块伴窦壁及邻近结构的侵犯,有无淋巴结转移是判断鼻窦癌患者预后的重要指标。

1. X 线表现 早期类似鼻窦炎表现,晚期有明显骨质破坏可提示诊断。

2. CT 表现 鼻腔或鼻窦内不规则的软组织肿块,一般呈等、低密度,内部可有坏死和钙化而呈低密度和高密度区,因常伴出血或感染,平扫不易分辨肿瘤的确切大小,增强后肿瘤多有强化,易与积液、出血区分。当早期仅表现为窦腔内黏膜增厚时,易误诊为慢性炎症。肿瘤呈浸润性生长,当邻近骨壁出现骨质破坏时有助于诊断（图 19-8、图 19-9）。晚期累及邻近组织如眼眶、翼腭窝、颅内结构,可伴有面颈部淋巴结转移。

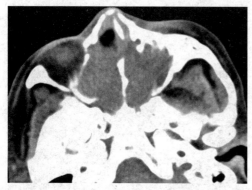

图 19-8 双侧鼻腔鳞形细胞癌 CT 图
CT 横断面显示鼻腔充满软组织肿瘤,鼻甲、鼻中隔、两侧上颌窦内侧壁骨质破坏

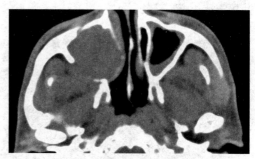

图 19-9 上颌窦癌 CT 图
CT 横断面显示右侧上颌窦充满软组织,窦腔膨大,窦壁骨质吸收、破坏

3. MR 表现 由于细胞成分多,癌肿在 $T_1WI$ 和 $T_2WI$ 均呈等信号,有坏死、出血时 $T_1WI$、$T_2WI$ 呈混杂信号,钙化灶 $T_1WI$、$T_2WI$ 均为低信号。腺样囊性癌具有向周围孔道蔓延的特点,MR 增强显示细节更清晰（图 19-10）,对病变侵犯周围复杂结构的显示优于 CT,但对骨的变化不如 CT 敏感。

（三）鉴别诊断

鼻窦癌早期无骨质破坏时,应与良性肿瘤、息肉及囊肿鉴别。当出现骨质破坏时需与伴有骨质破坏的特异性感染相鉴别。

## 三、鼻咽癌

（一）病理与临床

鼻咽癌（nasopharyngeal carcinoma）为起源于鼻咽黏膜上皮的恶性肿瘤,以黏膜下侵犯为特点。鼻咽癌占头颈部恶性肿瘤的 80%,好发部位为咽隐窝、鼻咽顶部和侧壁。病理上分为鳞癌、腺癌、低分化癌和未分化癌,以鳞癌多见。按其发展方向可分为上行型、下行型和混合型。上行型（脑神经侵犯型）常破坏颅底骨,有第Ⅲ~Ⅵ前组脑神经受累征象,但颈部淋巴结转移较少见。下行型（颈部肿块型）常见颈部淋巴结肿大,一般无颅底骨破坏,可有第Ⅸ~Ⅻ后组脑神经受损症状。混合型可兼有上行型和下行型症状。发病因素与遗传、环境有关,且

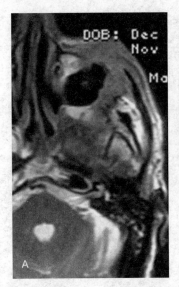
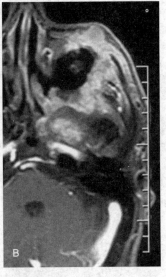

图 19-10　上颌窦癌 MR 图

左侧上颌窦窦腔缩小、窦壁增厚，T₂WI（A）呈等信号软组织，增强（B）后左侧上颌窦前、外、后壁增厚软组织明显强化，侵犯至皮下

与 EB 病毒感染关系密切。好发于 30~50 岁之间，男性多于女性。早期局限在黏膜，症状隐匿。进展期呈浸润性生长，回缩涕带血、鼻塞、颈部淋巴结肿大是其常见症状。还可有突眼、斜视、耳鸣、听力下降、头痛等脑神经相关症状。

（二）影像学表现

1. X 线表现　侧位片可显示鼻咽顶后壁黏膜增厚、突向鼻咽腔的肿瘤软组织肿块，表现凹凸不平，鼻咽部气道狭窄或变形，晚期侧位片和颅底片可见颅底骨质破坏，少数为骨质硬化改变。

2. CT 表现　早期黏膜下癌可仅表现为鼻咽侧壁平坦、僵直，咽隐窝变浅、消失，黏膜增厚，左右两侧不对称，冠状面图像重组有助于诊断。肿块形成时 CT 平扫为等密度，坏死区呈低密度，一般无囊变或钙化。肿瘤呈浸润性生长，与周围组织分界不清。增强后病灶呈轻中度强化（图 19-11）。晚期可显示骨质破坏。

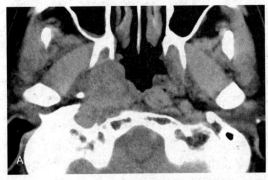
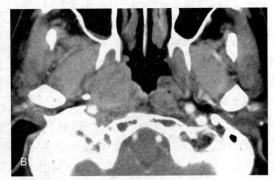

图 19-11　鼻咽癌 CT 图

CT 平扫（A）显示右侧鼻咽部饱满、变形，肿块向咽旁间隙侵犯；增强扫描（B）示肿块较均匀强化

3. MR 表现　MRI 分辨肿瘤侵犯范围、颅内侵犯与否较 CT 可靠,显示颅底神经和骨质的侵犯比 CT 更敏感,MRI 还可区分颅内肿瘤转移和放疗后改变。早期常显示为咽隐窝缩小或闭塞,黏膜增厚,咽鼓管圆枕增大,咽鼓管咽口狭小;肿块较大形成软组织肿块突入鼻咽腔,形态不规则,边界不清楚,呈 $T_1WI$ 等或稍低信号、$T_2WI$ 稍高信号,增强后肿块有中度或明显强化,肿块较大发生坏死时,信号可不均匀(图 19-12)。MR-DWI 和增强更易显示颈部淋巴结转移。

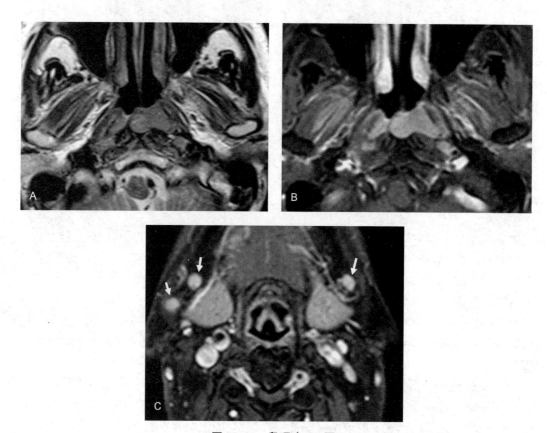

**图 19-12　鼻咽癌 CT 图**

左侧鼻咽部肿块,鼻咽腔变形,$T_2WI$(A)呈等信号、$T_1WI$ 脂肪抑制增强扫描(B)明显强化,且显示向右侧鼻咽部侵犯、颌下多发淋巴结转移(C、白箭)

**(三)鉴别诊断**

MRI 对鼻咽癌放疗后鉴别肿瘤复发有重要价值,肿瘤 $T_2WI$ 为高信号,增强后肿瘤呈轻中度强化,而纤维化为低信号,增强后无强化。

鼻咽癌需与鼻咽部纤维血管瘤鉴别,后者多见于青少年男性,有反复大量鼻出血病史,肿瘤大多起自一侧鼻咽部或侧壁,鼻咽镜见红色肿物,属侵袭性生长的良性病变,可引起邻近骨质吸收、破坏。早期肿瘤无明显症状,随着肿瘤沿间隙和孔道蔓延,可导致进行性鼻塞、鼻出血、听力减退、头痛等。CT、MRI 可见鼻咽部软组织肿块,CT 呈等密度(图 19-13A),MRI-$T_1WI$ 等信号、$T_2WI$ 信号较高,增强后肿块明显强化,内可见点状低信号区,为流空血管或点状出血,呈“胡椒盐”征(图 19-13B、C)。周围侵犯及破坏征象少,邻近骨质以浸润吸收为主。

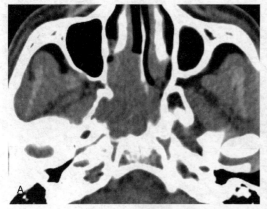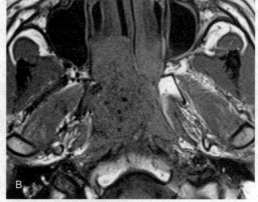
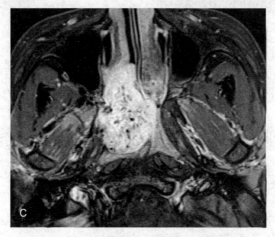

**图 19-13　鼻咽部纤维血管瘤 CT 和 MR 图**

CT 平扫横断面软组织窗（A）显示右侧鼻腔、鼻咽腔内密度均匀软组织肿块，邻近骨质吸收、破坏；软组织肿块在 MR-T₁WI（B）呈等信号，增强（C）后明显强化，增强前后均见点状低信号，即"胡椒盐"征

　　鼻咽癌还需与腺样体肥大鉴别。腺样体为位于鼻咽顶部的淋巴组织，自幼年起逐渐增大，10 岁以后开始萎缩，至 15 岁左右达到成人状态。若腺样体因炎性刺激发生病理增生，称为腺样体肥大。病理改变为腺样体淋巴组织增生、血管增多、上皮鳞状化生。影像学表现为鼻咽顶后壁弥漫性对称软组织增生，CT 呈等或稍高密度影，密度均匀；MRI 表现为 T₁WI 等或略高信号，T₂WI 较高信号，与黏膜信号类似，增强扫描示显著强化。颅底骨质无破坏。

（翁苓苓）

# 第二十章
## 喉 和 喉 咽

　　喉和喉咽的范围从会厌软骨上缘至环状软骨下缘,可分声门上区、声门区和声门下区。喉和喉咽的主要结构包括多个软骨如会厌软骨、甲状软骨和环状软骨、杓状软骨等,软组织如杓会厌襞、假声带、声带,腔或间隙如喉室、会厌前间隙、声门旁间隙等。喉部 X 线检查显示结构不清,目前常规检查方法为 CT,可以清晰地显示喉和喉咽诸结构,MRI 观察软骨和软组织较好,必要时可作为 CT 的补充。

## 第一节　影像学检查方法和正常影像学表现

### 一、喉和喉咽的 X 线检查及正常 X 线表现

　　X 线检查可以显示含气咽腔、咽壁厚度,但因结构重叠难以分辨解剖细节,已经为 CT 取代。但 X 线侧位片有利于显示喉咽部整体观(图 20-1)。

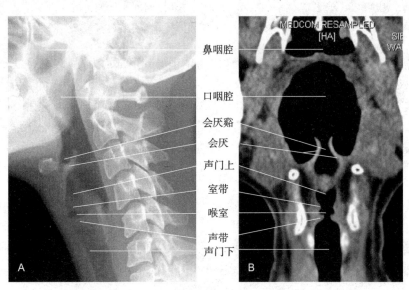

鼻咽腔

口咽腔

会厌谿
会厌
声门上
室带
喉室
声带
声门下

图 20-1　正常喉部 X 线 CT 图

A. 咽喉部 X 线侧位片;B. CT 冠状面重组图

## 二、喉和喉咽的 CT 检查及正常 CT 表现

CT 扫描范围应包括会厌至声门下区,常规薄层扫描加多方位图像重组,需要时可加扫发音相观察声带运动情况。如拟有肿瘤、富血管病变可做增强扫描,可评估病变性质、血供情况、向周围浸润范围,鉴别血管与淋巴结,对病灶的定位和定性也有帮助。CT 显示肌肉、韧带、黏膜、血管、淋巴结等各种软组织均呈等密度,软骨的密度接近于软组织,并随年龄增长而钙化导致密度增高,各脂肪间隙呈低密度(图 20-1、图 20-2)。骨和增强后的血管呈高密度。

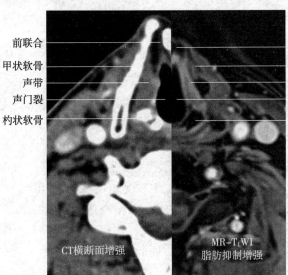

前联合　　前联合
甲状软骨　　甲状软骨
声带　　声带
声门裂　　声门裂
杓状软骨　　杓状软骨

CT横断面增强　　MR-T₁WI 脂肪抑制增强

图 20-2　正常喉部 CT 和 MR 横断面解剖图

## 三、喉和喉咽的 MR 检查及正常 MR 表现

MR 检查常规采用 $T_1WI$、$T_2WI$ 横断面、冠状面成像,结合使用脂肪抑制技术和矢状面成像。怀疑肿瘤或血管性病变时应进行增强扫描。

正常喉部黏膜呈 $T_1WI$ 等信号、$T_2WI$ 高信号;肌肉、韧带 $T_1WI$、$T_2WI$ 均呈等信号;间隙内脂肪在常规 $T_1WI$、$T_2WI$ 均呈高信号,脂肪抑制成像均为低信号;软骨呈 $T_1WI$ 等信号、$T_2WI$ 等高信号,钙化的软骨与骨 $T_1WI$、$T_2WI$ 均为低信号(图 19-3B、图 20-2)。

# 第二节　基本病变的影像学表现

## 一、喉和喉咽腔狭窄或闭塞

见于肿瘤、外伤、炎症等。肿瘤引起的喉和喉咽腔狭窄或闭塞常为局限性、非对称性;外伤、炎症引起的喉和喉咽腔狭窄或闭塞常较弥漫。需要注意的是正常梨状窝在平静呼吸时可以表现出左右不对称,但在发音相或做 Valsalva 动作时则应对称。密度、信号变化依据组织病理性质而定。

## 二、喉咽壁增厚、占位

喉咽壁增厚、肿块见于肿瘤、息肉、炎症、外伤等。常表现为梨状窝变浅、消失,会厌、杓会厌襞、假声带对称或不对称性增厚。肿块在 CT 上呈软组织密度,MRI-$T_1WI$ 稍低或等信号、$T_2WI$ 等高信号;炎症、外伤引起的黏膜增厚、水肿呈 CT 等、低密度、$T_1WI$ 等、低信号、$T_2WI$ 高信号,合并出血时密度、信号随时间而改变;慢性炎症所致黏膜增厚呈等密度或等信号。

## 三、喉和喉咽周围间隙异常

会厌前间隙、声门旁间隙的移位或消失与软骨破坏同为肿瘤侵犯喉深部的标志,但间隙异常也可见于炎症。会厌前间隙富于淋巴组织,喉癌容易侵犯会厌前间隙,表现为脂肪透亮影或高信号影变形、消失,或为肿瘤组织所占据。

## 四、声带麻痹

两侧声带位置不对称,或一侧声带固定不动,平静呼吸和发音相位置无变化。

## 五、喉软骨破坏

喉软骨钙化常不对称,有时难以与破坏鉴别。恶性肿瘤侵犯喉软骨表现为软骨轮廓破坏不连续、跨越软骨两侧,但 CT 有时表现为受累软骨密度增高。MRI 显示软骨侵犯的敏感性和特异性都高于 CT,已骨化的软骨呈低信号、脂肪呈高信号,肿瘤侵犯软骨时上述低或高信号区被中等信号的肿瘤组织所替代;未骨化的软骨在 PDWI 和 $T_2WI$ 上仍呈中等或低信号,肿瘤组织则呈相对高信号、增强后会强化,结合脂肪抑制成像和增强检查有助于明确诊断。

# 第三节 喉癌的影像学诊断

## 一、病理与临床

喉癌(laryngocarcinoma)是喉部最常见的恶性肿瘤,以鳞癌多见,其次为腺癌,肉瘤极为少见。按肿瘤的原发部位可分为声门上区、声门区和声门下区,以声门区最为常见,约占 60%~70%,声门上区次之,声门下区少见。喉部淋巴组织丰富,肿瘤易发生淋巴结转移,肿瘤的原发部位不同,淋巴转移率也不一致。声门上区淋巴丰富,其转移率为 30%~50%;声门下区为 26% 左右;声带区为 0.4%~2%。晚期可发生血行转移。好发于老年男性,与吸烟史有关。声门上型喉癌早期表现为咽部不适或异物感,后期出现痰血、咽痛。声门型主要症状为声音嘶哑。声门下型多无症状,肿块较大时会有呼吸困难。

根据肿瘤发生的部位,喉癌分以下几种类型:①声门癌(glottic carcinoma):约占 50%~60%。发生于声带上缘、下缘或游离缘,多发生于前 2/3 部。早期表现为局部声带不规则增厚、表面欠光滑。声带活动障碍或固定。后期形成肿块,向前可侵及前联合,并蔓延至对侧声带;垂直蔓延可至声门上区或声门下区。②声门上癌(supraglottic cancer):约占 20%~30%。发生于会厌、室带、杓状软骨等,病理分化程度较差,可见局部或弥漫的不规则增厚或肿块,局部会厌谿、梨状窝、喉腔变形、狭窄,甚至闭塞。早期就可有淋巴结转移,预后很差。包括会厌癌、室带癌、后壁癌。③声门下癌(subglottic cancer):较少见,约占 2%~6%。发生于真声带至环状软骨下缘之间,临床发现时常已至晚期,但 CT、MR 检查较为敏感。常见为声门区的肿瘤向下蔓延所致,表现为声带以下喉壁增厚或肿块。两侧不对称,边缘不规则,常合并声带活动障碍或固定。

## 二、影像学表现

1. X 线表现　见软组织肿块突入喉咽腔或喉腔,细节观察不清。

2. CT 表现　表现为喉部软组织肿块,或声带、假声带、会厌、喉咽壁不对称性增厚,喉咽腔狭窄、梨状窝、会厌谿不对称。CT 所见病灶密度多数均匀,瘤内有坏死时呈等、低混杂密度,瘤周可有水肿及软组织浸润,增强后肿瘤实质部分呈不同程度的强化。肿瘤可局限于同侧或侵及对侧。晚期肿瘤侵犯会厌前间隙、声门旁间隙、环杓关节、喉软骨等,并出现颈部淋巴结肿大(图 20-3)。声门上型和声门下型肿瘤往往同时侵犯声门(图 20-4、图 20-5)。

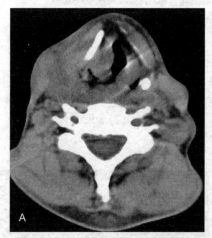
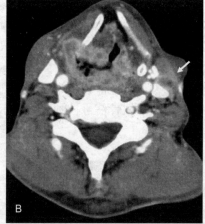

**图 20-3　喉癌伴颈部淋巴结转移 CT 图**

声门型喉癌,CT 平扫(A)见声门平面及周围软组织肿块,增强后(B)肿瘤呈不均匀强化,向右侧喉外侵犯、左侧淋巴结转移(白箭)

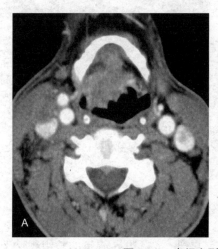
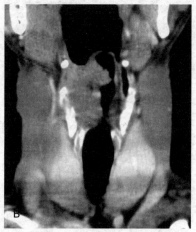

**图 20-4　声门上型喉癌 CT 增强图**

肿块轻度均匀强化,位置以声门上为主,横断面(A)和冠状面(B)显示偏右,右侧梨状窝消失,肿瘤侵犯会厌、会厌谿消失

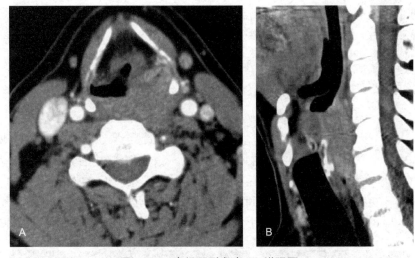

**图 20-5　声门下型喉癌 CT 增强图**

CT 增强横断面（A）和重组矢状面（B）表现为肿块位于声门下和声门平面,轻度强化

3. MR 表现　肿瘤实质部分呈 $T_1WI$ 低或等信号、$T_2WI$ 等或高信号,坏死区信号 $T_1WI$ 更低、$T_2WI$ 更高,增强后肿瘤实质部分强化（图 20-6）。深部侵犯表现为高信号的脂肪间隙消失,软骨破坏时正常软骨信号被肿瘤组织信号所代替。MR 平扫、增强均能明确显示淋巴结肿大。

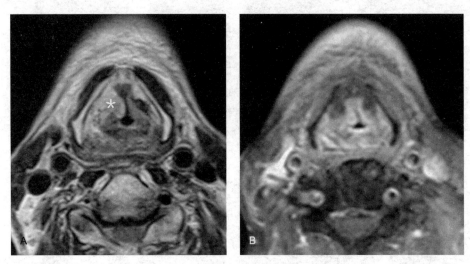

**图 20-6　早期喉癌 MR 图**

右侧室带增厚、局部隆起（白星号）,$T_2WI$（A）呈稍高信号、$T_1WI$ 脂肪抑制增强扫描（B）轻度强化;病变局限、周围分界清楚

## 三、鉴别诊断

声带息肉、乳头状瘤（图 20-7）多位于声带前部,多呈边界清楚的软组织结节,CT 呈中等密度,MRI 呈 $T_1WI$ 等信号、$T_2WI$ 较高信号,可带蒂,病灶局限,无喉深部结构侵犯,不影响声带运动。部分宽基底者有时与喉癌难以区分,依赖活检鉴别。喉部其他恶性肿瘤均较少见。

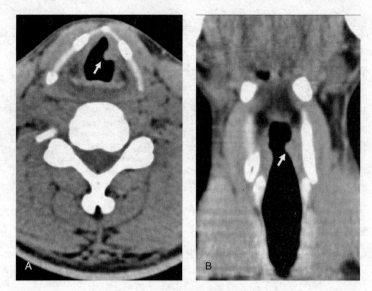

图 20-7　喉部乳头状瘤 CT 图

CT 横断面(A)和冠状面重组图(B)软组织窗均显示左侧喉部假声带小乳头状突起(白箭)

(翁苓苓)

# 第二十一章
# 口腔颌面部

口腔颌面部结构复杂,上起额部发际,下至舌骨水平,左右达颞骨乳突垂直线之间,包括口腔、唾液腺(腮腺、下颌下腺、舌下腺)、咀嚼肌、口咽、颌面部间隙和上下颌骨、颞颌关节等。

## 第一节 影像学检查方法及正常影像学表现

X线摄片主要用于观察牙齿及牙周病变、颌骨和颞颌关节。普通平片重叠较多,应用受限,主要用于诊断颞颌关节功能紊乱;全景体层可全面显示牙齿和牙槽骨的情况。腮腺造影检查显示腮腺导管及腺泡的情况。CT检查是口腔颌面部及其病变的常规检查技术,CT平扫可观察骨质结构,对于软组织病变诊断需要进行增强检查。MRI由于其任意方位成像和软组织分辨力高的优势,临床应用正逐渐增多,在口腔颌面部主要采用横断面、冠状面$T_1WI$、$T_2WI$及脂肪抑制成像,便于两侧对照,必要时进行MR增强扫描。颞颌关节MR检查主要采用斜矢状面闭口、开口$T_1WI$、$T_2WI$脂肪抑制成像。DSA用于血管性病变的检查及介入治疗前的造影。超声主要用于唾液腺病变的检查。

### 一、颞颌关节

1. 闭开口侧位X线片 可用于了解颞颌关节的下颌头、下颌关节窝骨质结构、关节间隙、关节活动等情况(图21-1)。

2. MR表现 MRI不仅能显示关节盘,还能分清骨皮质、骨髓及软骨等。关节盘在$T_1WI$、$T_2WI$上均为低信号,$T_1WI$脂肪抑制为等信号,关节腔的滑膜显示为中等信号(图21-2)。

### 二、颌面骨

观察上颌骨、下颌骨时CT检查以平扫为主。CT图像分别观察上颌骨、下颌骨的形态和结构。小螺距容积扫描可利用原始数据进行三维重组。上颌骨、下颌骨骨皮质MR各序列均呈低信号影;骨髓在$T_1WI$、$T_2WI$上呈高信号,脂肪抑制序列信号降低。

### 三、唾液腺

1. 唾液腺造影 可显示主导管和部分充盈的腺泡,但因CT和MRI的应用,目前唾液腺造影临床已较少应用。舌与口底、唾液腺(腮腺、下颌下腺和舌下腺)、咀嚼肌为软组织,X线检查显示困难。

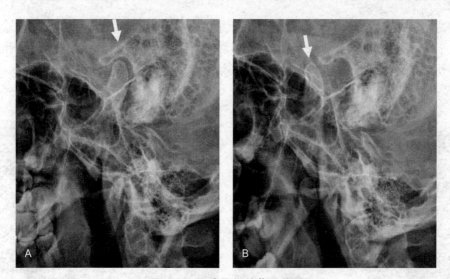

**图 21-1 正常颞颌关节 X 线图**

颞颌关节闭口侧位(A)显示下颌头位于颞颌关节窝内(白箭);开口侧位(B)显示下颌头位于关节结节前下方(白箭),表明关节活动度良好

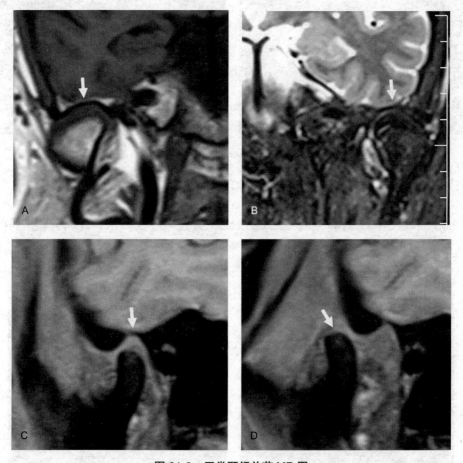

**图 21-2 正常颞颌关节 MR 图**

冠状面右侧 $T_1WI$(A)和左侧 $T_2WI$ 脂肪抑制相(B)、矢状面 $T_1WI$ 脂肪抑制闭口位(C)显示下颌头位于关节窝内(白箭)、开口位(D)显示下颌头位于关节结节前下方(白箭),表明关节活动度良好

2. CT 表现 舌与口底、唾液腺和咀嚼肌的 CT 图像观察以软组织窗为主。CT 平扫舌体呈中等均匀密度,舌根部边缘圆滑整齐,口底肌群呈束状,止于下颌颏部。腭弓和腭扁桃体呈等密度,对称地位于气道两侧。腮腺、下颌下腺、舌下腺分别呈三角形、卵圆形、杏核状,密度低于周围肌肉组织。上述结构两侧对称(图 21-3)。

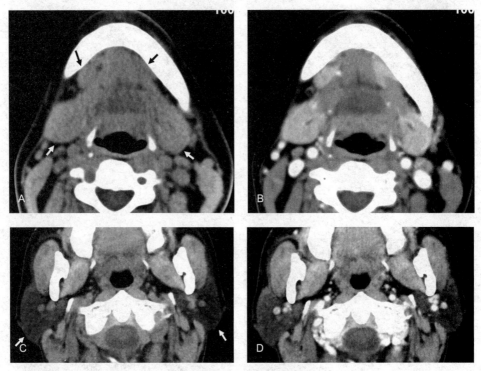

图 21-3 正常唾液腺 CT 图

A. 平扫显示两侧舌下腺(黑箭)和下颌下腺(白箭)呈等密度;B. 增强后明显均匀强化;C. 平扫显示两侧腮腺(白箭)含有脂肪,呈低密度;D. 增强后轻度强化

3. MR 表现 $T_1WI$、$T_2WI$ 可显示舌肌的形态,并能进一步显示舌体纵肌和横肌的肌纤维走行、舌黏膜的厚度、口底肌群及间隙,舌黏膜在 $T_2WI$ 呈高信号。腭扁桃体 $T_1WI$ 呈中等信号,$T_2WI$ 呈略高信号。$T_1WI$、$T_2WI$ 显示正常唾液腺信号高于周围肌肉组织(图 21-4)。

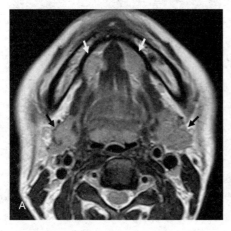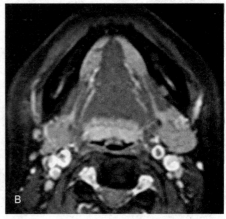

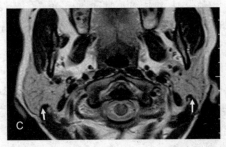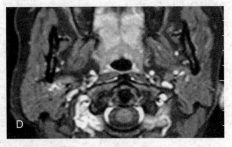

**图 21-4 正常唾液腺 MR 图**

A. T₂WI 显示两侧舌下腺(白箭)和下颌下腺(黑箭)呈等信号;B. T₁WI 脂肪抑制增强呈明显均匀强化;
C. T₂WI 显示两侧腮腺(白箭)呈稍高信号;D. T₁WI 脂肪抑制增强呈轻度强化

## 第二节 基本病变的影像学表现

### 一、上、下颌骨骨质异常

外伤骨折可造成骨质断裂。骨质破坏见于恶性肿瘤或转移性肿瘤、急性炎症、结核性病变等。骨质增生、硬化见于慢性炎症、良性肿瘤的边缘等。

### 二、口腔颌面部肿块

口腔颌面部异常占位多见于肿瘤性病变,可造成周围正常结构的受压、移位侵犯和骨质破坏等。

### 三、唾液腺大小、形态异常

腮腺、颌下腺、舌下腺在炎性肿胀、肿瘤等情况下体积可增大;先天性发育不良、老年性退化、炎性病变消退、手术治疗后可以出现萎缩,体积缩小或缺如;在大小改变同时,其正常形态也将发生改变,轮廓不规则或呈分叶状。

### 四、唾液腺密度、信号异常

低密度病灶提示明显水肿、含脂肪性病变或积气;等密度多见于炎性或肿瘤性病变;高密度多为钙化。MRI 上水肿、囊变为 T₁WI 低信号、T₂WI 高信号;性质不同的实质性肿块,其信号往往为 T₁WI 稍低或等信号、T₂WI 稍高或等信号;钙化都为低信号;出血根据不同期相信号不同。增强后实质性病灶往往会出现不同程度强化,密度或信号增高。

## 第三节 常见疾病的影像学诊断

### 一、颌骨造釉细胞瘤

#### (一)病理与临床

颌骨造釉细胞瘤(ameloblastoma of jaw bone)是颌骨常见良性但具有局部侵袭性的多形性肿瘤,其组织来源包括造釉器或牙板上皮,牙源性囊肿的上皮衬里、口腔黏膜上皮基底层。

病理上分为 5 型:滤泡型、丛状型、颗粒细胞型、鳞状化生型和基底细胞型。好发于下颌骨磨牙区和升支部,生长缓慢。临床上多见于 20~40 岁青壮年,发病无性别差异。初期无症状,后期下颌骨膨大,面部畸形,牙齿松动、脱落,可产生吞咽、咀嚼、语言、呼吸障碍。

**（二）影像学表现**

1. X 线表现　可分为 4 型:多房型,约占 59%;蜂窝型,约占 22%;单房型,约占 14%;恶变者约占 5%。表现为多囊状或单囊状低密度影,内见厚度不一骨性间隔,囊壁边缘硬化,牙根可呈锯齿状或截断样吸收,局部骨皮质受压变形、膨隆、变薄。可并发病理性骨折。

2. CT 表现　病变呈囊状低密度区,周围囊壁边界清晰,呈锐利高密度影。可清晰地显示肿瘤的位置、边缘、内部结构、密度及局部骨皮质情况(图 21-5)。

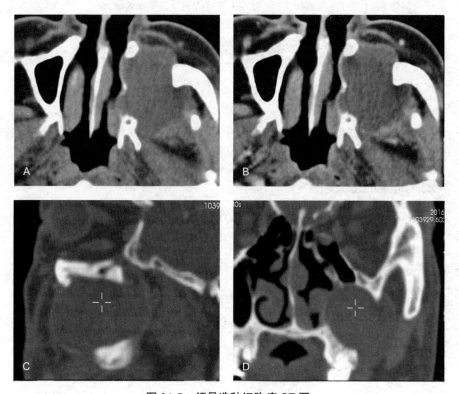

**图 21-5　颌骨造釉细胞瘤 CT 图**

右侧上颌骨类圆形占位,CT 平扫(A)密度均匀,增强扫描(B)无明显强化;冠状面(C)和矢状面(D)骨窗显示骨质边缘清楚锐利

3. MR 表现　囊内液体呈 $T_1WI$ 低信号、$T_2WI$ 高信号;囊壁、囊内骨性间隔和牙齿为低信号;增强后实质性软组织可强化。

**（三）鉴别诊断**

包括牙源性囊肿和骨巨细胞瘤等。前者 CT 显示为圆形低密度影,边缘光滑锐利,囊内可见牙根。后者 CT 显示为内有分隔低密度,瘤壁无硬化边缘。

## 二、舌癌

**（一）病理与临床**

舌癌(carcinoma of tongue)是口腔最常见的恶性肿瘤,多为鳞癌,常位于舌前 2/3 部位,腺癌比较少见,多位于舌根部;舌根部有时亦可发生淋巴上皮癌及未分化癌。肿瘤表面溃疡、外突及浸润。临床表现为舌痛,病变发展引起舌运动受限,唾液增多,进食、言语困难。

(二)影像学表现

1. CT表现 肿瘤呈软组织密度,界限不清,侵犯舌根时局部不规则膨突,不均匀强化,常见颈部淋巴结肿大(图21-6)。

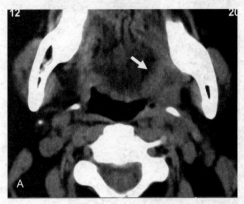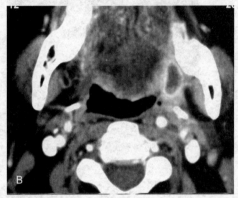

图21-6 舌癌CT图

平扫(A)显示左侧舌根部不规则软组织肿块(白箭),口咽腔变窄;增强扫描(B)示肿块明显强化,中心坏死区不强化

2. MR表现 $T_1WI$呈均匀或不均匀低信号,界限不清,$T_2WI$呈明显高信号。增强后肿瘤呈不均匀强化。同时常伴有颈部淋巴结肿大。

(三)鉴别诊断

舌癌应与结核性溃疡、乳头状瘤相鉴别。确诊依赖于病理检查。

### 三、唾液腺肿瘤

(一)病理与临床

唾液腺肿瘤(salivary gland tumor)多来源于腺上皮。良性者以多形性腺瘤多见,是一种含有腮腺组织、黏液和软骨样组织的肿瘤,又称"混合瘤",常位于腮腺浅部;恶性者以黏液表皮样癌多见。良性病变病史长,可达30余年,表现为无痛性包块,肿块质软,边界清楚。恶性者病史短,侵犯神经引起疼痛和面神经麻痹,侵犯咀嚼肌群出现张口困难。

(二)影像学表现

1. 唾液腺造影 良性者导管显示纤细、变直、撑开、聚拢、消失、移位等改变。恶性者导管表现受压、移位、破坏、缺损、中断和对比剂外溢。

2. CT表现 良性肿瘤呈圆形或分叶状边界清楚的等或稍高密度影,轻至中等强化(图21-7)。恶性肿瘤多为境界不清的稍高密度影,其内密度不均匀,增强后不均匀强化;可出现邻近骨质破坏,合并颈部淋巴结肿大。

3. MR表现 肿瘤$T_1WI$呈稍低、等信号,$T_2WI$呈稍高信号。良性者边界清晰,呈圆形或分叶状肿块(图21-8);恶性者肿块呈不规则状,伴淋巴结肿大。良性肿瘤均匀强化者居多;恶性肿瘤多为不均匀强化,淋巴结转移呈环状强化。

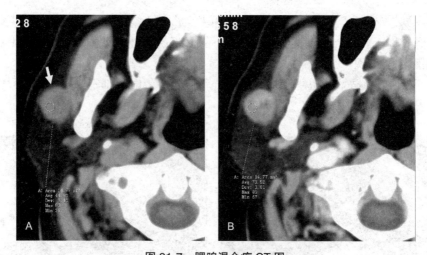

**图 21-7　腮腺混合瘤 CT 图**

右侧腮腺类圆形肿块,平扫(A)CT 值约 44HU,增强扫描(B)呈明显强化,CT 值增加 29HU,稍不均匀

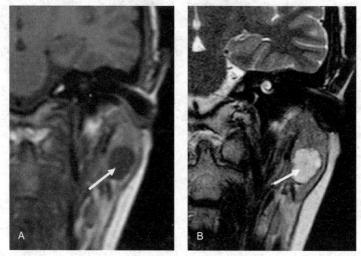

**图 21-8　腮腺混合瘤 MR 图**

左侧腮腺类圆形肿块(白箭),$T_1WI$(A)呈低信号;$T_2WI$(B)呈高信号

**(三) 鉴别诊断**

　　唾液腺肿瘤良恶性的鉴别主要依靠肿瘤内部结构、边缘形态、周围浸润、远处转移等征象。另需鉴别病变包括下颌骨升支肿瘤、咽旁间隙肿瘤、淋巴瘤、淋巴结核、转移瘤等。

(杨　炼)

# 第二十二章
# 甲 状 腺

颈部常见疾病主要为甲状腺、甲状旁腺疾病和淋巴结肿大。普通 X 线摄片对颈部软组织病变诊断价值不大；DSA 用于检查颈部的血管病变及介入治疗前的造影。超声检查是甲状腺疾病和颈部淋巴结的首选影像学检查方法。CT 和 MR 检查为颈部病变诊断提供重要信息。限于篇幅，本章简单介绍甲状腺的影像学知识。

## 第一节　影像学检查方法和正常影像学表现

正常的甲状腺包括左、右叶及中间的峡部，左、右叶上下径约 50~60mm，前后、左右径均约 20~30mm。甲状腺侧叶自甲状软骨中部至第 6 气管软骨环，峡部紧贴于第 2~4 气管软骨环前方。

### 一、甲状腺 CT 检查及正常 CT 表现

甲状腺 CT 的检查方法主要有平扫、增强扫描及 CT 图像后处理技术。扫描范围应该包括整个颈部及上纵隔。重建层厚小于 5mm，常用 MPR 图像重组冠状位和矢状面，从而更好地观察病变的内部结构、病变的边缘及与周围结构的关系。

甲状腺含碘量高，CT 平扫时密度高于周围肌肉软组织，境界清晰，增强扫描呈均匀明显强化（图 22-1）。

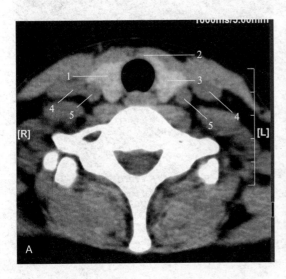
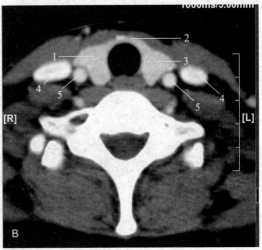

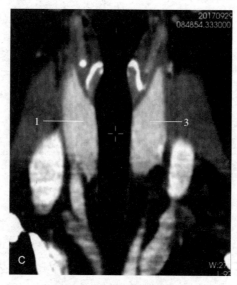

图 22-1　正常甲状腺 CT 图

甲状腺 CT 平扫横断面（A）显示甲状腺呈均匀高密度,两侧基本对称;增强横断面（B）和冠状面重组图像（C）显示均匀强化:1. 甲状腺右叶,2. 甲状腺峡部,3. 甲状腺左叶,4. 颈内静脉,5. 颈总动脉

## 二、甲状腺 MR 检查及正常 MR 表现

　　甲状腺 MR 检查常用头颈表面联合线圈。患者取仰卧位,垫高颈部,将甲状腺充分暴露。嘱咐患者平静呼吸,扫描过程中不做吞咽动作。常规 MR 检查采用横断面、冠状面 $T_1WI$、$T_2WI$,辅以脂肪抑制成像,因甲状腺 MR 平扫信号均较低,故须做增强检查。

　　正常甲状腺 $T_1WI$ 呈中等信号,略高于周围肌肉组织;$T_2WI$ 呈稍高信号,明显高于肌肉组织,信号均匀（图 22-2）。一般情况下,MR 无法显示甲状腺包膜。颈部血管呈低信号或无信号,其与甲状腺关系显示清楚。

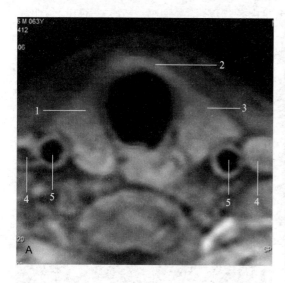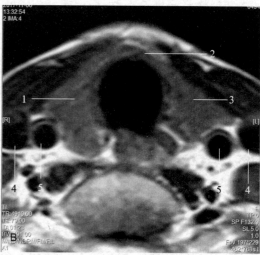

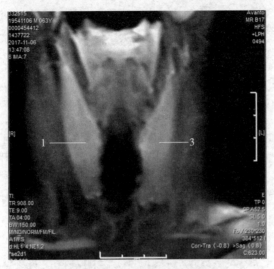

**图 22-2　正常甲状腺 MR 图像**

A. $T_1WI$ 脂肪抑制横断面:甲状腺呈稍高信号,信号均匀;B. $T_2WI$ 横断面:甲状腺信号均匀,高于肌肉组织;
C. $T_1WI$ 脂肪抑制冠状面增强:甲状腺均匀强化

1. 甲状腺右叶,2. 甲状腺峡部,3. 甲状腺左叶,4. 颈内静脉,5. 颈总动脉

## 第二节　基本病变的影像学表现

### 一、甲状腺大小、形态异常

甲状腺肿或甲状腺炎,甲状腺可表现为弥漫性增大。甲状腺内肿块可出现甲状腺局限性增大、边缘不规则,见于甲状腺腺瘤、结节性甲状腺肿、甲状腺癌等。

### 二、甲状腺位置异常

甲状腺胚胎发育时可产生异位甲状腺。多位于颈前正中,上起至舌根,下至胸骨柄或前上纵隔,偶见于喉、气管、心包等部位。异位甲状腺组织可发生甲状腺肿和肿瘤。甲状腺肿瘤也可造成正常甲状腺受压下移或病变甲状腺向下延伸至胸骨后胸腔内。

### 三、甲状腺密度、信号异常

甲状腺钙化,CT 为点状、小片状高密度影,MR 各序列均呈低信号。甲状腺的占位,CT 平扫为低密度,增强强化程度低于正常甲状腺组织,可呈均匀或不均匀强化;MR 表现为 $T_1WI$ 低至高信号不等,$T_2WI$ 多为高信号,增强后表现为程度不等的强化。

### 四、颈部淋巴结肿大

颈部淋巴结直径 >8mm,可认为颈部淋巴结增大,但是 <8mm 的淋巴结并不代表一定正常。增大的淋巴结位于颈部各间隙内,见于炎症、结核、转移、淋巴瘤等。CT 平扫为等密度,增强扫描表现为均匀或不均匀的环形强化(图 22-10)。MR 检查肿大淋巴结 $T_1WI$ 呈低信号,$T_2WI$ 呈高信号,弥散加权(DWI)显示淋巴结为明显高信号,增强后明显强化。

# 第三节　常见疾病的影像学诊断

## 一、单纯性甲状腺肿

### （一）病理与临床

单纯性甲状腺肿（simple goiter）俗称"粗脖子"或"瘿脖子"，有地方性和散发性两种，碘缺乏是其主要原因。若在幼年发病，可致智力及发育障碍。单纯性甲状腺肿是由于各种原因引起机体对甲状腺激素需求增加或甲状腺激素生成障碍，人体处于甲状腺激素相对或绝对不足状态，促甲状腺激素分泌增加，致使甲状腺滤泡上皮增生，滤泡肥大，甲状腺组织弥漫性增生肿大。随着病程的发展，腺体组织不断增生，逐渐出现结节，腺泡内积聚大量胶质，后期部分腺泡发生坏死、囊变、纤维化和钙化。临床上以青年女性多见，特别是青春期前女性更为常见，甲状腺功能正常，大多数预后良好，部分会随着青春期发育而改善，部分无明显改变，甚至加重而发展为结节性甲状腺肿、慢性淋巴细胞性甲状腺炎。

### （二）影像学表现

1. CT 表现　早期甲状腺代偿性增大，CT 上表现为甲状腺整体弥漫性增大，形态饱满，密度正常或稍低、基本均匀。随着病程进展，弥漫性增大的甲状腺密度减低（图 22-3），进一步可以出现单发或多发大小不等的低密度灶，并可出现坏死、囊变、钙化灶，形态多不规则，两侧叶可不对称。

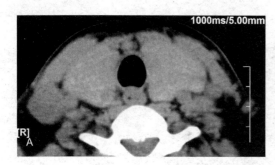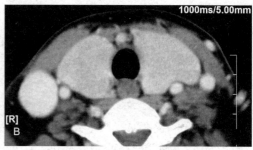

**图 22-3　单纯甲状腺肿 CT 图像**
甲状腺两侧叶弥漫性肿大，平扫（A）时密度明显降低；增强（B）后强化程度亦降低

2. MR 表现　甲状腺弥漫性增大，局部可见结节改变，结节在 $T_1WI$ 上呈低信号、$T_2WI$ 上呈稍高或高信号，有时可见低信号之纤维间隔。

### （三）鉴别诊断

早期单纯性甲状腺肿需与 Graves 病进行鉴别。Graves 病是原发性甲状腺功能亢进，除有甲状腺肿大外，还有甲状腺激素分泌过多、功能亢进，临床上表现为眼球突出，影像学表现为眼外肌增生肥大，严重者还会出现胫前黏液性水肿及高代谢症候群。本病中晚期出现结节时，需与甲状腺腺瘤、甲状腺癌相鉴别。

## 二、慢性甲状腺炎

### （一）病理与临床

慢性甲状腺炎（chronic thyroiditis）包括临床上较为少见的慢性纤维性甲状腺炎和临床

上最常见的慢性淋巴细胞性甲状腺炎,本节主要介绍后者。该病由日本 Hashimoto 博士首先在德国医学杂志上报道了 4 例,故而又称桥本甲状腺炎,是以自身甲状腺组织为抗原的慢性炎症性自身免疫性疾病。患者血清中可检出效价很高的抗甲状腺成分的抗体。甲状腺组织有大量浆细胞和淋巴细胞侵入和滤泡形成。慢性淋巴细胞性甲状腺炎 80%~90% 的患者为女性,多见于 30~50 岁,但儿童、少年亦可发生。临床上病程较长、进展缓慢,早期可无表现,当出现甲状腺肿大时,平均病程已有 2~4 年。常见症状为全身乏力,10%~20% 的患者有局部压迫或隐痛,偶有轻压痛。甲状腺不大或轻至中度肿大,质韧,表面光滑或有质硬、压痛之结节。早期甲状腺功能正常,但 TSH 升高;后期血清 $T_4$ 下降,$T_3$ 正常或下降,TSH 升高。可同时伴有其他自身免疫性疾病,如系统性红斑狼疮、类风湿性关节炎、干燥综合征等。

（二）影像学表现

1. CT 表现 桥本甲状腺炎在 CT 上多表现为甲状腺两侧叶轻至中度弥漫性肿大,或一侧叶增大更明显,密度均匀减低,一般无更低密度结节,可见斑点状钙化。增强后增大的甲状腺呈轻度强化,基本均匀或出现不均匀片状、团块状强化,强化程度不及正常甲状腺（图 22-4）。

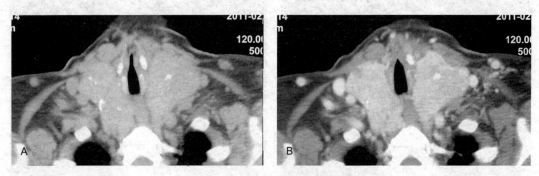

图 22-4 桥本甲状腺炎 CT 图像

甲状腺两侧叶弥漫性肿大,其内见小结节状钙化,平扫（A）时密度明显降低;增强（B）后强化程度亦降低,且稍有不均匀

2. MR 表现 桥本甲状腺炎在 MR 上表现为甲状腺弥漫性肿大,表面可见结节状,$T_1WI$ 呈低信号、$T_2WI$ 呈高信号,有时可见低信号之纤维间隔。

（三）鉴别诊断

慢性淋巴细胞性甲状腺炎常需要借助穿刺活检与慢性纤维性甲状腺炎鉴别。桥本甲状腺炎需与 Graves 病和多发结节性甲状腺肿鉴别。Graves 病甲状腺内常常残存"岛"状正常或相对正常之腺体结构;Graves 病甲状腺增大较为明显;临床表现差异明显,可资鉴别。多发结节性甲状腺肿多表现为甲状腺不对称性肿大,腺体内多发大小不一的低密度结节,有囊变及钙化,易与桥本甲状腺炎鉴别。

## 三、甲状腺腺瘤

（一）病理与临床

甲状腺腺瘤（thyroid adenoma）为甲状腺最常见的良性肿瘤,其病因未明,可能与性别、遗传因素、射线照射、TSH 过度刺激等有关。在病理上分为滤泡状腺瘤和乳头状囊性腺瘤两种。前者较为常见,切面呈淡黄色或深红色,具有完整的包膜。后者较为少见,特点是有乳头状突起形成。一般均为腺体内单发结节,多发者少见。患者多为女性,年龄常在 40 岁以下,约 20% 可继发甲状腺功能亢进。发生恶变者约占 10%。临床上甲状腺腺瘤常无任何不适,肿块往往在无意中被发现。一般为单发结节,质地较硬、光滑,无压痛,呈类圆形,边缘清楚,可随吞咽上下活动,生长缓慢,但发生恶变、囊性变、出血时,瘤体可迅速增大。

（二）影像学表现

1. CT 表现　平扫见正常高密度甲状腺组织中出现大小不等单发或多发类圆形低密度结节,内部密度均匀或不均匀,病灶内可伴有点状、小结节状钙化。增强后瘤体血供较少,与强化较明显的正常甲状腺相比呈明显的低密度,其边缘包膜有完整均匀强化(图 22-5)。但部分小腺瘤在增强后瘤体强化明显,与正常腺体呈等密度,反而不如 CT 平扫显示清楚,应引起重视。瘤体较大时,其中心区域因缺血而发生坏死、液化、囊变,内容物多为胶样液体,CT 平扫呈低密度,增强后无强化。肿瘤靠近甲状腺边缘时,甲状腺包膜完整,与周围邻近组织器官有脂肪间隔相隔。瘤体增大后可压迫周围组织器官,如引起器官受压、移位,甚至气管软化。但无周围组织器官侵犯和颈部淋巴结肿大。

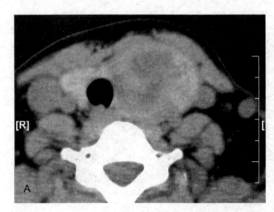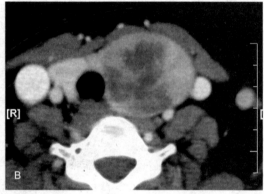

**图 22-5　甲状腺腺瘤 CT 图像**

CT 平扫(A)显示甲状腺左叶增大,密度不均匀,其内见不规则低密度灶;增强扫描(B)示增大的甲状腺呈不均匀强化,部分低密度不强化区为肿瘤坏死,周围血管及邻近结构受压,但界限清楚

2. MR 表现　在 MRI 上甲状腺腺瘤表现为甲状腺内单发或多发结节,边缘清楚。由于瘤体内成分不同,其信号也不相同。$T_1WI$ 多为略低信号或等信号,$T_2WI$ 呈高信号。如伴有出血,可为 $T_1WI$ 高信号、$T_2WI$ 低信号。如瘤体囊变、含有高蛋白液体,则 $T_1WI$、$T_2WI$ 均可呈高信号。MR 增强后瘤体强化程度往往低于周围正常甲状腺(图 22-6)。

（三）鉴别诊断

甲状腺腺瘤主要需与结节性甲状腺肿、甲状腺囊肿、甲状腺癌鉴别。甲状腺腺瘤以单发结节多见,结节性甲状腺肿多为多发结节,且结节性甲状腺肿的多发结节多发生在双侧甲状腺弥漫肿大的基础上。甲状腺囊肿表现为边界清楚,均匀低密度,无强化征象,内壁光滑,囊壁不明显,而甲状腺腺瘤可见强化包膜。与甲状腺癌鉴别见甲状腺癌章节。

## 四、甲状腺癌

（一）病理与临床

甲状腺癌(thyroid carcinoma)是甲状腺最常见的恶性肿瘤。病理上根据组织学形态分为

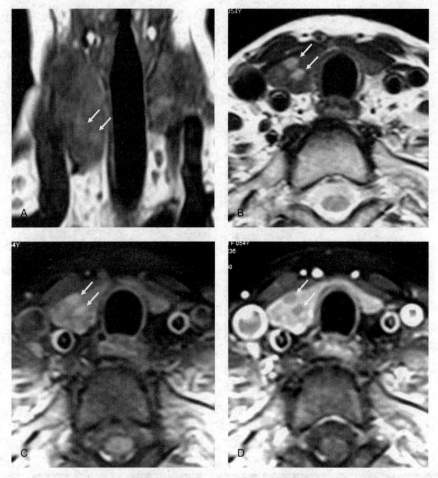

**图 22-6　甲状腺右叶腺瘤 MR 图像**

冠状面 $T_1WI$（A）、横断面 $T_2WI$（B）、$T_1WI$ 脂肪抑制（C）、$T_1WI$ 脂肪抑制增强扫描（D）显示甲状腺右叶见 2 枚小结节（白箭），$T_1WI$ 稍高信号、$T_2WI$ 高信号、增强后低强化

乳头状癌、滤泡状癌、未分化癌和髓样癌。其中乳头状癌最常见，占甲状腺癌的 50%~70%，在甲状腺癌中恶性程度最低，生长最为缓慢。瘤体质地坚韧而硬，可囊变。可经淋巴管扩散至腺体其他部位或局部淋巴结。滤泡状癌占甲状腺癌的 10%~15%，恶性程度高于乳头状癌，滤泡状癌可与乳头状癌夹杂而成混合型腺癌。以单发结节多见，质硬如石，比较固定。有时可累及整个甲状腺，或可侵蚀邻近组织而致疼痛、压迫症状。易经血行转移，肺部居首，次为骨骼、肝脏等。未分化癌占甲状腺癌的 5%~10%，恶性程度很高，肿瘤进展快，短期内迅速增大，可很快侵犯毗邻组织，出现全身广泛转移。肿块大而有压痛，与周围组织相粘连，活动度差、固定，质硬如石。局部淋巴结肿大。髓样癌不常见，恶性程度较高，如伴有嗜铬细胞瘤、甲状旁腺腺瘤及黏膜神经瘤，即为多发性内分泌腺瘤Ⅱ、Ⅲ型。甲状腺癌占所有癌瘤的 1%~3%。发病年龄在 1~20 岁和 40~65 岁间各出现小高峰。临床上早期无明显症状，随着肿瘤进展可在甲状腺出现质硬、迅速增大的肿块，吞咽时肿块移动幅度不大。晚期出现肿块压迫、侵犯、转移征象，如声音嘶哑、呼吸困难、吞咽困难、Horner 氏综合征等。

　（二）影像学表现

1. CT 表现　甲状腺癌在 CT 上表现为大小不一，密度低而不均匀，病灶与周围正常甲状腺组织分界不清,呈低密度,少数可见内有沙砾样钙化,增强后肿瘤呈不均匀强化,但强化低于正常甲状腺组织(图 22-7)。不同组织类型甲状腺癌可显示一定的特征:乳头状癌常表现为瘤壁乳头状强化结节,瘤内点状、颗粒状钙化;滤泡状癌无完整包膜,显示为不规则形、边界不清的软组织密度肿块。常累及甲状腺一侧叶,较少引起整个甲状腺明显肿大。晚期可见邻近器官受侵犯(图 22-7)及局部淋巴结转移表现(图 22-8)。

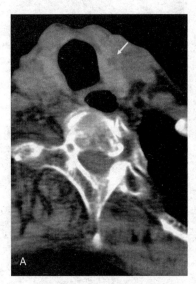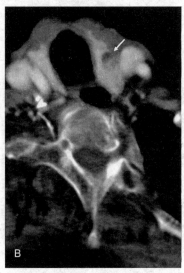

**图 22-7 甲状腺左叶腺癌 CT 图像**

CT 平扫(A)显示甲状腺左叶见一低密度结节灶(白箭);CT 增强(B)后甲状腺左叶见一不均匀低强化结节,其外前方突破甲状腺包膜(白箭),与强化血管分界不清,侵犯颈内静脉

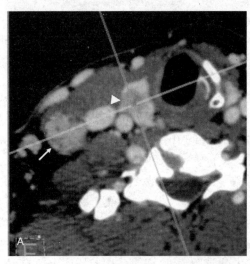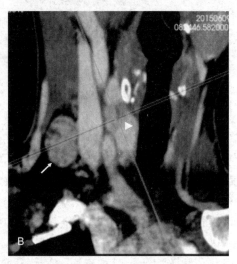

**图 22-8 甲状腺右叶腺癌伴右侧颈部淋巴结肿大 CT 图**

CT 增强斜横断面(A)和斜冠状面(B)重组图像显示甲状腺右叶不规则低强化癌灶(箭头);右侧颈部肿大淋巴结不均匀强化(白箭)

2. MR 表现 甲状腺癌在 $T_1WI$ 上可为略低信号、略高信号或等信号,而在 $T_2WI$ 上则通常为不均匀高信号。轮廓不规则,边界不清,增强后有明显强化(图 22-9)。晚期出现邻近组

织器官侵犯及局部淋巴结转移征象。

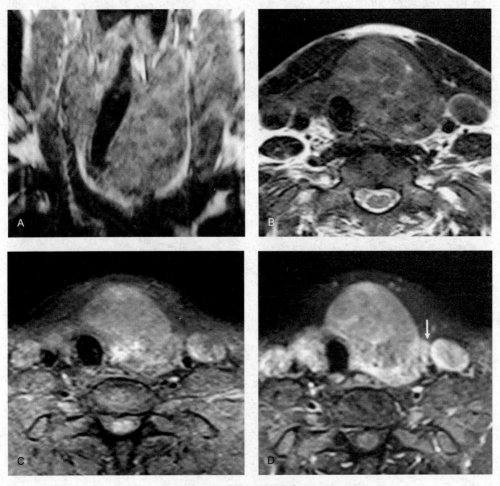

**图 22-9 甲状腺左叶腺癌 MR 图**

$T_1WI$ 冠状面（A）、$T_2WI$ 横断面（B）、$T_1WI$ 横断面脂肪抑制成像（C）、$T_1WI$ 横断面脂肪抑制增强扫描（D）显示甲状腺左叶明显增大,平扫信号稍增高、欠均匀,其内见多发结节状改变;增强后甲状腺左叶见不均匀强化,境界不清,气管受压,向外突破甲状腺包膜、累及颈内静脉（白箭）

#### （三）鉴别诊断

甲状腺癌需与结节性甲状腺肿、桥本甲状腺炎、甲状腺腺瘤鉴别。结节性甲状腺肿和桥本甲状腺炎病史均较长,达数年、数十年;甲状腺较大,为两侧较对称性肿大及密度减低,不破坏包膜,腺体边缘连线完整,增强后结节性甲状腺肿结节呈轻至中等度强化;无淋巴结肿大。上述几点可与甲状腺癌鉴别。甲状腺腺瘤多呈类圆形,有完整包膜,边界清楚;增强后腺瘤显示完整的环状强化和瘤内强化结节。囊变的瘤内尚存供血良好的腺瘤组织,为腺瘤较特征的征象。甲状腺癌多侵蚀包膜,边界模糊,易侵犯邻近结构,可伴有局部淋巴结转移。

（翁苓苓）

**第四篇关键知识点** •••••••••

1. 眼球突出的标准
2. 视网膜母细胞瘤的影像分期及 CT 表现
3. 眼眶海绵状血管瘤的 CT 表现
4. "空三角征"
5. 视神经胶质瘤的 CT 表现
6. 胆脂瘤型中耳炎的 CT 表现
7. 中耳癌和外耳道癌的 CT 表现
8. 鼻窦包括哪几对
9. 鼻窦炎的 CT 表现
10. 鼻咽部侧壁及顶、后壁结构

11. 鼻咽癌的 CT 表现
12. 喉癌的分型及其 CT 表现
13. 颌骨造釉细胞瘤的 CT 表现
14. 腮腺混合瘤的 CT 和 MR 表现
15. 甲状腺疾病和颈部淋巴结的首选影像学检查方法
16. 正常甲状腺的 CT 平扫及增强扫描表现
17. 单纯性甲状腺肿的 CT 表现
18. 甲状腺癌与甲状腺腺瘤的鉴别
19. 颈部淋巴结增大的标准

第五篇 胸 部

# 第二十三章
# 呼 吸 系 统

## 第一节 影像学检查方法和正常影像学表现

呼吸系统由气道、肺组织、肺动、静脉等组成，因含气肺组织具有良好自然对比，X线摄片是胸部检查的基本方法，CT因其图像分辨力高、无组织重叠而得到了广泛应用，MRI一般用于纵隔、横膈上下和肺尖部病变的显示。

### 一、呼吸系统的X线检查及正常X线表现

#### (一) X线检查

X线检查目前仍是呼吸系统的最常用、最基本的检查方法，摄影体位包括正位和侧位。过去曾使用过的透视、体层摄影、支气管造影等检查已基本不用。

#### (二) 正常X线表现

1. 胸廓 包括胸壁软组织和骨性胸廓结构。胸片上显示的胸壁软组织有胸锁乳突肌、锁骨上皮肤皱褶、胸大肌、乳房及乳头等。胸大肌表现为肺野中外带形成扇形影。女性乳房影位于两侧肺下野，呈半圆形，下缘清楚，上缘模糊，乳头影呈类圆形，两侧对称，一般位于第5前肋间水平，注意不要误认为是肺内结节。骨性胸廓结构表现为高密度，由胸椎、肋骨、胸骨、锁骨、肩胛骨组成(图23-1)。

2. 肺野 含气的两肺在胸片上呈均匀一致的透亮区域。为了便于描述病变的位置，人为地在一侧肺野第2、4肋骨前端下缘划一水平线，把肺野分为上、中、下三野；又将一侧肺野纵行地分三等份，分为内、中、外三带(图23-2)。肺尖指第1肋骨内缘以内的部分。

3. 肺叶与肺段 右肺由水平裂和斜裂胸膜分为上、中、下三个叶，左肺由斜裂胸膜分上、下两个叶。正位片下叶与上和/或中叶重叠，侧位界限较为清楚(图23-3)。正、侧位胸片有时可根据叶间胸膜确定肺叶的位置。肺段支气管为气管第三级分支，及其所属肺组织共同构成肺段。右肺分为10个段，包括上叶尖、后、前3段，中叶内侧、外侧2段，下叶背段以及内、前、外、后4个基底段。左肺分为8个段，包括上叶尖后段、前段及上、下舌段，左肺下叶为背段及内前、后、外3个基底段。胸片不能明确显示肺段界限。

4. 肺门 在正位胸片上位于肺野内带中部，主要由肺动脉主干、肺叶动脉、伴行支气管、肺静脉及淋巴组织构成，左肺门较右侧肺门略高。肺门影分为上、下两部分，中间形成一钝角，称为肺门角，一般右侧清楚(图23-4)。

5. 肺纹理 在肺野中自肺门部向周边延伸，逐渐变细，呈树枝状分布，肺纹理由肺动脉、肺静脉、支气管、淋巴管及少量间质组织组成。

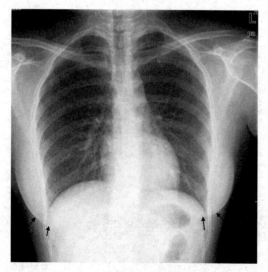

图 23-1　正常胸部 X 线图

女性胸部正位片显示乳房影（黑箭）

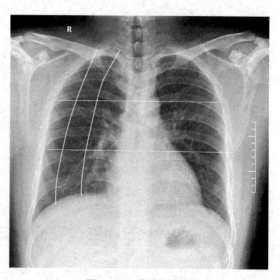

图 23-2　肺野划分图

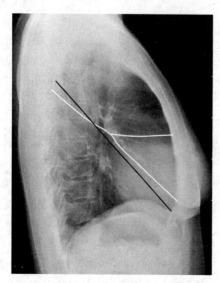

图 23-3　侧位胸片叶间裂肺叶分割划线示意图

黑色斜线示意左侧斜裂，将左肺分为前上方的上叶和后下方的下叶；白色斜线示意右侧斜裂，将右肺分为前上方的上、中叶和后下方的下叶，白色水平线示意右侧水平裂，将右肺分为上方的上叶和下方的中叶

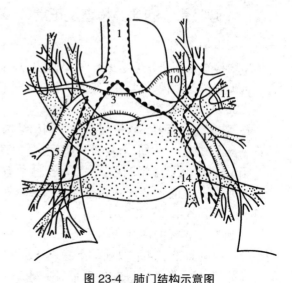

图 23-4　肺门结构示意图

1. 气管；2. 右主支气管；3. 右肺动脉；4. 右上叶下后静脉干；5. 右下肺动脉；6. 肺门角；7. 中间段支气管；8. 右上肺静脉；9. 右下肺静脉；10. 左肺动脉弓；11. 舌叶动脉；12. 左下肺动脉；13. 左上肺静脉；14. 左下肺静脉

　　6. 胸膜　胸膜分为脏层与壁层，脏层胸膜被覆于肺表面并伸入叶间裂，壁层胸膜被覆胸壁内面、纵隔及横膈表面，两层胸膜之间形成潜在的胸膜腔，其内正常情况下有少量润滑液体。叶间胸膜可在胸片上显示为线状致密影，余正常胸膜不显影。

　　7. 横膈　横膈为圆顶状的薄肌层，介于胸、腹腔之间，分为左膈和右膈，一般右膈位置较左膈高 1~2cm。横膈内侧与心脏之间形成心膈角，外侧与侧胸壁之间形成尖锐的肋膈角。侧位胸片上，横膈与前、后胸壁形成前、后肋膈角。

## 二、呼吸系统的 CT 检查及正常 CT 表现

胸部组织密度差异大,肺组织含气为主,胸廓主要有脂肪、肌肉和骨组织,纵隔有心脏大血管。CT 是胸部检查最理想的方法,采用肺窗和纵隔窗分别显示肺组织和纵隔、胸壁、横膈等,还可采用骨窗观察胸部骨组织的情况。增强 CT 扫描有利于区别肺门和纵隔的软组织肿块、淋巴结和血管。多层螺旋 CT 可通过后处理获得冠状面、矢状面或任意切面的重组图像,对于观察肺内病变非常有帮助;CT 血管成像可得到良好的胸部血管图像,较好地显示肺动脉血栓、血管畸形等病变。

### (一)肺、支气管和胸膜

两肺含气表现为低密度透亮影,其内清晰可见由肺门往外围走行的血管纹理。肺血管上下走行或斜行时表现为圆形或椭圆形断面,容易误认为是小结节,但是连续层面观察可见连续的、由粗到细的形态特点。肺动脉与支气管伴行,粗细相仿(图 23-5)。

在老年人或久病卧床者,两肺下叶靠近后胸壁处肺组织可出现肺血坠积所致的密度均匀增高改变。

两侧肺门在 CT 平扫上呈软组织密度,增强扫描时血管影清晰,可见上叶、中叶、下叶肺动脉、肺静脉影,上肺静脉走行较垂直,呈圆形或椭圆形显示。

叶间胸膜在薄层 CT 上可清楚地显示为细线状。但在厚层(5~10mm)图像上,正常叶间裂表现为两叶肺组织间乏血管透亮带(图 23-6)。

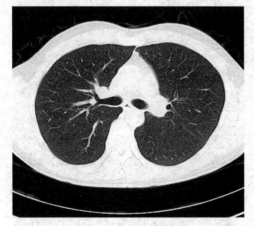

图 23-5　正常胸部气管隆嵴层面 CT 肺窗图

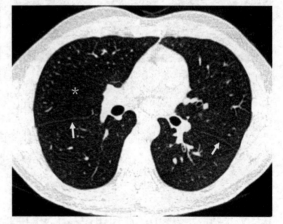

图 23-6　正常叶间裂 CT 图

肺门平面横断面 CT 肺窗显示两侧细白线状斜裂(白箭)和右侧乏血管区的水平裂位置(星号所在区域)

### (二)胸壁

胸壁的骨骼、肌肉丰富,随呼吸运动而出现位置移动,CT 上肌肉组织呈中等密度影,骨骼则呈明显高密度。胸廓前部主要为胸大肌和胸小肌,后部胸壁有背阔肌、大圆肌、肩胛下肌等,肋骨之间有肋间肌。腋窝内充满大量脂肪,腋窝内有腋动脉和静脉。

胸壁还有一些重要的骨骼结构,胸骨柄呈上大下小的梯形,与两侧锁骨形成胸锁关节,胸骨体与肋软骨相接,肩胛骨呈扁平形状,上外侧有喙突和关节盂,肋骨排列于胸廓边缘,在横断面 CT 上节段状显示,第 1 肋骨前端突向肺野,一个层面可能部分被切到,呈类圆形,不

要误认为是肺内病灶。

**（三）横膈**

横膈是一个薄层肌性组织,与肝、脾、心脏紧贴,膈肌有 3 个裂孔:食管裂孔、主动脉裂孔、下腔静脉裂孔。2 个发育薄弱区:Mogagni 孔与 Bochdalek 孔。腹部器官组织可以通过这些地方疝入胸腔,形成膈疝。横膈前部附着在剑突和肋软骨上,在后下部则与脊柱前韧带相连续形成两侧膈肌脚。CT 横断面上显示的薄层膈肌影包括膈肌及与其紧贴的壁层胸膜和腹膜。

## 三、呼吸系统的 MR 检查及正常 MR 表现

胸部 MR 检查不及 CT 常用,主要针对纵隔、肺尖部和大血管病变以及碘过敏患者。MRI 上各种正常结构的形态与 CT 所见相同,但是信号由成像序列、组织特性决定(图 23-7)。胸部由于呼吸、心脏跳动导致运动伪影影响,必须使用心电门控技术和呼吸补偿技术以减少心搏和呼吸伪影。纵隔病变的定位和定性诊断以冠状面和矢状面成像较为常用。

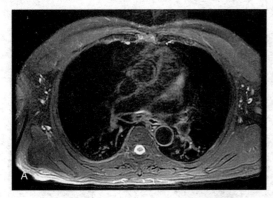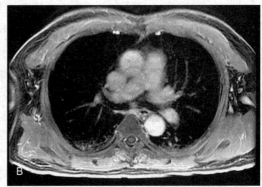

**图 23-7　正常胸部 MR 图**

A. 横断面 $T_2WI$;B. 增强 $T_1WI$

1. 肺、支气管和胸膜　肺、支气管和胸膜在 MRI 的 $T_1WI$ 或 $T_2WI$ 基本上呈低信号,只有在肺门部大血管、大支气管之间存在的一些脂肪结缔组织,可呈高信号,一些淋巴组织或淋巴结可呈中等信号。采用梯度回波短 TE 序列成像,可以显示流速相对缓慢的血流,显示肺血管。

2. 胸壁　胸壁中的肌肉组织在 $T_1WI$ 和 $T_2WI$ 上均呈中等偏低的信号,肌腱、韧带、筋膜都呈低信号。骨皮质 $T_1WI$ 和 $T_2WI$ 均呈低信号,但中心的骨髓质则在 $T_1WI$ 和 $T_2WI$ 均呈高信号。

3. 横膈　横膈的形态在冠状面和矢状面上能得到较 CT 更好的显示,横膈信号通常较肝、脾更低,呈薄层弧形结构。膈脚在横断面上能较好地显示,一般止于第一腰椎水平的两侧缘。

# 第二节　基本病变的影像学表现

呼吸系统疾病种类繁多,影像表现复杂多样,渗出与实变、空洞与空腔、结节与肿块、增殖与纤维化、肺间质性病变和钙化等肺部基本病变以及支气管、胸膜病变的基本影像学表现

是学习和掌握呼吸系统疾病影像学表现与鉴别诊断的基础。

## 一、肺部基本病变

### （一）渗出与实变

肺泡内的气体被渗出的液体、蛋白或细胞成分所代替，而形成肺实变，导致肺组织密度增高。原因多为各种急性炎症、渗出性肺结核、肺出血、肺水肿等。由于渗出液通过肺泡孔向邻近肺泡蔓延，肺实变组织与正常组织间常呈渐变过程，因此病变区与正常肺组织界限模糊。实变病灶范围可大可小，可单发或多发。

在 X 线摄片或 CT 上，表现为小片状或大片状致密影，密度较均匀，边缘模糊。可为多处散在的实变病灶。如实变占据一个肺段或整个肺叶，其边界达到叶间胸膜，则边缘锐利，呈大叶性影像。当实变扩展至肺门附近，则较大的含气支气管与实变的肺组织常形成对比，在实变区中可见到含气的支气管影，称为支气管气像或空气支气管征（air bronchogram）（图 23-8）。

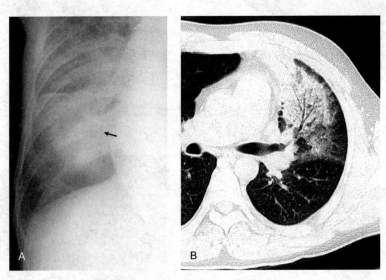

图 23-8 肺渗出和实变 X 线和 CT 图

A. X 线胸片：右下肺大片致密影，边缘模糊，内见空气支气管征（黑箭）；B. CT 肺窗：左肺上叶边界不清片状高密度影，内见空气支气管征

### （二）空洞与空腔

1. 空洞 为肺内病变组织坏死、液化后，经引流支气管排出坏死组织而形成。多见于肺结核、肺脓肿、肺癌、真菌病等。空洞壁可以由炎症性肉芽组织、纤维组织、肿瘤组织、坏死组织等形成。空洞在 X 线片或 CT 上表现为有完整洞壁的透明区。根据空洞的形态、壁厚度不同，分类如下：

（1）薄壁空洞：洞壁一般小于 3mm。薄壁由纤维组织和肉芽组织所组成，X 线片或 CT 常表现为境界清楚、内壁光整的圆形透明区，一般无液平。薄壁空洞常见于肺结核的慢性阶段（图 23-9）。

（2）厚壁空洞：一般洞壁厚度大于或等于 3mm，常见于肺脓肿、肿瘤，X 线片或 CT 常表现为团片状高密度阴影内的透光区，即空洞周围常有密度增高的实变区。肺脓肿的空洞内壁常较光整，洞内有液平。肺肿瘤的空洞内壁常凹凸不平，很少有液平（图 23-10）。

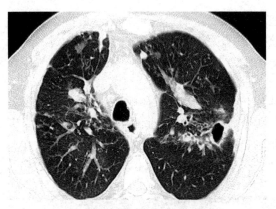

**图 23-9 薄壁空洞 CT 肺窗图**
显示左肺肺结核性薄壁空洞,两肺见散在结核灶

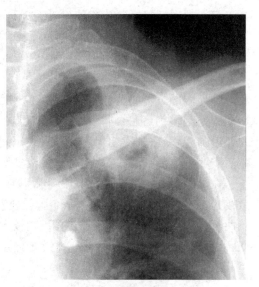

**图 23-10 厚壁空洞 X 线图**
X 线片显示左上肺癌厚壁空洞,内壁欠光整,边缘毛刺、分叶

（3）虫蚀样空洞:是一种特殊的空洞,又称无壁空洞。为大片实变内发生的空洞,常多发,洞壁不规则,如虫蚀状,见于干酪样肺炎,目前少见。

2. 空腔 为肺部生理性腔隙的病理性扩大所形成,如肺大泡、含气肺囊肿及囊状支气管扩张形成的囊腔等。X 线或 CT 表现类似薄壁空洞,但空腔壁更菲薄、均匀,一般只有 1.0mm 左右,腔内一般无液体(图 23-11);囊状支气管扩张合并感染时,腔内可见气液平面,空腔周围可有实变影。

CT 对于显示空洞或空腔壁、周围病灶、空洞或空腔内液平、空洞内壁结节等特征都较 X 线平片有优势。

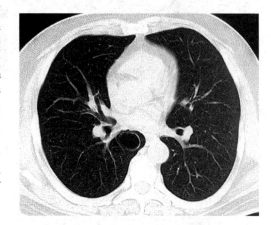

**图 23-11 空腔性病变 CT 肺窗图**
显示右肺下叶含气囊肿,壁菲薄、均匀一致

**（三）结节与肿块**

肺部的结节或肿块表现为肺组织内的圆形或类圆形高密度影,一般将直径小于或等于 20mm 称为结节,直径大于 20mm 称为肿块。而结节影根据形态大小还分为腺泡结节影和粟粒状结节影。腺泡结节多为腺泡范围内的增殖性病变,一般直径在 10mm 以下,多为 4~7mm,常为慢性炎症表现。X 线表现为结节状影,密度较高,边缘清楚。粟粒状结节指直径在 3mm 以下的小点状结节影,多呈弥漫性分布,常见于粟粒性肺结核、癌性淋巴管炎、特发性含铁血黄素沉着等。

肿块或结节有肿瘤性或非肿瘤性、良性或恶性之分,可单发或多发。肿块的数目、大小、形态、边缘、密度,其内是否有空洞或钙化,对确定肿块的性质有重要意义。恶性肿块病变多见于肺癌,边缘常不规则,可见脐样切迹或分叶、毛刺,靠近胸膜时可形成胸膜凹陷征

（图 23-12A），瘤体内有时可见"空泡征"。非肿瘤性的肿块如结核球、炎性假瘤等，常表现为边缘清晰光整（图 23-12B）。结核球内可有点状钙化，错构瘤可有"爆玉米花"样的钙化。多发性的肿块则常见于肺转移瘤、血源性金黄色葡萄球菌肺炎等。

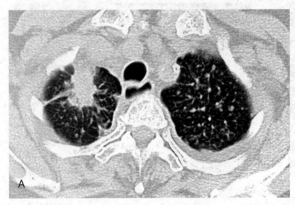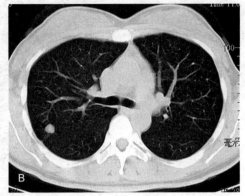

**图 23-12　结节与肿块 CT 图**

A. 右上肺癌：肿块大小约 3.4cm×2.1cm，两肺见多发小结节转移性病灶；B. 右肺中叶结核结节，边缘光整，直径约 1.5cm

CT 对显示结节或肿块边缘及肿块内部密度较 X 线片更有优势，CT 增强能显示病灶强化程度，对于病变的定性很有价值。

### （四）肺纤维化与间质性病变

肺纤维化与间质性病变可呈局限性和弥漫性分布。当肺部化脓性炎症、肺结核、放射性肺炎等愈合后以及手术后，病变本身及周围可残留局限性纤维化病灶。而许多在肺部引起间质病理变化为主的疾病，如慢性支气管炎、癌性淋巴管炎、药物损伤、间质性肺水肿、尘肺，以及系统性红斑狼疮、结节病、特发性肺纤维化等自身免疫性结缔组织疾病等，常表现为弥漫性肺间质病变。

肺局限性纤维化表现为局部不规则索条、索片、网状影（图 23-13）；肺弥漫性间质性病变常有以下 3 种影像学表现：①肺纹理增粗，边缘模糊，支气管管壁增厚：由大支气管、血管周围间质间隙病变引起；②条索状、网状及蜂窝状影：由小支气管、血管周围间质间隙及小叶间隔、肺泡间隔内病变引起；③小点状影：多由沿肺间质分布的肿瘤结节和肉芽组织所致，粗条索状影的断面也可表现为点状影（图 23-14）。

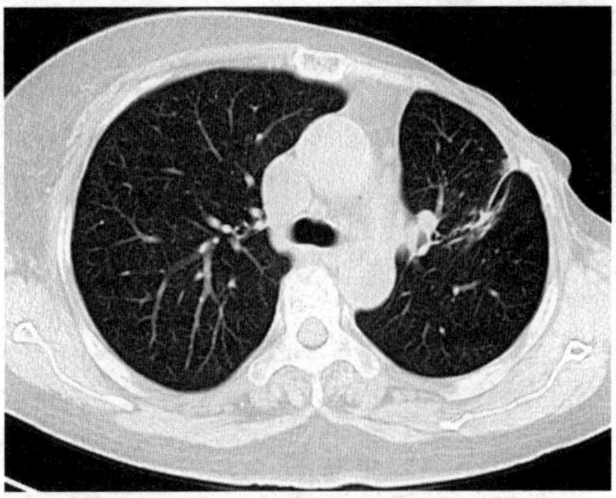

薄层高分辨率 CT 显示网状、细线状及条索状影效果最佳。MRI 上比较难以显示间质性病变（图 23-15）。

**图 23-13　肺局限性纤维化 CT 图**

乳腺癌术后放疗后，左肺放射性肺炎残留纤维化灶

### （五）增殖与钙化

增殖为成纤维细胞、血管内皮细胞和组织细胞增生及淋巴细胞、浆细胞浸润形成的慢性病变；而钙化是指组织内病理性钙质沉积，可由局部组织破坏导致酸碱度改变，钙离子以磷

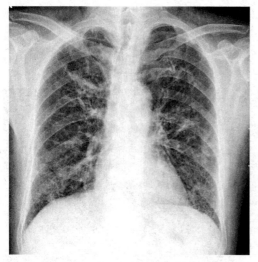

**图 23-14 弥漫性肺间质病变 X 线图**
胸部正位片示两肺斑片状、条索状、网状影。该患者
系急性髓系白血病化疗后出现肺部广泛间质病变

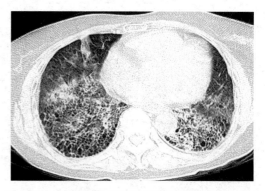

**图 23-15 弥漫性肺间质病变薄层高分辨率 CT 图**

酸钙或碳酸钙的形式沉积下来,多见于坏死组织或退行性病变内。肺增殖和钙化常见于慢性炎性肉芽肿、结核病灶愈合阶段、硅沉着病、尘肺等,肺错构瘤、畸胎瘤及骨肉瘤肺转移等病变可发生钙化。

X 线和 CT 表现为斑点状、结节状、块状或球形高密度影,形态不一,边缘清楚、锐利,分布可为局限性或弥散性。钙化的密度明显高于软组织,CT 值可达 100HU 以上(图 23-16)。肺结核增殖和钙化多位于两肺上野,形态多样,常伴有纵隔或肺门淋巴结钙化;硅沉着病多表现为两肺散在多发结节状或环状钙化,淋巴结钙化可呈蛋壳样,肺错构瘤钙化呈爆米花状。

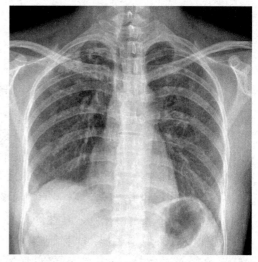

**图 23-16 肺增殖与钙化病变 X 线图**
胸部正位片显示两上肺野斑点状、小结节状致密影,边缘清楚

## 二、支气管基本病变

### (一)支气管单纯狭窄

支气管单纯狭窄是指支气管狭窄,呼出和吸入的气体相当,但都减少,造成所属肺含气量减少,大多出现在病变早期,临床上影像学难以捕捉到。

### (二)支气管活瓣性狭窄

支气管狭窄、部分阻塞产生活瓣作用,呼出气体少于吸入气体,造成所属肺含气量增加,即肺气肿,可发生在肺小叶、肺段、肺叶、一侧肺或两侧全肺。可伴有阻塞性肺炎。

阻塞性肺气肿(obstructive pulmonary emphysema)是指终末细支气管以远的含气腔隙过度充气、异常扩大,可伴有不可逆性肺泡壁的破坏,分为局限性和弥漫性阻塞性肺气肿。局限性肺气肿常见于气管内异物(图 23-17A)、肿瘤(图 23-17B)、血块、外源性压迫等。肺叶或一侧性肺气肿可在 X 线透视下见到纵隔摆动。全肺性气肿见于慢性支气管炎、支气管哮喘等。

局限性阻塞性肺气肿表现为肺部局限性透明度增加,肺纹理稀疏,如范围较大者可引起纵隔移向健侧,病侧横膈下降。CT 对发现小叶或肺段的局限性肺气肿明显优于 X 线胸片(图23-17)。弥漫性阻塞性肺气肿表现为两肺野透明度增加,常有肺大泡出现,两侧横膈低、平(图 23-18)。高分辨率 CT 可发现早期肺气肿,并可明确肺气肿是小叶中央型、全小叶型或是间隔旁型。

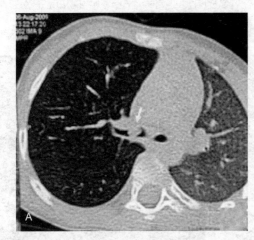
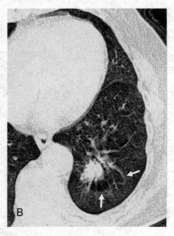

**图 23-17　局限性肺气肿 CT 图**

A. CT 肺窗示右侧主支气管内软组织密度异物(白箭),引起右侧一侧性肺气肿,右肺透亮度明显高于左侧,右肺体积增大、纵隔左移;B. CT 肺窗示左下肺肿块,其远侧(外后方)局限性肺小叶气肿(白箭)

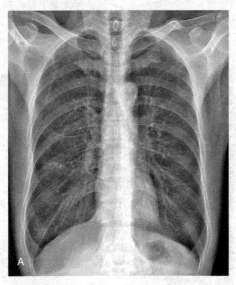
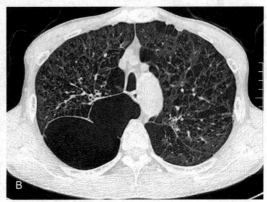

**图 23-18　弥漫性肺气肿 X 线、CT 图**

胸部正位 X 线片(A)和 CT 平扫肺窗(B)示双肺野透亮度增加,肺纹理稀疏,两肺多发肺大泡形成

阻塞性肺炎(obstructive pneumonia)是当肿瘤等引起支气管阻塞时,分泌物排出受阻,细菌容易停留继发炎症,表现为肺段、肺叶或一侧肺实变影。阻塞性肺炎以某一肺段或肺叶反复发作为特点(图 23-19)。

### （三）支气管完全阻塞

支气管腔内完全阻塞常见于肿瘤,可引起阻塞性肺不张和阻塞性肺炎。

阻塞性肺不张(obstructive atelectasis)是指支气管突然完全阻塞后,气体不能吸入,原有肺内气体被吸收,所属肺组织萎陷,导致相应范围的肺不张。一侧肺或肺叶不张 X 线表现为患侧肺野均匀致密,相应部位肋间隙变窄,纵隔及相邻叶间裂向患侧移位,同侧横膈升高,健侧或相邻肺叶见代偿性肺气肿。CT 上肺不张表现为患侧肺或肺叶缩小,呈均匀软组织密度结构,边缘清楚(图 23-20),增强扫描可见明显强化,一侧肺不张时常可发现主支气管阻塞的部位和原因。

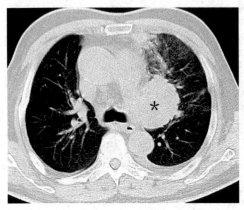

**图 23-19 阻塞性肺炎 CT 图**
CT 肺窗显示左肺门肿块(＊),致左肺上叶阻塞性炎症,呈斑片状状密度增高影,密度不均匀,边缘模糊

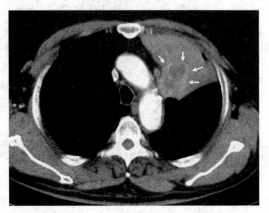

**图 23-20 阻塞性肺不张 CT 图**
胸部 CT 增强纵隔窗显示左肺上叶中央型肺癌,肺门肿块边缘强化(白箭),外周呈扇形左上肺叶阻塞性不张

### （四）支气管扩张

支气管扩张是支气管腔的异常增宽。先天性支气管扩张是由于支气管管壁弹力纤维薄弱或软骨发育不全所致。后天性支气管扩张多继发于支气管或肺的化脓性炎症、结核、肺不张、肺纤维化等。临床上患者常出现咳嗽、咳痰和咯血等症状。根据扩张形态,可分柱状、囊状和混合型。

在 X 线平片上早期轻度支气管扩张可无发现;较明显的支气管扩张主要表现为(图23-21):①肺纹理增多、增粗、紊乱,呈网状或卷发状;②囊状或蜂窝状透亮影为特征性表现,其中可有液平;③继发感染时出现肺内小片状模糊影;④局限性肺不张,支气管扩张和肺不张可互为因果,同时存在。支气管造影为确诊支气管扩张的检查方法,但因检查可给患者带来不适及碘油在肺泡内残留等因素

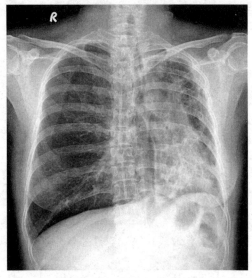

**图 23-21 支气管扩张 X 线片图**
左肺野见肺纹理增多、卷发状、蜂窝状改变,左肺膨胀不全、体积缩小,纵隔左移,右肺代偿性肺气肿

而基本被淘汰,并被 CT 取代。

CT 是支气管扩张的最佳检查方法。柱状支气管扩张 CT 表现为支气管内腔增宽,可有管壁增厚,为环状或管状影像。当支气管水平走行时呈现"轨道征"(图 23-22A),当支气管垂直走行时可与伴行的肺动脉共同形成"印戒征"(图 23-22B)。支气管扩张时管径大于伴行的动脉管径。囊状型支气管扩张表现为支气管远端囊状膨大,成簇的囊状扩张形成葡萄串状影,合并感染时囊内可出现液平。柱状和囊状支气管扩张可混合存在,即混合型扩张,支气管径呈囊柱状改变。当扩张的支气管腔内充满黏液栓时表现为棒状或结节状高密度影。

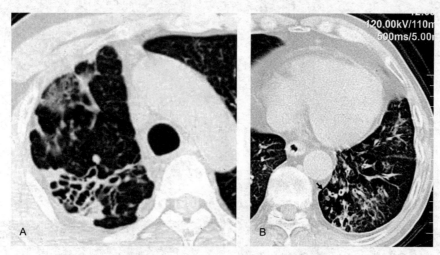

图 23-22 支气管扩张胸部 CT 平扫图

A. 右上肺多发支气管柱状扩张,显示"轨道征";B. 左肺下叶支气管囊状扩张,与伴行的肺动脉共同形成"印戒征"(黑箭)

## 三、胸膜病变

### (一)气胸

空气进入胸膜腔则形成气胸。气体可经过壁层胸膜进入,也可因脏层胸膜破裂从肺组织进入胸膜腔,进入胸膜腔的气体造成肺组织压缩。X 线片显示患侧胸腔顶部、外侧有高度透亮带,其中无肺纹理,内侧可见纤细线状压缩肺边缘(图 23-23)。大量气胸可将肺压缩成肺门区的软组织团块影,患侧横膈低平,纵隔向健侧移位,肋间隙增宽。气胸的原因有创伤性气胸、手术后气胸,也可为肺大泡破裂引起的自发性气胸等。CT 显示气胸较 X 线片更清晰(图 23-24)。

### (二)胸膜腔积液

胸膜腔积液可为渗出液、漏出液、脓液和血液等,病因不同,液体性质不同。X 线检查能显示积液,但不能区分积液的性质。积液量不同和所在部位不同,显示的 X 线表现也不同。

1. 游离胸膜腔积液 一般先积聚于后肋膈角,少量时立位 X 线片难以发现。积液量大于 300ml 时,X 线片显示外侧肋膈角变浅、变钝;中等量积液时,上缘在第 4 前端平面以上,第 2 肋前端平面以下,X 线摄片显示肋膈角完全消失,膈面及心脏被遮盖,液面上缘呈外高内低的凹面弧线;大量积液时液体达第 2 前肋间以上(图 23-25A、C)。CT 上积液的 CT 值与水相仿,接近于 0HU(图 23-25B、D),MRI 上 $T_1WI$ 呈低信号,$T_2WI$ 呈高信号。

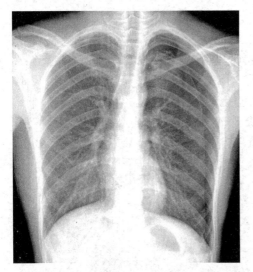

**图 23-23 少量气胸胸部正位 X 线图**
左侧胸腔顶部及外带见无肺纹理高度透亮带，
见肺压缩边缘线

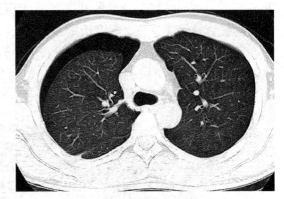

**图 23-24 气胸 CT 肺窗图**
右侧胸腔前外见透亮无肺纹理区及压缩肺边缘

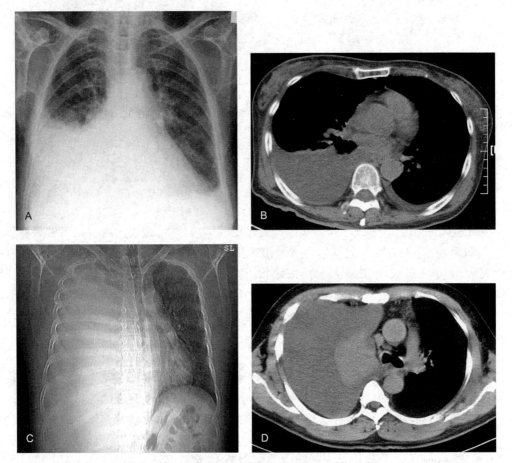

**图 23-25 胸膜腔积液 X 线和 CT 图**
X 线胸片（A）和 CT 横断面（B）显示左侧少量、右侧中等量胸膜腔积液；X 线胸片（C）和 CT 横断面（D）显
示右侧大量胸膜腔积液

2. 包裹性胸膜积液 脏、壁层胸膜发生粘连时,积液局限于叶间、肺底或胸腔内壁某一部位,形成叶间包裹性积液(图 23-26)、肺底包裹性积液(图 23-27)和胸壁包裹性积液(图 23-28),有时与游离液体并存。

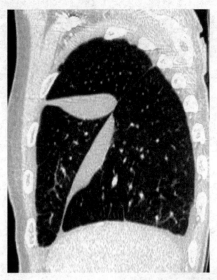

**图 23-26 叶间胸膜包裹性积液 CT 矢状面重组图**
*右侧水平裂和斜裂下段积液,呈横行和斜行梭形影*

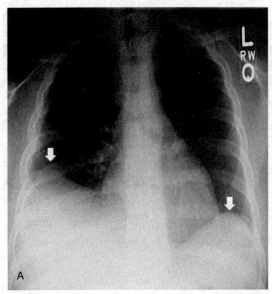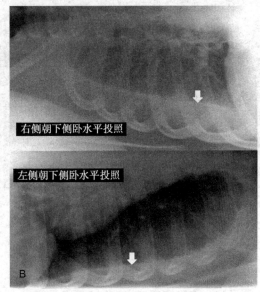

右侧朝下侧卧水平投照

左侧朝下侧卧水平投照

**图 23-27 两侧肺底包裹积液 X 线图**
A. 立位 X 线胸片:两侧"膈肌"抬高,"膈顶"偏外(白箭),右侧明显;B. 侧卧位水平投照 X 线片:液体流出(白箭),右侧较多,恢复原膈肌位置、形态

### (三) 液气胸

胸腔内液体和气体并存,称为液气胸(图 23-29)。立位或卧位水平投照 X 线片及 CT 可见气液平面及压缩的肺边缘。

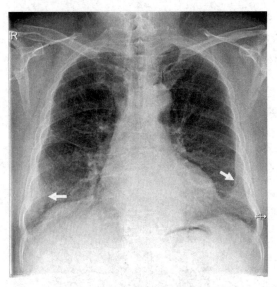

**图 23-28　侧胸壁包裹性积液 X 线图**

正位胸片示两侧侧胸壁近膈肌处包裹性积液,呈密度均匀梭形致密影(白箭),突向肺野

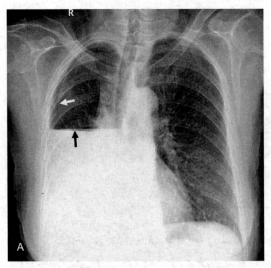 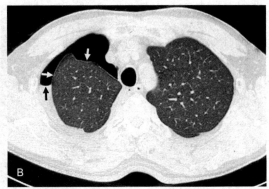

**图 23-29　液气胸 X 线和 CT 图**

A. 正位胸片:右侧液气胸,胸腔外带见无肺纹理透亮区,内侧见肺压缩线(白箭),下方见气液平面(黑箭);
B. CT 横断面肺窗图:右侧液气胸,胸腔前外周边见无肺纹理低密度区,见肺压缩边缘(白箭),外侧见气液平面(黑箭)

### (四)胸膜肥厚、粘连和钙化

胸膜炎症引起纤维素沉着,肉芽组织增生或外伤后血肿机化,均可致胸膜肥厚、粘连和钙化。轻度胸膜增厚、粘连 X 线表现为肋膈角变钝、膈运动受限。膈胸膜粘连表现为膈上幕状改变。广泛胸膜增厚粘连时,胸廓塌陷,肋间隙变窄,肺野密度增高,肋膈角闭塞,横膈升高且膈顶变平,透视见横膈运动微弱或消失,甚至纵隔向患侧移位及脊柱侧弯等。胸膜钙化在 X 线片或 CT 上表现为片状、条状或不规则斑块状高密度影,常见于结核性胸膜炎、出血机化等(图 23-30)。

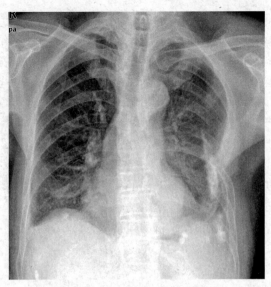

**图 23-30　胸膜肥厚、钙化 X 线图**

正位胸片示左侧胸壁下及肋膈角处见条片状钙化致密影

**（五）胸膜肿块**

胸膜原发或转移性肿瘤可表现为胸膜肿块，可为局限性或弥漫性，可伴有或不伴有胸膜腔积液。局限性肿块在 X 线片或 CT 上常表现为胸腔边缘扁圆形实性肿块，与胸壁呈钝角相交。弥漫性胸膜肿块可呈结节状或波浪状，可伴有弥漫性胸膜增厚。

## 第三节　常见疾病的影像学诊断

呼吸系统影像学检查常见疾病包括慢性支气管炎、肺部炎症（大叶性肺炎、小叶性肺炎、肺脓肿）、肺结核和肺肿瘤（原发性和继发性）等，数字 X 线摄影是快捷、简便的诊断技术，CT 对呼吸系统疾病的观察更全面、有效。

### 一、慢性支气管炎

**（一）病理与临床**

慢性支气管炎是发生于支气管黏膜及其周围组织的慢性非特异性炎性疾病，是一种常见病。病变早期常局限于较大的支气管，随病变进展逐渐累及较小的支气管和细支气管，引起管壁纤维性增厚、管腔狭窄，而且炎症容易向管壁周围组织以及肺泡扩展，形成细支气管周围炎。细支气管炎、细支气管周围炎是引起慢性阻塞性肺气肿的病变基础。慢性支气管炎由多种因素长期综合作用引起，致病相关因素包括病毒和细菌感染、吸烟、空气污染和过敏，以及机体内在因素如抵抗力下降、内分泌失调等。

慢性支气管炎的主要症状为反复发作的咳嗽、咳痰，或伴有喘息症状，症状每年至少持续 3 个月，连续 2 年以上。痰液一般为白色黏液泡沫状，急性发作合并感染时可出现脓痰。两肺听诊可出现哮鸣音，干、湿性啰音。病情持续多年者可出现肺气肿或肺源性心脏病。

**（二）影像学表现**

1. X 线表现　早期胸片无明显变化，随着病变进展出现肺纹理增多、变粗、扭曲变形等非特征性改变;合并感染时可见斑片状模糊影;合并肺气肿时,出现桶状胸,肋骨走向变平,肺野透亮度增高,横膈低平,肺野外周血管纹理纤细、稀少等。并发肺动脉高压、肺源性心脏病时,除右心增大的 X 线征外,还可有肺动脉圆锥膨隆,肺门血管影扩大及右下肺动脉增宽等(图 23-31)。

2. CT 表现　CT 显示支气管壁改变较 X 线更清晰,慢性支气管炎可出现支气管壁增厚,管腔不同程度的狭窄或扩张,多见于两肺下部的中、小支气管,以 HRCT 显示较好。炎性增厚的支气管壁表现为支气管走行部位相互平行的线状影,即轨道征,横轴位呈环状(图 23-32A)。支气管病变引起支气管狭窄、阻塞,造成局部空气潴留、通气不良及反射性低灌注,HRCT 上出现不规则补丁状或地图状通气正常、灌注较多的肺密度增高区和通气不良、空气潴留、灌注较少的肺密度减低区,后者可见异常支气管及肺动

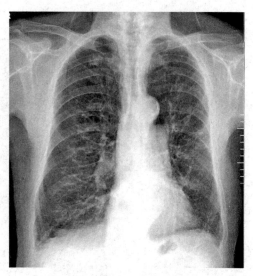

**图 23-31　慢性支气管炎 X 线图**
胸部 X 线正位片示两肺纹理增多,左中肺野见斑片状模糊影,两肺透亮度增高,膈肌低平,右下肺动脉增粗,肺动脉圆锥膨隆

脉不变小,呈现为“马赛克灌注”现象(图 23-32B)。合并肺气肿时出现肺内透亮度增高,血管纹理稀疏。一般以小叶中心型肺气肿常见,表现为无壁的小泡状低密度区(图 23-32C)。

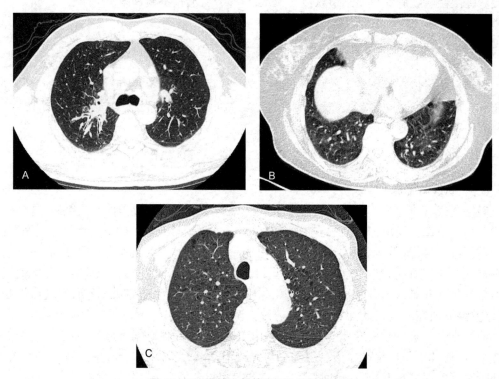

**图 23-32　慢性支气管炎 CT 平扫肺窗图**
A. 右肺上叶支气管壁增厚,内壁不光整;B. 两肺通气不良,灌注不均匀,呈不规则地图状密度增高区及密度减低区“马赛克”改变;C. 小叶中心型肺气肿,两肺上叶多发小圆形低密度区

### （三）鉴别诊断

慢性支气管炎应与支气管哮喘、支气管扩张症等鉴别，与支气管哮喘的鉴别有时存在一定困难。哮喘多在儿童或青少年期起病，症状起伏大，常伴过敏体质、过敏性鼻炎和/或湿疹等，部分患者有哮喘家族史，鉴别时应根据临床及实验室所见全面分析，必要时做支气管舒张试验和/或 PEF 昼夜变异率来进行鉴别。在少部分患者中这两种疾病可以重叠存在。

## 二、大叶性肺炎

### （一）病理与临床

大叶性肺炎（lobar pneumonia）主要由肺炎球菌引起，多为肺炎链球菌，病变常累及整个肺叶或肺段。病理发展过程分为四期，即充血期、红色肝样变期、灰色肝样变期、消散期。病理上的动态变化使得影像上各期表现不同。多见于青壮年，急性发病，临床症状明显，典型特征为寒战高热、胸痛、咳铁锈色痰。白细胞总数及中性粒细胞明显增高。

### （二）影像学表现

1. X 线表现　充血期可无阳性发现，或仅肺纹理增多，肺野透明度减低（图 23-33A）。红色肝样变期及灰色肝样变期表现为密度均匀的大片实变影。炎症累及整个肺叶，呈以叶间裂为界的大片致密阴影（图 23-33B、C），累及肺段表现为小片状或楔形影，边缘模糊。实变区中出现透明的支气管影，即空气支气管征。消散期病变密度逐渐减低，呈密度不均匀的斑片状影。炎症可完全吸收，或只留少量索条状影。

2. CT 表现　充血期病变呈磨玻璃样影，边缘模糊，病变区血管仍明显可见。实变期可见按肺叶或肺段分布的致密实变影，"空气支气管征"在 CT 上显示更加显著、典型（图 23-34），CT 可同时显示平片不能发现的其他肺叶病变。消散期随病变的吸收，实变影密度减低，呈散在、大小不等的斑片状影。

### （三）鉴别诊断

大叶性肺炎需与肺不张、阻塞性肺炎、干酪样肺炎等病变鉴别。肺不张组织体积缩小，病变密实、形态狭长，不出现"空气支气管征"，临床无高热、咳铁锈色痰等症状。阻塞性炎症多见于老年人，临床症状较轻，炎症病灶呈多发斑片状影，肺门部常能发现阻塞的原发病变。干酪样肺炎一般病史较长，病灶密度较高，病灶内可见多发的虫蚀样小空洞，其他肺叶可见播散结核病灶。

## 三、小叶性肺炎

### （一）病理与临床

小叶性肺炎（lobular pneumonia）又名支气管肺炎（bronchopneumonia），是主要由细菌引起的，以小叶为病变单位的急性化脓性炎症。多见于婴幼儿、老人、久病不起或术后体质衰弱的患者。病变常经上呼吸道累及小叶支气管，并由小叶支气管炎及细支气管炎发展而来，逐渐形成以小叶为中心的炎症改变，可融合成大片。受累细支气管和肺泡炎性充血水肿，肺间质内炎症细胞浸润和纤维性渗出，同时伴有小叶性肺不张或小叶性肺气肿。

临床表现较重，以发热为主，可有胸痛、咳嗽、咳黏液泡沫痰或脓痰，严重者有呼吸困难、发绀等。

### （二）影像学表现

1. X 线表现　早期为肺纹理增多、增粗，边缘模糊，病变进展可出现沿肺纹理分布有斑

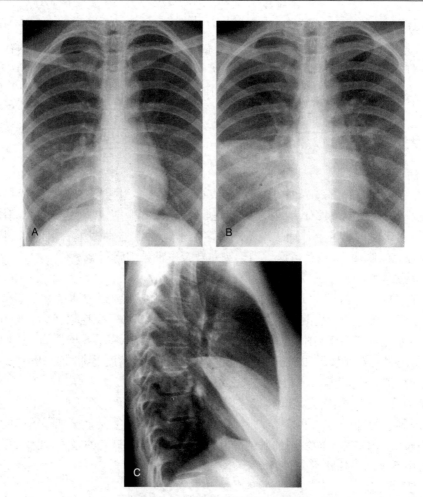

**图 23-33　右中叶大叶性肺炎 X 线图**

右肺中叶大片状实变影,正位(B)上缘以水平裂为界,侧位(C)上缘、后下缘分别以水平裂和斜裂为界,分界清楚、密度均匀,4 天前胸部正位片(A)显示斑片状模糊影

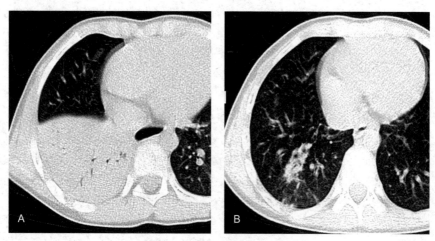

**图 23-34　右下叶大叶性肺炎 CT 图**

胸部 CT 横断面平扫(A)显示右肺下叶大片实变影,内见空气支气管征;9 天后 CT 平扫(B)病灶大部分吸收,尚残留少许斑片状影

片状影,中心致密,边缘模糊,以中、下肺野内、中带较密集,可融合成较大的片状影(图23-35)。肺门影可增大、模糊。

2. CT 表现 两肺中下部支气管血管束增粗,可见多发散在小斑片状影,边缘模糊。CT 扫描显示小叶性肺不张和小叶性肺气肿较清晰,表现为边界清楚、密度较高的小三角形或斑点状致密影和泡性小透亮区。还可用于判断病变内有无空洞及胸腔积液,以确定是否合并肺脓肿及脓胸。

### (三)鉴别诊断

小叶性肺炎症状表现较为特殊,反复肺部感染,X 线摄片和 CT 上出现斑片状炎症病变即可诊断。病史不清者需要与肺水肿、过敏性肺炎、支原体肺炎等疾病鉴别。

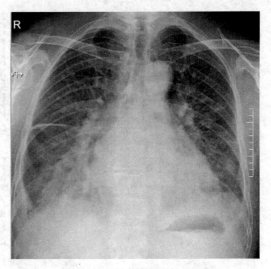

**图 23-35　小叶性肺炎 X 线图**

胸部正位 X 线片示两中、下肺中、内带为主多发斑片状渗出性病灶

## 四、肺脓肿

### (一)病理与临床

肺脓肿(lung abscess)是由不同病原菌引起的肺部化脓性、坏死性炎性疾病,病原菌主要为金黄色葡萄球菌、肺炎双球菌及厌氧菌等,常由支气管吸入到肺内,也可经血行或局部病灶直接蔓延途径感染。病理变化为化脓性肺炎导致细支气管阻塞,小血管炎性栓塞,肺组织坏死、液化,经支气管咳出后形成空洞。有时脓液破溃到胸腔形成脓气胸和支气管胸膜瘘。临床表现为高热、咳嗽、寒战、胸痛、大量脓痰,部分患者有咯血。厌氧菌感染时痰气味较臭。血中白细胞总数明显升高。根据肺脓肿的发展过程,大致可分急性期、亚急性期和慢性期三个阶段。

### (二)影像学表现

1. X 线表现 急性期,病变初期 X 线表现为大片模糊致密影,侵及肺段或肺叶的大部分;当病灶中心坏死时,致密区中出现密度减低区;与支气管相通时,则出现空洞和液平面。急性期为厚壁空洞,内壁光整或不规则,由于脓肿周围炎性浸润存在,空洞壁周围常见模糊的渗出影(图 23-36A)。经抗菌治疗 4~6 周后病变逐渐吸收。

慢性期,脓肿周围炎性浸润逐渐吸收减少,空洞壁机化、纤维化。X 线表现为圆形或不规则形空洞,洞壁逐渐变薄,腔也逐渐缩小,内外壁光整,有或无液平。有时表现为多房性空洞,显示多个大小不等透亮区,周围有较多紊乱的条索状纤维病灶。

血源性肺脓肿表现为两肺多发、散在、大小不等的圆形或不规则致密影,分布以外带肺野为多,部分病灶可有空洞和液平,肺气囊形成是本病的特征,易发生脓胸或液气胸。

2. CT 表现 CT 能更早揭示实变影中有无早期液化坏死灶,还易于明确脓肿位于肺内或胸膜腔内、是否伴有少量胸腔积液及脓肿处有无局部胸膜肥厚(图 23-36B),还可判断肺脓肿是否破入胸腔形成局限性脓胸或脓气胸等情况。增强 CT 示脓肿壁强化较明显。

### (三)鉴别诊断

肺脓肿需与肺结核空洞及肺癌空洞鉴别。肺结核空洞多发生于上肺野,临床症状轻微,

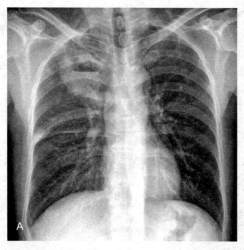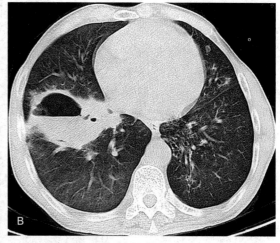

图 23-36 肺脓肿 X 线和 CT 图

A. 胸部正位片:显示右上肺厚壁空洞,周围有炎症渗出病变,伴空洞内气液平面形成;B. CT 平扫横断面肺窗:右肺下叶厚壁空洞,周围有炎症渗出病变,伴空洞内气液平面形成

一般空洞较小,壁较薄,少见液平,多见卫星病灶。肺癌空洞多见于老年人,常没有急性炎症症状,空洞壁厚,内壁不规则凹凸不平,可有癌结节,病灶边缘常见毛刺、分叶等恶性肿瘤征象,肺门、纵隔可有淋巴结肿大。

## 五、肺结核

肺结核(pulmonary tuberculosis)是由人型或牛型结核杆菌所引起的肺部常见的慢性传染性疾病。近年来肺结核的患病率有所上升。影像学检查对肺结核的预防与诊治有重要作用。

### (一)病理与临床

肺结核肺内基本病变可分为:

1. 渗出性病变 由炎性细胞和渗出液充盈肺泡和细支气管所造成,可以被吸收,但较一般急性肺炎慢,并可残留少许纤维性病变。

2. 增殖性病变 为结核性肉芽组织,须经纤维化才能愈合。

3. 变质性病变 为干酪化病灶,易产生液化,形成空洞,并沿着支气管播散,须经钙化才能愈合。

渗出性病变、增殖性病变及变质性病变常同时存在于同一个病灶内,而以其中某一种为主。机体抵抗力和病原体的致病力影响着病变的性质和病程转归。当机体抵抗力低下或未适当治疗时,病变进展,可出现干酪样坏死,液化和空洞形成,也可经支气管播散至肺内,或经血行播散至肺或全身各器官。当机体抵抗力强和经过正规药物治疗后,病变可出现吸收、纤维化、钙化,或空洞净化、瘢痕愈合等改变。

根据 2018 年我国新实施的结核病分类(原国家卫生和计划生育委员会发布的 WS196-2017),按病变部位将结核病分为肺结核和肺外结核。肺结核是结核病变发生在肺、气管、支气管和胸膜等部位,分为以下 5 种类型:①原发性肺结核:包括原发综合征和胸内淋巴结结核(儿童尚包括干酪性肺炎和气管、支气管结核);②血行播散性肺结核:包括急性、亚急性和慢性血行播散性肺结核;③继发性肺结核:包括浸润性肺结核、结核球、干酪性肺炎、慢性纤维空洞性肺结核和毁损肺等;④气管、支气管结核:包括气管、支气管黏膜及黏膜下层的结核病;⑤结核性胸膜炎:包括干性、渗出性胸膜炎和结核性脓胸。肺外结核指结核病变发生在肺以外的器官和部位,如淋巴结(除外胸内淋巴结)、骨、关节、泌尿生殖系统、消化道系统、中枢神经系统等部位。肺外结核按照病变器官及部位命名。

本病临床上起病缓慢,轻者可无明显症状,由体检发现。稍重者可有不规则低热、食欲不振、消瘦、盗汗、咳嗽、咯血等症状。急性血行播散性肺结核大部分急性起病,持续高热,中毒症状明显,持续时间长。亚急性和慢性血行播散性肺结核是由于较少量的结核杆菌在较长时间内多次侵入血液循环所造成,通常无显著中毒症状,可出现发热、盗汗、乏力,中毒症状较轻。

**(二)影像学表现**

1. 原发性肺结核　为初次感染结核杆菌,经呼吸道吸入后进入肺泡,产生急性渗出性改变,称为原发病灶。同时经淋巴管蔓延,引起结核性淋巴管炎与结核性淋巴结炎。肺部原发灶、局部淋巴管炎和所属淋巴结炎三者合称为原发综合征;附近可有胸膜反应。

原发病灶易被吸收或掩盖,而淋巴结内干酪样坏死的吸收较慢;当原发病灶完全吸收时,则淋巴结肿大成为原发型肺结核的重要表现,称胸内淋巴结结核。

(1)X线表现:典型的原发综合征显示为"哑铃状"。原发病灶表现为边缘不清的云絮状或类圆形密度增高影(图23-37A);肺门或纵隔肿大淋巴结表现为软组织肿块影;二者之间为一条或数条较模糊的条索状密度增高影,为淋巴管炎。肺门淋巴结结核表现为肺门部高密度影,其边缘模糊或清晰;纵隔淋巴结结核显示为上纵隔一侧或两侧呈弧状增宽,边缘呈波浪状或模糊不清。

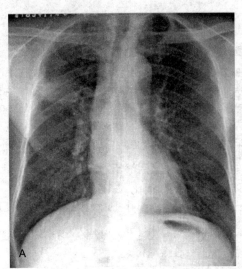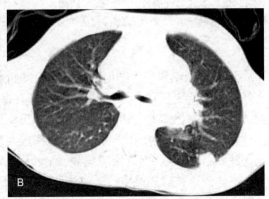

**图 23-37　原发综合征 X 线和 CT 图**

A. 胸部 X 线正位片显示右肺上叶云絮状密度增高影,边缘模糊;B. CT 平扫示左肺门淋巴结肿大,左肺野内见类圆形结核灶

(2)CT 表现:可清楚显示原发病灶、引流的淋巴管炎及肿大的肺门淋巴结(图23-37B),也易于显示肿大淋巴结压迫支气管等所引起的肺叶或肺段的不张。还可清晰地显示胸内肿大淋巴结的部位与分布、内部结构(其内低密度干酪性坏死或钙化)与周围浸润。增强检查

可显示淋巴结呈环形强化,中心部位干酪坏死无强化。

2. 血行播散型肺结核

(1)急性血行播散型肺结核X线和CT表现:表现为广泛分布的粟粒大小的结节。其特点为病灶分布一致、大小一致和密度一致,即所谓"三一致"。正常的肺纹理可被粟粒样病灶掩盖;粟粒样病灶直径1~2mm,呈圆形或椭圆形。发病初期,仅见肺纹理增强,在两周左右才出现典型粟粒样结节,晚期病灶常有融合的倾向(图23-38)。CT能显示发病初期X线胸片不易显示的粟粒性病灶。

(2)亚急性或慢性血行播散型肺结核X线和CT表现:病灶表现为"三不一致":①分布不一:主要分布在两肺上野和中野;②大小不一:从粟粒样至直径1cm左右病灶;③密度不一:可有渗出增殖性病灶、钙化灶,轮廓有的较模糊,有的较锐利,可产生干酪样坏死,形成空洞和支气管播散灶(图23-39)。CT更易显示结节内钙化。

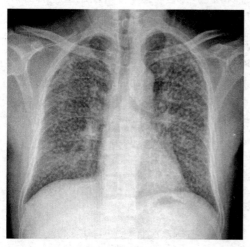

图23-38　急性血行播散型肺结核X线图
正位胸片显示两肺广泛分布、大小、密度均匀一致的粟粒样小结节

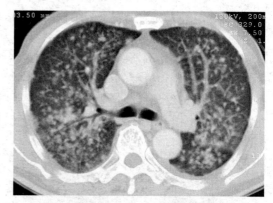

图23-39　亚急性或慢性血行播散型肺结核CT图
胸部CT肺窗显示两肺多发分布、大小、密度不一粟粒样结节灶

3. 继发性肺结核　为肺内已静止的原发病灶的重新活动(内源性)或为外源性再感染。病变好发于上叶尖后段、下叶背段。病灶具有多种病理改变,包括渗出、增殖、干酪样坏死、空洞、钙化、纤维化和支气管播散等,肺门淋巴结一般不大,可有钙化。

(1)X线表现:以渗出浸润为主型的病灶大多呈斑片状或云絮状,表现为肺尖和锁骨上下区斑片状或云絮状病灶,边缘模糊,病灶内可见空洞。空洞周围可见支气管播散灶,表现为大小不等的斑点状或斑片状影,有时还可见引流支气管(图23-40)。

以干酪病变为主者包括结核球和干酪性肺炎。结核球为一种干酪性病变被纤维组织所包围而成的球形病灶,也可因空洞的引流支气管阻塞,其内为干酪物质所充填而成,称为结核球或结核瘤。结核球好发于上叶尖后段与下叶背段,多数为单发,大小多为2~3cm。表现为高密度结节,轮廓光滑,其内有时可见厚壁空洞;部分结核球内可见钙化。病灶与胸膜间有时可见线状粘连带。结核球邻近的肺野可见散在的增殖性或纤维性病灶,称之为卫星病灶(图23-41)。干酪性肺炎表现为肺段或肺叶实变,轮廓较模糊,与大叶性肺炎相似,以上叶多见。病灶内部可见虫蚀样空洞,周围肺野可见支气管播散灶,肺叶体积常缩小(图23-42)。

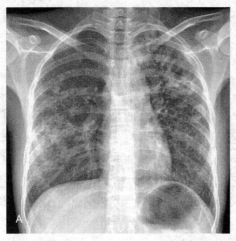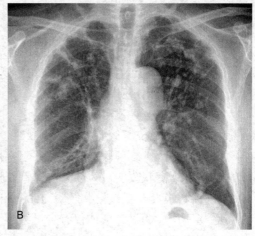

**图 23-40 继发性肺结核 X 线图**

A. 以渗出浸润为主的活动性肺结核：左上中肺多发薄壁空洞，两肺斑片状模糊影；B. 以增殖、纤维化、钙化为主的稳定性肺结核：两肺斑片状和结节状实变病灶，边缘清楚、密度较高

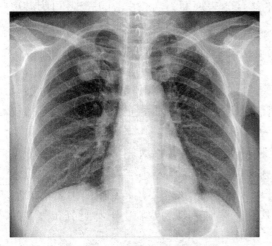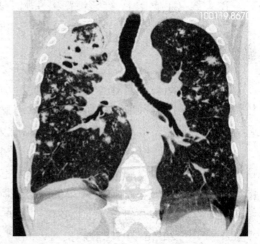

**图 23-41 继发性肺结核——结核球 X 线图**

胸部正位片见两上肺斑点状、右上球形致密影，隐约见钙化

**图 23-42 继发性肺结核——干酪性肺炎 CT 冠状面重组图**

右上肺大片高密度影，其内见大小不等虫蚀样空洞，伴两肺多发散在病灶，右上肺体积缩小、气管右移

以空洞为主的病变由纤维薄壁空洞、广泛的纤维性变及支气管播散病灶组成主体。此型患者是结核病的主要传染源。X 线表现为锁骨上下区有形状不规则的慢性纤维空洞，周围伴有较广泛的条索状纤维性改变和散在的新老不一的病灶（图 23-40）。在同侧和 / 或对侧多可见斑点状的支气管播散病灶。患侧肺门常上提，使肺纹理垂直向下呈垂柳状，病变可合并支气管扩张。未受累肺野呈代偿性肺气肿表现。两上胸多可见胸膜增厚。病侧胸廓可塌陷，邻近肋间隙变窄，纵隔被牵拉向患侧移位，肋膈角变钝，同时可伴有横膈幕状粘连。

（2）CT 表现：CT 较 X 线平片能更清晰地显示病灶的形态和范围，可发现病灶内较小的空洞、较小的钙化、支气管播散、支气管扩张和结核球周围的卫星灶（图 23-42）。增强后渗出浸润病灶可呈均匀或不均匀轻中度强化，结核球可不强化、轻度强化或环状强化。

4. 气管、支气管结核 是指结核杆菌通过各种途径侵犯气管、支气管黏膜层及黏膜下层的结核病。支气管黏膜充血、水肿,进而出现肉芽组织增生及纤维瘢痕形成,最终可导致支气管狭窄、阻塞等改变。

（1）X线表现:病变早期胸片可未见明显异常,随病变进展,出现肺纹理增粗。由于支气管狭窄,合并阻塞性肺气肿时表现为局限性透亮度增高,合并阻塞性肺炎时表现为肺内片状高密度影。严重时出现肺不张。

（2）CT表现:CT显示支气管病变更清晰,主要表现有支气管壁不规则增厚,此为支气管内膜结核的主要征象;支气管管腔不规则狭窄;增厚的支气管壁可有多发层状、斑点状钙化;可有支气管广泛受累。支气管狭窄可合并阻塞性肺气肿、阻塞性肺炎或者阻塞性肺不张,严重时肺内病灶成蜂窝状改变。大部分支气管内膜结核伴发肺结核。

5. 结核性胸膜炎　结核性胸膜炎(tuberculous pleurisy)临床上分为干性及渗出性胸膜炎。前者系指不产生明显渗液或仅有少量纤维渗出的胸膜炎。结核性渗出性胸膜炎多发生于初次感染的后期,此时机体对结核杆菌过敏性高,易产生渗液,其他类型结核也可发生。多为单侧,液体一般为浆液性,偶为血性。病程较长,则有大量纤维素沉着,引起胸膜肥厚、粘连甚至钙化,也易引起包裹性胸腔积液。胸膜炎可与肺结核同时出现,也可单独发生。

在X线、CT影像上,结核性渗出性胸膜炎的影像学表现即为胸腔积液的表现,可为游离性胸腔积液、肺底积液、叶间积液、包裹性积液。干性胸膜炎表现为胸膜肥厚及钙化,多有邻近结构受牵拉的表现。

### （三）鉴别诊断

原发型肺结核应与肺炎和淋巴瘤等鉴别。结合临床症状、结核菌素试验、白细胞计数及抗炎治疗后X线或CT复查可鉴别。淋巴瘤引起的肺门淋巴结肿大通常为双侧性,且伴气管旁淋巴结明显肿大,而结核所致淋巴结肿大,多为单侧性。

血行播散型肺结核主要应与弥漫型浸润性腺癌、肺粟粒状转移瘤、尘肺等鉴别。弥漫型浸润性腺癌表现为以两肺中下肺野分布为主的小斑点、小斑片状及小结节影,结节影边缘较清晰。肺粟粒状转移性肿瘤分布多以中下肺野中外带为主,大小不均匀,结节边缘略清晰,结节灶1~2个月内逐渐增大,大多有原发肿瘤病史。尘肺表现为两肺中下肺野分布为主的粟粒状结节,接触粉尘的职业病史对诊断起决定作用。

肺结核球需与周围型肺癌及其他的肺内孤立结节鉴别,较小的周围型肺癌有空泡征、分叶征,边缘模糊、毛糙及胸膜凹陷征,增强扫描示强化程度比结核球显著。

## 六、原发性支气管肺癌

原发性支气管癌(primary bronchogenic carcinoma)是指发生在支气管、细支气管及肺泡上皮的恶性肿瘤,简称为肺癌(lung cancer),是目前死亡率最高的恶性肿瘤。尽管近年来各种诊治技术不断进步,但进展期肺癌的5年生存率仍不到20%。

### （一）病理与临床

通常按肺癌的生物学行为将其分为小细胞肺癌(small cell lung carcinoma)和非小细胞肺癌(non-small cell lung carcinoma),后者包括鳞癌、腺癌和大细胞癌。在大体病理形态上,根据肿瘤的发生部位将其分为中央型、周围型和弥漫型。

1. 中央型肺癌　发生于肺段或段以上支气管,以鳞癌或小细胞癌多见。肿瘤的生长使支气管狭窄或阻塞,发生一系列阻塞性改变,包括阻塞性肺气肿、阻塞性肺炎、阻塞性肺不张。

2. 周围型肺癌　发生于肺段以下支气管,以腺癌多见,常为肺内结节或肿块。肿瘤内可形成瘢痕或坏死,坏死物经支气管排出后形成空洞者称为空洞型肺癌。肺上沟瘤是指发生在肺尖部的周围型肺癌,又称为肺尖癌。

3. 弥漫型肺癌　发生于细支气管、肺泡和肺泡壁,呈弥漫性生长。

早期中央型肺癌指肿瘤局限于支气管腔内或未侵及周围肺实质,且无转移;早期周围型肺癌是指瘤体直径小于 3cm 且无转移者。进展期肺癌包括中、晚期肺癌,体积较大或有转移。

肺癌早期常无明显的临床表现,有时可有咯血、刺激性咳嗽和胸痛。间断性痰中带有少量血丝是本病的重要临床表现,也可为唯一表现。中央型肺癌的临床症状较周围型明显,症状出现较早。当肿瘤发生转移后,出现相应的临床症状。小细胞癌可引起内分泌症状,如库欣综合征、甲状腺功能亢进。

**(二)影像学表现**

1. 中央型肺癌

(1) X 线表现:早期局限于黏膜内可无异常表现,偶尔有阻塞性炎症表现。随病变进展,肿瘤阻塞支气管可引起阻塞性肺气肿、阻塞性肺炎和阻塞性肺不张(图 23-43)。

进展期主要的征象有:①肺门肿块影,是中央型肺癌的直接征象,多为肿瘤本身,或肿瘤与肺门转移淋巴结的融合影。②支气管阻塞征象,即阻塞性肺气肿、阻塞性肺炎和阻塞性肺不张,是中央型肺癌的间接征象。右肺上叶中央型肺癌伴上叶肺不张时,可出现反"S"或横"S"征:表现为不张的右肺上叶下缘与肺门肿块的下缘相连,形成反置的或横置的"S"状(图 23-44)。③转移表现:肺门影增大,纵隔影增宽。其他转移表现为肺内结节、胸腔积液、肋骨破坏及心包积液等。

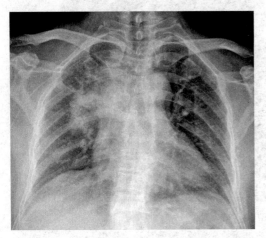

**图 23-43　中央型肺癌 - 右上阻塞性肺炎 X 线图**
正位胸片显示右肺上叶大片密度增高影,密度不均匀

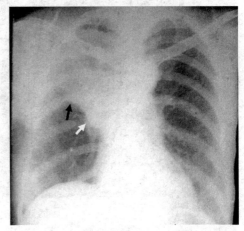

**图 23-44　中央型肺癌 X 线图**
右肺中央型肺癌:右肺门肿块(白箭),合并右上肺不张(黑箭),形成"横 S 征"

(2) CT 表现:早期肺叶或肺段支气管管壁增厚或腔内结节,可引起管腔狭窄或阻塞(图23-45)。进展期:①瘤体征象:表现为肺门区的肿块,可包括瘤体和转移淋巴结,常表现为边缘不规则或分叶状,增强后肿块强化(图 23-46)。②支气管阻塞性改变:支气管管壁增厚或腔内结节,支气管腔"鼠尾状"狭窄或"杯口状"截断,继发阻塞性肺炎、肺不张。阻塞性肺不张肺门侧有肿块影,平扫与肺不张分界不清,增强可见肺不张内强化的肿块(图 23-20)。③侵犯转移表现:侵犯纵隔时与纵隔结构分界不清,侵犯血管可出现血管受压、移位、管腔变窄或闭塞、管壁不规则等改变。淋巴结转移表现为肺门、纵隔淋巴结肿大,肺内转移表现为肺内多发结节,胸膜转移表现为胸膜结节、胸腔积液;骨转移表现为肋骨、脊柱等骨质破坏或成骨征象。

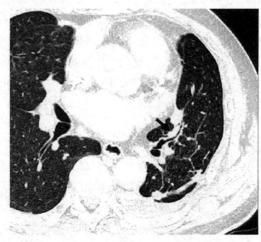

**图 23-45　早期中央型肺癌 CT 图**
胸部 CT 肺窗显示左肺上叶舌段支气管壁增厚(黑箭),管腔狭窄

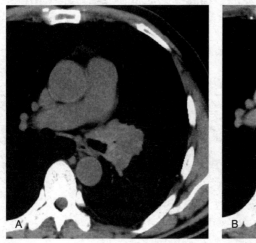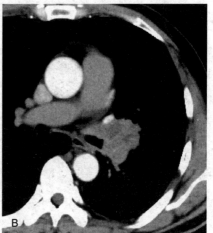

**图 23-46　中央型肺癌 CT 图**
胸部 CT 平扫(A)和增强(B)显示左肺门分叶状肿块,增强后肿块强化

## 2. 周围型肺癌

(1) X 线表现:早期瘤体直径 3cm 或以下的结节状影,结节有分叶,边缘毛糙和模糊,内可见小透光影,即空泡征,近胸膜面可有胸膜凹陷征,有的表现为小片状阴影。

进展期表现为肺野内肿块,多在 3cm 以上。①肿瘤密度:一般较均匀(图 23-12A),部分可发生液化坏死形成恶性空洞(图 23-10)。②肿瘤边缘:多数肿瘤边缘毛糙,且呈凹凸不平的分叶状,称为毛刺征和分叶征(图 23-47)。③肿瘤周围:可有胸膜凹陷征和局部胸膜增厚。周围型肺癌出现胸膜凹陷征是由肿瘤刺激周围肺组织引起纤维组织增生,牵拉邻近的脏层胸膜形成线状或幕状致密影。④肿瘤转移:可全身转移并产生相应表现。

（2）CT 表现：CT 特别是高分辨率 CT 较普通 X 线片更能清晰地显示肿瘤形态、密度、内部结构、边缘、边界、周围情况及转移，如空气支气管征、毛刺征、分叶征、胸膜凹陷征等（图 23-48）。周围型肺癌较小时可以表现为磨玻璃样结节（ground glass nodule，GGN）或实性结节，X 线胸片难以显示，常在 CT 体检筛查时偶然发现。可通过薄层 CT 三维重建分析 GGN 的大小、形态、成分比例来判断良恶性。肿块较大时可出现中心坏死，形成偏心性厚壁空洞，内壁凹凸不平，常见于鳞癌。增强扫描示病灶明显强化，可提高诊断准确度。

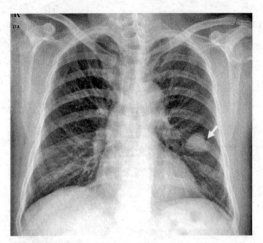

**图 23-47 周围型肺癌 X 线图**

胸部正位片显示左肺门外下方肿块灶，边缘毛糙，分叶（白箭）

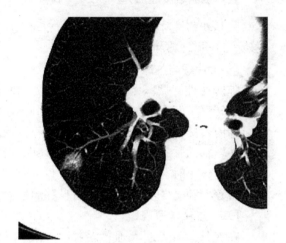

**图 23-48 早期周围型肺癌 CT 图**

胸部 CT 肺窗示右肺下叶磨玻璃样小结节，病理证实肺癌

### 3. 弥漫型浸润性腺癌

（1）X 线表现：两肺多发弥漫结节，呈粟粒大小，以两肺中下部较多，也可表现为多发斑片状致密影或大片肺炎样致密影，甚至可见"空气支气管征"。

（2）CT 表现：CT 较 X 平片能更清楚地显示两肺弥漫性结节（图 23-49A），部分表现为多发斑片状致密影，可融合成大片状，其内可见"空气支气管征"，但是走行僵硬，与大叶性肺炎实变影中的表现有所不同（图 23-49B）。可伴有纵隔、肺门淋巴结增大。

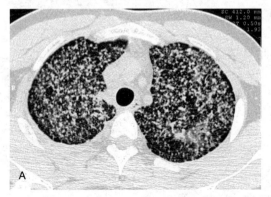
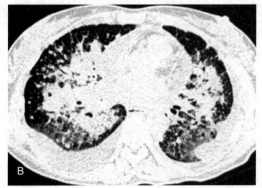

**图 23-49 弥漫型浸润性腺癌 CT 图**

胸部 CT 肺窗显示两肺多发弥漫结节，呈粟粒大小（A）；也可表现为两肺多发斑片状、结节状密度增高影，病灶内可见"空气支气管征"（B）

### （三）鉴别诊断

中央型肺癌主要应与支气管内膜结核鉴别,后者也可出现阻塞性肺炎或肺不张,其支气管内壁不光整,但不形成管壁肿块,纤维支气管镜有助于确诊。

周围型肺癌主要应与结核球、炎性结节等鉴别。结核球的特点为边缘相对规整,可有钙化,周围卫星灶多见。炎性结节边缘清楚,有浅分叶或无分叶。

## 七、肺转移性肿瘤

肺是转移性肿瘤的好发脏器,约 30% 肿瘤可能发生肺转移。向肺内转移的途径有血行转移、淋巴道转移和直接侵犯。

### （一）病理与临床

肺转移性肿瘤以血行转移最为常见,肿瘤细胞常经静脉系统通过肺动脉转移至肺部。淋巴道转移常发生于支气管血管周围间质、小叶间隔及胸膜下间质,并通过淋巴管在肺内播散。肺内直接转移的原发病变多为胸膜、胸壁及纵隔的恶性肿瘤。

肺转移性肿瘤的临床表现不一,多数患者以原发性肿瘤的症状为主,常伴有恶病质。转移性肿瘤较小时,很少出现症状。大量的肺转移可出现气促。胸膜转移可引起胸闷或胸痛。肺部转移性肿瘤变化快,短期内可见肿瘤增大、增多。

### （二）影像学表现

在 X 线片和 CT 上,血行转移一般表现为两肺多发结节及肿块影,密度通常均匀,边缘清楚,大小不一,以两肺中下肺野常见(图 23-50);也可表现为单发结节和肿块或多发空洞影像;成骨肉瘤和软骨肉瘤转移可有钙化。淋巴转移表现为沿淋巴管分布的网状及多发细小结节状影,可伴有纵隔及肺门淋巴结增大。直接侵犯表现为原发肿瘤邻近的肺内肿块,常合并胸膜腔积液。

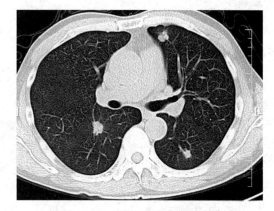

**图 23-50 肺转移性肿瘤 CT 图**
直肠癌两肺转移,胸部 CT 肺窗显示两肺野大小不一的结节灶,边缘清晰

### （三）鉴别诊断

肺血行转移性肿瘤需与急性粟粒性肺结核鉴别,后者结节大小、密度、分布均匀。肺血行转移病灶大小、分布不均匀。淋巴道转移的支气管血管束均匀增粗需与间质性肺水肿鉴别,间质性肺水肿无结节状改变。

（许茂盛）

# 第二十四章
# 循 环 系 统

## 第一节 影像学检查方法和正常影像学表现

医学影像学检查对心脏与大血管疾病的诊治有重要价值,其检查方法有普通 X 线检查、多层螺旋 CT、MRI、超声、核医学、心血管造影等,除普通 X 线检查外,上述检查不仅能进行形态学评价,还能进行功能分析,反映心脏大血管的功能状态。目前 64 排以上螺旋 CT 扫描后血管重组成像和心脏超声成像已成为心脏与大血管影像学检查的主要手段。

### 一、X 线检查及正常 X 线表现

X 线投影成像,常规位置包括胸部后前位、吞钡右前斜位和左前斜位,简称"心脏三位片"(图 24-1),必要时加照左侧位(图 24-2)。心脏三位片及左侧位片能显示各房室及大血管在 X 线平片中的投影,同时可以观察肺循环的变化。

心脏大血管测量:心胸比率是测量心脏有无增大的最简单的方法,其方法是:心影最大横径(心影左右缘最远点到胸廓中线垂直距离之和)与胸廓最大横径(通过右膈顶两侧胸廓肋骨间连线距离)之比,为$(T_1+T_2)/T$,正常成人心胸比率≤0.5(图 24-3)。

心脏大血管形态:在后前位上,正常心脏根据人的体型等因素,可分为横位心、斜位心和垂位心(图 24-4)。

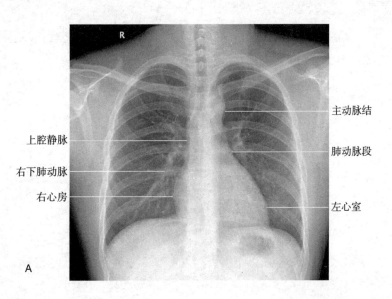

上腔静脉
右下肺动脉
右心房

主动脉结
肺动脉段
左心室

A

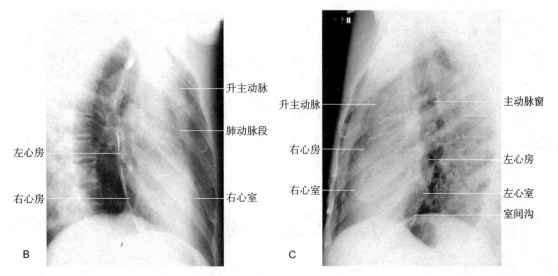

升主动脉

肺动脉段

左心房

右心房

右心室

升主动脉

主动脉窗

右心房

左心房

右心室

左心室

室间沟

B

C

图 24-1 正常心脏 X 线三位片图

A. 后前位片；B. 右前斜位片（吞钡）；C. 左前斜位片

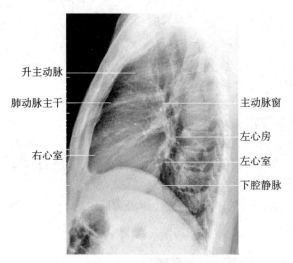

升主动脉

肺动脉主干

右心室

主动脉窗

左心房

左心室

下腔静脉

图 24-2 正常心脏 X 线左侧位片图

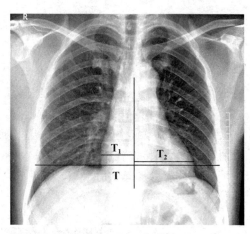

图 24-3 心胸比例测量示意图

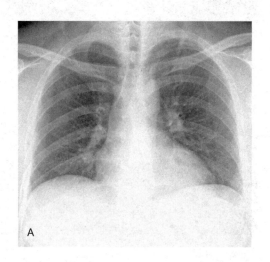

A

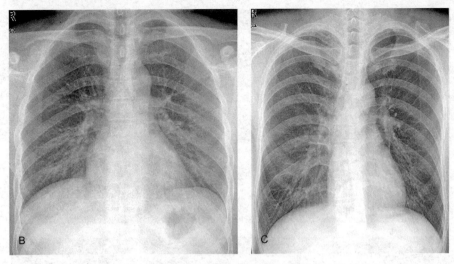

图 24-4　正常心影分型 X 线图

A. 横位心；B. 斜位心；C. 垂位心

## 二、CT 检查及正常 CT 表现

心脏大血管在 CT 与 MRI 的横断扫描图像上表现基本一致。心脏大血管腔内情况必须通过 CT 增强或 CT 血管造影（CTA）了解。

1. 横断位　横断面成像，自上而下最主要的层面包括：主动脉弓上、主动脉弓、主动脉弓下、肺动脉、主动脉根部上、主动脉根部下、左心室流出道、左心室体部（图 24-5）。

2. 后处理图像　心脏及大血管的形态，可以通过容积再现（VR）来进行立体显示。左、右冠状动脉的形态，可以进行曲面最大值投影重组（CPR）显示，走行及管腔非常直观清晰（图 24-6），结合虚拟内镜的腔内漫游技术、血管拉直技术能更详细了解冠状动脉腔内、腔外及管壁情况，测量冠脉狭窄程度。

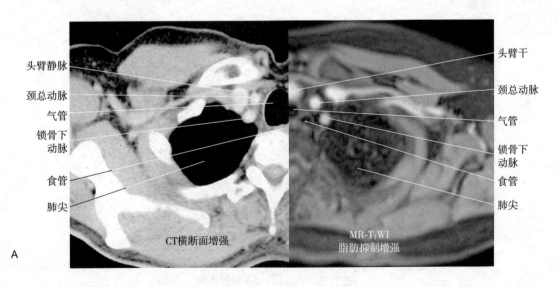

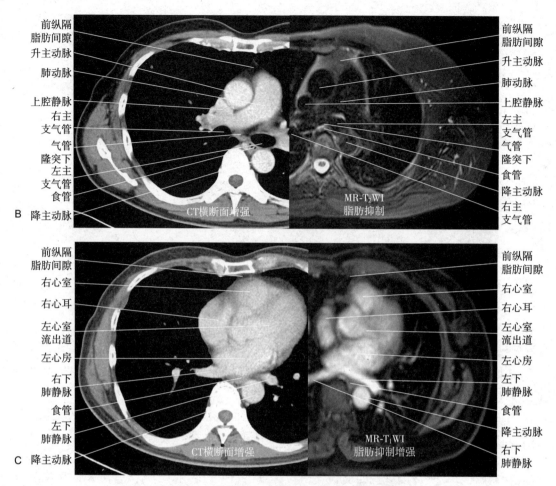

前纵隔脂肪间隙
升主动脉
肺动脉
上腔静脉
右主支气管
气管
隆突下
左主支气管
食管
B 降主动脉
CT横断面增强

前纵隔脂肪间隙
升主动脉
肺动脉
上腔静脉
左主支气管
气管
隆突下
食管
降主动脉
右主支气管
MR-T₂WI 脂肪抑制

前纵隔脂肪间隙
右心室
右心耳
左心室流出道
左心房
右下肺静脉
食管
左下肺静脉
C 降主动脉
CT横断面增强

前纵隔脂肪间隙
右心室
右心耳
左心室流出道
左心房
左下肺静脉
食管
降主动脉
右下肺静脉
MR-T₁WI 脂肪抑制增强

图 24-5 正常纵隔心脏大血管 CT 和 MR 解剖图

A. 主动脉弓上层面(第 2 胸椎、上纵隔平面);B. 肺动脉层面(第 7 胸椎、中纵隔平面);C. 四心腔层面(第 9 胸椎、下纵隔平面)

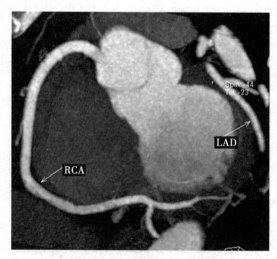

图 24-6 心血管 CTA 后处理图

主要显示正常右冠状动脉(RCA)CPR 影像

### 三、MR 检查及正常 MR 表现

MRI 在心血管的应用具有很大的发展前途。心脏大血管 MRI 能清楚显示心脏的解剖形态、瓣膜情况、房室大小、心肌厚度等（图 24-7），能评价血流量、血流速度和方向，还能评估心脏功能、心肌血流灌注及活性。与 CT 心血管造影相比，MR 检查无射线损伤，无需含碘对比剂，但对装有心脏起搏器及其他金属植入物的患者，MR 检查受限。另外，冠状动脉的 MR 快速成像技术仍需进一步开发。

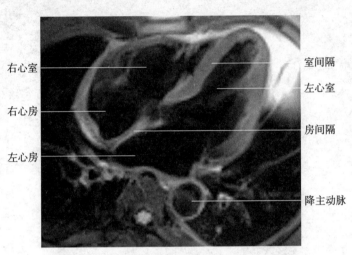

图 24-7　正常心脏四腔心横断面 MRI-T$_1$WI 图

## 第二节　基本病变的影像学表现

循环系统基本病变主要介绍心脏位置、形态、大小异常，心脏搏动异常以及冠状动脉、心包病变，掌握这些基本病变的影像学表现有助于循环系统疾病的诊断和鉴别。

### 一、心脏位置、形态和大小异常

#### （一）位置异常

心脏位于胸腔内的纵隔之中下部，心影两侧缘突向肺野，左侧较为显著。心脏大血管的位置可以发生先天性异常或后天性移位。先天性异常包括右位心（图 24-8）、右位主动脉弓、大血管位置异常等。

#### （二）形态和大小异常

1. 二尖瓣型　心影呈梨形，肺动脉段凸出、左心缘圆隆、主动脉球缩小或无改变，主要是由于右心室增大及肺动脉增宽所致，常见于二尖瓣病变、房间隔缺损、肺动脉高压、肺源性心脏病等（图 24-9A）。

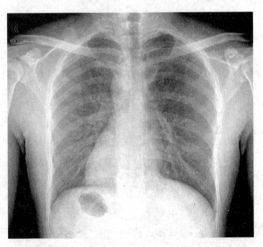

图 24-8　右位心（全内脏反位）X 线图

2. 主动脉型 心影呈靴形,左心缘下段向左扩展、隆凸,心尖向左下移位,心腰凹陷,主动脉结增宽、迂曲,主要是由于左心室增大所致,常见于主动脉瓣病变、高血压心脏病、主动脉缩窄等(图24-9B)。

3. 普大型 心脏向两侧均匀或不均匀增大,肺动脉段平直,主动脉结可无改变,常见于心包积液、心肌炎、全心衰竭等(图24-9C)。

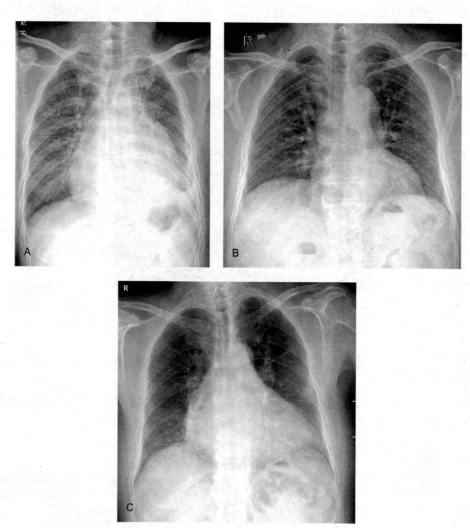

图24-9 各类型心脏增大X线图

A. 二尖瓣型心脏;B. 主动脉型心脏;C. 普大型心脏

## 二、心脏搏动异常

心脏搏动异常需要在透视直视下观察心脏运动,是心脏功能异常的重要征象,包括搏动强度增强、减弱,也包括搏动点位置的异常。

高热、严重贫血、甲状腺功能亢进或左心室肥厚心功能代偿期,都可以引起心脏搏动的增强,心脏搏动减弱则可由心包积液、缩窄性心包炎、扩张型心肌病、心肌梗死等原因引起。左心室增大和肺动脉缩小可以导致心脏的相反搏动点位置上移。

### 三、冠状动脉病变

#### （一）冠状动脉心肌桥形成

冠状动脉在心脏表面走行，其外被覆心包及心肌外脂肪组织。当一段冠脉被心肌所包绕，这一小段心肌称为心肌桥（myocardial bridge），该段冠状动脉称为壁冠状动脉。心肌桥可作为冠心病发病的局部因素之一，也可能引起心肌缺血。

心肌桥可以分为表浅型和纵深型。表浅型心肌桥薄而短，对冠脉血流影响较小；纵深型心肌桥一般厚而长（图24-10），对冠状动脉血流影响大，与心绞痛、心电图出现心肌缺血ST-T改变的发生有一定关系。如果心肌桥并发冠状动脉粥样硬化继发血栓形成或斑块脱落，即可能出现心肌梗死。心肌桥合并快速型心律失常时更易出现心肌缺血。

#### （二）冠状动脉粥样硬化

冠状动脉粥样硬化是动脉壁发生脂质沉着后继发的一系列病理改变。内膜受脂质沉着的影响，发生平滑肌细胞、结缔组织增生、肿胀和纤维化，局部形成粥样硬化斑块，斑块逐渐增大，引起血管腔狭窄，病变的发展，导致血流冲击下斑块表面破溃、斑块融合，斑块表面粗糙易致血栓形成。一系列的病理变化使管腔进一步狭窄，甚至阻塞。斑块分为软斑块和钙化斑块：以脂质、纤维化、血栓为主，成为软斑块，软斑块易脱落而栓塞远端血管；斑块组织发生纤维化、钙化，形成硬结样组织，称为钙化斑块或硬斑块，硬斑块比较稳定（图24-11）。

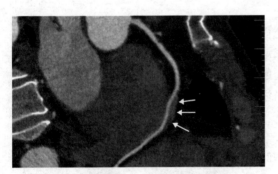

图 24-10　冠状动脉心肌桥 CTA 重组图

右冠状动脉纵深型心肌桥形成（白箭）

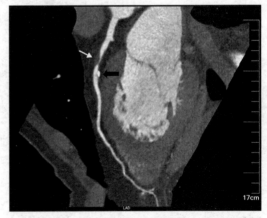

图 24-11　冠状动脉脉粥样硬化 CTA 重组图

冠状动脉左前降支脉粥样硬化软斑块（白箭）和钙化斑块（黑箭）形成

### 四、心包病变

#### （一）心包积液

心包积液常由心包炎、心包肿瘤引发。

1. 病理与临床　心包积液分为急性和慢性。急性心包积液由于短时间内心包压力急增，引起心脏压塞，使心室舒张受限，静脉回流受阻，体、肺静脉淤血，进而使心排血量降低，患者可出现休克，甚至猝死。慢性心包积液因心包内积液缓慢增多，症状较轻，直至积液量达到或超过300ml以上，才出现严重心脏压塞症状，表现为面色苍白或发绀、腹胀、水肿、端坐呼吸等。

2. 影像学表现 少量积液时（250~300ml 以下），心影形态及大小可无改变；中量（300~500ml）及大量（大于 500ml）时，心影向两侧扩大，呈烧瓶状（图 24-12A）或球形，合并左心衰竭时可有左心房增大和肺淤血。X 线片上心包积液与心脏之间无明显的密度差异，诊断需谨慎，结合 CT、超声或 MRI 更可靠。CT 和 MR 检查可以明确心包积液的量（图 24-12B），而且对心包积液较为敏感，少量心包积液即可发现。

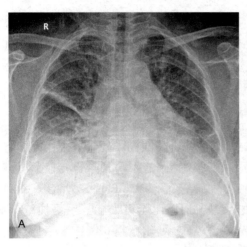
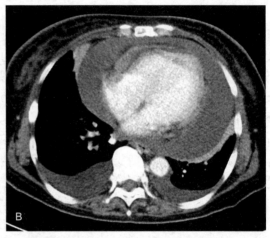

图 24-12　大量心包积液胸部 X 线正位片和 CT 图

胸部 X 线正位片（A）示心影向两侧扩大，呈烧瓶状；CT（B）示心脏外缘环形之水样密度影

**（二）心包肥厚、钙化**

1. 病理与临床 心包肥厚、钙化大多是急性心包炎迁延所致。病理上心包由于炎症而发生增厚粘连，钙盐沉积，并呈盔甲样包绕心脏，引起所谓的缩窄性心包炎，限制心脏舒张功能，导致静脉回流障碍、颈静脉迁曲、肺缺血等表现。

2. 影像学表现

（1）X 线表现：心影无增大或伴有心包积液时轻度增大；心脏外形失去正常形态，各心缘弧度分界不清，僵硬，轮廓不光整；心影边缘可出现弧形钙化（图 24-13）；上腔静脉增宽，肺淤血或有间质性肺水肿。

（2）CT 表现：CT 对心包肥厚、钙化显示更为敏感、清楚。心包增厚（常大于 4mm）和钙化多为局限性，而普遍性的心包增厚对心脏收缩和舒张的影响更大。

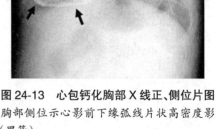

图 24-13　心包钙化胸部 X 线正、侧位片图

胸部侧位示心影前下缘弧线片状高密度影（黑箭）

（3）MR 表现：测量心包增厚较为准确，电影 MRI 序列可显示心脏舒张期室间隔向患侧心室移动。但需注意 MRI 对钙化敏感性不及 CT，其他表现与 CT 相似。

**（三）心包肿块**

心包肿块较为少见，主要包括心包间皮瘤、心包转移瘤和淋巴瘤。

# 第三节 常见疾病的影像学诊断

循环系统疾病主要包括心脏、大血管和冠状动脉等的病变,其中,高血压性心脏病、肺源性心脏病、冠状动脉粥样硬化性心脏病、肺动脉栓塞和主动脉夹层等的诊断,在临床上影像学检查十分重要。

## 一、高血压性心脏病

### (一)病理与临床

高血压(hypertension)又称为原发性高血压。是指以动脉收缩压和/或舒张压升高为主要特征的全身性疾病,常伴有心、脑、肾和视网膜等多脏器功能性或器质性改变。

临床上,高血压的诊断标准,是在未使用药物情况下,非同日坐位测量血压持续或三次以上收缩压大于 140mmHg,舒张压大于 90mmHg。

高血压的病因很多,与遗传和后天因素都有一定的关系。早期一般没有显性的病理改变,持续高血压将导致小动脉内膜下透明样变,管壁弹力纤维增生、增厚,血管硬化和管腔狭窄。易致动脉内膜和内膜下的粥样硬化和血管进一步狭窄。出现各种临床表现,如冠心病、肾功能异常等。

### (二)影像学表现

高血压的诊断不是影像学的范畴,高血压导致心脏形态和功能的异常,就可以诊断为高血压性心脏病。高血压的 X 线表现,早期为心肌肥厚导致的心脏增大,心尖圆钝、上抬,此时心胸比例可以没有增加,主动脉没有改变。

高血压进一步发展,主要引起左心室泵血功能失代偿,此时心腔扩大,心尖左下移位,心胸比例增大。一般伴有主动脉增宽和主动脉结突出(图 24-14)。

高血压导致冠状动脉粥样硬化或者心功能衰竭,将引起心脏进一步的改变和肺循环异常表现,如心脏普大,两肺淤血,主动脉迂曲扩张。

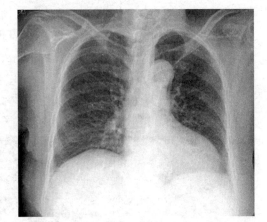

图 24-14 高血压性心脏病胸部 X 线正位片图
表现为心脏呈主动脉型增大,心尖左下移位,心胸比例增大,主动脉结突出,心腰凹陷

### (三)鉴别诊断

高血压性心脏病的诊断主要依靠临床上血压持续升高,结合心脏形态或功能异常的表现,不难诊断。鉴别诊断方面主要是高血压晚期出现心力衰竭,需要与冠心病及其他并发症导致的心力衰竭鉴别。

## 二、肺源性心脏病

### (一)病理与临床

肺源性心脏病(pulmonary heart disease,PHD)简称肺心病,是由于肺、胸廓或肺动脉血管慢性病变所致的肺循环阻力增加、肺动脉高压,进而使右心肥厚、扩大,甚至发生右心衰竭的心脏病。

本病多发于40岁以上人群,急性发作以冬、春季多见,常导致肺、心功能衰竭,病死率较高。其病理主要为肺的功能和结构的改变,发生反复的气道感染和低氧血症,导致一系列的体液因子和肺血管的变化,使肺血管阻力增加,出现肺动脉高压。

本病发展缓慢,临床上除原有肺、胸疾病的各种症状和体征外,主要是逐步出现肺、心功能衰竭以及其他器官损害的征象。临床表现有慢性咳嗽、咳痰、气急,活动后可感心悸、呼吸困难、乏力和劳动耐力下降。呼吸音减弱,偶有干、湿性啰音,下肢轻微浮肿,下午明显,次晨消失。部分病例可见颈静脉充盈。在肺、心功能失代偿期(包括急性加重期)主要表现以呼吸衰竭为主,有或无心力衰竭。其临床诊断需参考心电图、超声心动图、肺阻抗血流图、肺功能检查等。

**(二)影像学表现**

1. X线表现　主要为肺部慢性病变、肺气肿、肺动脉高压和右心室增大。右下肺动脉干扩张,其横径≥15mm;其横径与气管横径之比值≥1.07;肺动脉段明显突出或其高度≥3mm;右心室增大征,皆为诊断肺心病的主要依据(图24-15)。

2. CT表现　急性肺源性心脏病较为少见,主要病因是肺动脉栓塞,其表现参见肺栓塞。

慢性肺源性心脏病主要有两方面表现:①胸肺表现:可表现为胸廓饱满,双肺透亮度增高,肺纹理增粗、紊乱等;②心血管表现:主要表现为主肺动脉和左、右肺动脉主干增粗,管腔扩大(主肺动脉内径大于3.0cm)(图24-16)。可见于慢性支气管炎、COPD、尘肺、慢性脓胸、脊柱侧弯等。

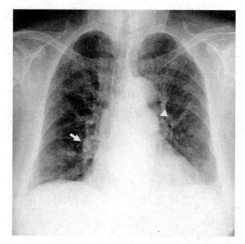

**图24-15　肺心病胸部X线正位片图**
表现为双肺纹理增多紊乱,右下肺动脉增宽(白箭),左心缘肺动脉段突出(箭头)

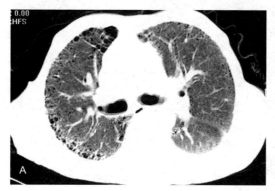
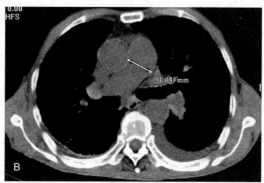

**图24-16　肺心病CT图**
胸部CT平扫肺窗(A)显示双肺弥漫性间质性病变;纵隔窗(B)显示肺动脉增粗,直径>3.0cm

**(三)鉴别诊断**

本病须与下列疾病鉴别:①冠心病:肺心病与冠心病均多见于老年人,且常两病共存。冠心病有典型的心绞痛、心肌梗死病史或心电图心肌缺血表现,若有左心衰竭发作史、高血压病史、高脂血症病史、糖尿病病史更有助于鉴别。体格检查、X线及心电图检查呈左心室肥厚为主的征象,可资鉴别。②风湿性心瓣膜病:风湿性心脏病三尖瓣疾患应与肺心病的相对三尖瓣关闭不全相鉴别。前者往往有风湿性关节炎和肌炎的病史,其他瓣膜如二尖瓣、主动脉瓣常有病变,X线片、心电图、超声心动图有特殊表现。③原发性心肌病:多为全心增大,无慢性胸、肺疾病病史,无肺动脉高压的X线表现等。

## 三、冠状动脉粥样硬化性心脏病

冠状动脉粥样硬化性心脏病(coronary atherosclerotic heart disease,CAHD),简称冠心病,指冠状动脉粥样硬化等病变导致管腔狭窄或阻塞,造成心肌缺血、缺氧而引起心肌损害的心脏疾病。

冠心病是严重危害人类健康的疾病之一,其发病率和死亡率呈逐年上升趋势,主要发病人群为中、老年,我国北方的发病率高于南方,脑力劳动者明显高于体力劳动者。一旦出现心肌梗死会导致高死亡率,所以早期诊断具有重要价值。

### (一) 病理与临床

冠状动脉粥样硬化可导致冠状动脉狭窄与心肌缺血、梗死,主要累及左前降支的近段、右冠状动脉和左旋支。早期冠状动脉内膜下脂质沉着,继而平滑肌细胞、结缔组织增生、肿胀和纤维化,形成粥样硬化斑块,斑块增大融合或发生溃疡,使内膜表面粗糙,易致血栓形成,使管腔进一步狭窄甚至阻塞。当狭窄程度在50%以上则会出现供血不足,心肌缺氧;管腔完全梗阻且无足够侧支循环形成时,则发生急性心肌梗死、室壁运动异常。室壁运动异常区除了坏死心肌外,还可能有存活心肌:如顿抑心肌(stunned myocardium)和冬眠心肌(hibernating myocardium),为可逆性损伤。发现顿抑或冬眠的心肌也是影像学检查的重要内容之一。

临床表现主要有胸闷、胸痛、心悸、心绞痛、左心衰竭所致的呼吸困难、咳嗽、咯血及夜间不能平卧等,严重者可发生猝死。部分患者平时可无心绞痛症状;还有部分患者从未发作过心绞痛,而直接表现为心力衰竭和心律失常。

### (二) 影像学表现

1. X线表现　胸部X线检查不能用于确定冠心病的有无,大部分冠心病的X线平片无心影的异常改变,当心肌梗死出现并发症时可有下列表现:①左心衰时可见左心房、左心室增大,心影呈主动脉型或普大型,并伴有肺淤血、肺水肿;②心肌梗死后综合征,包括心包积液、胸腔积液及左下肺渗出;③并发室壁瘤者,表现为左心室缘局限性膨突,室壁搏动减弱、消失或反向等。

2. CT表现　CT检查包括平扫和冠状动脉CT血管成像(computed tomography angiography,CTA)。分别可以显示冠状动脉的钙化及管腔的走行、狭窄程度,有助于冠心病的筛选,为目前冠心病的常用影像学检查方法。

CT平扫可显示冠状动脉钙化,表现为各冠状动脉走行区的高密度斑点状或条索状影,亦可呈不规则轨道状钙化(图24-17)。

冠状动脉CTA在断面图像上可显示软斑

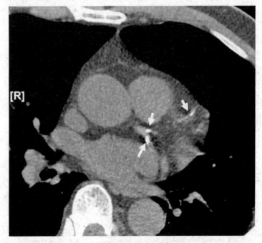

**图24-17　冠状动脉钙化CT平扫图**
显示冠状动脉左前降支及左旋支多发钙化(白箭)

块、混合斑块及钙化斑块,三维重建技术及仿真内镜技术可良好地显示冠状动脉走行情况、狭窄段在心脏的三维图像定位、腔内情况,包括直接测量狭窄管腔的直径,能较准确地判断狭窄程度,血管拉直功能可以测定其狭窄长度,显示粥样斑块,可以满足介入治疗筛选的需要(图24-11)。

　　CT增强检查可通过对心室壁形态、密度、心室功能及心室血流的测定来评价冠心病心肌缺血及其程度。急性心肌缺血的早期,局部心室壁增厚,缺血坏死心肌CT值低于正常心肌,增强后更加明显(图24-18A、B)。出现心肌梗死后室壁因心室重构反而变薄(图24-18C)、心室扩张和室壁瘤形成,局部反向运动,愈合后还可有钙化。有附壁血栓形成时,尚可见局部充盈缺损。结合四维图像可实时显示为节段性室壁运动功能异常(包括运动减弱、消失或矛盾运动),测量不同时期心腔大小,借此计算左室的整体及节段射血分数均有减低。

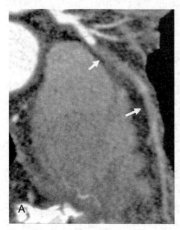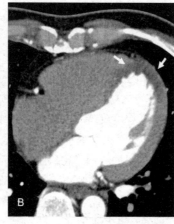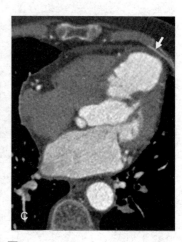

**图24-18　冠心病心肌缺血、梗死后CT图**

冠状动脉CTA-MPR曲面重组(A)显示冠状动脉左前降支中远段管腔闭塞(白箭);横断面CT增强图(B)显示左心室前壁及室间隔前部增强后呈低密度改变,提示心肌缺血(白箭);数月后横断面CT增强图(C)显示左心室前壁梗死后心肌重构、变薄,心室局部向前隆起(白箭)

　　此外,CTA对冠状动脉的畸形、冠状动脉支架或搭桥术后改变均能良好显示,其诊断价值有时甚至优于血管造影。

　　3. MR表现　MRI为一站式检查,即一次检查可得到形态、功能、心肌灌注评价、延迟期心肌存活方面等多项综合信息。在冠心病及并发症的诊断方面具有重要价值。冠状动脉MRA可以显示冠状动脉主干和近段,但总体效果不及CTA。

　　MRI主要还是对心肌方面的评价意义较大,包括对心肌缺血、急性心肌梗死、陈旧性心肌梗死和心肌梗死并发症的诊断。

　　4. 心血管造影表现　心血管DSA(包括冠状动脉及左心室造影)是诊断冠心病的重要方法,能够显示冠状动脉硬化斑块、斑块溃疡、腔内血栓、狭窄程度、瘤样扩张、冠脉夹层、痉挛及侧支循环等,也可以显示左室形态、大小和左室整体及节段性的收缩运动,测量左室收缩及舒张末期容积,计算左室射血分数,还能显示心肌梗死后并发症如室壁瘤、室间隔穿孔、乳头肌断裂和功能不全等。因此,此检查方法被认为是冠心病诊断的金标准,但因其有创性,一般只限于经过CTA或MRA筛选后需进一步确诊或需介入手术治疗的病例。

**（三）鉴别诊断**

冠心病的临床表现多种多样，须注意鉴别诊断：①心绞痛及急性心肌梗死的鉴别诊断：主动脉瓣病变、冠状动脉肌桥所引起的心肌缺血、急性肺栓塞、主动脉夹层、气胸等所致的胸痛；②慢性心肌梗死与冠心病的鉴别诊断：心包炎、心肌炎、心肌病、心力衰竭所致的心脏增大。以上通过临床病史、CT 或 MRI 等检查均可进行鉴别诊断。

## 四、肺动脉栓塞

肺动脉栓塞（pulmonary embolism，PE）又称肺栓塞，是内源性或外源性栓子堵塞肺动脉或其分支引起肺循环障碍的临床和病理生理综合征，可致猝死。并发肺出血或坏死者称为肺梗死。

**（一）病理与临床**

肺栓塞的栓子最多来源于静脉系统和右心，以深静脉血栓多见。肺栓塞常多发，右肺较左肺多见，下叶多于上叶，可影响呼吸系统、血流动力学及血管内皮功能，从而产生一系列心肺功能异常及血管内皮功能改变。

肺栓塞症状和体征不一，可无症状，也可因严重循环障碍而猝死。常见症状为呼吸困难（活动后明显）、胸痛、咯血、心悸惊恐、咳嗽、出汗及晕厥甚至休克等，若栓子为非血栓性则有原发病的表现，如肿瘤。急性肺栓塞常见体征为：发热、呼吸加快、心率增加及发绀，肺部有哮鸣音及干、湿性啰音，肺血管杂音及胸膜摩擦音等。

**（二）影像学表现**

1. X 线表现　X 线胸部平片可作为常规检查，其敏感及特异性均较低。可见区域性肺纹理稀疏、纤细，肺透亮度增加，未受累部分肺纹理则相对增多。栓塞近端动脉增粗，有时见盘状肺不张、胸膜渗出及膈肌抬高，肺梗死表现为肺内楔形致密片影。

2. CT 表现　薄层 CT 增强图像或 CTA 可清楚显示 3~4 级以上肺动脉内的栓子，显示血栓部位、形态、与管壁的关系及内腔受损状况，CTA 对诊断主肺动脉至肺段动脉的 PE 有很高的特异度和敏感度，普遍认为其对于急、慢性肺动脉栓塞及无症状肺动脉栓塞应列为首选方法。

（1）直接征象：管腔内的充盈缺损，包括中心性、偏心性及完全阻塞性。中心性充盈缺损呈轨道征，提示为急性肺栓塞（图 24-19）；慢性则表现为偏心性，为附壁血栓，可伴有血栓钙化、管腔变窄等（图 24-20）；如为完全阻塞，其远端血管无对比剂充盈。CT 增强扫描可见慢性血栓或癌栓（图 24-21）等可有强化。

（2）间接征象：可见有局限性"马赛克征"、肺梗死灶，另外还可见局限肺纹理稀疏、肺动脉增宽、右心室增大或胸腔积液等。

3. MR 表现　MRI 在检测血栓性疾病方面有很大的潜力，三维增强 MRA 能显示肺段和部分亚段级的肺动脉分支，并可确定肺动脉栓塞的部分和范围，对于肺段以上的大分支还可显示狭窄程度。与 CTA 相比，MRA 的主要优势在于它尚能显示外周肺动脉的血栓，可更全面地显示血管结构。

4. 肺动脉造影　是诊断肺栓塞的金标准。但为有创检查，只有在临床高度怀疑肺动脉栓塞而其他检查又难以确诊时使用，其表现与 CTA 相仿。

**（三）鉴别诊断**

肺动脉栓塞影像学表现具有特征性，一般诊断不难。临床上需与冠心病、肺不张、急性

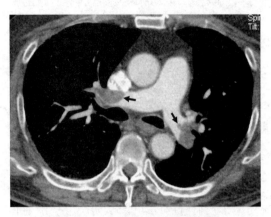

**图 24-19　急性肺动脉栓塞 CT 图**

CT 增强横断面纵隔窗显示右肺动脉内较大中心性充盈缺损(黑箭)

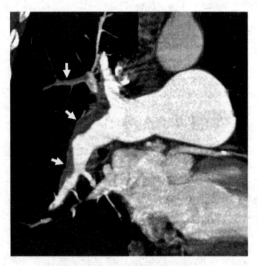

**图 24-20　慢性肺动脉栓塞 CT 图**

肺动脉 CTA 斜冠状位 MIP 可见右下肺动脉附壁血栓形成(白箭),管腔狭窄均显示偏心性肺动脉内充盈缺损

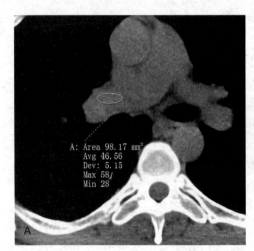
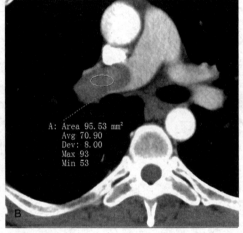

**图 24-21　肺动脉癌栓 CT 图**

肺癌患者,胸部 CT 平扫(A)显示右肺动脉形态欠规则,密度均匀;增强扫描(B)右肺动脉内软组织密度充盈缺损,中等度强化,CT 值增加 24HU

呼吸窘迫综合征、主动脉夹层及心脏压塞等鉴别。

## 五、主动脉夹层

主动脉夹层(aortic dissection,AD)为主动脉壁内膜损伤后,腔内的血液通过内膜破口进入主动脉壁撕裂中层而形成腔隙,是一种严重危害人类健康的危急病症之一,如治疗不及时,多数病例在起病后数小时至数天内死亡。

### (一)病理与临床

主动脉血液经内膜破裂口进入主动脉壁中层并在动脉壁内扩展延伸,形成"双腔",在远侧发生再破口,使假腔内血液再回流到主动脉真腔内。DeBakey将主动脉夹层分为3型:Ⅰ型起自升主动脉并延至降主动脉;Ⅱ型局限于升主动脉;Ⅲ型起自降主动脉并向远端延伸。夹层可累及主动脉的主要分支,如冠状动脉、头臂动脉和肾动脉等,引起缺血或梗死,发生相应的症状、体征。

最常见的症状是主动脉破裂血液进入主动脉中层并撕裂所致的突发胸部剧痛,呈刀割或撕裂样,并向胸前及背部放射,可伴有心率增快、呼吸困难、恶心呕吐等,主动脉根部夹层可致主动脉瓣关闭不全。严重者可发生休克、充血性心力衰竭、猝死或脑血管意外和截瘫等。

（二）影像学表现

检查方法应首选无创性检查,如超声、CT和MRI,CT或MRI为常用方法。影像诊断应包括:①破裂口位置及内膜片情况;②真假腔及病变累及范围,包括主要分支的开口是位于假腔还是真腔,内有无内膜片;③左室和主动脉功能情况;④有无心包积液和胸腔积液。

1. X线表现　胸部平片见主动脉影增宽,如见主动脉内膜钙化影与主动脉壁外缘距离超过10mm时则提示有夹层可能。心影明显扩大时,提示破入心包或有主动脉瓣关闭不全,可合并胸腔积液。

2. CT表现　CT平扫可显示病变的主动脉扩张,发现主动脉内膜钙化优于X线平片,如钙化内膜向中央移位则提示主动脉夹层(图24-22),如向外围移位提示单纯主动脉瘤。

增强扫描可显示主动脉内膜撕裂所致内膜片(图24-23A、B),将主动脉夹层分为真腔和假腔,通常真腔窄,充盈对比剂快,而假腔大,充盈对比剂慢。还可显示内膜破口及主要分支血管受累情况、假腔内血栓、主动脉夹层血液外渗、纵隔血肿、心包和胸腔积血等(图24-23B)。三维重组或容积再现可立体显示夹层累及范围(图24-23C),并观察主动脉瓣和左室功能,可以较为全面的评价本病。

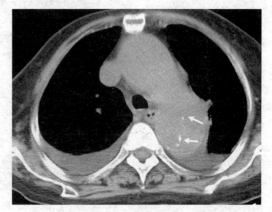

**图24-22　胸主动脉夹层CT平扫图**
CT平扫示降主动脉钙化内膜向中央移位(白箭)

3. MR表现　可不用对比剂即能全面评价主动脉夹层,其表现与CTA所见相似。①真腔与假腔:信号强度不同,亦可相同,两者之间为线状的内膜片,并沿主动脉长轴延伸,真腔多小于假腔(图24-24);②内膜破口:内膜片连续性中断,电影MRI序列可见破口处血流往返或见假腔侧的血流信号喷射现象;③夹层范围:MR能明确夹层范围,进而分型并观察与主动脉分支关系;④并发症:可显示主动脉瓣关闭不全、左心动能不全、心包及胸腔积液、假性动脉瘤等。

4. 主动脉造影表现　通常不用于主动脉夹层的诊断,而主要用于介入治疗前,其对内膜片及真、假腔等的观察与CT、MRI相似。

（三）鉴别诊断

应与主动脉壁内血肿(intramural aortic hematoma,IAH)相鉴别。主动脉壁内血肿,也称主动脉壁间血肿(intramural hematoma,IMH),属于主动脉中膜层的内涵性血肿,是一种主动脉壁内滋养血管的破裂导致血液进入动脉外膜之间,而没有内膜撕裂的主动脉病变。本病是一种潜在的致命性疾病,是并不少见的心血管急症,约占急性主动脉综合征的10%~30%。

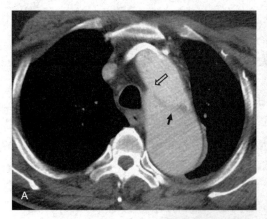
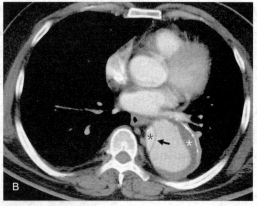

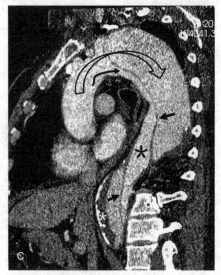

**图 24-23　DeBakey Ⅲ型主动脉夹层 CT 增强图**

主动脉弓至降主动脉内可见撕裂的内膜片（黑箭）、较小的真腔（黑星号）和较大的假腔及假腔内的附壁血栓（白星号）（B），横断面（A）和斜矢状面重组图（C）可见内膜撕裂后假腔血液流入口（空心黑箭）及真腔流入口（弧形黑箭）

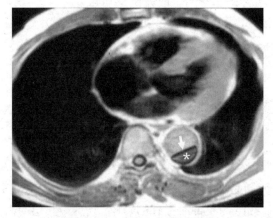

**图 24-24　主动脉夹层 MR 图**

MR 横断面显示降主动脉夹层，可见薄层内膜片（白箭）及较大的假腔和较小的真腔（白星号）

主动脉壁内血肿虽然与主动脉夹层有相似的临床症状、体征及危险程度,但是两者的病理、发病机制及影像学表现均有不同,其治疗方法也有特殊性。因此又可称之为不典型主动脉夹层(atypical aortic dissection,AAD),它也是 AD 的一种早期状态或先兆,因此它属于主动脉夹层的一种特殊变异形式。

IAH 可见主动脉壁呈新月形或环形增厚 5mm 或≥7mm。增强后无强化,呈现无内膜破裂而形成的双腔主动脉征象。但可见钙化内移、穿透性动脉硬化溃疡(penetrativity angiosclerosis ulcer,PAU)、内膜渗透、血肿分层征象。可并发心包积液、胸腔积液、主动脉夹层、主动脉瘤。

(詹松华)

# 第二十五章
# 纵　隔

纵隔位于两肺之间,前为胸骨,后为胸椎,两侧为纵隔胸膜,上缘为胸廓入口,下界为横膈。纵隔内器官和组织包括心脏、大血管、气管、主支气管、食管、淋巴组织、胸腺、神经及脂肪等。

## 第一节　影像学检查方法和正常影像学表现

### 一、纵隔的 X 线检查及正常 X 线表现

X 线检查通过胸部正、侧位显示纵隔(图 24-1A、图 24-2)。正位胸片上为中部不透明区域,由上至下纵隔的边界构成是:右缘为右头臂静脉、上腔静脉、右心房和下腔静脉;左缘为左锁骨下动脉、主动脉结、肺动脉段、左心房、左心室。侧位胸片上为方便定位人为地对纵隔进行分区,所有的纵隔分区都是上至胸廓入口,下至膈肌,包括:3 分区法、5 分区法及 9 分区法。临床上常用的为 5 分区法及 9 分区法,现介绍如下。5 分区法是以胸骨柄体交界处至第 4 胸椎下缘作连线,其上为上纵隔,下为下纵隔。上纵隔以气管为界分为前后纵隔;下纵隔大血管、心脏前缘以前为前纵隔,以食管为界分为中后纵隔(图 25-1A)。9 分区法是以胸骨柄体交界处至第 4 胸椎椎体下缘作连线、第 4 前肋端至第 8 胸椎下缘作连线,将纵隔分为上、

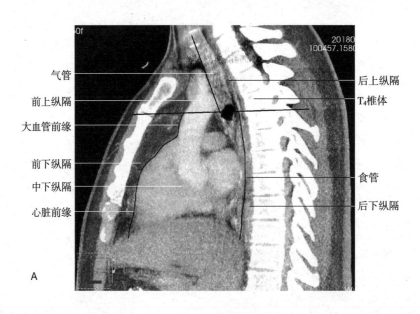

气管
前上纵隔
大血管前缘
前下纵隔
中下纵隔
心脏前缘

后上纵隔
T$_4$椎体
食管
后下纵隔

A

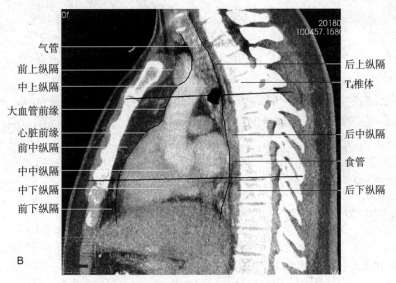

**图 25-1　纵隔解剖、分区 CT 矢状面重组图**
A. 纵隔 5 分区法；B. 纵隔 9 分区法

中、下三部分；以气管、升主动脉、心脏前缘和食管前缘将纵隔分为前、中、后三部分（图 25-1B）。前纵隔呈倒置的狭长的三角区域，主要有胸腺和淋巴结；中纵隔主要有气管和主支气管、心脏和大血管、多组淋巴结、膈神经和迷走神经上段；后纵隔内有食管、降主动脉、胸导管、奇静脉和半奇静脉、神经、后纵隔淋巴结。

## 二、纵隔的 CT 检查及正常 CT 表现

CT 检查在纵隔病变的定位、定性方面都具有很大的优越性，基于 CT 良好的密度分辨力及不受影像重叠的影响，CT 能清晰地显示纵隔的解剖结构并对病变进行定性。一般取仰卧位自胸廓入口到膈肌水平扫描，采用平静状态下屏气，目前都采用容积扫描技术，5mm 或更薄层厚重建。如需要增强则常规采取经肘静脉注入碘对比剂。

本节选择具有代表性的层面介绍纵隔的 CT 表现。CT 可明确显示纵隔内各种组织器官的形态，各层面的正常形态随该层面解剖组织的形态而定。显示纵隔脏器组织需要采用纵隔窗，横断面图像是最常用的显示方式（图 25-1、图 24-5）。

### （一）前纵隔

主要结构为胸腺、淋巴组织、脂肪组织、纤维结缔组织等。儿童的胸腺呈三角形或分叶状（图 25-2），随年龄增大而逐渐萎缩，形态变小、密度减低。纵隔内脂肪组织的多少与患者胖瘦直接相关。

### （二）中纵隔

脏器众多，包含心脏大血管、气管支气管、淋巴组织和神经等。年长或肥胖者左右心膈角区常见脂肪垫，多为对称性。中纵隔是淋巴结多见的区域，多沿气管、支气管分

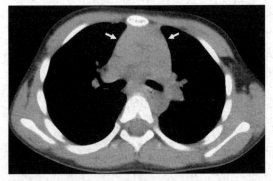

**图 25-2　儿童胸腺 CT 图**
儿童尚未萎缩的胸腺呈三角形，位于前纵隔（白箭）

布。正常淋巴结呈椭圆形,一般短径不超过 10mm。

### (三)后纵隔

前界为食管前缘,向后至脊柱前,也包括脊柱旁沟。后纵隔内有食管、主动脉、胸导管、奇静脉、半奇静脉、淋巴结、神经等。

纵隔淋巴结:2009 年,国际肺癌研究协会(International Association for the Study of Lung Cancer,IASLC)在 Naruke 淋巴结分布图和 Mountain-Dresler 的 ATS 淋巴结分布图的基础上,颁布了新的淋巴结分区图,并重新定义各组淋巴结的解剖学边界。包括:锁骨上淋巴结 1 组、上纵隔淋巴结 2~4 组,血管前淋巴结 3A 组、主动脉淋巴结 5~6 组、下纵隔淋巴结 7~9 组、肺门肺叶及(亚段)淋巴结 10~14 组。

## 三、纵隔的 MR 检查及正常 MR 表现

在纵隔 MRI 上,气管、大血管都呈低信号,故胸腺、纵隔内淋巴结非常容易显示出来。在常规 $T_1WI$ 和 $T_2WI$ 上纵隔内脂肪呈高信号,在 MR 平扫时即可清楚显示各种结构的形态,对肿瘤定位和定性诊断很有价值。气管、大血管有其管壁组织的衬托,在纵行切面上可显示其全貌。食管正常时呈闭陷状态,在横断面上显示不如其他结构清晰。MRI 应用于纵隔检查的优势在于多平面显示解剖结构、组织高分辨力,能够对纵隔内不同信号的血管、脂肪及其他结构进行多方位、大范围的观察,并且新技术的应用逐渐增多。MRI 能够分辨流动的血液、对软组织结构有较高的分辨力并且无电离辐射(图 24-5)。

## 第二节　基本病变的影像学表现

### 一、纵隔增宽

纵隔增宽表现为纵隔正常弧度的变形或消失,除了由心脏或大血管的病变所致外,可由肿瘤、炎症、出血等多种原因所致。

### 二、纵隔肿块

包括来自纵隔器官或以外的异常组织,包括肿瘤(如淋巴瘤、转移瘤、神经源性肿瘤)、血管性病变(如血管瘤)、炎症(包块)或发育异常(如异位甲状腺等)。

在应用 X 线平片分析纵隔肿块时,两个征象对其与肺内肿块进行鉴别有较高的价值,即胸膜外征和假想圆心征。胸膜外征系指纵隔肿块自纵隔突出,推压胸膜,致突出于肺野的肿块边缘清楚,肿块与纵隔的夹角为钝角;而肺内肿块此角为锐角。假想圆心征系指在正位胸片上以与纵隔影相连的肿块假想形成一圆,其圆心在纵隔内则推断为纵隔肿块,如位于肺内则为来自肺内可能性大。

随着影像技术设备的改进,目前应用 CT 甚至 MRI 来对纵隔肿块定位已经相对方便了,不再受到困扰。

### 三、纵隔密度和信号异常

病变由于成分、血供不同形成不同的密度、信号表现及强化特征。囊肿性病变呈水样密度,在 MRI 上呈 $T_1WI$ 低信号、$T_2WI$ 高信号,无强化;脂肪性病变 CT 密度低,在 MRI 上 $T_1WI$、

$T_2WI$ 呈高信号，且抑脂后信号明显减低；实质性肿瘤在 MRI 上 $T_1WI$ 多为等或低信号、$T_2WI$ 呈较高信号。血供丰富的病变，增强后会明显强化，CT 密度、MR 信号增高。

## 第三节　常见疾病的影像学诊断

纵隔常见疾病包括纵隔肿瘤和气管或食管纵隔瘘、纵隔感染、纵隔气肿、纵隔血肿等非肿瘤性病变。气管或食管纵隔瘘多为肿瘤坏死发生穿孔或锐器伤所致，易造成纵隔感染，形成急性纵隔蜂窝织炎、纵隔脓肿和纵隔气肿，临床上往往比较凶险，感染症状显著，白细胞增高，治疗不及时预后不良。纵隔气肿还常见于高压性气胸，往往合并颈胸部皮下气肿。纵隔血肿常见于外伤后。

急性纵隔炎多数由于食管穿孔所致，其他原因如咽后壁脓肿向后扩散进入纵隔，肺、胸膜、淋巴结和心包的急性炎症直接蔓延到纵隔，纵隔外伤等。如果进一步发展，炎症局限化后形成脓肿。慢性纵隔炎可大体分为肉芽肿性纵隔炎和硬化性纵隔炎（图 25-3）。

本节主要介绍纵隔肿瘤。纵隔的原发肿瘤或肿瘤样病变有其好发的部位。胸廓入口区成人常见的是甲状腺来源的病变，儿童以淋巴瘤多见；前纵隔以胸腺瘤、畸胎瘤多见；中纵隔以淋巴瘤、支气管囊肿多见；后纵隔肿瘤常为神经源性肿瘤。

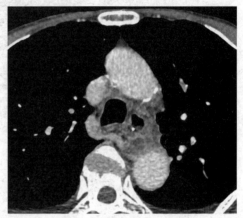

**图 25-3　纵隔感染 CT 图**

食管穿孔所致的纵隔感染，可见中后纵隔食管周围脓液，以及炎症局限化形成脓肿，增强扫描后可见脓液形成包裹，环壁强化

## 一、胸腺瘤

### （一）病理与临床

胸腺瘤（thymoma）是来源于胸腺上皮细胞的原发肿瘤，组织学上包括不同比例的淋巴细胞和上皮细胞。胸腺瘤常见于 40~60 岁的成人，通常无症状，但随着肿瘤的局部侵犯可有咳嗽、胸痛、上腔静脉综合征、呼吸困难或声音嘶哑等症状。大约 1/3 的胸腺瘤患者有重症肌无力。

### （二）影像学表现

1. X 线表现　大多数肿瘤的直径为 5~10cm，可导致纵隔的轮廓异常或胸骨后间隙的消失，但 25% 的胸腺瘤在胸片上不能显示，尤其是在正位胸片上常难以显示（图 25-4）。

2. CT 表现　CT 检查对于胸腺瘤的诊断具有一定的优势，表现为前纵隔的实性或部分实性肿块，可向一侧生长，增强后多为均匀性中等度

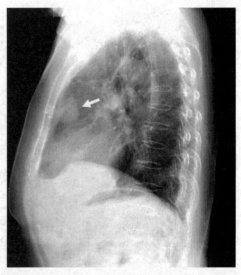

**图 25-4　胸腺瘤胸部 X 线侧位片图**
显示前纵隔肿块影（白箭）

强化。少数肿瘤可由于囊变、坏死或陈旧性出血出现低密度区。胸腺瘤周围脂肪层保持完整提示肿瘤有包膜,边缘不规则可提示具有侵袭性,但也可能由于纤维性粘连和肿瘤周围的炎症所致。对纵隔结构的包绕、直接侵犯下腔静脉、心包或胸膜种植和晚期发生的跨膈肌扩散等均为侵袭性胸腺瘤的 CT 表现(图 25-5)。

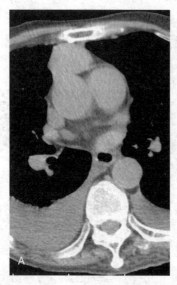
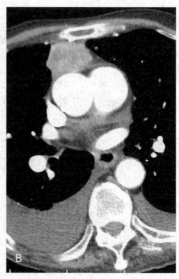

图 25-5　侵袭性胸腺瘤 CT 图

CT 平扫(A)显示前纵隔软组织密度肿块,两侧胸膜腔积液;增强扫描(B)显示肿块不均匀强化,两侧边缘欠光整

　　3. MR 表现　MRI 在胸腺瘤诊断方面与 CT 相似,其优势在于对于不能行 CT 增强检查的患者,MRI 有助于显示血管的侵犯。$T_1WI$ 呈中等信号、$T_2WI$ 呈稍高信号,囊变区在 $T_1WI$ 由于不同的蛋白质含量而呈不同的信号强度,而在 $T_2WI$ 呈高信号(图 25-6)。

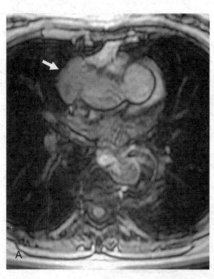
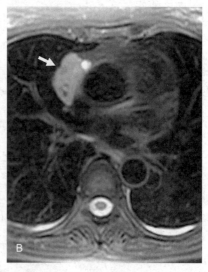

图 25-6　胸腺瘤 MR 图

右前纵隔见软组织肿块(白箭),横断位 $T_1WI$(A)呈等信号,$T_2WI$(B)呈稍高信号,与升主动脉关系密切

### （三）鉴别诊断

1. 胸腺增生 较正常同龄人胸腺为大,密度(信号)与正常胸腺相似,可见钙化或发生囊变。

2. 胸内甲状腺肿 根据部位偏上、密度因含碘而较高、增强扫描呈明显强化以及与颈部甲状腺相连等可以鉴别。

3. 淋巴瘤 淋巴瘤可表现为前上中纵隔肿块,部位与胸腺瘤相似。但淋巴瘤即使是融合型的淋巴瘤,从形态上仍可分辨出融合的结节、肿块;淋巴瘤可见多组淋巴结肿大,而胸腺瘤则不常见;侵袭性胸腺瘤常沿胸膜种植转移,即使有广泛的胸膜转移,也少见有胸膜腔积液;增强扫描示淋巴瘤强化不明显,而胸腺瘤可有中等强化。

## 二、纵隔畸胎瘤

### （一）病理与临床

畸胎瘤(teratoma)是起源于原始生殖细胞的肿瘤,分为成熟畸胎瘤(即良性畸胎瘤)和未成熟性畸胎瘤(恶性畸胎瘤)。纵隔畸胎瘤多为良性,含有很多种成分,特点是出现至少两个胚层起源的组织,包括皮肤、毛发、牙齿、骨骼、脂类、神经组织等。恶性畸胎瘤分化欠佳,没有或少有成形的组织,结构不清。畸胎瘤多无明显临床症状,大多是体检时偶然发现。偶尔肿瘤破裂穿入气管支气管,囊内容物可咳出,常为豆渣样皮脂甚至有毛发及牙齿。

### （二）影像学表现

1. X 线表现 后前位胸片表现为纵隔的增宽,边缘光滑的圆形或椭圆形影突出于肺野,在侧位片上位于前纵隔内。如发现钙化、类似骨骼样结构则可提示诊断(图 25-7A)。

2. CT 表现 肿瘤通常表现为边界锐利的前纵隔肿块。CT 上可出现多种密度成分组织,如低密度的囊性成分,可表现为有分隔囊性灶;约 50%~75% 的病例可见脂肪密度(图 25-8A);钙化或骨化结构亦较常见;还可见软组织密度的成分(图 25-7B、C)。

3. MR 表现 表现为混杂信号的前纵隔肿块。常见常规序列高信号、脂肪抑制序列低信号的脂肪组织;囊性结构表现为 $T_1WI$ 低信号、$T_2WI$ 高信号,其中可见分隔及软组织信号(图 25-8B)。

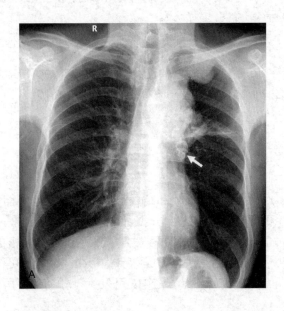

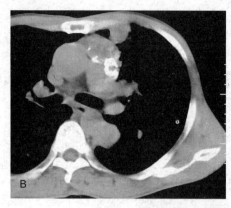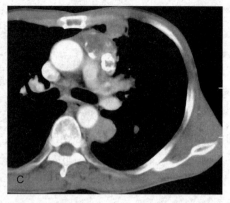

**图 25-7　纵隔畸胎瘤 X 线和 CT 图**

胸部正位 X 线片（A）显示右上纵隔肿块突出于左肺野，其内见致密钙化影（白箭）；CT 平扫（B）和增强（C）见肿块位于左前纵隔，更明确显示其内多发钙化

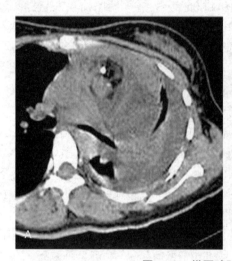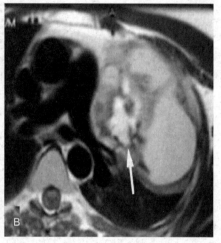

**图 25-8　纵隔畸胎瘤 CT 和 MR 图**

胸部 CT 平扫（A）可见多个不同成分的实性肿块，其内见钙化和脂肪成分组织；MR-$T_1$WI（B）可见软组织、大片及不规则高信号脂肪（白箭）等多种混杂信号

### （三）鉴别诊断

1. 胸腺瘤　好发于 40 岁以上年龄，青少年和儿童少见，部分病例有重症肌无力症状。CT 表现为密度均匀的软组织肿瘤，可有小囊变，多数有完整包膜。

2. 淋巴瘤　肿瘤呈成分较为单一的软组织肿块。

## 三、纵隔淋巴瘤

### （一）病理与临床

淋巴瘤（lymphoma）是原发于淋巴结和结外淋巴组织的恶性肿瘤，也称恶性淋巴瘤，是一种全身性疾病，恶性程度不一。淋巴瘤分霍奇金淋巴瘤（Hodgkin lymphoma，HL）和非霍奇金淋巴瘤（non-Hodgkin lymphoma，NHL）两大类。在我国 NHL 所占的比例远高于 HL。前中纵隔淋巴结肿大，肿大淋巴结相互融合形成结节状、分叶状肿块，可侵犯邻近组织。HL 有 20~30 岁和 60~80 岁两个发病高峰年龄段，NHL 可发生于任何年龄段，平均发病年龄较 HL

大。多数纵隔淋巴瘤无任何症状，部分由于肿块占位效应压迫周围结构，可以有胸痛、咳嗽、进食梗阻等症状，压迫纵隔血管可出现上腔静脉综合征等。可累及全身所有器官和组织，大多数病例就诊时已到晚期。

（二）影像学表现

1. X 线表现　后前位胸片显示纵隔呈波浪状增宽，侧位片上肿块多位于前、中纵隔内。

2. CT、MR 表现　发现前纵隔、中纵隔的多组淋巴结肿大，常融合成团，均质密度，增强后轻到中度强化。MR-$T_1$WI 呈等信号、$T_2$WI 可为均匀高信号或夹杂低信号（肿物内的纤维组织）。肿瘤可以累及、压迫邻近血管和气管（图 25-9、图 25-10）。

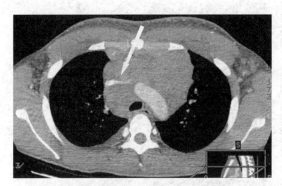

图 25-9　纵隔淋巴瘤胸部 CT 图

CT 增强横断面显示肿瘤位于前、中纵隔，包绕血管（白箭）形成"上腔静脉综合征"

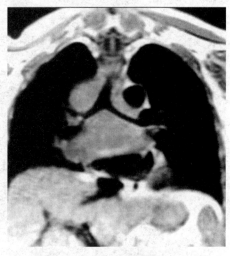

图 25-10　纵隔淋巴瘤胸部 MR 图

$T_1$WI 冠状面显示中纵隔等信号肿瘤，包绕血管和气管、支气管

（三）鉴别诊断

1. 结节病　好发于 20~40 岁女性，是一种全身非干酪样肉芽肿疾病，原因不明，常累及淋巴结，表现为双侧肺门淋巴结对称性肿大为主，纵隔淋巴结增大常呈不对称，肿大淋巴结很少融合。该病为良性，有自然愈合倾向，激素治疗有效。

2. Castleman 病　是一种特殊的淋巴组织增生性疾病，中年患者居多。与淋巴瘤多累及多组淋巴结不同，该病 CT 或 MR 表现为肺门或纵隔内孤立的淋巴结增大，境界清楚，平扫密度或信号均匀，增强后病灶明显均匀强化。

3. 转移性肿瘤　多数有原发肿瘤病史，增强扫描后表现多样，跟原发肿瘤的类型有关，缺乏特征性。

## 四、纵隔神经源性肿瘤

（一）病理与临床

神经源性肿瘤（neurogenic tumor）病理上以良性占多数，包括神经鞘瘤、神经纤维瘤和节细胞神经瘤，恶性的有恶性神经鞘瘤（神经性肉瘤）、节神经母细胞瘤和交感神经母细胞瘤。较少见的有从副神经节发生的良、恶性嗜铬细胞瘤，能分泌肾上腺素，临床上呈波动较大的高血压。肿瘤好发于青、中年，儿童多见于节细胞神经瘤和节神经母细胞瘤。多发的神经纤维瘤同时伴发有多发皮肤结节、紫斑及骨改变,称为神经纤维瘤病。位于后纵隔的肿瘤大多为神经源性肿瘤,绝大多数发生于脊柱旁沟处,少数肿瘤可部分发生在椎间孔内,使肿瘤呈哑铃状生长。多数无症状,其症状往往是由于神经压迫引起,椎间孔、椎管内生长的可引起神经根和脊髓的压迫症状,如胸或背部的疼痛是由于肋间神经、骨或胸壁受压或被浸润所致。

**（二）影像学表现**

1. X线表现　脊柱旁圆形或卵圆形、密度均匀的肿块。良性者边缘锐利,可在邻近的椎体、椎间孔或肋骨上形成光滑的压迹,起源于椎管内神经根的肿瘤可呈哑铃状。恶性者边缘模糊并侵犯邻近结构。

2. CT表现　常为软组织密度,部分神经鞘瘤因囊变而密度偏低,增强扫描后可有不同程度强化。神经纤维瘤密度多均匀,增强后均匀强化(图25-11A)。

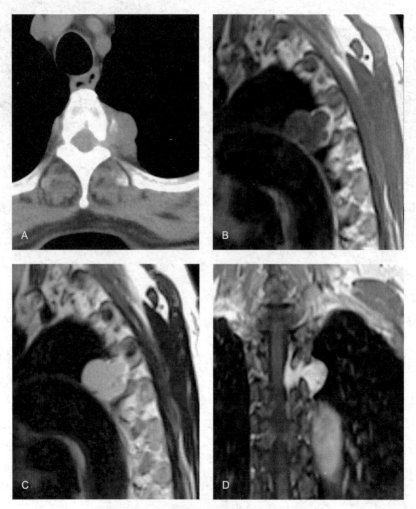

**图 25-11　纵隔神经纤维瘤 CT 和 MR 图**

CT 平扫(A)可见左后纵隔脊柱旁边缘光滑分叶状密度均匀软组织肿块,邻近椎间孔增宽;MR 矢状面 $T_1WI$(B)和 $T_2WI$(C)见等信号分叶状肿块;增强后冠状面(D)见肿瘤明显均匀强化,伸向椎管内,呈哑铃状

3. MR 表现　后纵隔脊柱旁肿块,多呈 $T_1WI$ 等、低信号和 $T_2WI$ 等、高信号,发生囊变时

则表现为 $T_1WI$ 低信号和 $T_2WI$ 高信号,增强后囊变部分不强化,囊壁、分隔和实质部分不同程度强化(图 25-12)。神经纤维瘤较少囊变,强化多较明显,更易表现为与椎管内病灶相连形成的哑铃状改变(图 25-11B~D)。

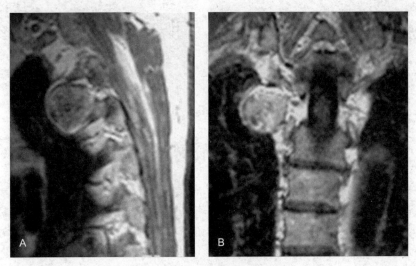

**图 25-12　纵隔神经鞘瘤 MR 图**

矢状位 $T_1WI$(A)显示脊柱旁等信号肿块,其内见斑点状低信号;增强扫描冠状面(B)可见病灶中等程度强化,其中小囊变不强化

### (三) 鉴别诊断

纵隔椎旁肿块,包括椎旁的脂肪瘤、淋巴结增大(如淋巴瘤)、主动脉瘤、胸部脊膜膨出以及食管病变等,结合 CT、MRI 以及吞钡等检查手段可以做出相应的诊断和鉴别诊断。

(彭屹峰)

# 第二十六章

# 乳　腺

## 第一节　影像学检查方法和正常影像学表现

乳腺疾病为女性常见病、多发病，其中乳腺癌是女性常见的恶性肿瘤之一。其主要危险因素包括：高龄、未育、饮食、环境以及家族遗传等。早期发现、及时治疗尤为重要。乳腺X线检查主要应用于年龄超过 40 岁的正常人群筛查，或年龄超过 30 岁且体检发现可疑病灶的人群检查，对乳腺病变的钙化最为敏感；超声因为简便易行，亦可作为筛查工具。CT 检查因辐射剂量较大这一缺点，不宜作为常规检查手段。随着技术的进步，MR 检查已成为乳腺疾病的重要检查手段。

### 一、乳腺的 X 线检查及正常 X 线表现

#### （一）X 线检查方法

乳腺 X 线摄片采用产生软射线的专用设备（钼靶），将乳腺夹住固定在压垫和平台间、挤压适度，常规采用内外侧斜位（mediolateral oblique projection，MLO 位）及头尾位（craniocaudal projection，CC 位）进行曝光成像。乳腺导管 X 线造影是针对乳头有溢液或溢血者，用特制的秃针、导管插入溢液或溢血的乳孔，注入碘对比剂再摄取乳腺 X 线片（图 26-1）。

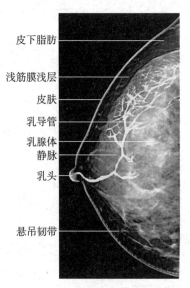

皮下脂肪

浅筋膜浅层

皮肤

乳导管

乳腺体
静脉

乳头

悬吊韧带

图 26-1　乳腺导管造影图

**（二）正常 X 线表现**

乳腺在人体是变异最大的器官之一,随着女性年龄、月经周期、妊娠、哺乳、内分泌状态的变化,乳腺实质的厚度与密度也会发生变化,均可对影像学表现产生影响。由于乳腺腺体组织随月经周期发生变化,一般选择月经后 1~2 周为检查的最佳时间。乳腺由前向后、由内向外有乳头及乳晕、皮肤及皮下脂肪、悬吊韧带、浅筋膜浅层、腺体组织及乳腺导管和血管、乳腺后脂肪等结构。乳腺相关淋巴结主要为腋窝淋巴结和内乳淋巴结。

据美国放射学会提出的乳腺影像报告和数据系统（breast imaging reporting and data system,BI-RADS）将正常乳腺分为 4 型:①脂肪型,乳腺内几乎全为脂肪组织,腺体组织 <25%;②少量腺体型,乳腺内散在腺体组织在 25%~50% 之间;③多量腺体型,腺体组织在 50%-75% 之间;④致密型,腺体组织 >75%（图 26-2）。

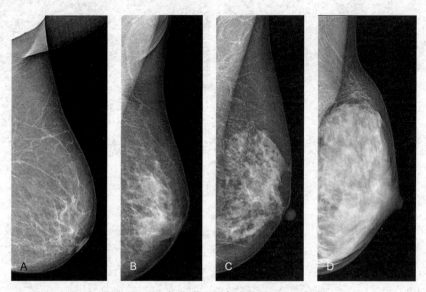

图 26-2 正常乳腺不同类型 X 线 MLO 位图
A. 脂肪型;B. 少量腺体型;C. 多量腺体型;D. 致密型

## 二、乳腺的 MR 检查及正常 MR 表现

**（一）MR 检查方法**

患者取俯卧位于检查床上,双乳自然悬垂于专用乳腺相控阵表面线圈的双孔内。乳腺 MR 检查最佳时间为月经后 1~2 周。取横断面,层厚 3~5mm,无层间距。范围包括全部乳腺及腋窝。常规进行 $T_1WI$ 和 $T_2WI$、DWI 及快速自旋回波 $T_1WI$ 脂肪抑制动态增强扫描,静脉团注对比剂 Gd-DTPA。

**（二）正常 MR 表现**

乳腺腺体组织在 $T_1WI$ 和 $T_2WI$ 表现为中等或稍高信号,周围是高信号脂肪层;脂肪型乳腺主要由高信号的脂肪组织构成,脂肪抑制成像脂肪表现为低信号,腺体组织信号相对呈稍高信号。动态增强扫描正常乳腺实质表现为轻度强化,且不超过增强前信号强度的 1/3（图 26-3）。

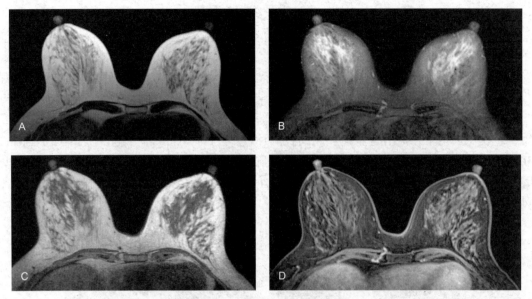

**图 26-3　正常乳腺 MR 横断面图**

A. $T_2WI$；B. $T_2WI$ 脂肪抑制；C. $T_1WI$；D. $T_1WI$ 脂肪抑制增强

# 第二节　基本病变的影像学表现

## 一、结节与肿块

病变的定位以乳头为中心，定位于外上、内上、外下、内下象限及乳晕下区、腋区。定性诊断需考虑下列征象：①形态：良性肿块一般呈圆形、卵圆形及分叶形，恶性肿块呈分叶型或不规则形。②边缘：良性肿块一般边缘清楚、光整，恶性肿块边缘一般呈微分叶状，可见细小毛刺。③密度／信号：良性肿块密度／信号多均匀，较大的恶性肿块可有坏死、囊变而不均匀。④大小：肿块大小与良、恶性没有直接关系，但当临床触摸估计的肿块明显大于影像测量时，恶性可能性较大。⑤肿块周围：透亮线多见于良性肿块，透明晕多见于恶性肿块。⑥伴随征象：良性肿块周围皮肤、乳头、胸壁及腋下淋巴结均正常；恶性肿块周围皮肤增厚水肿、变形，乳头回缩、凹陷，胸壁常受侵，可伴腋下淋巴结肿大（图 26-4、图 26-5）。

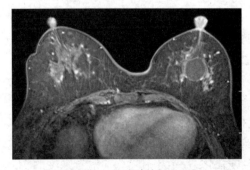

**图 26-4　乳腺肿块 MR 图**

左乳囊肿：MR-T1WI 脂肪抑制增强显示左乳圆形不强化低信号肿块、内壁光滑

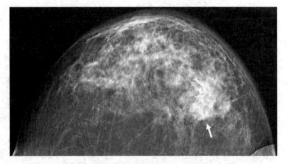

**图 26-5　乳腺肿块 X 线图**

左侧乳腺癌：乳腺钼靶 CC 位片显示左乳外后边缘不清类圆形肿块（白箭）

MRI 具有良好的软组织分辨力,无放射性,对乳腺组织有较高的敏感性,适用于乳腺肿块的检查,但对钙化检出不敏感。MR 增强对于乳腺肿块良恶性的鉴别有较大的价值。良性病变不强化(图 26-4)或强化多较均匀;恶性病变强化多呈不均匀或呈边缘强化。动态曲线良性多呈渐进型(流入型)或平台型;恶性病变呈廓清型(流出型)或平台型。

## 二、钙化

乳腺良、恶性病变均可出现钙化,恶性钙化的病理基础主要与肿瘤细胞变性和坏死后的钙盐沉积或者肿瘤细胞分泌钙盐有关,恶性钙化形态多为细小砂粒状、线样、杆状或叉状,大小不等、浓淡不一,多数呈"簇状"分布(图 26-6A、B);良性肿瘤钙化是由于生长活跃的乳腺细胞分泌钙盐形成。良性钙化包括皮肤钙化、血管钙化、营养不良性钙化、缝线钙化等,形态可呈颗粒状、爆米花样、圆形、条状、新月形或小环形,密度较高,比较分散(图 26-6C)。中间性钙化常呈不定性或模糊钙化、粗糙不均质钙化。

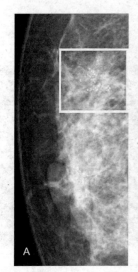
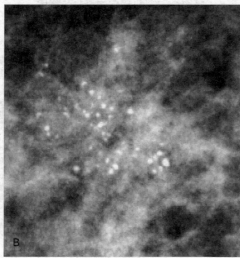
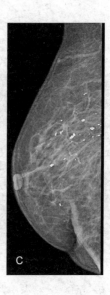

图 26-6 乳腺钙化 X 线图

A、B 恶性钙化:呈"簇状"分布的细小砂粒状,将图 A 方框部分局部放大为图 B,更清楚地显示"簇状"细小颗粒状恶性钙化;C. 良性钙化:钙化呈粗大、条状、圆形结节状,或表现为密度较高的血管钙化

## 三、结构扭曲、变形

乳腺实质与脂肪间界面发生扭曲、变形、紊乱,但无明显肿块(图 26-7)。可见于良性或恶性病变,浸润性癌引起的反应性纤维组织增生、慢性炎症、脂肪坏死、手术后瘢痕、活检及放疗后等均可引起。

## 四、局限性皮肤增厚、凹陷

局限性皮肤增厚、凹陷多见于恶性肿瘤和炎症(图 26-8),由于肿瘤、炎症的浸润、侵犯皮肤造成皮肤局限性增厚,并可向肿瘤方向回缩,手术后瘢痕也可形成局限性皮肤增厚和回缩。

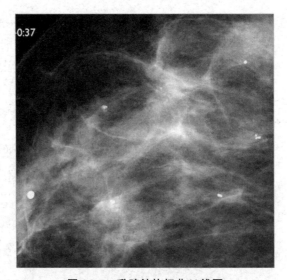

**图 26-7 乳腺结构扭曲 X 线图**

可见乳腺实质与脂肪间界面发生扭曲、变形、紊乱,以及多发良性结节状钙化,但未见明显肿块

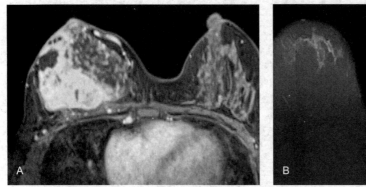
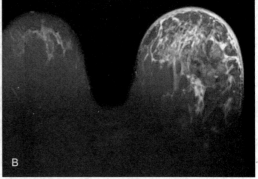

**图 26-8 乳腺皮肤增厚 MR 图**

A. 右乳浆细胞性乳腺炎致乳腺大块炎性灶、乳头外侧皮肤增厚;B. 左侧乳腺癌致右侧乳腺广泛皮肤增厚

## 五、乳头内陷与漏斗征

乳头回缩、内陷常见于乳头后方的癌瘤与乳头间的浸润,也可见于先天性乳头发育不良(图 26-9A)。乳腺癌向乳晕下浸润、牵拉,形成乳头下方尖端指向腺体的三角形致密影,称为"漏斗征"(图 26-9B),但也可见乳晕周围炎症。

## 六、乳腺导管异常

乳头下一或数支乳腺导管增粗、密度增高、边缘粗糙,常见于乳腺恶性病变,也可见于部分良性病变。乳腺导管造影可显示导管异常改变,包括导管扩张、截断、充盈缺损、受压移位、走行僵直、破坏、分支减少及排列紊乱等。

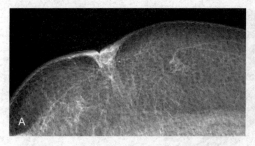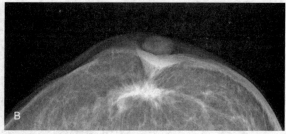

图 26-9 乳头内陷 X 线图

A. 良性乳头内陷 X 线 CC 位片:先天性乳头内陷,乳头后方无异常影;B. 恶性乳头内陷 X 线 CC 位片:内陷乳头与后方癌瘤病灶之间形成漏斗征

## 七、局限性不对称致密

肿块一般在两个投照位上都能显示。如果仅在单一 X 线投照体位上显示类似肿块的致密影,则称之为"不对称致密影"。在与以前 X 线片比较发现新的局限致密区,或两侧乳腺对比有不对称局限致密区,尤其是当致密区呈进行性密度增高或扩大时,应考虑浸润癌的可能,需要进行 MR 检查或活检(图 26-10)。

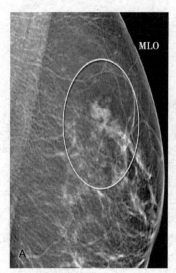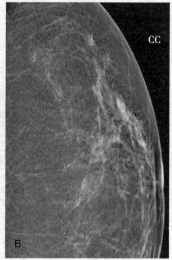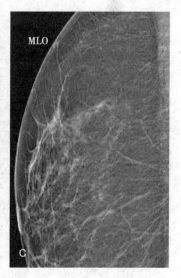

图 26-10 乳腺局限性不对称致密 X 线图

左侧乳腺 MLO 位(A)在乳头后上方见片状致密影(圆圈内),而同侧 CC 位(B)及右侧乳腺 MLO 位(C)均未见类似影像

## 八、淋巴结肿大

淋巴结肿大可为癌瘤转移所致,也可为炎症引起。病理性淋巴结肿大一般呈圆形或不规则形,密度较高,低密度的淋巴结门结构消失(图 26-11)。

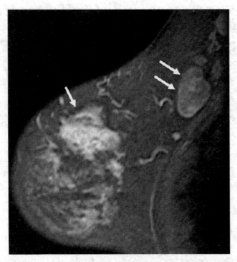

**图 26-11 乳腺癌及腋下淋巴结肿大 MR 图**

乳腺外上象限肿瘤（单白箭）及腋下淋巴结肿大（双白箭）

# 第三节 常见疾病的影像学诊断

## 一、乳腺增生症

### （一）病理与临床

乳腺增生症（cyclomastopathy）是妇女常见病、多发病，多见于 25~45 岁女性。其本质上是一种生理增生与恢复不全造成的乳腺结构的紊乱。在我国以腺体增生为主，囊性改变少见，故称"乳腺增生症"，世界卫生组织（WHO）统称"良性乳腺结构不良"。本病恶变的危险性较正常妇女增加，尤其是腺瘤样增生结节被认为是癌前病变。临床上常表现为与月经周期有关的乳房胀痛、乳房肿块或结节，常为多发。有时易与乳腺癌相混淆。

### （二）影像学表现

1. X 线平片 多呈双侧对称发病，亦可为单侧，病变可局限于乳房的某一区域，也可广泛弥散于乳房，增生区域如棉花状、雪花状或肿块状密度增高，边界一般模糊不清，有时可融合，极少发生钙化（图 26-12A）。

2. MR 表现 由于乳腺内脂肪组织较多，$T_1WI$、$T_2WI$ 背景信号较高，病灶显示以 $T_2WI$ 脂肪抑制相为佳，$T_1WI$ 上增生的导管、腺体组织表现为中等信号，与正常乳腺组织信号相似；$T_2WI$ 信号强度依赖于增生组织内含水量，含水量越高信号亦越高；导管、腺泡扩张严重，分泌物潴留时可形成囊肿，当形成大小不等囊肿时，$T_1WI$ 呈低信号、$T_2WI$ 呈高信号。增强扫描囊肿一般不强化，增生病灶为多发或弥漫性中等程度持续性强化，强化程度通常与增生的严重程度成正比。动态增强呈轻至中度的渐进性强化，无明显峰值出现（图 26-12B）。

### （三）鉴别诊断

局灶性增生需与乳腺良、恶性占位病变进行鉴别，而弥漫性病变则需与乳腺炎、炎性乳腺癌进行鉴别，DWI 有助于良、恶性病变的鉴别。

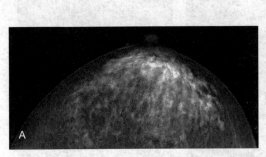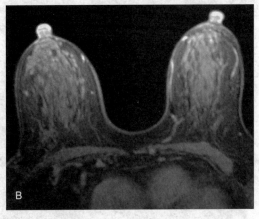

**图 26-12 乳腺增生症 X 线及 MR 图**

右侧乳腺 X 线 CC 位片（A）表现为乳腺腺体呈团块状、结节状改变，MR-T$_1$WI 脂肪抑制增强（B）增强后见腺瘤样增生结节强化

## 二、乳腺纤维腺瘤

### （一）病理与临床

乳腺纤维腺瘤（breast fibroadenoma）是由乳腺纤维组织和腺上皮增生构成的良性肿瘤，多数是以纤维组织增生为主。临床上多发生于 40 岁以下的女性。肿瘤生长缓慢，有完整包膜，多呈圆形、卵圆形，边界清晰，较易与周围组织剥离，大多数包绕脂肪包膜。临床上常在无意中发现乳内有无痛性肿块，多为单发，亦可多发，也可双侧乳腺同时发生，有时乳内布满大小不等的肿瘤，称为乳腺纤维瘤病。肿瘤常呈圆形、椭圆形，质地韧实，边缘清楚，表面光滑，移动良好，有滑动感。无触压痛，无乳头溢液。

### （二）影像学表现

1. X 线表现 多呈圆形或卵圆形，密度均匀，边缘光滑锐利，轮廓有时出现分叶或小切迹。部分见钙化（图 26-13）。

2. MR 表现 肿块边界、轮廓清晰，圆形或卵圆形。MR 信号与肿瘤成分有关，依照病变内细胞、纤维成分及水的含量不同，T$_1$WI 呈低信号或等信号，T$_2$WI 上表现等或稍高信号。动态增强扫描时多为缓慢渐进性的均匀强化，或由中心向外围扩散的离心样强化（图 26-14）。

### （三）鉴别诊断

1. 乳腺单纯囊肿 双侧多见，好发年龄为 40 岁以上，囊肿有较大的张力感。MR 表现为 T$_1$WI 低信号、T$_2$WI 高信号，增强后不强化（图 26-4）。

2. 乳管内乳头状瘤 病变多在乳晕下或前方区域，密度较淡。瘤体一般细小，大者能在平片上显示瘤体。

3. 乳腺癌 年龄偏大，体检肿块大于 X 线测量。钙化呈细小砂粒状，呈"簇状"分布，肿瘤周边毛刺及邻近皮肤增厚等征象有助于乳腺癌的诊断。

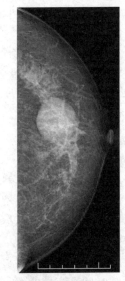

**图 26-13 乳腺纤维腺瘤 X 线图**

左乳 CC 位片显示内后上方类圆形肿块影，密度较高，边缘光整

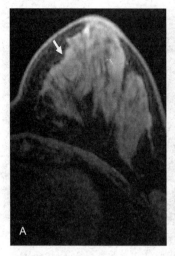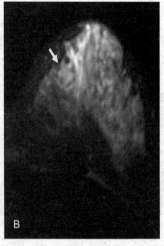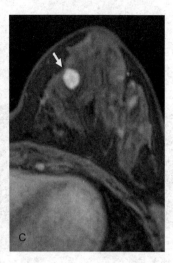

**图 26-14 乳腺纤维腺瘤 MR 图**

左乳内侧类圆形异常信号结节(白箭),边缘清楚,脂肪抑制 $T_1WI(A)$ 和 $T_2WI(B)$ 均呈等信号,增强后(C)明显均匀强化,边缘光整

## 三、乳腺癌

### (一)病理与临床

乳腺癌(breast carcinoma)是来自乳腺导管或小叶上皮的腺癌。病理类型有:①非浸润性癌,包括小叶原位癌和导管内癌;②早期浸润癌,包括早期浸润小叶癌和早期浸润导管癌;③浸润性癌,包括浸润性非特殊型癌和浸润性特殊型癌。乳腺癌为女性常见的恶性肿瘤之一,多见于 45~50 岁女性。临床早期无明显症状,乳腺肿块为首发症状,常为无痛性,肿块质硬,表面不光滑,与周围组织分界不清,活动性差,若病变累及 Cooper 韧带,则会引起局部凹陷,形成所谓"酒窝征"。如皮下淋巴管堵塞,引起淋巴回流障碍,出现真皮水肿,皮肤会呈"橘皮样"改变。

### (二)影像学表现

1. X 线表现 直接征象是肿块和钙化,肿块可有分叶、边缘毛刺,密度较高(图 26-15)。钙化多呈针尖状、砂砾状、线样、分支状及不规则大小,呈"簇状"沿乳腺导管密集分布(图 26-6A、B、图 26-16)。间接征象即非对称性致密影、结构紊乱或扭曲,以及血运增加、皮肤增厚(图 26-8B)、乳头凹陷(图 26-9B)、腋窝淋巴结肿大(图 26-11),乳腺导管扩张等。

2. MR 表现 肿块的边缘常不规则,可见毛刺或呈蟹足状改变。肿块信号可不均匀,$T_1WI$ 呈低、等信号,$T_2WI$ 呈等、高信号,弥散受限,ADC 降低。增强扫描为必不可少的检查,可使病灶显示更加清晰,且可发现平扫上未能检出的肿瘤。增强后肿瘤实质部分明显强化(图 26-17),坏死、囊变部分不强化。时间 - 信号曲线可用来分析评估病变的良、恶性,乳腺癌多呈"流出型"(图 26-18),强化方式多由边缘强化向中心渗透。MRI 的缺点是不能显示钙化。

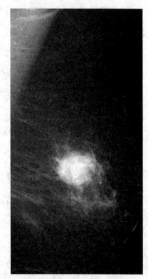

**图 26-15 乳腺癌 X 线图**

乳腺 MLO 位显示内上象限分叶状、边缘毛刺肿块,周围血管增多

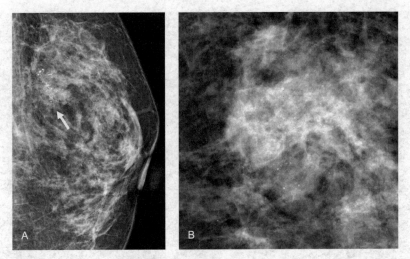

图 26-16 乳腺癌钙化的 X 线图

A. 乳腺 MLO 位显示一堆细小针尖样、点状、砂粒状钙化,呈"簇状"分布(白箭);B. 另一乳腺癌病例局部放大图,显示散在点状、"精盐"样钙化

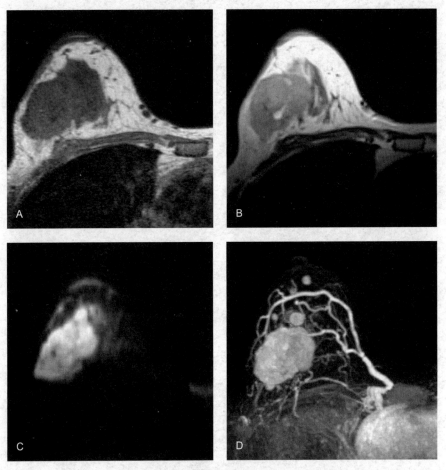

图 26-17 乳腺癌 MR 图

MR-$T_1$WI(A)、$T_2$WI(B)显示右乳腺不规则肿块呈等信号,DWI(C)显示弥散受限,增强扫描血管图(D)明显强化,显示粗大的供血动脉、乳内多发转移结节

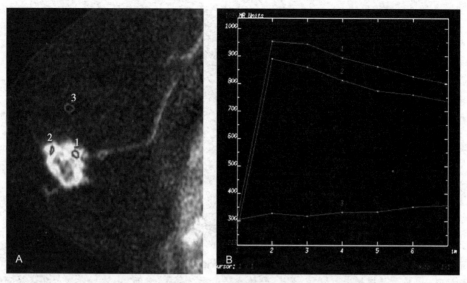

**图 26-18　乳腺癌 MR 动态增强及时间 - 信号曲线图**

MR 增强（A）显示不均匀明显强化肿块，边缘不规则，呈"蟹足状"改变，动态增强时间 - 信号曲线（B）表现为"流出型"

### （三）鉴别诊断

以肿块为主要表现的乳腺癌主要与良性肿瘤、囊肿及肉芽肿性病变等鉴别。一般良性肿瘤的形态比较规整，肿块边缘光滑、整齐，无毛刺，周围结构被推挤移位。

钙化的特点对良、恶性病变的鉴别具有较大的价值，乳腺癌的钙化通常呈多形性微小钙化，呈针尖状、砂砾状、线样、分支状，呈簇状沿乳腺导管密集分布。而良性钙化比较粗大，以颗粒状、爆米花样、环形钙化为主。

（彭屹峰）

# 第二十七章
# 胸部疾病中西医结合影像学研究

## 第一节 呼吸系统(肺脏)中西医结合影像学研究

### 一、呼吸系统(肺脏)中医相关理论及常见证候

肺居胸中,上通喉咙,开窍于鼻。"喉下为肺,两叶白莹,谓之华盖,以覆诸脏,虚如蜂窠,下无透窍,故吸之则满,呼之则虚"(《医贯·内经十二官论》)。肺在体合皮,其华在毛,与大肠相表里。肺与大肠、皮、毛、鼻等构成肺系统。其主要生理功能包括:主气,司呼吸,为体内外气体交换的通道;助心行血而贯通血脉;通调水道,参与水液代谢,输精于皮毛,主一身之表。肺脏病变主要表现为呼吸功能减退,水液代谢失常,以及卫外功能失职等。常见证型有肺气虚证、肺阴虚证、风寒犯肺证、风热犯肺证、燥邪犯肺证、肺热炽盛证、痰热壅肺证、寒痰阻肺证、饮停胸胁证、饮停胸胁证等。

### 二、呼吸系统(肺脏)疾病影像学与中医学结合研究案例:大叶性肺炎

大叶性肺炎属肺部急性炎症的一种,病理上可分为充血期、红色肝样变期、灰色肝样变期和消散期。

大叶性肺炎属于中医"风温病"的范畴。其病机多因人体寒热失调,受凉淋雨,或起居无常,过度疲劳时,正气受损,卫外不固,风温之邪乘虚犯肺而发病。辨证多分为四型:邪袭肺卫型(卫分)、痰热壅肺型(气分)、热毒内陷型(营分)、余邪未尽型(未尽)。

【大叶性肺炎中医证型与影像学表现的相关性】

胸部平片是大叶性肺炎最常用的检查方法,CT 能观察病灶内部特征,如空气支气管征,另外 CT 还可了解是否合并少量胸腔积液等。有学者利用胸片研究 X 线表现与大叶性肺炎中医证型的相关性,研究发现:

1. 邪袭肺卫型 此型在 X 线片上主要表现为渗出,即斑片状影,边缘模糊,另外一些病例 X 线检查可无阳性发现,或只表现为病变区肺纹理增多,透明度略低。CT 片上主要表现为肺野透亮度减低,并见小片状、斑片状影,边缘模糊。

2. 痰热壅肺型 此型在 X 线片上主要表现为实变,炎症累及肺段表现为片状或三角形致密影,与累及肺叶的轮廓一致。不同肺叶的大叶性实变形状各不相同。CT 可显示肺内实变阴影呈肺叶分布,密度均匀,边缘被胸膜所局限,不外凸也不内凹。由于实变的肺组织与含气的支气管相衬托,有时在实变区中,可见透明的支气管影,即支气管充气征或支气管气像。

3. 热毒内陷型 此型在 X 线片或 CT 上亦表现为实变,但是实变范围及累及肺段较痰热壅盛型更大、更多,并伴有继发征象如胸腔积液、心包积液,甚至可能出现神经系统的影像改变,比如脑炎等。

4. 余邪未尽型 此型平片表现为实变区的密度逐渐减低,先从边缘开始。由于病变的消散是不均匀的,病变多表现为散在、大小不等和分布不规则的斑片状致密影。此时易被误认为肺结核,应予注意。炎症进一步吸收可只遗留少量索条状影或完全消散。CT 表现为实变区的密度逐渐减低,先从边缘开始,肺野透亮度逐渐增大,实变区域密度减低,呈散在、大小不等和分布不规则的斑片状阴影。如复查 CT,可观察到病变范围明显缩小,密度减低。

## 第二节 循环系统(心脏)中西医结合影像学研究

### 一、循环系统(心脏)中医相关理论及常见证候

较之其他脏腑,中医对心脏解剖形态的描述更为具体,"心居肺管之下,膈膜之上,附着脊之第五椎(《类经图翼·经络》)","心象尖圆形,如莲蕊……外有赤黄裹脂,一是为心包络(《类经图翼·经络》)"。此外,"有血肉之心,形如未开莲花,居肺下肝上是也。有神明之心,神者,气血所化,生之本也,万物由之盛长,不着色象,谓有何有,谓无复存,主宰万事万物,虚灵不昧者是也(《医学入门·脏腑》)"。此"血肉之心"即指解剖之心,"神明之心"则相当于脑。

心为神之舍,血之主,脉之宗。心与小肠相表里,开窍于舌,在体合脉,其华在面,在志为喜,在液为汗,心与小肠、脉、面、舌等构成心系统。其主要生理功能有:①心主血脉:是指心具有将胃肠消化吸收的水谷精微,通过脾主运化、肺脏吐故纳新,贯心化赤为血,并行血以输送营养物质的功能。②心主神志:即心主神明,又称心藏神,是指心具有主宰人体生命活动以及思维、意识、精神等功能。"心为身之主宰,万事之根本(《饮膳正要·序》)","心者,五脏六腑之大主也,精神之所舍也(《灵枢·邪客》)"。心在五行属火,为阳中之阳,五脏六腑之大主、生命之主宰。心应夏气,心阳在夏季最为旺盛,功能最强。

心的病变主要表现为心脏搏动、脉搏、面色和精神意识思维活动的异常。常见证型有心阴虚、心阳虚、心气虚、心血虚,心火亢盛、心脉痹阻、痰蒙心神、痰火扰神、瘀阻脑络等证型。

### 二、循环系统(心脏)疾病影像学与中医学结合研究案例:冠心病

冠心病是冠状动脉粥样硬化性心脏病的简称,是在冠状动脉粥样硬化导致管腔狭窄的基础上,冠状动脉供血不足,心肌急性、短暂性缺血、缺氧所引起的临床综合征。冠心病属于中医"胸痹""心痛"范畴,病位在心,其发生多与寒邪内侵、饮食失调、情志失节、劳倦内伤及年迈体虚等因素有关,其病机为本虚标实,本虚为阴阳气血的亏虚,标实为阴寒、痰浊、血瘀交互为患。根据其临床表现,中医辨证可分为寒凝证、气滞证、痰浊证、血瘀证、气虚证、阴虚证、阳虚证七个证型;其中,痰浊、血瘀、气滞、寒凝归为实证范畴,而气虚、阳虚、阴虚归为虚证范畴。

**【冠心病中医证型与影像学表现的相关性】**

冠心病的诊断与疗效评估常用的影像学方法有超声、冠状动脉 CTA、冠状动脉造影等。

冠状动脉 CTA 由于无创、扫描时间短、密度分辨力高,以及强大的图像后处理技术,已逐渐成为冠心病人群筛查及诊断的主要手段;冠状动脉造影是冠心病确诊的"金标准";超声可用于评价心腔和心功能改变。

有学者利用冠状动脉造影和冠状动脉 CTA 研究冠心病中医辨证与影像学的相关性,研究发现:

1. 阳虚证冠状动脉多呈正常表现。

2. 气滞证以冠状动脉痉挛多见。

3. 阴虚证常见单支冠状动脉轻度狭窄。

4. 气虚证以单支冠状动脉不同程度狭窄多见。

5. 痰浊证可见冠状动脉多处不同程度狭窄,常累及双支或三支血管,可伴有多发钙化。

6. 血瘀证以冠状动脉左主干重度狭窄多见。

7. 寒凝证常见三支冠状动脉受累,呈不同程度狭窄表现,可伴有多发钙化。

(杨中杰 张东友)

 **第五篇关键知识点**

1. 肺野
2. 肺叶与肺段
3. 在 X 线表现中"肺门"包括的结构
4. 正常肺纹理 X 线表现及其组成
5. 支气管气像(或称空气支气管征)
6. 肺部基本病变
7. 空洞与空腔
8. 肺空洞性病变的分类
9. 阻塞性肺气肿
10. 阻塞性肺炎
11. 阻塞性肺不张
12. 弥漫性肺气肿 X 线表现
13. 支气管扩张的 X 线和 CT 表现
14. 气胸的形成及其 X 线表现
15. 大叶性肺炎的主要分期及 X 线表现
16. 大叶性肺炎与肺不张的鉴别
17. 小叶性肺炎(或称支气管肺炎)的 X 线表现
18. 结核病分型
19. 肺原发综合征及其 X 线表现
20. 急性、亚急性及慢性血行播散型肺结

核的 X 线和 CT 表现
21. 继发性肺结核好发的部位
22. 肺癌的分型
23. 周围型肺癌
24. 中央型肺癌
25. 中央型肺癌的直接和间接征象
26. 肺癌的扩散和转移主要方式
27. 肺脓肿、肺结核空洞及肺癌空洞的鉴别
28. 肺脓肿、肺结核球及周围型肺癌的鉴别
29. 心脏大血管在心脏三位片的投影
30. 心胸比率
31. 心脏增大的类型及其 X 线表现
32. 心包主要病变
33. 心肌桥
34. 粥样硬化斑块分为软斑块和钙化斑块,请简述各自特点
35. 肺源性心脏病的 X 线表现
36. 肺动脉栓塞的 X 线和 CT 表现
37. 主动脉夹层的 X 线和 CT 表现

第六篇　腹　部

# 第二十八章
# 消 化 道

消化道为软组织空腔器官,缺乏自然对比,常需使用对比剂进行影像检查,如钡剂造影或气钡双重造影检查。超声、CT、MR 检查的主要用于了解病变内部结构、对邻近结构的侵犯和转移。

## 第一节　影像学检查方法和正常影像学表现

### 一、影像学检查方法

1. **常用的影像学检查方法**　包括 X 线腹部平片摄影和腹部透视,主要用于急腹症、消化道异物和腹部外伤的检查,对消化道穿孔和肠梗阻的诊断很有帮助。常用的检查体位为站立和仰卧位正位。

2. **胃肠道 X 线钡剂造影检查**　为胃肠道 X 线检查最主要的手段。常用的方法有口服法和灌肠法。主要用于检查胃肠道管腔内的病变,是 X 线检查观察胃肠道病变首选的检查方法。包括食管钡餐造影检查、上消化道钡餐造影检查、小肠钡剂灌肠检查、结肠钡剂灌肠检查。

钡剂造影检查最常用的是低张气钡双重造影检查。低张气钡双重造影指先用 654-2(又称山莨菪碱)形成胃肠道低张,用少量高浓度钡剂显示胃肠道内腔,再引入产气粉或注入气体使胃肠道管腔充盈膨胀,形成气钡双重对比显示胃肠道形态、黏膜及表面细微影像。接着用大量钡剂观察充盈相。具体方法:①胃肠道准备:禁食 6 小时以上,清洁肠道;②口服产气粉剂后片剂或从肛门注气,使胃、肠道扩张;③口服或注入少量钡剂,观察黏膜相;④口服或注入大量钡剂,观察充盈相和胃肠蠕动功能。

3. **CT、MR 检查**　主要用于肝、胆、脾、胰等实质脏器的检查,对胃肠道的观察作为重要的补充方法,对恶性肿瘤向腔外侵犯的程度、与邻近脏器的关系、有无淋巴结转移或远处脏器转移等有较高的价值,有利于肿瘤的分期和治疗策略的制定及预后评估。

### 二、胃肠道正常影像学表现

#### (一)食管

食管起于第六颈椎水平与下咽部相连。食管入口与咽部连接处及膈的食管裂孔处各有一生理狭窄区,上为食管入口,下为贲门。食管吞钡充盈相显示轮廓光滑整齐,管壁柔软,舒缩自如,宽度可达 2~3cm。右前斜位前缘可见三个压迹,从上至下为主动脉弓压迹、左主支气管压迹、左心房压迹。食管黏膜相显示少量充钡,食管黏膜皱襞表现为数条纵行、相互平行的纤细条纹状影像(图28-1)。

贲门上方一小段食管是食管前庭段,有防止胃内容物反流的作用。下食管括约肌左侧壁与胃底形成一个锐角切迹,称为食管胃角或贲门切迹,也有防止胃内容物反流的重要作用。

食管有2种蠕动。第一蠕动为原发性蠕动,吞咽激发,钡剂下行迅速。第二蠕动为继发性蠕动,由食物对管壁压力所致。老年人或疾病状态可出现第三蠕动,表现为波浪状或锯齿状,由于食管环状肌局部不规则收缩导致。

CT能显示食管断面的形态及与其邻近结构的关系。正常食管壁的厚度约为3mm。

## (二) 胃

1. 胃的影像解剖:胃从上往下分为胃底、胃体、胃窦三部分。胃的右缘为胃小弯,左缘是胃大弯。胃底为贲门水平线以上部分,立位时含气,称胃泡。胃小弯及胃大弯最低处作一连线,近侧为胃体,远侧为胃窦。幽门为一短管,连接胃窦与十二指肠(图28-2)。

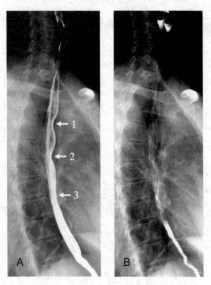

图28-1　正常食管吞钡X线造影图

A. 右前斜位食管充盈相:1. 主动脉弓压迹,2. 左主支气管压迹,3. 左心房压迹;
B. 食管黏膜相:正常食管黏膜显示为纵行排列平行的条纹影

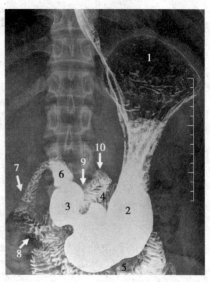

图28-2　正常胃与十二指肠X线造影图

1. 胃底,2. 胃体,3. 胃窦,4. 胃小弯,5. 胃大弯,6. 十二指肠球,7. 十二指肠降部,8. 十二指肠水平部,9. 十二指肠升部,10. 十二指肠空肠曲

胃轮廓在小弯侧及胃窦大弯侧光滑整齐,胃体大弯侧呈锯齿状。

胃黏膜像:黏膜沟呈致密的条纹状影。黏膜皱襞显示为条状透亮影。小弯侧的黏膜3~5条平行走行。角切迹以后,一部分沿胃小弯平行走向胃窦,一部分呈扇形分布走向大弯侧。胃体大弯侧的黏膜皱襞为斜行、横行而呈现不规则之锯齿状。胃底部黏膜皱襞排列不规则,相互交错呈网状或脑回状。

胃的气钡双重造影能显示胃整体边缘和黏膜皱襞细微结构。整体胃边缘呈光滑连续的线样影,称为腔壁线。黏膜细微结构有胃小区和胃小沟。正常胃小区大小为1~3mm,呈圆形或多角形,在胃小沟的衬托下,表现为细网眼状。

胃蠕动由胃体上部开始,有节律地向幽门方向推进,波形逐渐加深,一般同时可见2~3个蠕动波。胃窦整体向心性收缩呈一细管状。胃的排空一般于服钡后2~4小时。

正常胃CT显示胃壁的厚度常在2~5mm。虽有个体差异,但均在10mm以下。胃底左后方是脾,右前方是肝左叶。胃体垂直部分断面呈圆形,与肝左叶、空肠、胰尾及脾的关系密切。胃窦与十二指肠共同包绕胰头(图28-3)。

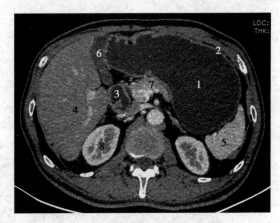

图 28-3　正常胃、十二指肠 CT 图

1. 含水的胃腔,2. 低张充盈后正常厚度胃壁,3. 十二指肠,4. 肝脏,5. 与胃底毗邻的脾脏,6. 与胃窦、十二指肠毗邻的胆囊,7. 胃后方的胰头,8. 右肾

2. 胃形态分型:根据体型、张力及神经系统的功能状态分四种类型(图28-4)。

(1)牛角型:位置、张力均高,呈横位,上宽下窄,胃角不明显,形如牛角。多见胖型人。

(2)钩型:位置、张力中等,胃角明显,胃的下极大致位于髂嵴水平,形如鱼钩。

(3)瀑布型:胃底大呈囊袋状向后倾,胃泡大,胃体小,张力高。充钡时,钡剂先进入后倾的胃底,充满后再溢入胃体,犹如瀑布。

(4)长钩型:又称为无力型胃,位置、张力均低,胃腔上窄下宽如水袋状,胃下极位于髂嵴水平以下。见于瘦长体型人。

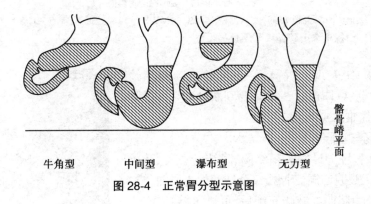

图 28-4　正常胃分型示意图

### (三)十二指肠

十二指肠上连幽门,下于十二指肠空肠曲(Treitz 韧带处)接空肠。十二指肠全程呈 C 形,分球部、降部、水平部和升部。球部呈锥形,轮廓光滑整齐,黏膜皱襞为纵行的条纹。降部以下黏膜皱襞呈羽毛状。球部的运动为整体性收缩;降、升部的蠕动多呈波浪状向前推进。低张造影时,十二指肠可增宽一倍,黏膜皱襞呈横行排列的环状,十二指肠乳头易于显示,位于降部中段内侧缘(图28-2)。

CT 能显示正常十二指肠上接胃窦,向下绕过胰头及钩突,水平段横过中线,走行于腹主动脉、下腔静脉与肠系膜上动脉、静脉之间。其肠壁厚度与小肠相同(图28-3)。

## （四）空肠与回肠

空肠与回肠无明确的分界。空肠大部位于左中上腹,蠕动活跃,黏膜常显示为羽毛状或雪花状影像。小肠插管法气钡双重造影黏膜纹表现为平行排列的环状。回肠皱襞少而浅,蠕动不活跃,常显示为充盈相,轮廓光滑。末端回肠自盆腔向右上行与盲肠相接,称回盲瓣,在充钡的盲肠内侧壁形成透明影。小肠的蠕动是推进性运动,空肠蠕动迅速有力,回肠慢而弱。服钡后 2~6 小时钡可达盲肠,7~9 小时排空(图 28-5)。

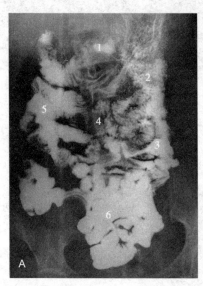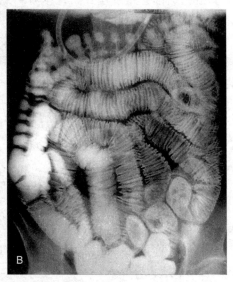

图 28-5　正常小肠 X 线造影图

A. 小肠钡餐造影:1. 十二指肠升部,2. 空肠上部,3. 空肠中部,4. 空肠下部,5. 上部回肠,6. 下部回肠;
B. 小肠气钡双重造影:正常小肠黏膜呈弹簧状改变

正常小肠 CT 表现:充盈良好正常的小肠壁厚约 3mm,回肠末端肠壁厚可达 5mm。要判断具体某一段肠祥 CT 图像往往难以判断。

## （五）结肠与直肠

大肠包括盲肠、升结肠、横结肠、降结肠、乙状结肠和直肠,绕行于腹腔四周。升、横结肠转弯处为肝曲,横、降结肠转弯处为脾曲。结肠充钡后,可显示结肠袋,表现为对称的袋状突出。结肠黏膜皱襞为纵、横、斜三种方向交错结合状表现(图 28-6)。

结肠的蠕动主要是总体蠕动或集团收缩,一般服钡后 6 小时可达肝曲,24~48 小时排空。

结肠壁外脂肪层较厚,CT 图像显示清晰,轮廓光滑,边缘锐利。正常结肠壁厚 3~5mm。结肠内均含有气体,肠壁周围脂肪层厚,肠内常含有气体及粪便。

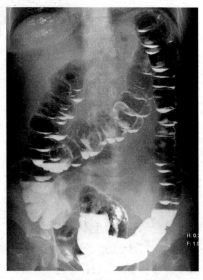

图 28-6　结肠低张气钡双重造影图

## 第二节  基本病变的影像学表现

钡剂造影显示的是胃肠道内腔或内壁。当胃肠道病变引起黏膜和管腔改变时,可由胃肠造影检查显示。

### 一、管腔狭窄或扩张

1. 管腔狭窄  超过正常限度管腔持久性缩小称之为管腔狭窄。炎症性狭窄表现范围较广泛,边缘较整齐,病变区和正常区分界欠清;肿瘤性狭窄的范围较局限,边缘不整齐,管壁僵硬,病变区与正常区分界较明显(图28-7)。

2. 管腔扩张  超过正常限度的管腔持续性增大称之为管腔扩张。

### 二、胃肠道轮廓异常

1. 充盈缺损  充盈缺损指突向腔内的肿块样改变。如在钡剂造影时,胃肠道出现突向腔内未被钡剂充盈的低密度的影像(图28-8)。充盈缺损是肿瘤的直接征象,炎性肉芽肿及异物等亦可见此征象。

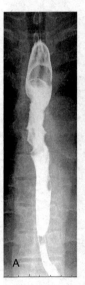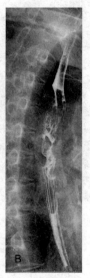

图 28-7  食管癌 X 线造影图

A. 充盈相:显示食管中段狭窄,管壁僵硬,轮廓不整齐;B. 黏膜相:显示食管癌食管黏膜皱襞破坏、中断,代之以杂乱不规则的钡影

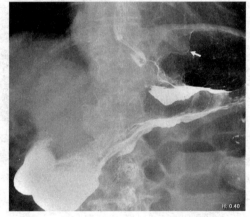

图 28-8  充盈缺损 X 线造影图

胃底贲门癌在胃底低密度气体中见软组织充盈缺损(白箭)

2. 龛影  龛影是胃肠道壁或壁上肿瘤出现溃烂,造影时被钡剂填充,切线位观察表现为一向外突出乳头状或不规则影;正面观察显示为局限性高密度钡斑影像(图28-9)。

3. 憩室  憩室是胃肠道壁的薄弱区向外膨出或是由于腔外病变的粘连、牵拉造成管壁全层向外突出形成的。钡剂造影切线位表现为胃肠道壁外的囊袋状影像,其内的黏膜皱襞形态正常(图28-10)。

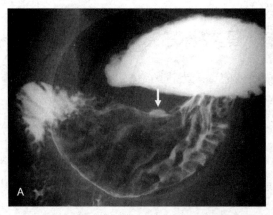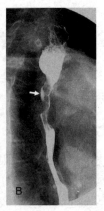

**图 28-9 龛影 X 线造影图**

A. 白箭所示为胃体小弯侧溃疡形成的腔外龛影(白箭);B. 溃疡型食管癌的腔内龛影(白箭)

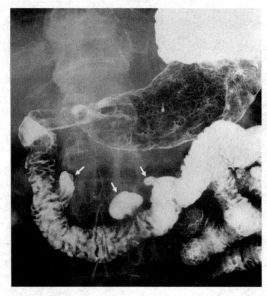

**图 28-10 十二指肠憩室 X 线造影图**

十二指肠圈内见 3 枚充盈钡剂囊袋影(白箭)突出于腔外

## 三、黏膜皱襞异常

1. 黏膜皱襞破坏 黏膜皱襞破坏表现为黏膜皱襞呈杂乱而不规则的钡影。病变部位与正常的黏膜皱襞有明确分界,形成了中断现象。多为恶性肿瘤所致(图 28-7)。

2. 黏膜皱襞增厚和迂曲 黏膜皱襞增厚和迂曲表现为透明条纹的黏膜影像增宽,伴有走行迂曲、结构紊乱。多见于慢性胃炎和静脉曲张(图 28-12)。

3. 黏膜纠集 黏膜皱襞从四周向病变区集中,呈放射状或车辐状,称为黏膜纠集(图 28-15)。见于慢性溃疡和浸润型胃癌。

4. 黏膜平坦 黏膜皱襞的条纹影变得平坦,正常黏膜纹不明显,严重时黏膜纹消失。常见于黏膜和黏膜下层被恶性肿瘤浸润(图 28-17C)。

#### 四、功能异常

1. 张力增高或过低　张力增高造成管腔缩窄、变小，比如痉挛，多为暂时性。而张力低则使管腔扩大。

2. 蠕动异常　①蠕动增加或减弱：蠕动增强，表现为蠕动波增多、加深、运行加快；蠕动减弱，表现为蠕动波减少、变浅、运行减慢。②蠕动消失：X线透视下观察，胃肠正常蠕动波消失，原因为肿瘤浸润胃肠道造成局部蠕动消失或胃肠道麻痹造成蠕动波广泛消失。

3. 运动力异常　胃肠道排空过快或过慢。一般来说，口服钡剂后小于2小时即到达盲肠可为小肠运动力过快；服钡后4小时胃尚未排空为排空延迟，超过6小时为运动力减弱；超过9小时小肠尚未排空为排空延迟。

4. 分泌功能异常　胃分泌功能增加造成空腹状态下胃液增多，称为胃潴留。在站立位可见胃内液气面，服钡后钡剂不能均匀地涂布在胃壁上而呈絮状下沉和不均匀分布。

## 第三节　常见疾病的影像学诊断

### 一、食管癌

#### （一）病理与临床

食管癌（esophageal carcinoma）是指发生于食管黏膜的恶性肿瘤，组织病理学上食管癌有鳞癌、腺癌和未分化癌，以鳞癌多见，腺癌及未分化癌少见，偶见鳞腺癌。发病与多种因素有关，如饮酒过量、吸烟、亚硝胺、霉菌毒素、遗传因素等。病变发生于黏膜，因食管无浆膜层，癌组织易穿透肌层侵及邻近器官，转移途径多为淋巴道与血行转移。

早期食管癌指癌仅浸润黏膜和黏膜下层，无淋巴结转移。中晚期食管癌大体病理上分为：①蕈伞型：肿瘤似蕈伞状或菜花状，突入腔内；②髓质型：肿瘤向腔内外生长；③缩窄型（或称浸润型）：癌肿累及食管全周，管腔呈环形狭窄；④溃疡型：癌瘤发生坏死，溃疡形成。

多见于中老年人。早期症状不明显，或仅有食物通过滞留感或异物感等；进展期肿瘤逐渐增大，出现典型的吞咽困难进行性加重、胸骨后疼痛等症状；晚期出现贫血、消瘦及恶病质。

#### （二）影像学表现

1. 早期食管癌　钡餐造影表现为：①切线位可见食管边缘不规则，扩张略差或局部僵硬，食管局部黏膜增粗、扭曲、紊乱，可有局部黏膜中断破坏，称为平坦型；②病灶呈不规则扁平隆起，表现为颗粒状或小结节状充盈缺损，称为隆起型；③切线位病变部位可见小龛影，正位观表现为不规则浅钡斑，称为凹陷型。

2. 中晚期食管癌　各型共同的影像表现为黏膜中断、破坏、消失，管腔狭窄，管壁僵硬，蠕动减弱或消失。各型的X线造影特征表现为：①蕈伞型：偏心性菜花状充盈缺损，小溃疡形成为其特征，分界清晰（图28-11A）；②髓质型：不规则充盈缺损，表面大小不等的龛影，偏心性不规则管腔狭窄（图28-11B）；③缩窄型（浸润型）：环形狭窄，范围局限，边缘光整，与正常分界清晰（图28-11C）；④溃疡型：有大而不规则的长形腔内龛影，管腔轻中度狭窄，龛影周围可见不规则透亮带形成充盈缺损（图28-11D）。

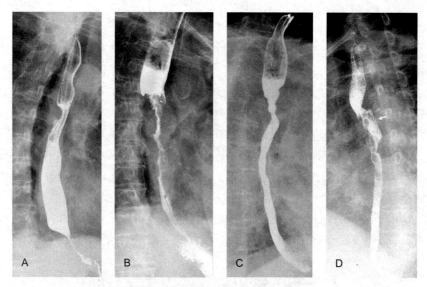

**图 28-11　不同类型食管癌 X 线造影图**

A. 蕈伞型食管癌：食管中段后方结节充盈缺损；B. 髓质型食管癌：食管中下段狭窄，局部见软组织块影；
C. 缩窄型食管癌：食管中段局限性狭窄，狭窄以上食管扩张；D. 溃疡型食管癌，箭头所指为不规则龛影，周
边透亮影为不规则的环堤

3. CT 表现　病变段食管壁早期主要表现为偏心性不对称增厚，进一步可发展为全周性增厚，边界不清，形态不规则，受压移位，上端食管扩张；病灶层面脂肪间隙消失，而上下层面显示完整的脂肪线时，则提示肿块浸润所致。

**（三）鉴别诊断**

与食管静脉曲张鉴别：食管静脉曲张无黏膜破坏，管腔狭窄表现，食管壁常柔软有蠕动。

## 二、食管静脉曲张

**（一）病理与临床**

食管静脉曲张（esophageal varices）是门静脉高压的重要并发症，门静脉高压时，门静脉和上腔静脉之间侧支循环形成。具体的侧支循环径路如下：门静脉 - 胃冠状静脉 - 食管静脉丛 - 奇静脉 - 上腔静脉。当门静脉血流受阻时，大量血液进入食管黏膜下静脉和食管周围静脉丛，再经奇静脉进入上腔静脉，于是形成胃底和食管静脉曲张。

上消化道出血是食管静脉曲张的主要临床症状。中晚期食管静脉曲张食管黏膜由于静脉曲张而变薄，易被粗糙的食物损伤或黏膜面发生溃疡或糜烂而破裂导致呕血或柏油样大便。严重出血者致休克甚至死亡。

**（二）影像学表现**

1. X 线表现

（1）轻度：静脉曲张早期较轻，局限于食管下段，表现为黏膜皱襞稍增宽，略迂曲而不平行，管腔边缘稍不平整，呈浅锯齿样表现。

（2）中度：曲张范围可累及食管下段至中段，黏膜皱襞增粗呈结节样、串珠状或蚯蚓样充盈缺损。

（3）重度：范围更广甚至累及食管全长，除上述表现更明显外，因食管肌层受压退变导

致食管明显扩张,管壁蠕动明显减弱,不易收缩,排空延迟(图28-12)。

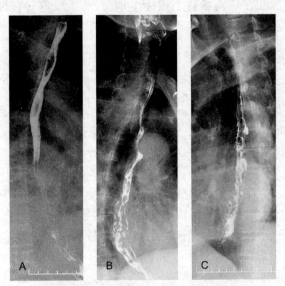

**图28-12 食管静脉曲张X线钡餐造影图**

A. 食管下段静脉曲张;B. 食管中、下段静脉曲张;C. 食管全段静脉曲张。

食管黏膜皱襞增粗呈结节样、串珠状或蚯蚓样充盈缺损

**2. CT和MR表现**

平扫表现为食管壁增厚,管腔轮廓不规则,曲张静脉向管腔内突出。CT增强和MR增强均能显示明显强化的迂曲血管团,呈持续性、延迟性强化;除食管、胃底黏膜下或食管旁区外,肝胃韧带区可以出现卵圆形或葡萄状软组织影(图28-13)。

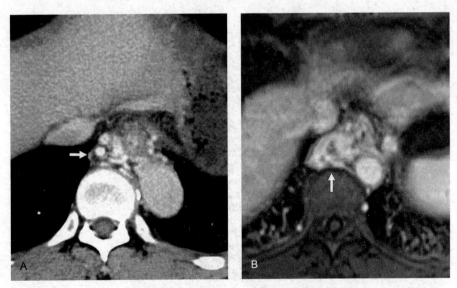

**图28-13 食管静脉曲张CT、MR图**

增强CT(A)和增强MRI(B)均能清楚地显示曲张的食管下段静脉充盈对比剂(白箭)

### （三）鉴别诊断

早期轻度食管静脉曲张应与食管下段癌鉴别,食管下段癌管壁僵硬,管腔狭窄不能扩张,黏膜破坏;食管静脉曲张虽黏膜皱襞增宽但管壁柔软,无管腔狭窄表现,无黏膜破坏。

## 三、胃十二指肠溃疡

### （一）病理与临床

胃十二指肠溃疡(gastroduodenal ulcer)是指胃、十二指肠壁溃烂,形成壁龛。胃溃疡常单发,多在小弯胃角附近。病理改变主要为胃壁溃烂缺损,形成壁龛;多呈圆形或椭圆形,溃疡口部周围呈炎性水肿。溃疡愈合后,常有不同程度的瘢痕形成,其结果可因瘢痕程度不同而引起胃壁短缩,黏膜纠集。

十二指肠溃疡多发生在球部后壁或前壁,常呈圆形或椭圆形,周围有炎性浸润、水肿及纤维组织增生,前、后壁同时发生相对应的溃疡称为对吻溃疡,若与胃溃疡同时存在称为复合溃疡;溃疡浅小可完全愈合,黏膜可恢复正常;溃疡较深大时可遗留瘢痕,肠壁增厚、球部变形。

临床症状多为周期性节律性右上腹痛,多在两餐之间,进食后可缓解,伴有返酸、嗳气。溃疡活动发生出血时,可呕吐咖啡样物、黑便。当并发梗阻、穿孔时,可出现相应的临床表现。

### （二）影像学表现

1. 直接征象 龛影是胃十二指肠溃疡的直接征象,切线位呈乳头状、锥状或其他形状,边缘光滑整齐,底部光整或略不平。龛影口部常有一圈黏膜水肿形成的透明带,依其范围与不同位置的显示为:①黏膜线:为龛影口部一条宽1~2mm的光滑整齐的透明线;②项圈征:龛影口部的透明带,宽0.5~1cm;③狭颈征:龛影口部明显狭小,使龛影犹如具有一个狭长的颈(图28-14);④黏膜纠集:慢性溃疡可见周围黏膜皱襞均匀性、向心性纠集,如车轮状向龛影口部集中且达口部边缘(图28-15)。

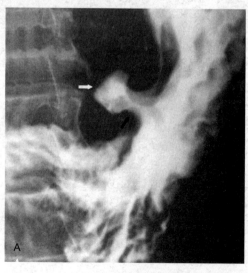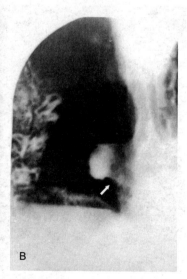

**图28-14 胃小弯溃疡X线钡餐造影图**

A. 胃小弯侧溃疡龛影切线观呈乳头状向腔外突出(白箭),溃疡口部呈狭颈征(黑箭);B. 胃小弯侧溃疡龛影切线观,口部显示较宽的透亮带,形似项圈,即项圈征(白箭)

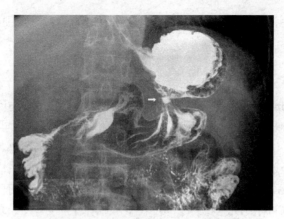

**图 28-15　胃体部溃疡 X 线钡餐造影图**
白箭所示为胃体部溃疡龛影正面观,对侧胃壁痉挛性收缩改变,局部见黏膜纠集

2. 间接征象　①痉挛性改变:胃小弯侧溃疡可在对侧胃壁上出现凹陷或切迹(图28-15),胃窦及幽门也常有痉挛性改变;十二指肠球部溃疡表现为变形,可为球部一侧壁的切迹样凹陷,也可为山字形、三叶草形或葫芦形等。②胃液分泌增多:出现少至中量的胃内空腹滞留液,钡剂不易附着于胃壁。③胃蠕动的变化:蠕动增强或减弱,张力增高或减低,排空加速或延缓。④胃溃疡的瘢痕收缩可致胃变形与狭窄,如胃小弯缩短、胃体呈环状狭窄而形成"葫芦胃"或"哑铃胃"等(图28-15);十二指肠球部瘢痕收缩可导致球部变形呈山字形、三叶草形或葫芦形等(图28-16)。

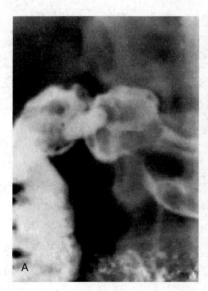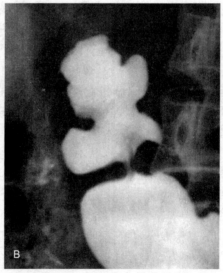

**图 28-16　十二指肠球部溃疡 X 线造影图**
A. 十二指肠球后壁溃疡,箭示龛影,球后狭窄,黏膜纠集改变;B. 十二指肠球部溃疡,球部变形成三叶草状

### (三)鉴别诊断

良性溃疡应与恶性肿瘤形成的溃疡鉴别。良性溃疡呈圆形或椭圆形,边缘光滑整齐,常位于轮廓外,邻近黏膜有水肿表现(如黏膜线、项圈征、狭颈征等),周围黏膜皱襞向龛影集中直达龛影口部,周边壁柔软有蠕动波。恶性溃疡形态不规则,边缘不整齐,可有指压状充盈

缺损,不规则环堤,溃疡常位于轮廓内,邻近黏膜有破坏,周边壁常僵硬蠕动消失。

## 四、胃癌

### (一)病理与临床

胃癌(gastric carcinoma)是指发生于胃黏膜上皮的恶性肿瘤,病因不明,好发年龄40~60岁。可发生于胃的任何部位,但以胃窦部、胃小弯和贲门区多见。早期胃癌是指癌局限于黏膜或黏膜下层,而不论其大小或有无转移。分为三型:Ⅰ型:隆起型,癌肿隆起高度>5mm,呈息肉状外观;Ⅱ型:浅表型,癌灶比较平坦,不形成明显隆起或凹陷;Ⅲ型:凹陷型,癌灶深度大于5mm,形成溃疡,瘤组织不越过黏膜下层。除上述三型外,尚有混合型。早期胃癌多见于窦部与胃体部,以胃小弯最多,其他部位较少。临床上症状轻微,多与胃炎与溃疡类似,亦可无任何自觉症状。

进展期胃癌指癌组织越过黏膜下层已侵及肌层甚至浆膜层,亦称中晚期胃癌。大体从病理上分为三型:Ⅰ型:癌肿主要向腔内突起,称为蕈伞型、肿块型;Ⅱ型:胃癌向壁内生长,中心形成大溃疡,称为溃疡型;Ⅲ型:癌变主要在壁内浸润性生长,不形成明显的腔内突起的肿块,也不形成大溃疡,称为浸润型,如弥漫性浸润大部分或全部胃壁,胃壁僵硬,胃腔缩窄,则称为皮革胃。

进展期胃癌主要临床症状为上腹痛、消瘦与食欲减退,呈渐进性加重。贫血与恶病质,可有恶心、呕咖啡样物或黑便,出现转移后有相应的症状与体征。

### (二)影像学表现

1. X线表现

(1)早期胃癌:①隆起型:肿瘤突向胃腔,高度超过5mm,境界锐利、基底宽、表面粗糙,气钡双重造影显示为不规则的充盈缺损,境界锐利清楚;②浅表型:肿瘤表浅、平坦,沿黏膜及黏膜下层生长,形状不规则,多数病变边界清楚,少数病变边界不清楚,气钡双重造影法显示出胃小区与胃小沟破坏呈不规则颗粒状杂乱影,有轻微的凹陷与僵直,多数病灶界限清楚;③凹陷型:肿瘤形成明显凹陷,深度超过5mm,形状不规则,气钡双重造影显示为形态不整、边界明显的小龛影,其周边的黏膜皱襞可出现截断杵状或融合等。

(2)进展期胃癌

Ⅰ型:局限性充盈缺损,形状不规则,表面欠光滑,与邻近胃壁分界清楚(图28-17A)。

Ⅱ型:不规则龛影多呈半月形,外缘平直,内缘不整齐而有多个尖角,龛影位于胃轮廓之内,龛影外围绕以宽窄不等的透明带即环堤,轮廓不规则但锐利,其中常见结节状或指压状充盈缺损,以上表现称为半月综合征。龛影周围有黏膜纠集但中断于环堤外(图28-17B)。

Ⅲ型:主要特征为胃壁僵硬,边缘不整,全周性浸润可引起局限或弥漫性胃腔狭窄、变形。皮革胃表现为胃壁弹性消失、僵硬,与正常胃壁间无明确界限之分。黏膜皱襞增宽,或呈结节状,加压后无变化(图28-17C)。

2. CT表现

(1)早期胃癌:CT表现多无明显阳性发现。

(2)进展期胃癌:①胃内大小不等的软组织块影固定于胃壁(图28-18A);②胃充盈良好时,胃壁增厚>0.5cm(图28-18B);③胃壁柔韧度消失而呈僵直硬化改变,可呈凹凸不平或结节状;④增强后胃壁呈不均匀强化(图28-18B)。

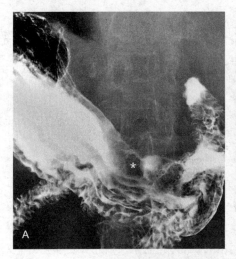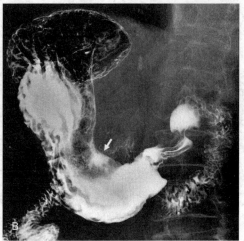

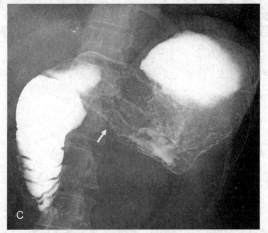

图 28-17 胃癌钡餐造影图

A. 肿块型胃癌:胃小弯见表面不光整肿块(白星);B. 溃疡型胃癌:小弯侧周围形成环堤的腔内龛影(白箭);C. 浸润型胃癌:胃体胃窦僵硬,称为"皮革胃"

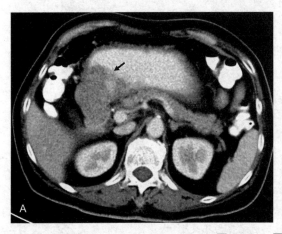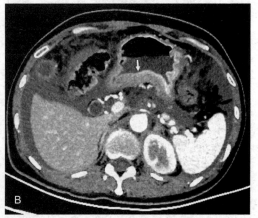

图 28-18 胃癌 CT 图

A. 肿块型胃癌:胃窦部软组织充盈缺损(黑箭);B. 浸润型胃癌:小弯侧胃壁增厚明显,增强后不均匀强化(白箭)

### （三）鉴别诊断

进展期胃癌中，Ⅰ型即蕈伞型或肿块型者应与平滑肌瘤鉴别，后者充盈缺损外形光整，无黏膜破坏、管壁僵硬表现。Ⅱ型胃癌应与良性溃疡鉴别，良性溃疡无黏膜破坏、管壁僵硬表现。与淋巴瘤区别，淋巴瘤可引起胃腔不规则狭窄变形，但仍有舒张伸展性，而胃癌呈广泛侵犯、形态固定不变。

## 五、慢性结肠炎

### （一）病理与临床

广义的慢性结肠炎是指慢性、反复性、多发性因各种原因导致的肠道炎性水肿、溃疡、出血病变。狭义的慢性结肠炎是指溃疡性结肠炎。溃疡性结肠炎是一种非特异性大肠黏膜的慢性炎症病变。其病因不明，可能与免疫异常、感染、遗传等因素相关，常发生于青壮年，以 20~40 岁人群多见。本病初发早期病理改变主要为黏膜充血水肿，黏膜下淋巴细胞浸润，形成小脓肿，溃破后形成小溃疡；进一步发展侵入肌层，致肠壁弹性减低甚至穿孔形成瘘管。病变多发生在结肠远段，也可发生于全结肠及末段回肠。晚期病变愈合黏膜可恢复正常，纤维瘢痕形成可致肠管狭窄及变短。

本病发病缓慢，主要症状为便血和腹泻，大便含黏液脓血，常有阵发性腹痛、里急后重及发热、贫血、消瘦等全身症状。

### （二）影像学表现

本病在影像学上主要是利用 X 线钡剂灌肠造影有所发现。初发早期表现为刺激性肠痉挛收缩，结肠袋变浅或消失，肠腔变窄，钡剂排空加快。溃疡形成后可见肠壁外缘锯齿状改变（图 28-19），排空相可见多发尖刺表现。息肉形成时可见大小不等的颗粒状充盈缺损（图 28-19B）。晚期纤维瘢痕形成可见肠腔狭窄缩短，结肠袋消失。

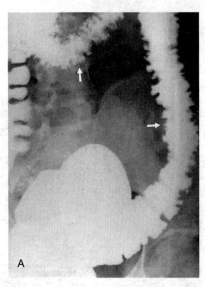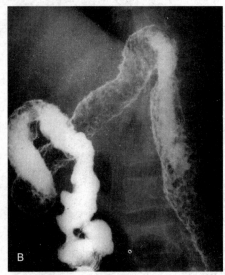

**图 28-19 溃疡性结肠炎钡剂灌肠造影图**

钡剂灌肠充盈相（A）和黏膜相（B）显示横结肠、降结肠边缘锯齿状改变（白箭），黏膜相表现为边缘尖刺状毛糙、黏膜颗粒状改变。为溃疡性结肠炎典型造影表现

**（三）鉴别诊断**

本病依据 X 线钡剂灌肠影像所见的多发锯齿状溃疡、息肉样充盈缺损、结肠袋消失及肠管狭窄变短等特征，加上临床反复发作的黏液血便不难做出诊断。但是，最终诊断需要结合肠镜和活检。影像学表现需要与发生于结肠的常见病肠结核和克罗恩病鉴别。

结肠肠结核常由回盲部开始，盲肠受侵较著并常延及升结肠，其次为横结肠，而左侧结肠受累的少见，与溃疡性结肠炎多发生于远段结肠不同。溃疡型肠结核表现有激惹征象，表现为钡剂排空加快，但病变近端与远端充盈状态良好，犹如跳越一段肠管，故又称"跳跃征"，此征与溃疡性结肠炎刺激性肠痉挛收缩不同。增殖型肠结核肠管有不规则变形狭窄，可有多发小息肉样或占位样充盈缺损，需与溃疡性结肠炎鉴别（图 28-20），但增殖型肠结核少有龛影与激惹征。结肠结核可出现结肠袋消失，但回盲瓣受累表现明显，为盲肠内侧壁凹陷变形，末端回肠扩大及小肠排空延迟。升结肠与横结肠受累，可出现肠管短缩、狭窄、向内下移位的表现。

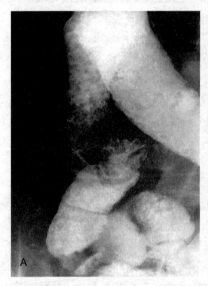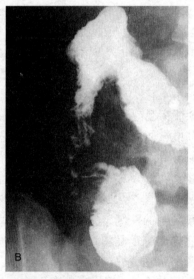

**图 28-20　增殖型肠结核钡剂灌肠造影图**

结肠充盈相（A）和排空相（B）显示升结肠缩短，结肠袋形消失，壁显僵直，其内多发小圆形透光影，盲肠、末端回肠有类似改变

克罗恩病（Crohn's disease）又称节段性肠炎，为好发于青壮年的消化道慢性非特异性肉芽肿性炎性病变。本病可侵及从口腔至肛门的消化道任何部分，但以末段小肠和结肠最为常见。鉴别要点为克罗恩病有特征性的节段性受侵，境界明显，小肠系膜一侧受损较重，游离缘常有假憩室变形，溃疡以纵、横行线状为其特征，黏膜增粗如铺路石状（图 28-21）。

## 六、结直肠癌

**（一）病理与临床**

结直肠癌是指发生于结肠、直肠黏膜的恶性肿瘤，是常见的消化道肿瘤，其发病率有增加的趋势，以乙状结肠多见。结直肠癌发病年龄以 40~50 岁多见。在病理上大多数为腺癌，其次为黏液癌、胶样癌、乳头状腺癌、类癌、腺鳞癌等。大体病理上分为三种：①增生型：肿瘤

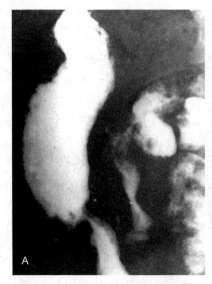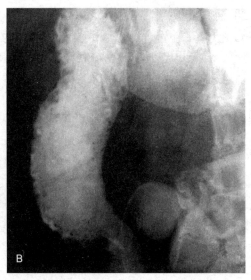

**图 28-21 克罗恩病钡剂灌肠造影图**

钡剂灌肠充盈相（A）和排空相（B）显示升结肠边缘僵直、不光整，结肠袋消失，腔内见圆形及条状阴影，如铺路石状，盲肠及回肠末端有类似改变

向腔内生长，呈菜花状，表面可有浅溃疡；②浸润型：病变常绕肠壁呈环形生长，致肠腔形成环形狭窄；③溃疡型：癌肿中央部分坏死形成巨大溃疡，形态不一，深且不规则。临床常见的症状为腹部肿块、便血、腹泻或有顽固性便秘，亦可有脓血便与黏液样便。直肠癌主要有血便、大便变细与里急后重感。

（二）影像学表现

1. X 线表现（图 28-22） ①增生型：钡剂灌肠造影可见结肠腔内不规则充盈缺损，轮廓不整，多位于肠壁的一侧，黏膜皱襞有破坏、中断或消失，局部肠壁僵硬平直，结肠袋消失；②浸润型：病变区一小段肠管狭窄，可呈偏侧性狭窄或环状狭窄，病灶轮廓可光滑整齐，也可不规则，肠壁僵硬，黏膜破坏消失，病变区界限清晰，常引起梗阻；③溃疡型：形成较大的肠腔内龛影，形状多不规则，边界多不整齐，有尖角，龛影周围有充盈缺损与狭窄，黏膜破坏、中断，肠壁僵硬，结肠袋消失。

2. CT 和 MR 表现 CT 和 MR 扫描对结、直肠癌的诊断有一定价值，前提是做好清洁肠道准备。常规 CT 和 MR 检查能发现中晚期的结肠癌。表现为肠腔软组织肿块或肠壁增厚，肿块密度/信号尚均匀，当肿块较大时可有低密度的缺血坏死区；肠壁不规则增厚、僵硬，肠腔变形或狭窄（图 28-23、图 28-24）。肿瘤穿过肠壁到达浆膜层并向外蔓延时表现为肠壁模糊，与周围脂肪侧界面不清楚。直肠和乙状结肠癌容易侵犯盆腔内肌肉，受侵肌群肿大、密度不均匀，肿块与肌肉间脂肪层消失。结直肠癌可转移到肝、肾上腺，经淋巴径路可转移到髂血管周围、腹股沟淋巴结。

（三）鉴别诊断

X 线钡剂灌肠造影显示中晚期结直肠癌有不规则充盈缺损或龛影伴有肠壁增厚、僵硬或伴有梗阻征象，诊断不难。本病需与良性肿瘤及息肉鉴别，后者充盈缺损常光滑整齐，黏膜规则，蠕动正常，而结肠癌的充盈缺损不规则，黏膜皱襞破坏、中断，且管壁僵硬。增殖型的回盲部结核可表现为充盈缺损、肠管变形、结肠袋消失，易与之混淆，但结核往往有挛缩向

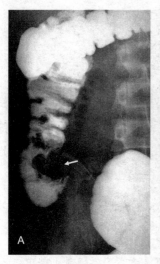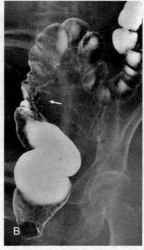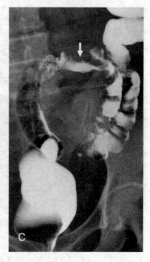

**图 28-22 结肠癌钡剂灌肠造影图**

A. 增生型盲肠癌：盲肠内侧见充盈缺损（白箭），黏膜皱襞有破坏、中断，结肠袋消失；B. 浸润型乙状结肠癌：乙状结肠左侧肠壁不规则增厚，局部扩张受限（白箭）；C. 溃疡型乙状结肠癌：乙状结肠局限性狭窄、充盈缺损，其内见腔内龛影形成钡斑（白箭）

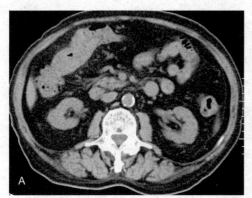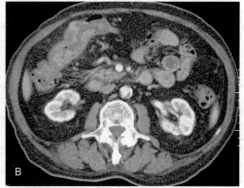

**图 28-23 结肠癌 CT 图**

CT 平扫（A）显示横结肠肠壁明显增厚，管腔明显狭窄；增强扫描（B）后增厚之肠壁明显不均匀强化，浆膜层及邻近脂肪组织受侵犯

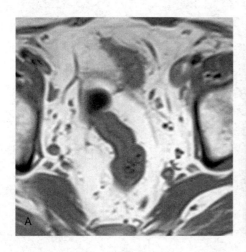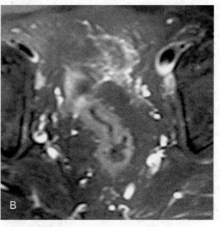

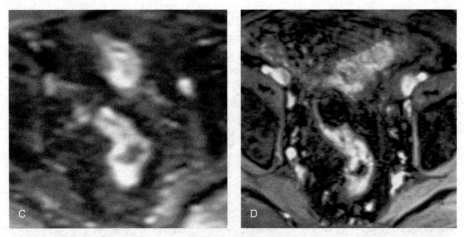

**图 28-24　结肠癌 MR 图**

$T_1WI$（A）、$T_2WI$（B）、DWI（C）、$T_1WI$ 增强（D）显示乙状结肠肠壁明显增厚，管腔明显狭窄，$T_1WI$ 和 $T_2WI$ 呈等信号、DWI 弥散受限，增强后明显强化，周围脂肪层尚清晰，未见明显受累

上征象，常同时累及末段回肠。

（李　平）

# 第二十九章
## 肝、胆、胰、脾

### 一、肝、胆、胰、脾CT检查及正常CT表现

#### (一)CT检查方法

上腹部CT检查前需禁食4小时以上,目前多以饮用水作为肠道充盈对比剂,简单方便,不会产生伪影,且有利于胃内病变的观察。患者仰卧位,双臂上举抱头。扫描时要求患者屏气。上腹部CT扫描范围通常从膈顶部开始,下至肝脾下缘。容积扫描,重建层厚以5mm为宜,保存≤1mm层厚图像,便于图像后处理重组。常规平扫CT检查,可以了解肝、胆、胰、脾等组织、脏器的大小、形态、密度,明确有无病灶或观察病灶的数目、分布范围、大小和形态等,以确定增强扫描的方案。增强扫描可显示平扫不能发现小病灶和等密度病灶,并根据病灶的强化特征鉴别病灶的性质,另外也可以清晰地显示肝内血管解剖,更加清楚地显示肝门结构和肝内胆管的扩张。增强扫描采用经静脉团注碘对比剂行动态增强,注射速度为3~4ml/s,总量为80~100ml,注射开始后25~30秒、50~60秒、110~120秒进行扫描,以获得动脉期、门静脉期和平衡期的动态增强图像,对占位性病变患者,需做5~10分钟的延迟扫描。

#### (二)正常CT表现(图29-1)

1. 肝脏　正常肝实质密度均匀,CT值为50~70HU,高于脾、胰腺,更高于肾脏。增强后肝实质密度均匀增高;肝动脉及分支呈线状、点状高密度影,门静脉由粗到细从第一肝门向肝组织分布,左、中、右三支肝静脉由细到粗汇入近膈顶部的下腔静脉(第二肝门);增强后肝实质内一般不能显示肝内胆管。

肝脏表面轮廓光整。肝裂呈线状。肝脏分为尾状叶(Ⅰ段)、左叶(Ⅱ~Ⅳ段)和右叶(Ⅴ~Ⅷ段)。在门静脉主干分为左右分支之前的肝门平面,测量肝脏右叶、左叶前后径,正常比值约为1.2~1.9;右叶、尾状叶左右径,正常比值约为2~3。以此大致评估肝叶比例。

2. 胆囊、胆管　胆囊的位置、大小和外形变异很大,正常胆囊呈圆形或椭圆形囊袋状,位于肝左、右叶之间下方的胆囊窝内。CT可以准确定位,可以发现异位的胆囊。正常胆囊内胆汁密度稍高于水。胆囊边界清晰、壁薄,厚度约2mm,光滑锐利,胆囊窝脂肪组织可以很好地衬托胆囊的显示。

左右肝管于肝门部汇合形成肝总管,呈一圆形的低密度阴影,直径约为3~5mm,正常位于门静脉主干的前外侧。向下层面肝总管逐渐向内走行,分出胆囊管后即为胆总管。胆总

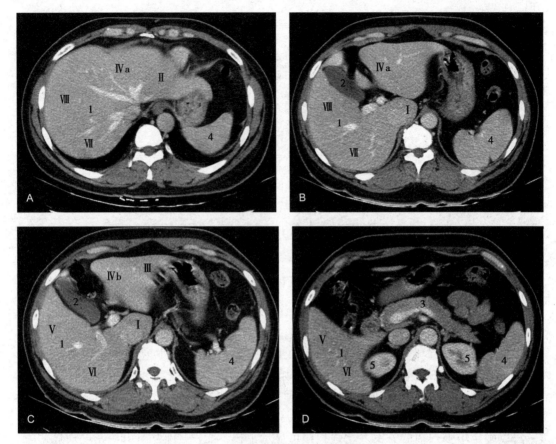

**图 29-1　正常上腹部 CT 增强图**

A. 第二肝门层面:显示各肝静脉分支汇入下腔静脉;B. 门静脉左右支分叉层面;C. 肝门层面:可显示门静脉主干、肝动脉及胆总管等肝门部结构;D. 正常胰腺的解剖位置:胰腺呈带状向前突出的弓形,位于胃的后方,脾静脉的前方

1. 肝脏,2. 胆囊,3. 胰腺,4. 脾脏,5. 肾脏

管下段位于胰头内,经十二指肠乳头进入十二指肠,直径约为 3~6mm。CT 增强扫描:胰头实质和血管明显强化,肝胆总管可以显示。

3. 胰腺　正常胰腺位于腹膜后间隙内。正常胰腺胰头较大,至胰尾逐渐变细、变薄,呈蚕状(图 29-1D),胰头且向下称为钩突。因周围脂肪包绕,CT 能清楚显示边缘,老年人胰腺逐渐萎缩,边缘呈小分叶改变。胰腺实质均匀,CT 值低于肝脏,增强扫描后胰腺呈均匀强化,强化程度低于肝实质。正常胰管在常规 CT 图像上一般不能显示,在薄层、高分辨率 CT 扫描上呈纤细的低密度影,增强后正常胰腺明显强化,可以更好地显示胰管的形态及走行。

4. 脾脏　脾脏位于左上腹的后方,CT 上显示其膈面及胸壁侧光滑、圆隆,而其脏面则凹凸不平,可呈波浪状或分叶状。

正常脾脏密度低于肝脏,CT 值约为 40~50HU,平扫密度均匀;增强后动脉期可见脾脏呈斑片状不均匀强化,约 40 秒后升到最高值,之后密度缓慢下降,门静脉期密度变均匀。

脾血管在增强 CT 上显示非常清楚。脾动脉走行于胰腺的上方,稍迂曲走行。脾静脉稍下方走行于胰腺的体尾部后方。

## 二、肝、胆、胰、脾 MR 检查及正常 MR 表现

### （一）MR 检查方法

上腹部 MR 检查前需禁食 4 小时以上。进入检查室需去除随身携带的金属和磁性物品。对于植入心脏起搏器、人工耳蜗者不可行 MR 检查。

上腹部 MRI 采用体部相阵控线圈，一般包括以下几个序列：冠状面 $T_2WI$、横断面 $T_1WI$ 同反相位成像（in-phase、out-phase）、$T_2WI$ 脂肪抑制、DWI、动态增强扫描。增强扫描常规使用 Gd-DTPA，经静脉团注，注射速度约为 2ml/s，总量为 30ml，注射扫描时间基本与 CT 增强相同，可获得动脉期、门静脉期和平衡期的动态增强图像，对占位性病变患者，需做 5~10 分钟的延迟扫描。

### （二）正常 MR 表现（图 29-2）

1. 肝脏　MRI 因具有很高的软组织分辨力，能做多序列、多轴位成像，是肝脏病变诊断的重要手段之一。肝脏的特异性对比剂研究近年来已逐渐应用于临床，有助于肝内微小病灶的检出及肝内局灶性病变的定性诊断。

常规平扫 $T_1WI$ 肝实质呈灰白信号，略高于脾脏；$T_2WI$ 呈灰黑信号，低于脾信号。肝血管在 $T_1WI$ 呈低信号，$T_2WI$ 可呈高、等、低多种信号，影响因素很多。动态增强扫描：动脉期肝实质信号增高不显著，肝内动脉呈高信号；门脉期和平衡期强化表现与 CT 增强相似。

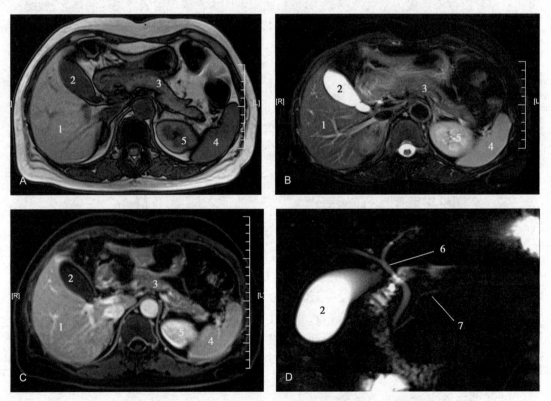

**图 29-2　正常上腹部 MR 图**

A. 平扫 $T_1WI$：肝实质呈灰白信号，略高于脾脏；B. 平扫 $T_2WI$：肝脏呈灰黑信号，低于脾信号；C. Gd-DTPA 增强静脉期：强化表现与 CT 类似；D. MRCP：清楚直观地显示肝内外胆管、胆囊及胰管结构

1. 肝脏，2. 胆囊，3. 胰腺，4. 脾脏，5. 肾脏，6. 肝总管，7. 胰管

2. 胆囊、胆管　胆管及胆囊 $T_1WI$ 呈低信号，$T_2WI$ 呈高信号。胆汁因化学成分的不同，可对信号强度产生影响，尤其是胆囊，胆汁浓缩时可表现为 $T_1WI$ 高、低信号分层或 $T_1WI$、$T_2WI$ 均为高信号。磁共振胆胰管成像（MRCP）是磁共振水成像的一种，具有无创和多方位观察成像的特点，能清晰地显示胆囊、胆管及胰管结构，在诊断上的作用可取代 ERCP（图 29-2D）。

3. 胰腺　胰腺的信号强度与肝脏相似。胰腺周围的脂肪呈高信号，可以衬托出胰腺的轮廓。判断胰腺的解剖标记一是脾静脉，脾静脉总是紧贴胰腺背侧，与胰腺体尾部伴行；二是肠系膜上动脉从腹主动脉发出的起始部总是指向胰腺体部，这两支血管在 SE 序列均表现为流空的无信号影。上述 MRCP 检查可以清晰地显示主胰管。

4. 脾脏　脾脏的 $T_1$、$T_2$ 弛豫时间比肝脏长，与肝脏相比，脾脏的 MR 信号在 $T_1WI$ 较低，$T_2WI$ 则较高。正常脾脏的信号均匀。其大小、形态、动态增强表现与 CT 检查相同。

## 第二节　基本病变的影像学表现

### 一、实质性脏器大小与形态异常

#### （一）脏器肿大或萎缩

肝脏增大表现为肝缘变钝，肝叶形态饱满；萎缩则相反，可见肝叶缩小，肝裂及胆囊窝增宽。胰腺弥漫性增大多为急性胰腺炎的表现；胰腺的肿瘤常表现为胰腺局部的增大；胰腺萎缩及脂肪浸润则胰腺轮廓呈羽毛状改变。脾脏增大表现为脾脏外缘对应的肋单元超过 5 个，以及脾脏下缘低于正常肝脏下缘。

#### （二）脏器边缘、轮廓异常

肝硬化再生结节或出现占位病变时可使肝轮廓凹凸不平、肝缘角变钝，失去正常的棱角，边缘呈波浪状或锯齿状改变。胰腺炎症渗出及肿瘤浸润常常使胰腺周围脂肪间隙密度增高，胰腺的边界模糊不清；渗出较多的时候可以见到条片低密度局限积液影。脾脏包膜下积液及外伤导致包膜下血肿时，边缘可见局限性隆起；脾脏梗死多发生在脾脏边缘，陈旧性梗死可以表现为单发或多发局限性缺损。

### 二、实质性脏器密度、信号异常

#### （一）单发或多发局限性占位

单发或多发占位可为囊肿、脓肿、寄生虫及各种肿瘤或肿瘤样病变。平扫多表现为单发或多发圆形、类圆形或不规则的低密度或异常信号肿块，少数可表现为高密度。CT 上低密度，MR-$T_1WI$ 低、$T_2WI$ 高信号，增强后无强化的为囊肿、或坏死、液化囊变。实质性占位或占位的实性成分在 CT 上大多为稍低密度，在 MR-$T_1WI$ 上为稍低信号，$T_2WI$ 则为稍高信号，增强后不同程度强化。胰腺癌大多为乏血供的肿瘤，增强扫描动脉期强化程度往往低于正常胰腺实质的强化，功能性胰岛细胞瘤在增强后表现为明显结节样强化。钙化 CT 上表现为高密度、MRI 上多为低信号，多见于结核及寄生虫感染。

#### （二）弥漫性密度、信号异常

肝弥漫性密度异常可见全肝或某一肝叶、肝段密度或信号减低、增高或呈混杂密度或信号，常见的有脂肪肝、肝硬化、肝异常代谢物如铁、铜的沉积等。脂肪肝在 CT 上表现为密度减低，MRI 上表现为 $T_1WI$ 反相位信号低于同相位。肝硬化中晚期在 CT 和 MRI 上均可表现为弥漫大小不等结节状改变。矿物质的异常沉积CT密度增高,MRI上大多为信号减低。胰腺炎由于胰腺组织的坏死液化表现为胰腺实质密度不均匀减低,慢性胰腺炎可见胰管串珠样或囊状扩张、胰腺可见弥漫钙化灶形成。急性胰腺炎由于充血、水肿,胰腺实质在$T_1WI$上信号减低,$T_2WI$上信号增高。

### 三、实质性脏器血管异常

肝内血管可发生血管解剖学上的变异和病理性的异常。CTA具有类似DSA的诊断效果,能很好地显示肝脏血管的变异,显示肿瘤的供血动脉。肿瘤对血管的侵犯表现为血管边缘不规则、受压移位,门静脉及肝静脉血栓或瘤栓显示为血管腔内的充盈缺损;肝硬化门静脉高压时,可显示门静脉及脾静脉管径的增粗,以及食管 - 胃底静脉丛、脐静脉等侧支循环的形成。动脉期出现门静脉或肝静脉提前显影则提示动静脉瘘。

### 四、胆囊大小和位置异常

胆囊横断面直径超过 5cm 时可考虑胆囊增大,常见于急性胆囊炎、胆囊结石等病变;慢性萎缩性胆囊炎时,胆囊直径一般不超过 3~4cm,胆囊壁明显增厚,提示胆囊萎缩。

常见胆囊异位多为先天性发育变异,异位部位有肝左叶的下方、圆韧带左侧,其他还有横向胆囊、肝内胆囊、肝脏后胆囊和腹膜后胆囊。胆囊异位在临床上极易误诊和漏诊。

### 五、胆囊、胆管内充盈缺损

胆囊、胆管内的充盈缺损常见的有结石、息肉和肿瘤。胆系结石可分为高密度结石、等密度结石、低密度结石和环状结石;MRI上表现为$T_1WI$低信号胆汁中稍高信号、$T_2WI$高信号胆汁中低信号充盈缺损。胆系肿瘤常表现为胆囊或胆管腔内的软组织肿块,或胆囊壁、胆管壁的增厚;胆囊息肉常表现为胆囊壁局部均匀增厚或结节样增厚,息肉和肿瘤增强扫描后均可见有强化。

### 六、胆管扩张及狭窄或梗阻

胆总管的直径超过 1cm 则考虑扩张。常见原因有胆管的结石、炎症、肿瘤导致狭窄或梗阻,狭窄或梗阻以上肝内外胆管扩张。结石导致的狭窄或梗阻多出现边缘光滑的杯口状充盈缺损;炎症则表现为胆管壁增厚、管腔由粗变细逐渐过渡,范围较长;胆管的恶性肿瘤表现为边缘不规则,呈偏心性或向心性狭窄或充盈缺损,截断性梗死。如病变位于肝总管及以上则胆囊不增大,如病变位于胆总管则同时有胆囊的增大,壶腹周围病变可同时引起胰管扩张,显示所谓的"双管征"。先天性胆总管扩张称为胆总管囊肿;先天性肝内胆管多发囊状扩张也称为 Caroli 病。

CT增强和MR检查对胆管扩张均匀较高的诊断价值,尤其是MRCP可显示胆胰管的全貌。

## 第三节 常见疾病的影像学诊断

### 一、原发性肝细胞癌

肝脏恶性肿瘤是全身较为常见的恶性肿瘤。可分为原发性和继发性恶性肿瘤,目前 CT

和 MRI 是肝脏恶性肿瘤的主要检查方法。原发性肝癌（primary carcinoma of the liver）是指由肝细胞或肝内胆管上皮细胞发生的恶性肿瘤，可分为原发肝细胞癌、胆管细胞癌和混合型肝癌三种类型。临床上常说的肝癌一般指原发性肝细胞癌。

### （一）病理与临床

原发性肝细胞癌（primary hepatocellular carcinoma，PHCC）病理学上分为三型：巨块型，直径≥5cm；结节型，每个癌结节直径 <5cm；弥漫型，弥漫小结节分布全肝。其中，直径≤3cm 的单发结节或 2 个结节直径之和不超过 3cm 的肝细胞癌称为小肝癌。原发性肝细胞癌 90% 的病例都为血供丰富的肿瘤，主要由肝动脉供血。肿瘤膨胀性生长压迫周围肝实质，导致纤维组织增生包绕、形成假包膜。肝细胞癌容易侵犯门静脉和肝静脉引起癌栓或血行转移；侵犯胆道引起梗阻性黄疸；引起肝门及腹主动脉旁或腔静脉旁等淋巴结转移；晚期可发生肺、骨骼、肾上腺和肾脏等远处转移。

本病好发于 30~60 岁，男性多见。其发病与乙型肝炎和丙型肝炎及肝硬化密切相关。50%~90% 的原发性肝细胞癌发生在肝硬化的基础上，30%~50% 肝硬化并发肝细胞癌。临床症状多出现在中晚期，表现为腹部包块，肝区疼痛，晚期可出现黄疸。60%~90% 肝细胞癌的血中甲胎蛋白（alpha-fetoprotein，AFP）呈阳性。

### （二）影像学表现

1. CT 表现　原发性肝细胞癌的 CT 分型与病理分型相同。巨块型和结节型肝癌平扫大部分表现为单发或多发的圆形、类圆形或不规则肿块，膨胀生长有一定的占位效应，边缘有假包膜者可边界清楚。弥漫型肝癌分布广泛、边界不清。大部分肿块 CT 平扫表现为低密度，少数呈等或高密度，巨块型肝癌容易发生中央坏死而出现更低密度区，合并有出血或钙化时则可见到高密度灶；肿块周围出现的小结节灶称为子灶。CT 动态增强扫描是目前肝细胞癌的重要检查手段：动脉期主要由肝动脉供血的肝癌表现为明显的结节状或斑片状强化；门脉期由于肝癌没有门静脉的供血、强化程度迅速下降；延迟期肝实质明显强化，而肿瘤强化程度继续下降呈相对低密度，对比更加明显。肝癌的全部强化过程表现为"快进快出"现象（图 29-3），在动态增强扫描的时间—密度曲线上表现为"速升速降"曲线。肝癌的假包膜一般在延迟期可见到强化。

出现门静脉、肝静脉及下腔静脉的侵犯及癌栓形成时，表现为血管腔的扩张及腔内的充盈缺损、部分癌栓可见强化（图 29-3）；胆道系统侵犯时，可引起远端胆管的扩张；肝门区、腹膜后腹主动脉旁及腔静脉旁出现肿大淋巴结时提示有淋巴结的转移。另外发现骨骼、肾脏

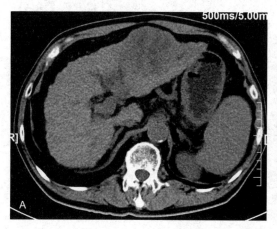
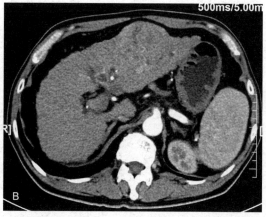

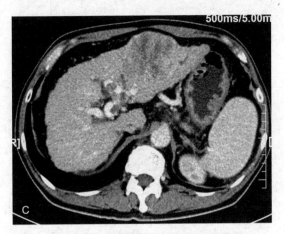

**图 29-3　巨块型原发性肝癌 CT 图**

平扫(A)可见肝左叶类圆形稍低密度肿块、且向表面隆起,内可见更低密度灶;增强动脉期(B)不均匀强化;门静脉期(C)强化程度减退、稍低于周围正常肝实质,门静脉主干及左支内结节状癌栓形成充盈缺损。该患者为肝硬化基础上发生肝癌,表现为肝表面不光整、呈结节状突起,脾脏肿大

及肾上腺、肺的转移则提示肿瘤已属晚期。

2. MR 表现　肿块的形态表现与 CT 类似。肝细胞癌在 $T_1WI$ 上表现为稍低或等信号,有出血时表现为高信号,坏死囊变部分则为低信号。$T_2WI$ 上肿瘤大部分呈稍高信号,$T_2WI$ 脂肪抑制序列可使肿块的边界、假包膜表现更为清楚;Gd-DTPA 对比剂增强扫描肿瘤的强化与 CT 类似(图 29-4)。MRI 上门静脉及肝静脉系统腔内癌栓的形成表现为腔内充盈缺损的软组织信号肿块(图 29-5)。由于 MRI 上高信号的脂肪背景,MRI 可以较 CT 更为敏感、直观地显示肝门区及腹膜后的淋巴结转移。

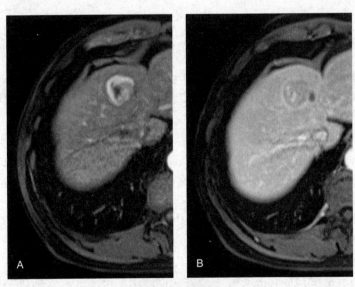

**图 29-4　结节型原发性肝癌 MR 图**

肝左叶一类圆形肿块,增强后动脉期(A)明显强化,静脉期(B)强化明显退出,呈典型的"快进快出"现象;增强静脉期病灶周围可见高信号,为假包膜

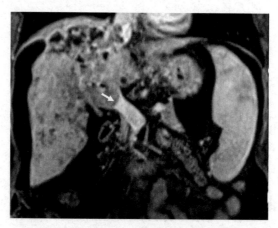

**图 29-5　原发性肝癌门静脉癌栓 MR 图**
上腹部 MR 增强冠状面示肝右叶、左内叶见多发性癌灶,门静脉主干内见充盈缺损(白箭所在位置)

### (三)鉴别诊断

原发性肝细胞癌需要与下列病变进行鉴别:①原发性胆管细胞癌:好发于肝左叶,常表现为肝内边界不清的低密度肿块,肿块内或周围常可见不规则的胆管扩张,动脉期肿瘤强化不明显或轻度不均匀的强化,随着时间的延长,多数肿瘤强化程度逐渐增加,这种强化模式与原发性肝细胞癌明显不同,另外原发性胆管细胞癌 AFP 检查常为阴性、而 CA19-9 常增高,结合临床较易鉴别;②肝脓肿:一般表现为中心低密度,部分内部可见小气泡或液平面,增强后脓肿壁呈环形明显强化,内部可见纤维分隔,脓肿所在肝叶或肝段的肝实质可由于充血而出现一过性短暂明显强化;③肝腺瘤:多见于口服避孕药女性,表现边缘光滑、密度均匀,周围可见低密度环;④肝局灶性结节性增生可出现逐渐强化的中央星状纤维瘢痕组织,对鉴别有一定的价值。

## 二、肝脏转移性肿瘤

肝脏转移性肿瘤又称为转移性肝癌(metastatic cancer of the liver),是指肿瘤细胞从原发部位经淋巴管、血管或其他途经进入肝脏继续生长,形成与原发肿瘤相同类型的肿瘤。

### (一)病理与临床

肝脏转移性肿瘤肝内结节往往多发,病理上较易出现坏死、出血、囊变和钙化等。肿瘤大小不一,可从数毫米到 10cm 以上。来自肾癌、绒毛膜上皮癌等的转移多血供丰富;而来自胃癌、胰腺癌、食管癌、肺癌等的转移多为少血供。结肠黏液癌、肾癌、乳腺癌等的转移有钙化倾向;较易出现囊变的转移有结肠癌、类癌及平滑肌肉瘤等。

本病的临床症状包括原发性肿瘤的症状和肝脏恶性肿瘤的表现。在原发肿瘤的基础上出现肝大,肝区疼痛,黄疸,腹水,消瘦等。

### (二)影像学表现

1. CT 表现　CT 平扫见肝内多发或单发圆形或类圆形的低密度肿块,大小不一。肿块大多密度均匀,也可出血或钙化、液化坏死或囊变。增强扫描动脉期可见边缘强化,门静脉期可见整个肿瘤均匀或不均匀强化,平衡期对比增强消退。典型的转移性肿瘤表现为中央无强化的低密度、边缘强化呈高密度,外周可见稍低于肝实质的水肿带,构成所谓的"牛眼征"(图 29-6)。

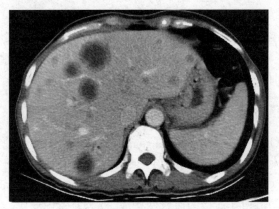

**图 29-6　肝脏转移性肿瘤 CT 图**
CT 增强门静脉期可见多个大小不等典型的类圆形"牛眼征"肝转移瘤病灶

2. MR 表现　表现为肝内多发或单发、边缘较清楚的病灶。$T_1WI$ 常呈均匀的稍低信号，$T_2WI$ 则呈稍高信号。约 25% 的肿瘤表现为中心 $T_1WI$ 低信号、$T_2WI$ 高信号，称之为"环靶征"。部分肿瘤周围 $T_2WI$ 表现为高信号环，称为"亮环征"或"晕征"，可能与肿瘤周围的水肿或血供丰富有关。增强后的强化模式与 CT 类似（图 29-7）。

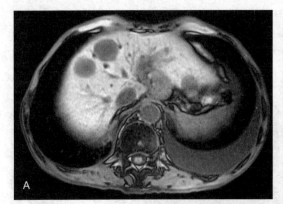
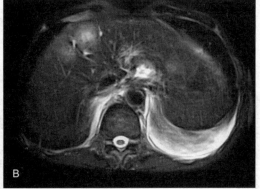
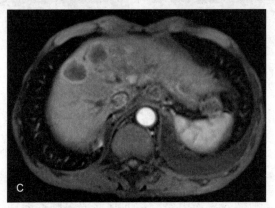

**图 29-7　肝脏转移性肿瘤 MR 图**
肝脏多发大小不等结节状占位，$T_1WI$（A）呈低信号、$T_2WI$（B）呈高信号及部分病灶中心更高信号、增强后（C）呈分层环形强化改变，中心坏死不强化

**（三）鉴别诊断**

在其他部位有明确恶性肿瘤基础上，肝脏转移性肿瘤的诊断比较容易。在原发肿瘤不明时，发现肝内多发低密度结节，典型表现者可以诊断，但需与肝脓肿、肝结核、肝棘球蚴病等肝内多发病变相鉴别。

## 三、肝海绵状血管瘤

肝海绵状血管瘤（liver cavernous hemangioma）是肝脏常见的良性肿瘤，约占肝良性肿瘤的84%。本病好发于女性，女性的发病率约为男性的4.5~5倍，多见于30~60岁成人。

**（一）病理与临床**

肝海绵状血管瘤是由相互连接的血管网构成、覆以血管内皮层，外周有疏松的成纤维性基质包绕的肿瘤，由肝动脉的分支供血，内部的血流循环缓慢。肿瘤大小可长期保持稳定，但有时也可长大。肿瘤直径从2mm到20cm不等，超过5cm称为巨大海绵状血管瘤。

临床可无任何症状，多数偶然发现。巨大的海绵状血管瘤可导致肝区胀痛不适，肿瘤破裂可引起出血。

**（二）影像学表现**

1. CT表现　平扫表现为肝实质内的圆形或类圆形低密度肿块，边界清楚，CT值约30HU。对比增强扫描动脉期可见肿瘤边缘出现散在斑片状、结节状明显强化灶；门静脉期，散在的强化灶互相融合，并同时向肿瘤中心填充；数分钟后的延迟扫描可见整个肿瘤的均匀强化。整个动态增强扫描过程表现为"慢进慢出"或称"早出晚归"的强化特点（图29-8）。部分较大血管瘤中心可见可因血栓形成或纤维瘢痕而呈条索状、斑块状始终不强化改变。

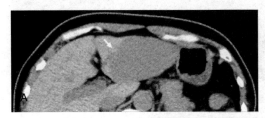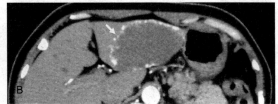
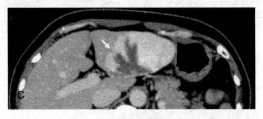

**图 29-8　肝海绵状血管瘤 CT 图**

肝左叶边界清楚类圆形病灶（白箭），CT平扫（A）表现为低密度影，增强后动脉期（B）病灶边缘多发结节及斑片样明显强化灶，静脉期（C）强化向中心填充，呈典型的"慢进慢出"现象

2. MR表现　$T_1WI$肿瘤表现为边界清楚的圆形或类圆形的均匀低信号肿块；$T_2WI$上表现为边缘锐利且均匀的明显高信号，信号比肝癌高、囊肿低；在周围肝实质偏低信号的背景下呈现边缘锐利的明显高信号，称为"灯泡征"；动态增强扫描，肿瘤强化特点与CT类似（图29-9）。

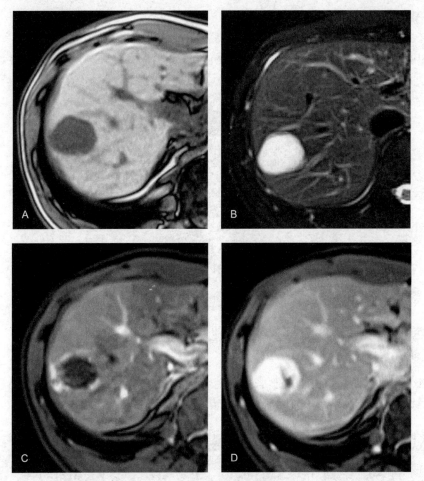

**图 29-9　肝海绵状血管瘤 MR 图**

肝右叶见一边界清楚类圆形异常信号灶,$T_1WI(A)$呈低信号、$T_2WI(B)$呈高信号(典型的"灯泡征"),动态增强后动脉期(C)病灶边缘多发结节样强化灶,延迟期(D)强化向中心填充,延迟期病灶基本填充满,呈典型的"慢进慢出"现象

### (三)鉴别诊断

肝海绵状血管瘤需与多血供的肝细胞癌及转移性肿瘤相鉴别,后两者 CT 也可出现肿瘤的早期明显强化,但强化的持续时间多较短,大多数在门静脉期时出现明显消退,接近其平扫的密度。

## 四、肝囊肿

肝囊肿(cyst of liver)是常见的肝脏疾病,分为寄生虫性(如肝棘球蚴病)和非寄生虫性肝囊肿。后者又可分为先天性、创伤性囊肿和炎症、肿瘤囊变。先天性肝囊肿在临床上多见。

### (一)病理与临床

肝囊肿又称单纯性囊肿,多为先天性。起自胆管上皮,覆盖单层立方形上皮,少数可覆盖鳞状或柱状上皮。临床上多见于 30~50 岁人群,女性多见,可以单发或多发,大多无症状,常为偶然体检发现。巨大的肝囊肿可导致肝大、肝区胀痛。偶有囊肿破裂出血、合并感染等。

**（二）影像学表现**

1. CT 表现　平扫表现为肝实质内圆形低密度灶,边缘锐利,边界清楚,囊内密度均匀,CT 值 0~20HU。对比增强检查显示囊肿无强化(图 29-10),在周围肝实质强化背景下,囊肿的边界更加清楚。发现肝内弥漫性的囊肿时,可能为多囊肝,应注意有无合并多囊肾的存在。

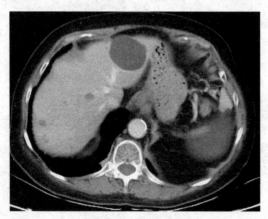

图 29-10　肝囊肿 CT 图

CT 增强扫描见肝脏多发边界清楚、不强化均匀低密度灶

2. MR 表现　肝囊肿内含水量可达 95% 以上,所以在 $T_2WI$ 上表现为明显高信号,其信号较海绵状血管瘤更高、$T_1WI$ 为低信号。呈边缘光滑、锐利的圆形或椭圆形(图 29-11)。

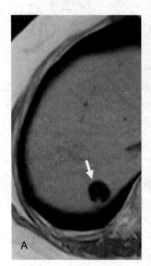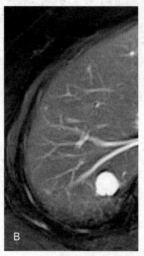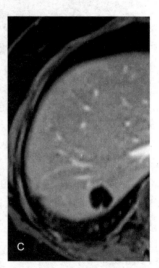

图 29-11　肝囊肿 MR 图

肝脏右后叶类圆形异常信号灶,$T_1WI$(A)呈低信号(白箭)、$T_2WI$ 脂肪抑制序列呈高信号、$T_1WI$ 脂肪抑制增强(C)不强化低信号,边缘锐利、清楚

**（三）鉴别诊断**

肝囊肿与肝海绵状血管瘤在 $T_1WI$ 与 $T_2WI$ 上不易区分,但二者可用增强检查可鉴别。其他的囊性病变包括包虫囊肿、脓肿和囊性肿瘤,也可类似单纯性肝囊肿的表现,但可根据壁较厚、不规则、内部有分隔、密度可能更高等进行鉴别。

## 五、肝硬化

肝硬化（hepatic cirrhosis）是各种慢性肝病发展的晚期阶段。引起肝硬化的病因很多，我国以病毒性肝炎为主，欧美国家以慢性酒精中毒多见。

### （一）病理与临床

肝硬化是临床常见的慢性进行性肝病，由一种或多种病因长期或反复作用形成的弥漫性肝损害。病理组织学上有广泛的肝细胞坏死、残存肝细胞结节性再生，结缔组织增生与纤维隔形成，导致肝小叶结构破坏和假小叶形成，肝脏逐渐变形，变硬而发展为肝硬化。

临床上早期可无明显症状。后期可出现不同程度以肝功能损害和门静脉高压症引起的腹胀、消化不良、消瘦、贫血、黄疸等症状，以及腹壁静脉怒张、脾大、腹水。晚期常出现上消化道出血，肝性脑病，继发性感染等并发症。

### （二）影像学表现

1. CT 表现　CT 扫描（图 29-3、图 29-12A）可以反映肝硬化的病理形态学改变，主要表现包括：

（1）肝脏大小的改变：中晚期的肝硬化表现为尾状叶、左叶外侧段增大，右叶及左叶内侧段萎缩，即肝叶比例失调，如尾状叶与右叶横径比 >0.65。

（2）肝脏形态轮廓的改变：由于增生结节和肝纤维化的收缩，肝边缘表现出凹凸不平及结节状突起。

（3）肝密度的改变：肝脏纤维化及再生结节可引起弥漫性密度不均匀、稍高密度结节影。

（4）肝裂增宽：纤维组织增生，肝叶萎缩，导致肝裂和肝门的增宽。

（5）继发性改变：①门静脉扩张，侧支循环的形成，表现为脾门区、胃底 - 食管下段及腰旁静脉丛、脐周静脉血管的增粗迂曲；②脾脏肿大，脾脏的外缘超过 5 个肋单元，或者脾脏的下缘低于肝下缘；③腹水。

2. MR 表现　在显示肝脏的形态及大小、脾脏肿大以及门静脉高压方面的情况（图 29-12B）与 CT 相同。磁共振可观察到肝实质内的结构紊乱，并可见细小网状结构、$T_2WI$ 上呈高信号。肝硬化结节一般表现为 $T_1WI$ 呈稍高信号，$T_2WI$ 呈偏低信号，没有包膜结构。

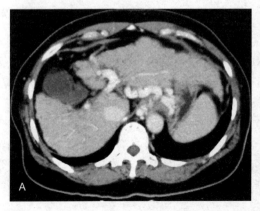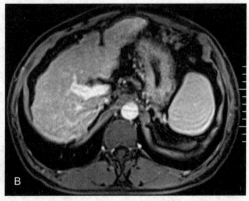

**图 29-12　肝硬化 CT 和 MR 图**

肝脏边缘不规则、结节状凸起；肝裂增宽；肝左叶体积相对增大、肝叶比例失调；CT 增强（A）可见门静脉管径增粗，食管 - 胃底静脉丛明显扩张迂曲改变；MR-$T_1$WI 脂肪抑制增强序列（B）可见肝实质结构紊乱，弥漫细小低强化结节，门静脉增粗，脾脏肿大

（三）鉴别诊断

30%~50% 的肝硬化合并有肝癌,肝硬化的再生结节有时需要与肝癌进行鉴别,结合 CT 多期动态扫描再生结节动脉期一般没有明显增强,在 MRI-$T_2$WI 上表现为偏低信号,可以进行鉴别。

## 六、脂肪肝

由于疾病或药物等因素导致肝细胞内脂质积聚超过肝湿重的 5%,称之为脂肪肝(fatty liver)。其常见的原因有肥胖、糖尿病、酗酒、妊娠、肝炎、激素治疗和营养不良等。

（一）病理与临床

根据脂肪含量,可将脂肪肝分为轻度:含脂肪 5%~10%、中度:含脂肪 10%~25%、重度:含脂肪 25%~50% 或 >30% 三型。脂肪肝是一个常见的临床现象,而不是一个独立的疾病,包括脂肪变性、脂肪肝炎和肝硬化等病理改变。根据脂肪浸润程度和范围,脂肪肝分为弥漫性和局灶性脂肪肝。后者多位于肝裂周围及肝边缘部分。

脂肪肝临床上轻者无症状,重者病情凶猛。实验室检查缺乏特异性,确诊靠肝穿刺活检。一般而言,脂肪肝属可逆性疾病,早期诊断并及时治疗常可恢复正常。

（二）影像学表现

1. CT 表现 弥漫性的脂肪肝表现为全肝的密度降低,局灶性脂肪肝则出现肝叶或肝段、亚段的肝局部密度降低。正常人肝脏密度高于脾脏,如果肝与脾的 CT 值比 <1,则可诊断脂肪肝,部分严重脂肪肝可出现负的 CT 值。当肝脏的密度显著减低时,肝内的血管可不显示或呈现相对高密度而被清晰地显示,但其走行、大小、形态及分支均显示正常,无受压或移位的征象(图 29-13),对比增强扫描肝实质比脾的强化效果差,但强化均匀。如在弥漫性密度减低的脂肪肝内,可见到相对密度正常的肝组织,称之为肝岛。增强扫描肝岛的强化与周围脂肪浸润的肝组织同步。

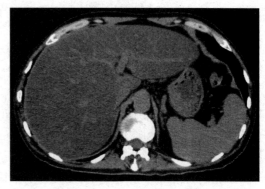

图 29-13 脂肪肝 CT 图
弥漫性脂肪肝 CT 平扫表现为全肝密度的降低,血管呈相对呈高密度,但其走行、分布及大小均正常

2. MR 表现 大部分的脂肪肝在常规 MRI 序列上表现正常,少数可在 $T_1$WI 和 $T_2$WI 上信号增高,STIR 序列上正常稍高信号消失。但在化学位移成像上,肝的脂肪浸润表现为反相位(out-phase)图像信号强度比同相位(in-phase)图像明显下降(图 29-14)。

（三）鉴别诊断

弥漫性脂肪肝的 CT 表现典型,诊断不难。局灶性脂肪肝或肝岛有时需要与肝肿瘤相鉴别。局灶性脂肪肝或肝岛大部分表现为片状、或楔形的低密度或相对高密度区,内可见正常血管的分布,没有占位效应,对比增强后与正常肝实质的强化同步。MR 检查可以进一步明确有无肿瘤性病变。

## 七、胆石症和胆囊炎

胆石症(cholelithiasis)和胆囊炎(cholecystitis)是临床常见的急腹症,目前超声、CT 和

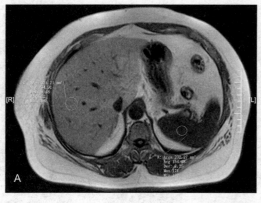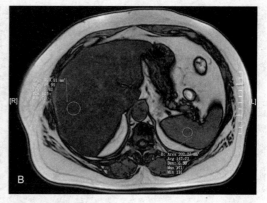

**图 29-14　脂肪肝 MR 图**

MR-$T_1$WI 同相位（A）肝脏信号略高于，反相位（B）腹腔脏器与脂肪组织之间可见"勾边"效应，肝脏信号普遍减低，信号低于脾脏和同相位肝脏，表明肝脏脂肪含量增加

MRI 已成为该病主要的检查手段，确诊率达到 95% 以上。

（一）病理与临床

胆汁中的胆色素、胆固醇、黏液物质和钙盐在胆汁瘀滞和胆道感染等因素的影响下析出、凝集形成胆结石。发生在胆管内的称为胆管结石，在胆囊内的称胆囊结石，统称为胆石症。胆石症多见于中青年，主要临床症状为反复、突然发作的右上腹绞痛，疼痛为持续性，并可放射至后背和右肩胛下部。根据化学成分的不同，胆结石分为胆固醇性、色素性和混合性胆结石。

胆囊炎分为急性和慢性胆囊炎。由于胆结石嵌顿和蛔虫阻塞，引起胆囊管阻塞、胆汁淤滞，胆囊内压力增高，压迫胆囊壁血管和淋巴管，胆囊血供障碍导致急性胆囊炎的发生。急性胆囊炎治疗不彻底、反复发作，可导致慢性胆囊炎。急性胆囊炎发作时表现为右上腹痛，为持续性并阵发性绞痛，伴有畏寒、高热、呕吐等。体检右上腹部压痛，墨菲征（Murphy sign）阳性。

（二）影像学表现

1. CT 表现　胆囊结石分为高密度（CT 值 >25HU）、等密度（CT 值 0~25HU）、低密度（CT 值 <0HU）三种类型。高密度的胆囊结石表现为单发或多发的类圆形、圆形、多边形高密度影，有时呈泥沙样堆积（图 29-15）；CT 上等、低密度胆囊结石能否显示与结石和胆汁的相对密度差有关，如结石密度稍高或稍低均能显示为结节状充盈缺损，如为等密度则不易发现。胆囊结石位置可随体位变换而改变。胆管内的结石以高密度多见，表现为点状、结节状或不规则形，常伴有近端胆管的扩张。

急性胆囊炎的 CT 表现有：胆囊增大，直径 >5cm；胆囊壁弥漫性增厚，可 >3mm；增厚的胆囊壁明显均匀强化；胆囊壁周围见环形低密度渗出带，胆囊窝可见局限积液征象。胆囊坏死、穿孔可见周围游离气体。慢性胆囊炎常可见胆囊萎缩，胆囊壁均匀或不均匀性增厚，增强可见均匀强化（图 29-16）。

2. MR 表现　胆囊及胆管内结石在 $T_1$WI、$T_2$WI 均表现为低信号灶，在 $T_2$WI 上高信号的胆囊内可清楚地显示低信号的结石影。对于胆管结石、特别是胆总管的结石，MRCP 可以清楚显示胆管内结节状充盈缺损、以及梗阻胆管的扩张程度。

急性胆囊炎表现为胆囊壁增厚、水肿，在 MR 表现为 $T_1$WI 低信号、$T_2$WI 稍高信号。胆

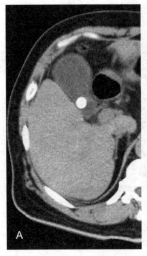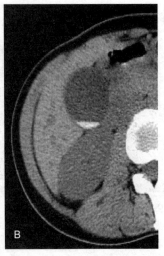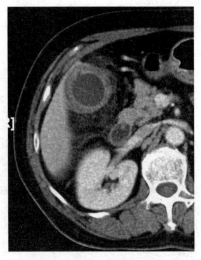

图 29-15 胆囊结石 CT 图

A. 胆囊内类圆形的高密度结石;B. 胆囊内呈泥沙样堆积的结石

图 29-16 胆囊炎 CT 图

平扫增强扫描显示胆囊壁明显增厚、水肿,轻度强化,胆囊周围脂肪内渗出、密度增高

囊内胆汁含水量增大,亦表现为 T$_1$WI 低信号、T$_2$WI 高信号。慢性胆囊炎的 MR 表现与 CT 类似,T2WI 对胆囊周围的渗出显示更为清楚(图 29-17)。

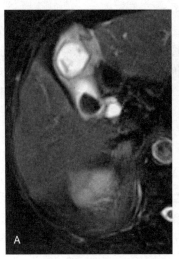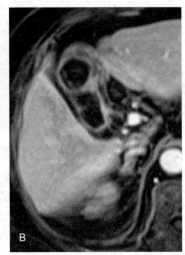

图 29-17 胆囊结石、胆囊炎 MR 图

胆囊内见结石形成的信号不均匀充盈缺损,T$_2$WI(A)显示胆囊壁不均匀增厚,周围少量渗出;增强扫描(B)增厚胆囊壁轻度强化

### (三) 鉴别诊断

胆囊结石中的"等密度"结石需与胆囊息肉或小肿瘤鉴别,CT 或 MR 增强后结石一般不强化。胆管结石引起胆道梗阻时需与胆管肿瘤、胆管炎症等相鉴别。慢性胆囊炎的胆囊壁增厚需与胆囊癌相鉴别,后者增厚的胆囊壁很显著,常超过 5mm,且壁厚薄不均、不规则,胆囊变形、胆囊壁僵硬。

## 八、胆管癌

起源于胆管上皮的恶性肿瘤分为 2 种：位于肝内胆管的为原发性肝癌的一种，即原发性胆管细胞癌；位于肝门部胆管至胆总管下端的称为胆管癌。胆管癌根据肿瘤的生长部位，分为上段、中段、下段胆管癌，上段胆管癌又称肝门部胆管癌，占胆管癌的 50%~75%。

### （一）病理与临床

胆管癌（cholangiocarcinoma）根据肿瘤的大体形态分为乳头状型、硬化型、结节型和弥漫浸润型 4 种类型。其中以浸润型较多见，其次为结节型，而乳头型较少见。胆管癌一般较少形成肿块，而多为管壁浸润、增厚、管腔闭塞；癌组织易向周围组织浸润，常侵犯神经和肝脏。临床表现为进行性黄疸，晚期胆道梗阻出现脂肪泻、陶土样大便。实验室检查血清肿瘤标志物 CA19-9 可升高。

### （二）影像学表现

1. CT 表现　CT 可显示梗阻近段胆管，包括肝内胆管明显扩张，胆囊增大。扩张的胆管突然中断，断端形态呈杯口状或不规则，并可见肿块影，增强后可见肿块有强化；有时可见胆管壁增厚，管腔不规则狭窄。CT 还可显示胆囊及周围组织器官、血管的受累情况。肝门部胆管癌可表现为肝门部肿块，平扫呈等或稍低密度，增强后肿块明显强化（图 29-18），部分病例可难以判断明确的肿块表现，但是肝内胆管明显扩张，扩张的左右肝管多不汇合。肝门部淋巴结肿大提示淋巴结转移。

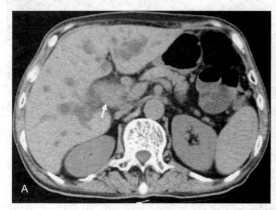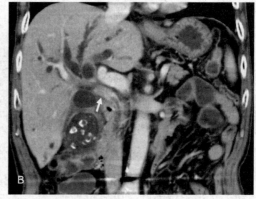

图 29-18　肝门部胆管癌 CT 图

肝内胆管明显扩张，肝门部肝外胆管上段见软组织肿块，平扫（A）呈等密度（白箭）、增强扫描冠状位重组图（B）可见肿块沿肝总管壁生长、填充并阻塞肝总管（白箭）；胆囊内见多发结石、胆囊不扩张

2. MR 表现　容易显示胆管癌引起的胆管扩张，肿瘤表现为 $T_1WI$ 低信号，$T_2WI$ 不均匀高信号的肿块，MRCP 可以在显示胆管扩张的同时、清楚的显示肿瘤梗阻部位。增强的强化方式与 CT 类似。

### （三）鉴别诊断

由于肝内外胆管的扩张往往比胆管癌的肿块本身更容易发现和诊断，胆管癌需要与胆管结石、胆管炎症所导致的胆道梗阻或狭窄相鉴别。CT 或 MR 增强后，等或低密度结石不强化；胆管的慢性炎症常表现为胆管壁增厚、累及范围一般较长，而胆管癌则表现为扩张胆管的远端发现胆管突然中断、不规则狭窄，同时伴有软组织肿块。

## 九、胆囊癌

胆囊癌（carcinoma of gallbladder）是胆系最常见的恶性肿瘤，无明确的病因，流行病学显示可能与胆结石和慢性胆囊炎存在有关。

### （一）病理与临床

胆囊癌是指发生于胆囊上皮组织的恶性肿瘤。病理上腺癌最多见，其次为鳞癌。80%表现为浸润式生长，胆囊壁增厚，进展后呈环状增厚；20%表现为乳头状生长，表现为菜花样肿块突入胆囊，晚期充满胆囊腔。多发生在胆囊的体部和底部。晚期可侵犯肝、十二指肠、结肠肝曲等。临床上早期无症状，进展期表现为上腹部持续性疼痛、黄疸、消瘦、上腹部包块等。

### （二）影像学表现

1. CT 表现 表现可分为三种类型，胆囊壁增厚型、腔内型和肿块型。早期表现为胆囊壁不规则局限性增厚、或结节样突向腔内，单发或多发乳头状肿块，肿块基底部的胆囊壁增厚（图 29-19）；晚期肿块增大，整个胆囊腔被软组织肿瘤占据，可累及周围肝实质。增强后肿块及增厚的胆囊壁明显强化。可同时显示邻近肝组织、胆管的受压、侵犯，胆管管腔狭窄及近端胆管的扩张。晚期可见肝门区、胰头周围淋巴结肿大。

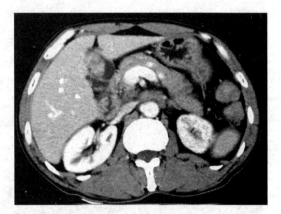

**图 29-19 胆囊癌 CT 图**
CT 增强门脉期胆囊腔内见类圆形明显强化软组织肿块、邻近的胆囊壁可见增厚并明显强化

2. MR 表现 与 CT 的表现类似，可见胆囊壁增厚，形成的软组织肿块 $T_1WI$ 呈等或稍低信号，$T_2WI$ 呈稍高信号。$T_2WI$ 肿块周围的肝实质出现不规则条带高信号，提示肿瘤侵犯肝脏。

### （三）鉴别诊断

胆囊壁增厚型胆囊癌需要与胆囊炎鉴别，胆囊壁明显不规则增厚，对比增强 CT 强化明显，伴有明显的胆管扩张、周围肝实质的侵犯和肝内出现转移则支持胆囊癌的诊断。肿块长得较大且侵犯周围肝实质的胆囊癌，需与原发的肝癌相鉴别。胆囊癌引起的胆道侵犯，胆管扩张比较明显；相反肝癌引起的胆管扩张较轻，出现门静脉侵犯、癌栓较多见。

## 十、胰腺炎

胰腺炎分为急性胰腺炎、慢性胰腺炎以及自身免疫性胰腺炎。本节重点讲述急性、慢性胰腺炎的临床与影像表现。

### （一）病理与临床

急性胰腺炎（acute pancreatitis）是胰液因梗阻、分泌过旺、外伤及手术挤压造成胰管压力过高，以及感染等多种原因导致胰酶在胰腺内被激活后引起胰腺组织自身消化、水肿、出血甚至坏死的炎症反应。常见原因有胆石症或胆道寄生虫、大量饮酒和暴饮暴食等。急性胰腺炎分为两型：①水肿型：表现胰腺水肿、增大、分叶模糊，累及部分或整个胰腺，无明显实质坏死和出血；②坏死型：胰腺实质和胰腺周围组织发生广泛的坏死、出血、液化。临床以急性上腹痛、恶心、呕吐、发热和血、尿淀粉酶增高等为特点。

慢性胰腺炎(chronic pancreatitis)是指由于各种不同原因所致的胰腺局部、节段性或弥漫性的慢性炎症,导致胰腺组织和/或胰腺功能不可逆的损害。慢性胰腺炎与胆道疾病、慢性酒精中毒等有关,或由急性胰腺炎反复发作迁延而来。临床多表现为中上腹部疼痛,饮酒和饱餐可诱发或加重症状,体重减轻以及胰腺功能不全导致的消化不良和脂肪泻。

**(二)影像学表现**

1. CT表现 急性胰腺炎CT直接征象水肿型表现为不同程度的胰腺体积弥漫性增大,密度正常或均匀、不均匀下降,胰腺轮廓模糊;增强后胰腺均匀强化,无不强化的坏死区(图29-20A、B)。坏死型表现为胰腺体积常明显呈弥漫性增大,整个胰腺密度不均匀。胰腺水肿密度减低,坏死区密度更低,出血区则表现为稍高密度;增强扫描胰腺坏死区无强化对比更明显(图29-20C、D)。间接征象包括胰腺周围渗出,脂肪间隙消失,渗出明显者可有胰周、两侧肾周筋膜囊明显积液,两侧肾周筋膜增厚(图29-20)。假性囊肿和胰腺脓肿为急性胰腺炎的并发症,假性囊肿CT表现为大小不一的圆形或卵圆形囊性病变,囊壁均匀、可厚可薄。胰腺脓肿CT表现为胰腺内不规则低密度区、内部散在小气泡影。

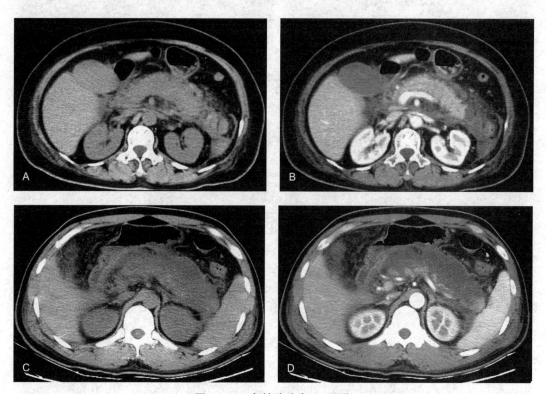

**图29-20 急性胰腺炎CT图像**

A、B为急性水肿型胰腺炎:平扫(A)表现为胰腺弥漫肿胀,增强扫描(B)强化程度减低、但内部无低强化的坏死区;C、D为急性坏死性胰腺炎:平扫(A)表现为胰腺明显肿大,密度减低;增强扫描(B)胰腺内大片的无强化坏死区、周围可见轻度强化的残留正常胰腺组织;两例均见周围大量渗出,肾筋膜增厚

慢性胰腺炎CT表现多样,胰腺体积可增大、缩小或正常。胰管不同程度扩张,典型表现为串珠状扩张。胰管结石和胰腺实质的钙化是较可靠的CT征象(图29-21A)。约34%的病例形成胰腺内的假性囊肿。

2. MR 表现　急性水肿型胰腺炎 MR 表现为胰腺肿大,$T_1WI$ 低信号,$T_2WI$ 信号增高,胰腺边缘模糊。坏死型表现为胰腺肿大,外形不规则,胰腺内出现坏死囊变及出血信号。渗出产生的胰周和肾筋膜囊积液表现为 $T_1WI$ 低信号、$T_2WI$ 高信号区。假性囊肿或脓肿形成表现为圆形、边界清楚、光滑锐利的 $T_1WI$ 低信号、$T_2WI$ 高信号影。

慢性胰腺炎 $T_1WI$ 表现为混杂的低信号,$T_2WI$ 表现为混杂的高信号。钙化灶表现为低信号或无信号。MRCP 可清楚显示串珠样扩张的主胰管(图 29-21B、C)。

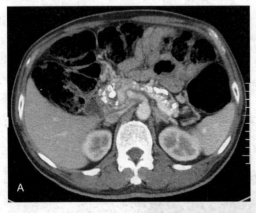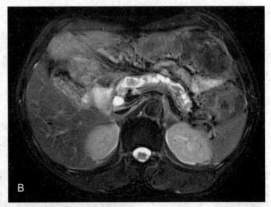

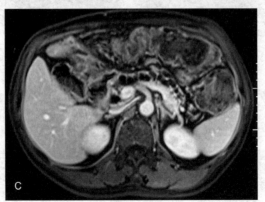

图 29-21　慢性胰腺炎 CT 和 MR 图像

胰腺萎缩,胰管扩张呈串珠状,胰管结石及胰腺钙化在 CT 增强(A)为高密度、在 MR-$T_2WI$(B)和 $T_1WI$ 增强(C)为低信号

### (三)鉴别诊断

急性胰腺炎常有明确病史,结合血、尿淀粉酶增高,影像学诊断不难。慢性胰腺炎常表现为胰腺弥漫萎缩,肿块或胰腺内见到钙化,一般支持慢性胰腺炎诊断。但若萎缩和胰管扩张仅局限于胰体、尾时,同时有胰头肿大时需考虑胰腺癌的可能。如有肝脏、淋巴结转移或邻近血管受侵,再结合血肿瘤指标增高,则容易做出肿瘤的诊断。

## 十一、胰腺癌

胰腺癌(pancreatic carcinoma)是一种恶性程度很高,预后最差的恶性肿瘤之一,其发病率和死亡率近年来明显上升。胰腺癌早期的确诊率不高,手术死亡率较高,而治愈率很低。本病发病率男性高于女性,男女之比为 1.5~2 : 1,男性患者远较绝经前的妇女多见,绝经后妇女的发病率与男性相仿。

**（一）病理与临床**

胰腺癌是一种起源于胰管上皮细胞或腺泡上皮细胞的恶性肿瘤,前者约占90%。胰腺癌为乏血供肿瘤,常直接侵犯周围器官或血管。大多数位于胰头,约占60%~70%。胰头癌因常侵犯胆总管下端、引起梗阻性黄疸而发现较早;胰体、胰尾癌早期症状不明显,发现时常已是晚期。胰腺癌早期无特异症状,最多见的是上腹部饱胀不适。腰背部疼痛是胰腺癌的主要症状,一般和饮食无关,呈持续放射性疼痛,呈钝痛乃至剧痛,预示着较晚期和预后差。胰头癌常出现无痛性黄疸,完全或不完全性梗阻性致黄疸表现波动,同时出现大便颜色变浅,严重的呈陶土便。腹部摸到肿块提示癌瘤较大,已到晚期。大多数胰腺癌患者血清CA19-9水平显著升高。

**（二）影像学表现**

1. CT表现　胰腺局部增大并肿块形成,肿块可呈分叶状。肿块密度平扫时常与正常胰腺接近、呈等密度,如内部发生液化坏死时可见不规则的低密度区。增强扫描时强化不明显,与周围正常明显强化胰腺组织形成对比,使肿瘤显示更为清楚(图29-22)。肿瘤较小时胰腺外形改变不明显,增强扫描显示肿瘤尤为重要。发生在胰头部时,可见到胰头增大而胰体尾部萎缩的表现。

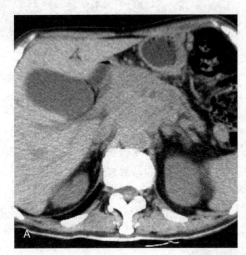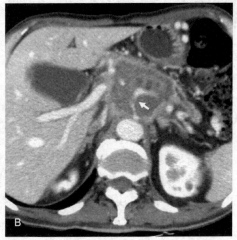

**图29-22　胰腺癌CT图**

A. 胰腺体部明显肿大并形成软组织肿块,内部见类圆形低密度灶;B. 增强后肿块的强化明显低于正常胰腺组织,肿块包绕肠系膜上动脉(白箭)生长,同时可观察到胰腺尾部的萎缩及胰管的扩张

肿瘤导致胰管梗阻时,肿瘤远端的主胰管扩张,有时可形成潴留性囊肿。胰头癌侵犯胆总管下端可引起胆总管梗阻扩张,致梗阻性黄疸。胰腺癌侵犯血管表现为胰腺与血管间脂肪间隙消失,肿块包绕血管,血管形态不规则、变细,管腔内癌栓形成甚至完全闭塞,继发侧支循环形成。肿瘤可侵犯十二指肠可引起上消化道梗阻。腹膜种植转移时常合并大量腹水。胰腺癌可经门静脉转移到肝脏,也可发生远处转移;经淋巴结转移至腹膜后淋巴结。

2. MR表现　肿瘤在$T_1WI$呈稍低或等信号,$T_2WI$呈稍高信号,由于肿瘤液化、坏死、出血可致呈信号混杂。增强扫描同CT检查。MRCP可清晰地显示梗阻扩张的胰管和胆管,梗阻末端呈喙突状。胰管与胆管同时受累对于诊断胰头癌意义较大(图29-23)。

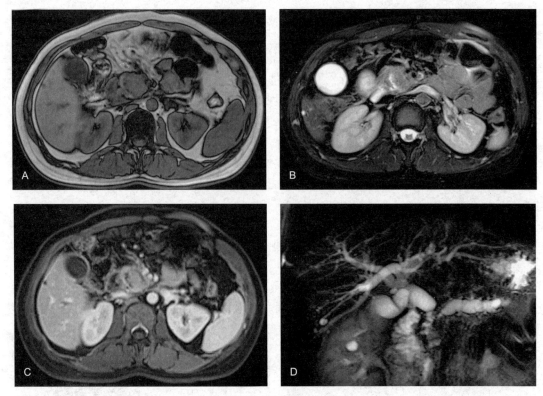

**图 29-23　胰头癌 MR 图**

胰腺头部肿大、呈结节状,T₁WI(A)、T₂WI(B)呈等信号,增强扫描(C)肿块轻度强化;MRCP(D)显示胰管明显扩张、肝内外胆管扩张

**(三)鉴别诊断**

胰腺癌的鉴别诊断主要包括慢性胰腺炎、腹腔淋巴结结核等。慢性胰腺炎局限性增大发生于胰头部时,影像学表现可类似胰头癌,难以肯定时应作细针穿刺活检。腹腔淋巴结结核可表现为胰周淋巴结广泛肿大并与胰腺粘连而类似胰腺癌,但本病增强 CT 时肿大淋巴结包膜可环状强化,中央的干酪样坏死呈低密度。实验室检测 CA19-9 等肿瘤相关抗原有助于胰腺癌的鉴别。

## 十二、脾梗死

脾梗死(splenic infraction)指脾动脉及其分支的阻塞,造成局部组织的缺血坏死。由于脾动脉是没有交通的终末动脉,又是动脉终末循环部,脾梗死的发生率比其他器官高。脾梗死有不治而愈的倾向。

**(一)病理与临床**

脾梗死常见原因为脾动脉栓塞、内膜局限性纤维化增厚,以及各种原因引起脾脏肿大、脾动脉相对供血不足所致。梗死灶常为多发,表现为尖端朝向脾门的楔形。有时脾梗死还可伴发脾内出血。临床多无症状,有时可出现左上腹痛、左膈抬高和胸腔积液。

**(二)影像学表现**

1. CT 表现　脾梗死 CT 表现为脾脏三角形低密度影,基底位于脾外缘,尖端指向脾门,边缘可清楚或模糊,增强后无强化,轮廓较平扫更为清楚(图 29-24)。少数可呈不规则形。

少数可伴有包膜下积液、表现为新月形低密度影。

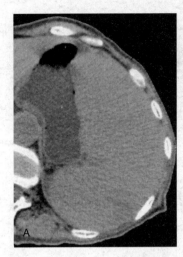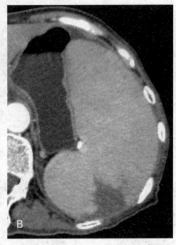

图 29-24　脾梗死 CT 图

平扫（A）表现为稍低于正常脾脏的片状病灶；增强扫描（B）病灶无强化，在周围脾脏明显强化的背景下显示更为清楚，类似三角形，基底位于脾脏外缘、尖端指向脾门

2. MR 表现　MRI 对脾梗死检出比较敏感,梗死灶内组织水分增加,表现为 $T_1WI$ 低信号、$T_2WI$ 高信号；增强后无强化（图 29-25）。

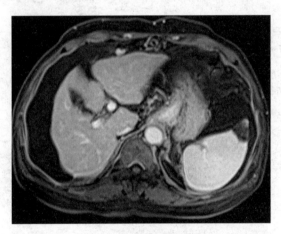

图 29-25　脾梗死 MR 图

$T_1WI$ 增强扫描见脾脏前角无强化低信号三角形脾梗死灶。本例尚见为肝硬化、脾脏肿大、腹水

（三）鉴别诊断

不典型形态的脾梗死需与脾脓肿、脾破裂出血相鉴别。脾脓肿表现为圆形或类圆形,而非楔形影,增强后脓肿壁有强化,周围可见水肿带密度或信号,典型病灶内可见气液平面。脾破裂多有外伤史,表现为脾轮廓不规则并可见裂隙,常同时合并有包膜下积血和积液。

（邱士军）

# 第三十章
# 泌尿系统与肾上腺

## 第一节 影像学检查方法和正常影像学表现

泌尿系统包括肾、输尿管、膀胱及尿道。影像检查技术在不同器官组织的应用价值不同。对肾上腺 X 线检查的意义不大,主要依靠 CT 和 MR 检查。

### 一、泌尿系统及肾上腺 X 线检查方法及正常 X 线表现

#### (一) X 线检查

1. 腹部平片 常规摄取腹部仰卧前后位片。在质量优良的 X 线平片上能显示肾影轮廓,能较好地显示泌尿系结石。平片主要用于观察泌尿系统阳性结石及钙化病变(图 30-1)。

2. 尿路造影 肾具有排泄含碘对比剂的能力,尿道又与外界相通,因而适用于排泄性和逆行性尿路造影检查。排泄性尿路造影又称静脉尿路造影(intravenous urography,IVU),是常用的泌尿系统造影方法,将对比剂注入静脉后,经肾小管滤过排入肾盂、肾盏。不仅能显示肾盂、肾盏、输尿管及膀胱的形态结构,还可大致了解肾的排泄功能(图 30-2)。

逆行尿路造影(retrograde urography,RGU)是在膀胱镜的观察下,将导管插入输尿管内,于透视下缓慢注入对比剂,使肾盂、肾盏、输尿管和膀胱充盈,用以观察全尿路情况,适用于静脉尿路造影不显影或显影不佳者。

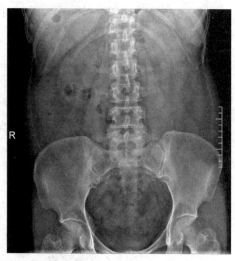

**图 30-1 正常腹部平片图**

双肾呈八字位于脊柱两侧,密度均匀,外形呈扁豆状,外缘光整,内缘中部稍向内侧凹陷,为肾门所在

3. 选择性肾动脉造影 选择性肾动脉造影(selective renal arteriography)通常采用经皮股动脉穿刺插管技术,主要用于检查肾血管性病变。肾动脉造影可以显示肾动脉有无狭窄及狭窄的部位、程度、范围和性质,了解有无先天发育畸形及损伤等,也是肾动脉扩张术前不可缺少的检查技术。

#### (二) 正常 X 线表现

1. X 线平片 由于肾脏周围脂肪对比,在后前位片上可显示双肾影轮廓。表现为边

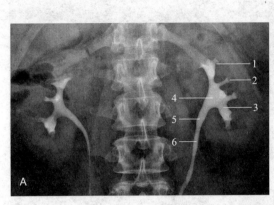
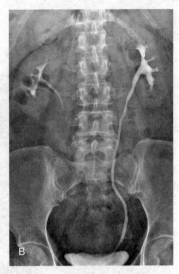

**图 30-2　正常尿路造影图**

A. 静脉注射碘对比剂后 15 分钟摄片：显示两侧肾盏、肾盂、输尿管上段，正常肾集尿系统 X 线解剖；B. 解除腹压后摄取全尿路片

1. 肾小盏、2. 肾乳头、3. 肾大盏、4. 肾盂、5. 肾盂输尿管交界处、6. 输尿管

缘光滑，密度均匀。肾影长 12~13cm，宽 5~6cm，位于第 12 胸椎至第 3 腰椎之间，一般右肾略低于左肾。肾的长轴自内上斜向外下。肾与脊柱之间形成的角度为肾脊角，正常为 15°~25°。输尿管和膀胱不能显示（图 30-1）。

　　2. 尿路造影（图 30-2）　肾实质在静脉快速注射对比剂后 1~2 分钟，正常肾实质开始显影，密度均匀，但不能区分皮质和髓质。主要观察肾盂、肾盏、输尿管和膀胱。肾的收集系统分为肾盂、肾盏两部分。静脉尿路造影时，对比剂注入 2~3 分钟后，肾盏肾盂开始显影，15~30 分钟时显影最浓；30 分钟左右摄片可观察全尿路。输尿管有三个生理狭窄区，即与肾盂相连处、跨越髂血管及小骨盆边缘处和进入膀胱处。三个狭窄将输尿管分成三段：即腹腔段、盆腔段和膀胱壁内段。膀胱充满时，横置在耻骨联合上方，边缘光滑整齐，密度均匀。

## 二、泌尿系统及肾上腺 CT 检查方法及正常 CT 表现

### （一）CT 检查方法

　　1. CT 平扫　常规取仰卧位，检查范围包括全部肾脏，如需同时观察输尿管、膀胱，则继续向下扫描，直至耻骨联合平面。如主要了解肾上腺应做 1~3mm 薄层扫描或重建。

　　2. CT 增强扫描　肾、输尿管、膀胱的 CT 检查应常规行增强检查。静脉内快速注入对比剂后 30~60 秒和 2 分钟，行双肾区扫描，分别称为肾皮质期和实质期。可观察肾皮、髓质强化程度的变化；也可了解肾上腺的强化程度。给药后 10~15 分钟，即分泌期，又称肾盂期（图 30-3），再次行双肾、输尿管及膀胱区扫描，了解双肾、输尿管及膀胱充盈情况，并行三维重组，获得类似于 IVU 的图像，称为 CT 尿路成像（CT urography，CTU）（图 2-7A），可用于尿路梗阻性病变的诊断，如肾功能不良或尿路梗阻积水，扫描时间还需适当延后。

　　3. CT 血管成像检查　应用多层螺旋 CT，在增强肾动脉期行轴位小螺距扫描后，先行薄层重建，再作三维重组，进行肾动脉的 CT 血管成像（CTA）。CTA 无需插管可立体地显示肾

动脉,用于诊断肾血管性病变,如肾动脉狭窄等,但对肾内小分支的显示不佳(图30-4)。

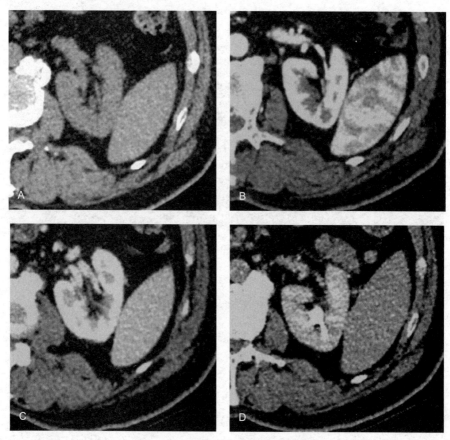

**图30-3 正常肾脏(左侧)CT 图**

CT 平扫(A):肾实质密度均匀,肾门呈低密度;增强扫描皮质期(B):皮质强化明显,可见肾柱深入髓质;增强扫描实质期(C):髓质明显强化,皮质、髓质不能分辨;增强扫描分泌期(D):肾盂肾盏开始显影

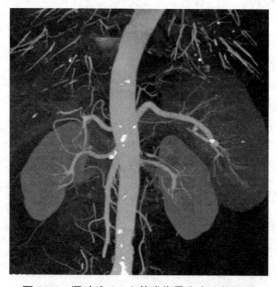

**图30-4 肾动脉 CT 血管成像最大密度投影图**

### （二）正常 CT 表现

1. 肾 平扫时两侧肾在周围低密度脂肪组织的对比下,表现为圆形或卵圆形软组织密度影,边缘光滑、锐利,肾实质密度均匀,皮、髓质不能分辨,CT 值平均约为 30HU。肾窦内含有脂肪呈较低密度,肾盂为水样密度。肾的中部层面见肾门内凹,指向前内。肾动脉和静脉呈窄带状软组织影,自肾门向腹主动脉和下腔静脉走行。快速注入对比剂后即刻扫描,皮质强化呈环状高密度,并有条状高密度间隔伸入内部,髓质未强化仍为低密度。1 分钟后扫描,髓质内对比剂增多,密度逐渐增高,皮、髓质密度相等,分界消失,肾脏呈均匀高密度,CT 值可达 140HU（图 30-3）。由于对比剂用量及注射速度不同,强化程度的变化范围较大。5~10分钟检查,肾实质强化程度减低,肾盏、肾盂和输尿管内充盈对比剂,密度逐渐升高而显影,可进行三维重组、CT 尿路成像（图 30-5）。

2. 输尿管 平扫时正常输尿管显示不佳,两侧输尿管充盈对比剂时,横断面呈圆形高密度影,位于脊柱两旁、腰大肌的前方。

3. 膀胱 平扫时膀胱大小、形状及膀胱壁的密度与充盈程度有关。适度充盈的膀胱呈圆形或卵圆形。膀胱腔内尿液呈均匀水样密度。膀胱内有尿液充盈,在周围低密度脂肪组织的对比下,膀胱壁显示为厚度均一的薄壁软组织密度,内外缘光滑,厚度一般不超过 3mm。增强扫描,早期显示膀胱壁强化,延期扫描,膀胱内充盈含对比剂的尿液,为均匀高密度。如对比剂与尿液混合不均,表现为下部密度高、上部密度低的"液 - 液"平面（图 30-6）。

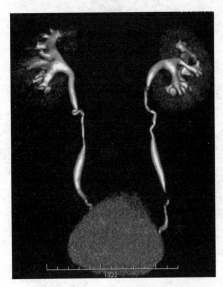

图 30-5 CT 尿路成像（CTU）图

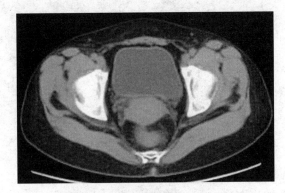

图 30-6 正常膀胱的 CT 平扫图
膀胱充盈呈类方形,膀胱腔内尿液为均一水样低密度。膀胱壁在周围低密度脂肪衬托下显示为厚度均一的薄壁软组织影

4. 肾上腺 CT 平扫时肾上腺呈均匀的软组织密度影。右侧肾上腺呈"人"字型,左侧肾上腺表现为"Y"字型,边缘光滑,侧支厚度小于 10mm,增强扫描后肾上腺呈均匀强化。

## 三、泌尿系统及肾上腺 MR 检查方法及正常 MR 表现

### （一）MR 检查方法

1. MR 平扫检查 肾、输尿管与膀胱 MR 检查常规行横轴位和冠状位 $T_1WI$ 和 $T_2WI$ 成像,

必要时辅以矢状位扫描。应用 $T_1WI$ 并脂肪抑制技术有助于对肾解剖结构的分辨及含脂肪性病变的诊断。$T_1WI$ 同相位、反相位成像技术更有利于肾上腺的观察。肾上腺扫描适当减薄层厚。

2. MR 增强检查　顺磁性对比剂 Gd-DTPA 经静脉注入后由肾小球滤过。行快速梯度回波序列 $T_1WI$ 成像,可获得不同期相肾、输尿管与膀胱的增强图像。

3. MR 尿路成像　MR 尿路成像(MR urography,MRU)是利用 MR 水成像技术原理,使含尿液的肾盂、肾盏、输尿管和膀胱成为高信号,周围结构为极低信号,如同 X 线尿路造影所见,不需使用对比剂。主要用于检查尿路梗阻性病变的诊断。可确定尿路梗阻的部位、梗阻的原因及尿路扩张的程度。

**(二) 正常 MR 表现**

1. 肾　在 MR 检查时可行冠状面和横断面成像。由于有肾周脂肪对比,边界清楚,肾门和肾盂均能清楚显示。SE 序列 $T_1WI$ 上,由于皮质与髓质的含水量不同,皮质信号稍高于髓质,$T_2WI$ 上均呈较高信号,皮、髓质分辨较差。肾盂的信号 $T_1WI$ 上较肾实质更低,类似于水的信号强度。肾窦脂肪组织在 $T_1WI$ 和 $T_2WI$ 上分别呈高信号和中等信号。MR 增强检查,肾实质强化形式取决于检查时间和成像速度(图 30-7)。

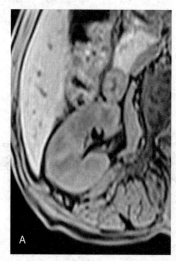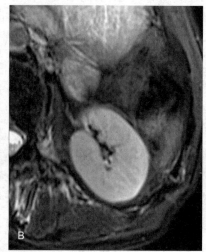

**图 30-7　正常肾脏 MR 图**

A. 右侧肾脏 $T_1WI$:肾皮质信号高于肾髓质;B. 左侧肾脏 $T_2WI$:肾皮质、髓质呈稍高信号

2. 输尿管　常规扫描不易显示输尿管,如输尿管内恰好含有尿液时,$T_1WI$ 上表现为低信号,$T_2WI$ 上为高信号。MRU 可较好地显示肾盏、肾盂及输尿管的全程,类似于 X 线尿路造影表现。

3. 膀胱　膀胱内尿液在 $T_1WI$ 上为低信号,$T_2WI$ 上为高信号。膀胱壁的信号强度与肌肉相似,$T_1WI$ 上比尿液高,$T_2WI$ 上比尿液和周围脂肪信号低,形成较显著的对比,膀胱壁显示清楚(图 30-8)。

4. 肾上腺　正常肾上腺大小、形态、边缘与 CT 表现相同,信号明显低于周围脂肪组织,增强后呈均匀强化(图 30-9)。

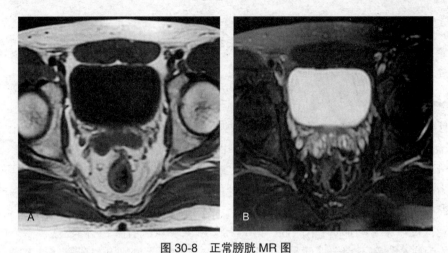

**图 30-8　正常膀胱 MR 图**

A. $T_1WI$：膀胱内尿液表现为低信号，膀胱壁稍高信号；B. $T_2WI$：膀胱内尿液为高信号，膀胱壁为低信号

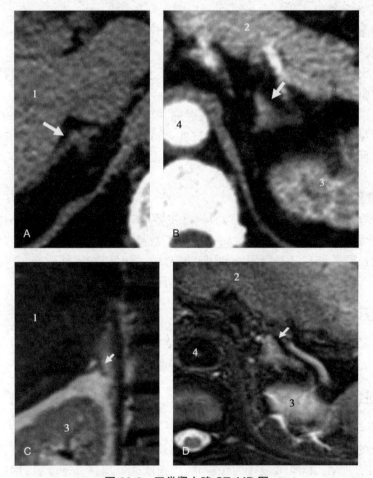

**图 30-9　正常肾上腺 CT、MR 图**

A. 右侧肾上腺 CT 平扫：肾上腺密度均匀（白箭）；B. 左侧肾上腺 CT 增强扫描：肾上腺均匀强化（白箭）；
C. 右侧肾上腺 MR-$T_2WI$ 冠状位：肾上腺呈低信号（白箭）；D. MR-$T_2WI$ 脂肪抑制冠状面：肾上腺呈稍高信号（白箭）

1. 肝脏，2. 胰腺，3. 肾脏，4. 主动脉

## 第二节 基本病变的影像学表现

### 一、肾脏数目、大小、位置异常

肾脏数目、大小、位置异常包括一侧肾缺如、重复肾及输尿管畸形、肾发育不全、先天性肾肥大、融合肾(马蹄肾、盘状肾、乙状肾)、分叶肾、异位肾、游离肾等。

#### (一)肾脏数目异常

单侧肾缺如:即单侧肾未发育,又称单侧肾,比双肾缺如的发生频率要高,通常在行产前超声检查或体检影像检查时无意发现。

重复肾及输尿管畸形:可单侧性,亦可双侧,单侧较双侧者多,右侧较左侧多,女性较男性多。分为完全性和不完全性两种,前者是指重复之输尿管分别开口于膀胱或其他部位,后者是指重复之输尿管会合后共同开口于膀胱,在合并感染或结石时出现临床症状。

#### (二)肾脏大小异常

正常时两侧肾影大小大致相等,左肾常较右肾略大。肾脏增大或缩小,可发生于一侧或两侧,可伴有或不伴有肾外形轮廓的改变。

一侧肾脏明显缩小,常见于一侧肾先天发育不全、慢性肾盂肾炎引起的肾萎缩,肾动脉狭窄所致肾缺血也可发生萎缩。

一侧肾影增大常见于单侧肾盂积水、肾肿瘤、肾囊肿、肾及肾周血肿、肾结核、急性肾盂肾炎和急性肾小球肾炎等。对侧肾先天性缺如、发育不全或肾功能损害。也可引起一侧肾代偿性增大。两侧肾增大,常见于多囊肾、两侧肾盂积水。也可见于白血病、淋巴瘤等全身性疾病。

#### (三)肾位置异常

肾的位置可有一定的活动度。肾位置异常主要是向上、向下、向前、向外移位,或肾轴改变。见于先天性异常,如高位肾、低位肾表现为正常肾的位置无肾影。游走肾的位置不定。肾肿瘤、肾囊肿、肾脓肿和肾及肾周血肿可使肾移位,同时伴有肾轴改变。肾位置异常也可由于肾周病变、肾上腺肿瘤、腹腔内及腹膜后肿瘤压迫推移所致。

### 二、肾脏边缘、轮廓异常

肾外形异常多伴有肾增大或缩小。局部凹陷见于慢性肾盂肾炎引起的肾局部萎缩,局部膨大突出、凹凸不平或呈分叶状,见于肾肿瘤或囊肿。

### 三、肾脏密度、信号异常

#### (一)结石与钙化

泌尿系统的器官和组织内钙盐沉积形成结石与钙化。结石发生在肾盏、肾盂、输尿管、膀胱和尿道,X线平片和CT多表现为颗粒状、鹿角状或分层状高密度影;钙化的原因不同。形态表现多种多样。弥漫性不规则斑点状钙盐沉着,多为肾内结核灶的钙化。肾肿瘤内也可出现不规则形钙化。肾囊肿的钙化发生在囊肿的边缘,多呈弧形。肾钙质沉着可在肾实质内出现多数颗粒状钙化影,有的也可出现针状或杵状多数成簇分布的钙化,常见于甲状旁腺功能亢进、肾性佝偻病、特发性高尿钙症等。

## （二）肾脏肿块

肾脏肿块是指肾内正常组织被肿瘤或其他组织取代,形成圆形、卵圆形或不规则形的团块状病变。肿块多为肿瘤组织,也可为液体或血性成分等。肾内肿块可使肾增大,较大肿块向肾外突出而致肾轮廓改变。不同病变的肿块在影像学上的表现不同。CT 上为软组织或混杂密度,MRI 上为不均匀信号,增强扫描呈不均匀强化,常为肾癌的表现。CT、MRI 显示肿块内有脂肪成分,其密度、信号不均匀,多为肾血管平滑肌脂肪瘤。肾内单发或多发边缘光滑的圆形或椭圆形肿块,CT 和 MRI 均显示为均匀的液体成分,壁薄而且不与肾盂肾盏相通,见于单纯肾囊肿或多囊肾。

## （三）肾正常结构破坏

肾正常结构破坏是指肾实质和肾盂肾盏被病变组织侵蚀而取代,失去正常结构和形态。肾结核或肾恶性肿瘤侵蚀可造成肾实质和肾盂肾盏破坏。肾实质破坏在造影像上表现为不规则的腔隙,其内充满对比剂,呈小湖泊形或棉球状影。肾盂肾盏破坏表现为肾小盏杯口模糊不清、不规则、毛糙或肾盂肾盏边缘不整齐。

## 四、肾盏、肾盂、输尿管、膀胱扩张、积水

泌尿系扩张、积水是指尿液从肾脏排出受阻,造成肾内压力升高、肾盂肾盏及输尿管内尿液蓄积增多而扩张。尿路积水多由尿路狭窄和阻塞引起。尿路狭窄和阻塞的原因很多,常见于肿瘤、结石、血块、炎症等。也可由于输尿管外肿瘤等病变的压迫所致。肾实质的肿瘤、囊肿可造成肾盂肾盏的局限性积水。尿路狭窄和阻塞的部位不同,可引起单纯肾盂积水或肾盂及输尿管积水。X 线尿路造影,早期可见肾小盏杯口状轮廓变平或突出呈杵状,峡部变宽变短、肾盂下缘膨隆扩大的肾盂肾盏边缘光滑整齐。阻塞以上的输尿管扩张增粗。如尿路阻塞时间长,可使肾实质萎缩,肾功能受损,排泄性肾盂造影的显影时间延长。CT、MR 尿路成像均可显示肾盂和输尿管扩张。非梗阻性积水有先天性巨大肾盂和巨输尿管。膀胱输尿管反流也可发生肾盂和输尿管的扩张积水。

## 五、肾盏、肾盂、输尿管、尿道狭窄、梗阻

泌尿系梗阻的原因很多,可涉及泌尿系多种疾病。按泌尿系梗阻的病因性质主要可分为机械性梗阻和动力性梗阻。根据泌尿系梗阻的部位分为上尿路梗阻（即输尿管以上梗阻）及下尿路梗阻（即膀胱以下包括尿道发生梗阻）。上尿路梗阻多为单侧,也可以是双侧的,对肾功能影响发生快;下尿路梗阻时,由于膀胱的代偿及缓冲作用,对肾功能的影响发生较慢,但均为双侧性。

## 六、肾盏、肾盂、输尿管、膀胱、尿道充盈缺损（结石、肿瘤）

泌尿系造影是显示包括肾盂肾盏系统、输尿管、膀胱的重要方法,可提供上述部位的充盈缺损形态、结石或肿瘤在尿路分布关系。虽然 IVU、RGU 仍然是尿路造影检查充盈缺损的首选方法,但新的影像技术如 CT 泌尿系造影、磁共振尿路成像等在尿路造影成像中的应用日益广泛。

## 七、膀胱壁增厚

膀胱异常主要表现为膀胱壁增厚。充盈状态下膀胱壁的厚度超出 5mm 即为异常。可

表现为局限性或弥漫性增厚。局限性膀胱壁增厚主要见于膀胱肿瘤。弥漫性增厚多为膀胱各种类型炎症所致。与膀胱壁相连的腔内肿块影,多见于膀胱肿瘤和息肉,也可为血块或结石。在变化体位扫描时,结石与血块的位置通常可发生变化。

### 八、肾上腺大小异常

正常肾上腺呈软组织密度,当前影像学检查技术尚不能分辨皮髓质,侧肢厚度小于10mm,面积小于 $150mm^2$,均一强化。右侧多为斜线状,左侧多为倒 Y 形。

双侧肾上腺萎缩可见于内分泌疾病、自身免疫性肾上腺炎等,单侧萎缩常见于肾上腺结核。

肾上腺增生常为双侧性弥漫性增大。肾上腺肿瘤多为单侧性,良性肿瘤较小,多在 3cm以下;恶性肿瘤较大,多在 5cm 以上。双侧性肿块多见于转移瘤,其次为嗜铬细胞瘤、腺瘤、结核。

### 九、肾上腺肿块

肾上腺腺瘤常见,为发生于皮质的良性肿瘤。CT 表现为单侧类圆形肿块,富含脂质而密度较低,有强化。MR 表现为 $T_1WI$、$T_2WI$ 类似肝实质信号。肾上腺癌少见,常有出血和坏死、钙化,CT、MR 表现为类圆形或不规则肿块,密度(信号)不均,增强不均匀强化。嗜铬细胞瘤是发生于肾上腺髓质的肿瘤,CT、MR 表现多为单侧肿块,3cm 以上,易出血、坏死、囊变而呈相应密度、信号。增强实性部分强化明显。$T_2WI$ 明显高。肾上腺转移瘤以多见原发病变为肺癌,常为双侧性分叶状肿块,不均一强化。

## 第三节 常见疾病的影像学诊断

### 一、肾输尿管先天异常

#### (一)病理与临床

泌尿系统胚胎发育过程复杂,其中包括不同始基的肾曲管和集合系统连接、肾轴旋转以及肾脏由盆部升到腰部等,在此过程中,任何一环出现问题,都会导致先天发育异常。肾输尿管的先天发育异常,在临床上可无症状。本节仅就常见类型的肾输尿管先天异常加以叙述。

#### (二)影像学表现

1. 肾缺如　肾缺如(renal agenesis)是肾脏数目的异常,均为单侧,又称孤立肾,双侧缺如难以存活。X 线平片一侧肾影未见显示,另一侧肾影代偿性增大。IVU 显示缺如侧未见肾盂、肾盏。CT、MR 检查均显示仅有单侧肾脏(图 30-10A)。需要注意的是,要进行全腹部摄片或扫描,以免将异位肾误诊为孤立肾。

2. 异位肾　异位肾(ectopic kidney)是肾脏位置的异常,肾脏在发育过程中未上升、上升不够或过度所致,导致异位的肾脏可位于胸腔、膈下、下腹部、髂窝及盆腔。异位肾可单侧或双侧,常伴有旋转不良。IVU 可显示肾盂肾盏,但位置异常,因多伴旋转不良。CT、MR 检查显示正常肾床内未见肾影,于其他部位可见类似肿块影,其形态、密度/信号类似正常肾脏。增强检查其强化形式及程度与正常位置的肾脏一致(图 30-10B)。

3. 融合肾　融合肾是肾脏形态的异常,最常见的是马蹄肾(horseshoe kidney),是双肾的上极或下极相互融合,以下极融合常见。X线平片示肾影位置低且肾脊角发生改变。静脉肾盂造影示双肾下极距离缩短。CT、MR检查显示双肾下极肾实质相连,或上极相连(少见),其密度、信号及强化特点与正常肾脏一致(图30-10C)。

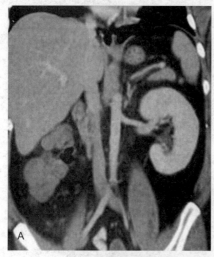
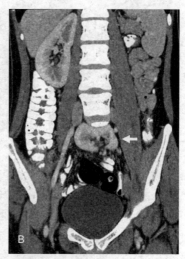
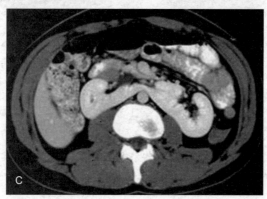

图 30-10　肾脏先天异常 CT 图

A. 右肾缺如:CT增强扫描冠状位重组图仅显示左侧肾脏,右侧肾床被结肠占据;B. 左侧异位肾:CT增强扫描冠状位重组图显示右侧肾脏位置、形态正常,左侧肾床未见肾影,左肾位于第4腰椎~第1骶椎平面正中,且肾门朝向前下(白箭);C. 马蹄肾:CT增强横断面显示双肾下极相连、融合

4. 肾盂输尿管重复畸形　也称重复肾(duplication of kidney),表现为一个肾脏分上下两部分,各有一套肾盂、输尿管,两部分大小多不相等。重复的输尿管在向下走行时可以相汇合,称为不完全重复畸形,也可以单独汇入膀胱,称为完全重复畸形。X线平片显示无特异性。IVU是确诊本病的主要检查之一,可显示同侧具有两套肾盂、肾盏、输尿管(图30-11A)。CTU、MRU检查检查显示与IVU类似。

5. 输尿管膨出　又称输尿管囊肿(ureterocele),原因不明确,为输尿管末端呈囊状膨出,突入膀胱内。多数认为输尿管口先天狭窄,膀胱壁内段扩张所致。静脉肾盂造影显示"蛇头"征,即输尿管膀胱入口处呈囊肿样膨大,与其上方扩张的输尿管相连,犹如深入膀胱的蛇影,囊肿即为蛇头。当囊肿内与膀胱内有对比剂充盈时,囊壁为环状透亮影,囊肿内无对比剂时则表现为圆形充盈缺损。CT、MR检查显示在膀胱三角区薄壁圆形影,其内为尿液密度或信号（图 30-11B）。

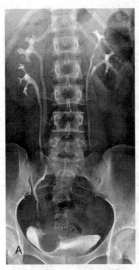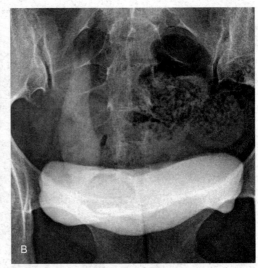

**图 30-11　肾盂输尿管畸形 IVU 图**

A. 静脉注射碘对比剂后 20min 摄片示两侧不完全性肾盂输尿管重复畸形、右侧膀胱输尿管入口处类圆形充盈缺损；B. 延迟 1h 后摄片显示右侧输尿管下段囊样扩张膨出、并压迫膀胱，形成"蛇头"征

**（三）鉴别诊断**

肾缺如应与异位肾、先天发育不全肾、手术后肾缺如相鉴别，结合超声、CT、MR 检查可以发现异位的肾脏；先天发育不良肾具有与正常肾脏不同的结构；手术后肾缺如，应结合病史。异位肾主要与肾下垂、游走肾相鉴别，肾下垂在影像检查时变换体位，肾盂肾盏位置变换超过 1.5 个椎体高度；游走肾位于腹腔内，在影像检查时，变换体位时，移动范围明显。马蹄肾、肾盂输尿管重复畸形及输尿管膨出，影像检查特征明显，一般不难诊断，诊断不明确时，应结合多种检查技术。

## 二、泌尿系结石

**（一）病理与临床**

泌尿系结石在中医学上称"石淋"，根据不同部位分为肾结石、输尿管结石、膀胱结石及尿道结石。结石常由多种成分组成，X 线平片显示的称为阳性结石，成分主要草酸盐、磷酸盐，不能显示的称为阴性结石，成分主要为尿酸盐和胱氨酸为主。泌尿系结石大多数为阳性结石。本病常见于男性青壮年。结石梗阻可造成肾积水，伴有肾区或下腹部疼痛，并有排尿疼痛、血尿等。

**（二）影像学表现**

1. 肾结石（renal calculus）　最常见，X 线平片和 CT 显示为肾区高密度影，CT 对结石显示更为敏感；MR-$T_2$WI 或 MRU 往往显示为肾盂肾盏内低信号充盈缺损。其形态大小各异，可为圆形、桑葚状、珊瑚状及鹿角状，侧位相易与脊柱影重叠（图 30-12）。

2. 输尿管结石（ureteral calculus）　多数为小的肾结石下行所致。X 线平片显示输尿管径路上梭形、米粒状高密度影。其特点为：①常常停留在输尿管生理狭窄处；②长轴与人体长轴一致（图 30-13）。

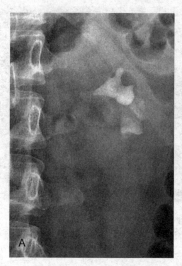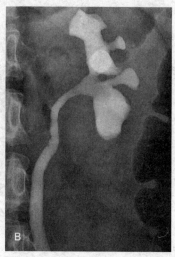

图 30-12 肾结石 X 线图

A. 平片:左侧肾区见鹿角状高密度影;B. IVU:两侧肾盂肾盏显影良好,左侧肾盏轻度扩张,鹿角状高密度影位于肾盏内

3. 膀胱结石(bladder calculus) 可原发于膀胱,也可自肾、输尿管下行而来。X 线平片显示耻骨联合上方圆形、椭圆形或不规则形高密度影,结石随体位变换而改变位置(图 30-14)。

4. 尿道结石 较少见。

造影检查时因对比剂的存在,阳性结石可显示不清,而阴性结石则可以看到充盈缺损影。CT 检查易于发现阳性结石,对于阴性结石,CT因有较高的密度分辨力,也具有一定的优势(图30-14B)。MR 检查泌尿系结石显示不佳。

(三) 鉴别诊断

泌尿系阳性结石特征明显,一般不难诊断,但要与以下相鉴别:①胆囊结石,X 线侧位片上胆囊结石位于脊柱前方,右肾结石与脊柱重叠;②肾脏钙化灶:多见于肾结核的钙化灶,肾结石

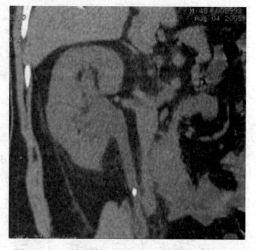

图 30-13 输尿管结石 CT 平扫冠状位重组图

右侧输尿管上段高密度结石影,其长轴与人体长轴一致

位于肾盂、肾盏内,而钙化灶位于肾实质位置。有时肾小盏的结石与肾实质的钙化难以区别;③静脉石:一般很小,紧贴盆壁走行,X 线鉴别困难时,结合 CT 或造影检查。

## 三、泌尿系结核

### (一)病理与临床

泌尿系结核多为继发于肺结核,可经血液、尿路、淋巴道或和直接蔓延传播,其中血行播散最为常见。肾结核最为常见,结核杆菌经血行进入肾皮质形成结核性感染灶,随之侵犯髓质并形成空洞、溃疡,破坏肾盏、肾乳头,形成结核性脓肾。输尿管、膀胱结核多继发于肾结核。

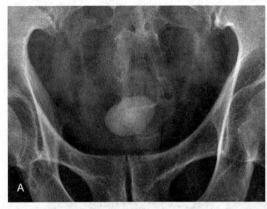
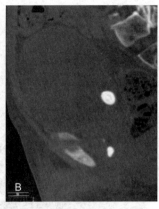

图 30-14　膀胱结石 X 线平片和 CT 图

A. X 线平片：膀胱见椭圆形高密度结石影，隐约见同心圆样分层改变；B. CT 矢状面重组图：膀胱及后尿道见结节状高密度结石，膀胱结石呈同心圆样分层改变

　　早期没有症状或有消瘦、乏力、低热等结核毒血症状。当结核病变侵及肾盂、输尿管及膀胱时，可以表现为尿频、尿急、血尿及脓尿症状。

　　**（二）影像学表现**

　　1. 肾结核（renal tuberculosis）

　　（1）X 线表现：X 线平片可以未见明显异常，也可以显示肾区斑片、絮状钙化（图 30-15A），甚至全肾钙化。IVU 表现：①早期未见明显异常；②肾盏边缘毛糙、不规整（图 30-15B、C）；③当进展至肾实质内形成空洞时，显示肾区实质内正常肾盏外的小团状影；④继续进展形成广泛破坏和肾盂积脓时，IVU 则不显影，RGU 显示为肾盂、肾盏扩大、形成不规则形空腔。晚期亦可发生不规则钙化或全肾钙化。一旦肾脏失去功能，IVU 不显影，即称为"肾自截"。

　　（2）CT 表现：早期肾实质内可见低密度影，边界不清，增强检查不同程度强化（图 30-15D、E）；有对比剂进入时，表示肾实质形成结核性空洞；继续进展，肾盂肾盏可以狭窄，也可致肾盂肾盏扩张（图 30-15D、E），呈多个低密度影，肾盂壁增厚；肾结核钙化，表现为多发点状、不规则形高密度影，甚至全肾钙化，形成肾自截（图 30-16）。

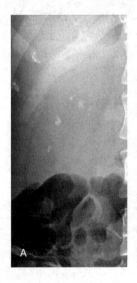
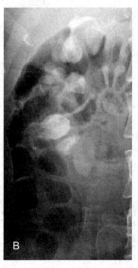
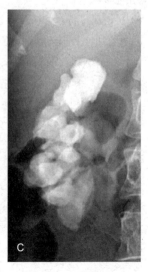

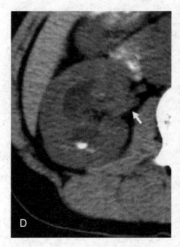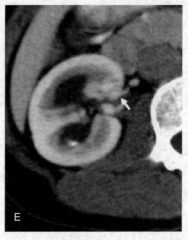

**图 30-15　右肾结核 X 线和 CT 图**

A. X 线平片:右肾区多发斑点状钙化;B. IVU 早期:左肾盂肾盏显影良好,右肾盏显示云朵状积水;C. IVU 延迟期:左肾盂肾盏明显扩张积水,下肾盏边缘不规则;D. CT 平扫:肾下极斑点状钙化,前部肾实质结构模糊、破坏(白箭);E. CT 增强:肾积水,肾下极前部实质不规则强化

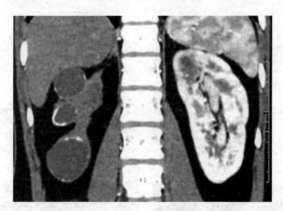

**图 30-16　右肾结核肾自截 CT 图**

CT 增强冠状位重组图:显示右肾体积缩小,可见多发囊样低密度伴囊壁弧形钙化,增强未见强化,说明肾功能基本丧失——肾自截

    (3) MR 表现:类似于 CT 表现。可以显示肾实质的脓肿、空洞及扩张的肾盂、肾盏。

    2. 输尿管结核(ureteral tuberculosis)

    (1) X 线表现:平片偶见输尿管钙化。X 线造影显示:①输尿管扩张、管壁不规则;②输尿管出现多处狭窄与扩张相间隔,扭曲状,犹如软木塞钻(corkscrew)表现;③严重者输尿管管壁僵硬,形似笔杆。当肾功能丧失时 IVU 常不显影,只能通过 RGU 显示上述表现。

    (2) CT、MR 表现:早期输尿管未见明显异常,或仅表现为输尿管扩张;后期出现输尿管不同程度的扩张及狭窄。

    3. 膀胱结核(tuberculosis of urinary bladder)

    (1) X 线平片:IVU 或 RGU 早期表现膀胱变形,后期膀胱发生挛缩,体积缩小。可以出现对比剂向输尿管逆流。

    (2) CT、MR 表现:膀胱壁不规则,膀胱变形及缩小。

**（三）鉴别诊断**

泌尿系结核的诊断,主要依靠尿液中查到结核分枝杆菌。影像学检查主要以造影检查和 CT 检查为主,造影检查易于显示早期病变,CT 检查易于发现钙化。膀胱结核应与慢性膀胱炎鉴别,后者没有相应的肾、输尿管改变,临床表现也各异。

## 四、肾囊肿与多囊肾

**（一）病理与临床**

肾囊性疾病中单纯性囊肿（simple cyst of kidney）很常见,又称肾囊肿,文献统计 55 岁以上人群 50% 有肾单纯性囊肿,30 岁以下者很少发生,无性别差异,病因不明。病理上囊肿可单发或多发,源于肾皮质,常突出于肾外,大小不等,囊内为浆液,也可为含大分子蛋白的黏液或伴出血。囊壁薄而呈半透明状,囊壁可以钙化,临床上多没有症状,常意外发现,囊肿较大时可有季肋部不适或可触及肿块。

肾囊性疾病中多囊肾又称多囊性肾病变（polycystic kidney disease）,属遗传性疾病。病理上双肾可见多发大小不等囊肿,早期囊肿间尚有正常肾实质,晚期全肾几乎被大小不等囊肿所替代,囊内为尿液或浆液,可以有出血。临床表现为腹部包块,血尿等。约 1/2 患者伴发多囊肝。

**（二）影像学表现**

1. X 线表现 肾囊肿较大时可使肾轮廓发生改变,囊壁可见钙化。多囊肾显示双肾外形增大。造影检查肾囊肿可显示肾盏、肾盂变形,但不会破坏肾盏肾盂。多囊肾造影时可见肾盂肾盏明显变形、分离、拉长,呈"蜘蛛足"样改变。

2. CT 表现 肾囊肿表现为肾实质内圆形低密度影,如出现高密度改变,常认为伴有出血或内含钙质,常称为"复杂囊肿"。囊肿壁薄,可单发或多发,增强后无强化（图 30-17）。多囊肾表现为双肾多发大小不等囊状低密度影,增强后无强化,多伴发多囊肝（图 30-18）。

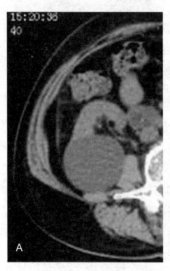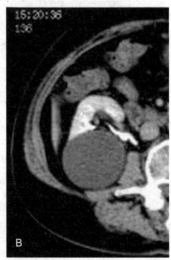

图 30-17 右肾囊肿 CT 图

A. CT 平扫:右肾圆形水样低密度灶;B. CT 增强排泄期:病灶无强化、亦无对比剂进入

3. MR 检查 肾囊肿形态表现类似 CT 表现,囊内见 $T_1WI$ 低信号和 $T_2WI$ 高信号,少数

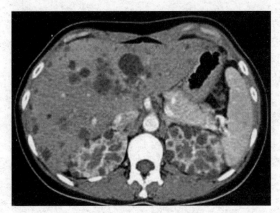

**图 30-18　多囊肾 CT 图**
多囊肾合并多囊肝,CT 增强后两肾及肝脏多发囊状不强化灶

囊肿表现为 $T_1WI$ 高信号,因为其含大分子蛋白的黏液或伴出血所致,即所谓的复杂囊肿,增强检查无强化(图 30-19)。多囊肾表现与 CT 类似。

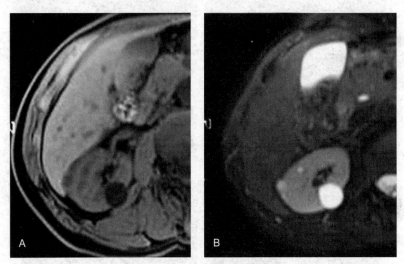

**图 30-19　右肾囊肿 MR 图**
右肾实质圆形病灶,$T_1WI$(A)呈低信号、$T_2WI$(B)呈高信号

### （三）鉴别诊断

肾囊肿与多囊肾的 CT、MR 表现均有典型表现,即囊状低密度或长 $T_1$、长 $T_2$ 信号影,增强后不强化,但要与囊性肾细胞癌鉴别,如诊断困难时,应结合多种检查技术。

## 五、肾细胞癌

### （一）病理与临床

肾细胞癌(renal cell carcinoma)是最常见的肾脏恶性肿瘤,发生在肾的实质内。从病理上肾细胞癌主要来源于肾小管上皮细胞,癌肿一般无包膜,仅有一层纤维组织构成的假包膜,肿瘤可呈球形,内部病理成分可很复杂,常合并出血、坏死、囊变或钙化。

肾细胞癌的大小与预后有一定关系,当癌肿直径在 3cm 以下时,一般局限在肾被膜内,较易治疗,且预后较好,当肿瘤穿破肾包膜时,则可能发生血行及淋巴转移。若已出现脑、肝、骨、肺等脏器转移,则认为是不能根治的指征。肾癌扩散至肾周淋巴组织或淋巴结时,提示预后不良。在临床表现上,各年龄段均可发生,一般多见于 40~70 岁,男∶女约为 2∶1,临床典型表现为血尿、肿块及疼痛。

**（二）影像学表现**

1. X 线表现　X 线平片只能在肿瘤造成肾脏明显增大时才能有所表现。IVU 或 RGU 对于较小的病灶,尚未累及集合系统时,不易检出;对于较大肿块,可以发现集合系统的受累及肾盂肾盏受压变形等。

2. CT 表现　先进行平扫,再进行增强扫描,能明确发现有无占位性肿块,显示病变的部位、形状、大小及血供情况,以及病灶强化的模式。另外观察有无肾静脉、下腔静脉瘤栓形成,腹膜后及肾周有无侵犯及淋巴结转移(图 30-20)。一般来说肾癌病灶大小不一,小者直径可以几个毫米,大者直径可达十几厘米。大多数外形光滑整齐,边界清晰,较大肿块形态可不

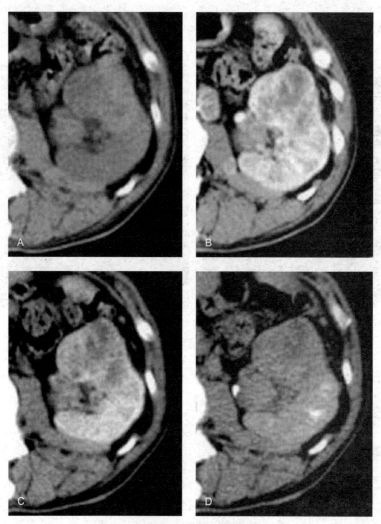

图 30-20　肾癌 CT 图

CT 平扫(A)左肾门平面前唇不均匀低密度肿块;增强肾皮质期(B)肿瘤实质部分明显不均匀强化,囊变坏死区未见明显强化征象,实质期(C)病灶部分廓清,强化不均匀,分泌期(D)肿瘤密度明显降低

规则,肾皮质可中断,肿块可有假包膜。肿块一般密度等于或稍低于肾实质密度,增强后肾皮质期肿瘤实性部分明显强化,大多数强化接近或达到肾皮质强化幅度,囊变坏死区无明显强化,肾实质期及分泌期病灶大部分区域迅速廓清,呈稍低密度,可见假包膜延时强化。

3. MR 表现 MRI 可获得更多的影像信息,对病灶内的病理变化更加敏感,对显示少量出血、坏死、囊变及脂肪变性明显优于 CT,$T_2WI$ 对显示假包膜最为敏感,显示为稍低信号,病灶实性部分呈稍长 T2 信号,囊变坏死多见,可位于病灶中心或边缘,反相位部分病灶可见脂肪变性,反相位信号局灶性减低,DWI 病灶实性部分轻度扩散受限或不受限(图 30-21)。

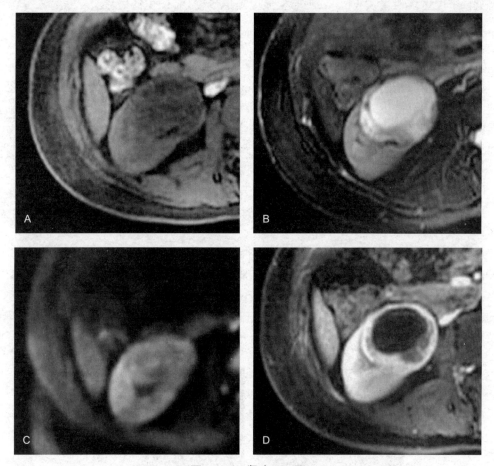

**图 30-21　肾癌 MR 图**
右肾下极 $T_1WI$ 脂肪抑制(A)稍低信号、$T_2WI$ 脂肪抑制(B)高信号肿块,中心有较大坏死及囊变,DWI(C)呈等、稍低信号,增强后实质期(D)肿瘤实性部分明显不均匀显著强化、病灶部分廓清、囊变坏死区不强化

**(三)鉴别诊断**

1. 肾囊肿或复杂囊肿 不论囊肿密度或信号高低,一般边界比较清晰,增强后各期均未见强化,囊壁光整,无壁结节,合并感染时,囊壁可稍毛糙,囊液可有分层。

2. 血管平滑肌脂肪瘤(angiomyolipoma,AML) 肿瘤含有不同比例的血管、平滑肌及脂肪组织,因各组织成分比例不同,影像表现差异较大。对于富含脂肪的病灶 CT 及 MR 均可明确诊断,而对于乏脂性病变 CT 诊断较为困难,MR-$T_1WI$ 反相位可发现少量脂质。另外乏脂性 AML 在 DWI 序列扩散受限较明显,增强扫描呈进行性强化。

3. 肾嗜酸细胞腺瘤　肿瘤较小,位于肾皮质,向外突出,CT平扫为均匀低密度影,增强扫描均匀强化,肿瘤较大时中心可见星样瘢痕。征象不典型时,与肾细胞癌鉴别困难。

4. 肾素瘤　此瘤多发生在女性,因分泌肾素而得名,患者多有血压明显升高,有醛固酮增多症状为其特点。形态学多为肾皮质小肿块,为少血管肿瘤,增强扫描多不强化。

5. 肾盂癌　肿瘤起始于肾盂,呈附壁离心、膨胀性生长,可侵犯肾窦及肾实质,一般不引起肾外形的改变,临床多有无痛性全程肉眼血尿,IVU可见肾盂内结节状、菜花状充盈缺损影,常可使肾小盏及肾盂变形、压迫、移位、梗阻,甚至发生肾盂积水。CT或MR增强扫描肿瘤呈轻中度持续强化,DWI序列肿瘤呈显著高信号,ADC图呈低信号。

## 六、肾血管平滑肌脂肪瘤

### (一)病理与临床

肾血管平滑肌脂肪瘤(renal angioleiomyolipoma,RAML)是由大量血管、平滑肌和脂肪组成的肾脏良性错构瘤。20%RAML发生在结节性硬化患者,80%为散发。RAML可出血,且出血的风险率随着病变增大和瘤内动脉瘤的出现而升高。临床上直径小于4cm的RAML多数无症状,为偶尔发现,可保守随访,而大于4cm的病灶易扪及腹部肿块,产生压迫性疼痛,当发生瘤内-瘤周出血时,可出现腹痛或血尿,故需进行治疗以免发生并发症。

### (二)影像学表现

1. X线表现　较大的肿块可压迫肾盂及肾盏,使之变形,IVU和RGU可见肾盏、肾盂受压变形。

2. CT表现　小的肿块多位于皮质,为实性肿块,其内可有脂肪密度成分,CT值约-40~-100HU之间,肾细胞癌一般没有可测到的脂肪成分,所以CT上测到脂肪密度具有确诊意义。而当脂肪含量较少时,厚层图像上检出较困难,可用1~2mm薄层图像观察,提高脂肪成分的检出。增强后脂肪及坏死成分不强化,血管及平滑肌成分明显、持续强化,有时可有分房及分隔表现(图30-22)。

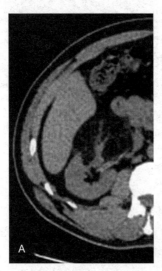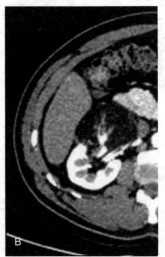

**图30-22　右肾血管平滑肌脂肪瘤CT图**

CT平扫(A)可见右肾门平面以脂肪密度为主肿块影,中心条索样密度增高影,局部肾皮质不连续,可见"劈裂"征;增强皮质期(B)肿瘤实质内脂肪不强化,血管及纤维组织显著强化

3. MR 表现　MR 对 RAML 内的脂肪很敏感,微量脂肪可通过薄层扫描同反相位检出,小脂肪块周围可以出现第二类化学位移伪影,即勾边效应。DWI 序列脂肪部分呈低信号,血管平滑肌成分呈稍高信号。增强后血管平滑肌成分显著持续强化。肿块与肾实质交界面清晰,可见"劈裂"征(图 30-23)。

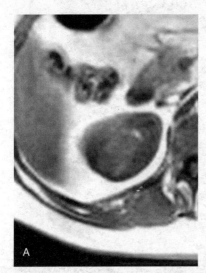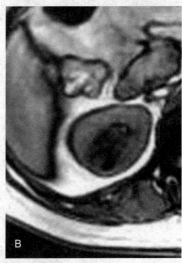

**图 30-23　右肾血管平滑肌脂肪瘤 MR 图**

MR 同相位(A)右肾上极见实质病灶,呈等、稍高信号,反相位(B)病灶局部不均匀信号减低,可见"勾边"效应,证明病灶内有脂质及脂肪成分

### (三)鉴别诊断

本病应与肾癌、肾嗜酸细胞腺瘤、肾盂癌鉴别,鉴别点见"肾细胞癌"。

## 七、膀胱癌

### (一)病理与临床

膀胱癌(carcinoma of bladder)是泌尿生殖系统最常见的恶性肿瘤。90% 以上患者均为移行细胞癌,约 5% 为鳞状细胞癌,腺癌和其他罕见肉瘤近占 2%。60%~80% 的膀胱移行细胞癌为浅表乳头型,大小在 1cm 以下的膀胱癌 99% 为非肌层浸润性膀胱癌(non muscle invasive bladder cancer,NMIBC),分为:Ta:非浸润性乳头状癌;Tis:原位癌(扁平癌);$T_1$:肿瘤侵入上皮下结缔组织,采用经过尿道切除可有效治愈。进一步发展成肌层浸润性膀胱癌(muscle invasive bladder cancer,MIBC),分为:$T_2$:肿瘤侵犯肌层;$T_3$:肿瘤侵犯膀胱周围组织;$T_4$:肿瘤侵犯以下任一器官或组织(如:前列腺、精囊、子宫、阴道、盆壁和腹壁)。男性明显多于女性,男:女 =3:1。平均年龄约 65 岁。70% 以上膀胱癌患者有镜下或肉眼血尿,不到 25% 有疼痛症状。

### (二)影像学表现

CT 及 MR 表现:膀胱癌好发于膀胱三角区,表现为局限性扁平病变或结节、菜花状隆起性病变。DWI 呈明显高信号;CT 或 MR 增强后呈进行性持续强化。可侵犯黏膜下层、肌层及浆膜层,而累及邻近脏器(图 30-24、图 30-25)。

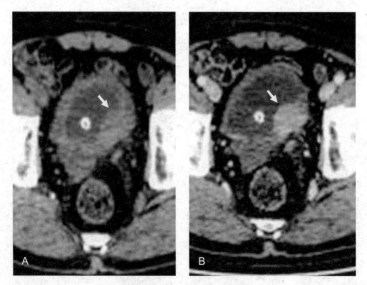

图 30-24 膀胱癌 CT 图

膀胱壁毛糙增厚,左后壁可见不规则软组织肿块影(白箭),CT 平扫(A)呈稍高密度;增强后(B)明显持续强化,累及浆膜层

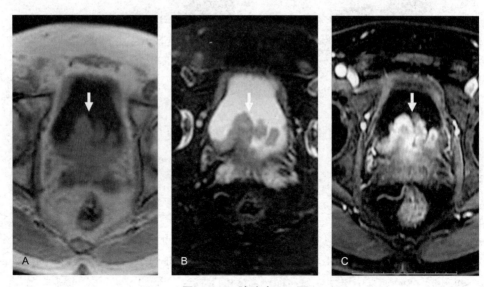

图 30-25 膀胱癌 MR 图

膀胱三角区不规则菜花状肿块(白箭),$T_1WI$脂肪抑制(A)、$T_2WI$脂肪抑制(B)呈等信号,增强扫描(C)见肿块大部分明显强化,累及浆膜层

（三）鉴别诊断

1. 腺性膀胱炎 是一种少见伴有盆腔脂肪增多症的炎性病变,强化轻微,不累及黏膜下及肌层。有时与早期膀胱癌鉴别困难,需要内镜活检。

2. 炎性假瘤 炎性假瘤包括不典型肌纤维母细胞瘤和假肉瘤性纤维黏液样瘤。炎性假瘤一般大于膀胱癌,临床症状较轻,$T_2WI$肿瘤呈相对低信号,鉴别困难时可结合内镜活检。

3. 脐尿管癌 脐尿管是尿囊胚胎部分的残留。退化的脐尿管形成脐正中韧带,从膀胱前顶部延伸至脐。脐尿管未完全退化残留可导致脐尿管囊肿、窦或憩室,也可发生脐尿管癌。多为腺癌或黏液腺癌,其发病部位比较固定,容易鉴别。

## 八、肾上腺肿瘤

肾上腺最多见的肿瘤多为皮质腺瘤、转移性肿瘤。少见肿瘤为嗜铬细胞瘤,皮质腺癌等。

### (一)皮质腺瘤

1. 病理与临床　肾上腺皮质腺瘤是肾上腺皮质的良性肿瘤,肿块较小,一般小于2cm,1%~2% 患者是查体时偶然发现,肿瘤大部分是无须治疗的良性的无功能性皮质腺瘤,肿块内可有大量的脂肪变性。生长缓慢或不生长。

2. 影像学表现　CT 表现为肾上腺内侧肢或外侧肢或基底部类圆形稍低密度结节,形态规则、边缘光整,犹如"树上挂果"征象,增强后轻中度强化。MR 反相位可见肿块局限性或弥漫性信号减低,这是腺瘤的典型表现,增强后轻中度强化。肿块对邻近组织可以受压,无侵犯征象(图 30-26)。

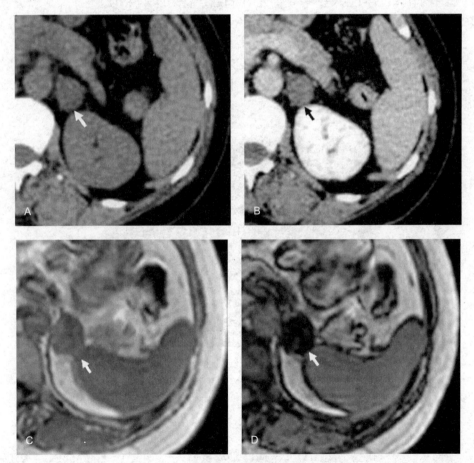

图 30-26　左侧肾上腺腺瘤 CT 和 MR 图

左侧肾上腺类圆结节(箭头),CT 平扫(A)呈等密度;增强后(B)病灶轻度强化,未见明显囊变坏死征象;MR 同相位(C)显示左肾上腺结节呈等信号,反相位(D)结节信号减低,病灶内大量脂肪变性

3. 鉴别诊断

（1）转移性肿瘤：多有其他部位原发恶性肿瘤病史。病灶可双侧或单侧发病，单发或多发，肿块较大、形态不规则，边缘不光整，肿块内不含脂质，MR 反相位无明显信号减低，肿瘤易坏死、囊变，随访肿块可进行性增大，增强后明显不均匀强化。

（2）嗜铬细胞瘤：起源于肾上腺髓质，肾上腺形态一般显示不清，为所谓"10% 肿瘤"，即10% 为双侧；10% 有分泌功能；10% 为恶性；10% 发生于肾上腺外。肿瘤可分泌儿茶酚胺类激素，导致长期顽固性高血压。肿瘤易坏死囊变，增强后实性部分显著强化，延时后信号或密度减低。

（3）皮质腺癌：临床上分为功能性和无功能性。功能性皮质腺癌约 65% 的患者可产生 Cushing 综合征。影像表现为肾上腺区较大的不均质肿块，直径多超过 6cm，内部多有囊变、坏死或陈旧出血，部分可有点片状钙化，增强后肿块不均匀显著强化，囊变坏死区未见强化，可伴有下腔静脉癌栓形成及腹膜后淋巴结或其他脏器转移。

**（二）转移性肿瘤**

1. 病理与临床　肾上腺是转移瘤好发的部位，尸检中近 25% 的恶性上皮肿瘤患者有肾上腺转移，最多见于肺癌、乳腺癌、肾癌和黑色素瘤。可单侧或双侧转移，可单发或多发，肿块较大，一般大于 2cm，易发生坏死、囊变。

2. 影像学表现　肿块一般较大或双侧发病，肿块边缘不光整，形态不规则。密度或信号不均匀，可伴坏死、囊变、出血及黏液样变。增强后明显不均匀强化，延迟期可以廓清。肿块可以侵犯邻近组织或脏器（图 30-27）。

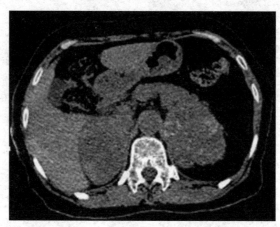

**图 30-27　肾上腺转移性肿瘤 CT 图**
双侧肾上腺巨大占位，病理证实为肺癌双侧肾上腺转移

3. 鉴别诊断（同皮质腺瘤）

**（三）嗜铬细胞瘤**

1. 病理与临床　嗜铬细胞瘤是源于交感神经系统，能产生儿茶酚胺的肿瘤。发生在肾上腺时，起源于肾上腺髓质，肾上腺形态一般显示不清。它为所谓"10% 肿瘤"（见肾上腺皮质腺瘤鉴别诊断），发生在肾上腺外的也叫副神经节瘤。肿瘤可分泌儿茶酚胺类激素，可表现有儿茶酚胺过量的症状和体征，导致长期顽固性高血压。出现转移是唯一能诊断恶性嗜铬细胞瘤的可靠指标。核素间碘苄胍（MIBG）显像：[123]I-MIBG 和 [131]I-MIBG 对嗜铬细胞瘤和

副神经节瘤有很高的敏感性和特异性。

2. 影像学表现　肿瘤起源于肾上腺髓质,一般难以见到正常肾上腺形态,肿瘤呈圆形或卵圆形,平均直径约5cm,易坏死囊变,无功能性肿瘤患者瘤体积稍大于有功能性嗜铬细胞瘤患者。CT密度或MR信号可均匀,大多数肿瘤$T_1WI$呈等或低于肝脏信号,在$T_2WI$呈显著高信号,坏死、囊变可呈低密度或长$T_1$、长$T_2$信号,增强后实性部分显著强化(图30-28),有时能看到肿瘤血管的流空影,呈"胡椒盐征"(salt-and-pepper-pattern),延时后信号或密度缓慢减低,囊变坏死区不强化。MRI能更敏感发现病灶内的囊变及坏死区,DWI序列病灶实性部分呈显著高信号(图30-29)。

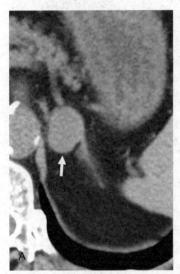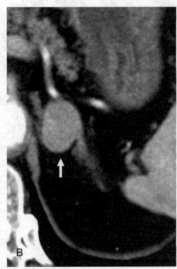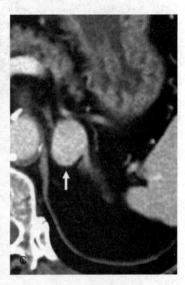

图30-28　肾上腺嗜铬细胞瘤CT图

平扫(A)左侧肾上腺区类圆囊稍高密度结节(白箭),密度均匀,与左肾上腺外支相连;增强后肾皮质期(B)病灶轻度强化;实质期(C)明显均匀强化

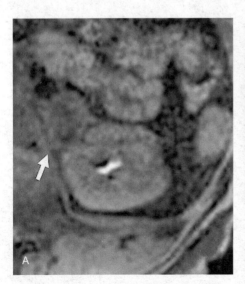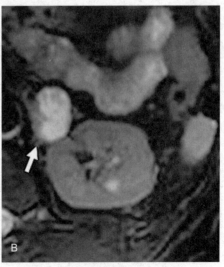

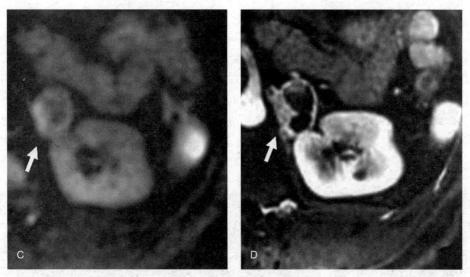

**图 30-29　肾上腺嗜铬细胞瘤 MR 图**

左侧肾上腺囊实性结节（白箭）。$T_1WI$(A)脂肪抑制呈等、低信号；$T_2WI$(B)脂肪抑制呈等、高信号；DWI(C)实性部分弥散受限；增强后(D)病灶实性部分显著强化，囊变坏死未见强化

（贺太平）

# 第三十一章
# 生 殖 系 统

## 第一节  男性生殖系统

### 一、影像学检查方法和正常影像学表现

男性生殖系统包括前列腺、精囊、睾丸、附睾及输精管等器官。

男性生殖系统的影像学检查中,X 线平片和造影检查应用价值不大,主要依靠超声检查、CT 和 MRI 等,本节主要介绍 CT 和 MRI。

#### (一)CT 检查及正常 CT 表现

男性生殖系统主要位于盆腔,而盆腔 CT 检查前需做肠道及膀胱准备。一般于检查前一周内禁止服用重金属药物和胃肠道钡剂造影检查,检查前 4 小时禁食,检查前先行清洁灌肠,再用生理盐水或含对比剂的溶液进行保留灌肠;或者检查前 24 小时口服 1.5% 碘对比剂(泛影葡胺)800~1 000ml,让碘对比剂充盈直肠,避免将肠道误认为肿块。同时 CT 检查前充分饮水以充盈膀胱。

CT 扫描方式包括平扫和增强扫描,患者仰卧位,扫描范围从耻骨联合下缘水平扫描至髂嵴连线,平扫后根据需要加做增强扫描。

1. 前列腺和精囊  前列腺在解剖上可分为前、中、后叶及两个侧叶。在 CT 横断面上,正常前列腺位于耻骨联合平面,呈类圆形,为均匀的软组织密度,中心小圆形低密度区为尿道。正常前列腺随着年龄的增长逐渐增大,年轻人前列腺左右径小于 3~4cm,老年人小于 5cm;前后径约 2.5cm(图 31-1)。前列腺前上方为膀胱,后方为直肠。前列腺上方、膀胱颈部

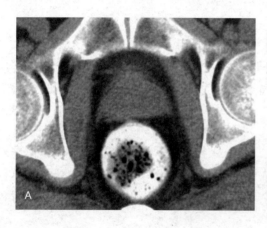
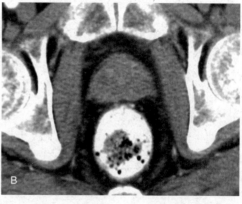

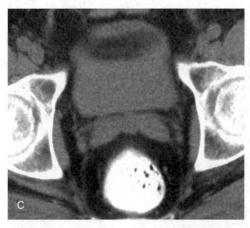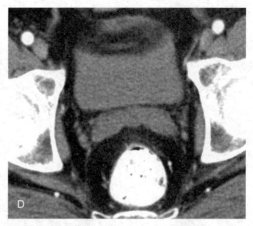

**图 31-1　正常前列腺精囊 CT 图**

A. 正常前列腺 CT 平扫；B. 正常前列腺 CT 增强；C. 正常精囊 CT 平扫；D. 正常精囊 CT 增强

后方为精囊，由卷曲的细管结构组成，呈两侧对称"八"字样突出物，精囊与膀胱后壁的间隙称为精囊角（图 31-1）。

2. 睾丸　正常睾丸呈卵圆形，边界清楚，密度均匀。睾丸鞘膜内正常有少量积液。

### （二）MR 检查及正常 MR 表现

盆腔 MR 检查前不需做特殊准备。扫描范围从耻骨联合下缘水平至髂嵴连线，方式包括平扫和增强扫描，可行轴位、冠状位及矢状位扫描。平扫常规行 SE-$T_1$WI、FSE-$T_2$WI 检查、$T_2$WI 脂肪抑制。此外，还可以根据病变特点进行磁共振功能成像，主要包括磁共振弥散成像和波谱成像。MRI 的软组织分辨力高，可以作多方位扫描，对盆腔内器官的解剖、病变的侵犯范围及深度等方面可提供详细的诊断信息。

1. 前列腺和精囊　正常前列腺在 $T_1$WI 上呈较低信号，信号均匀。$T_2$WI 可显示中央区、移行区和周围带。中央区信号稍低，周围带因腺体含水较大，信号较强，移行区细窄，信号低（图 31-2）。精囊位于膀胱后、前列腺上缘，由卷曲的细管状结构组成，为双侧对称性富含水分卵圆结构，呈 $T_1$WI 低信号和 $T_2$WI 高信号，增强扫描腺管壁强化呈蜂窝状结构（图 31-2）。

2. 睾丸　正常睾丸呈卵圆形结构，边界清，在 $T_1$WI 上呈均匀低信号，在 $T_2$WI 上呈均匀高信号，睾丸周边有一薄环状低信号，代表白膜。睾丸鞘膜内正常有少量液体（图 31-3）。

## 二、基本病变的影像学表现

### （一）男性生殖系统大小、形态、位置异常

前列腺、精囊、睾丸等器官增大的主要是因为各器官的炎症、肿瘤、前列腺肥大等。炎症性表现为整体弥漫增大（图 31-4）；肿瘤性以局部增大为主、可向外突起，恶性肿瘤还易侵犯邻近结构；前列腺肥大多见于老年人，主要发生在中央区，可以向上突向膀胱，耻骨联合上方 2.0cm 仍可显示前列腺表示前列腺肥大。

男性生殖系统器官缩小的情况比较少见。炎症、结核治愈后有可能造成器官萎缩；睾丸发育异常会造成睾丸缩小或缺如，当阴囊内无或少睾丸时，常提示隐睾，应寻找睾丸的位置（图 31-5）。

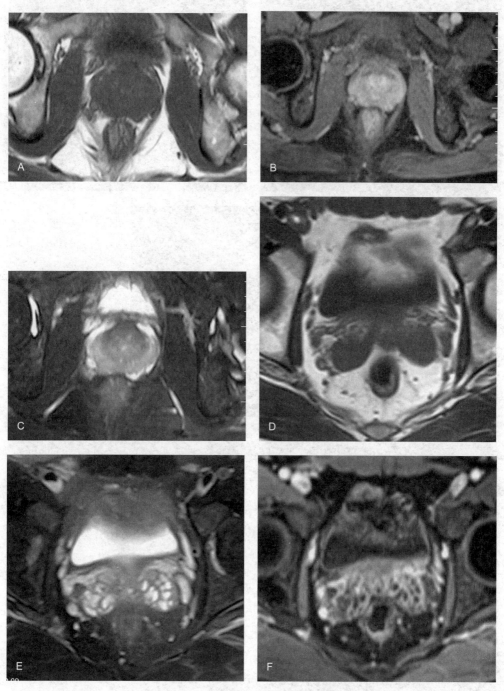

图 31-2 正常前列腺精囊 MR 图

A. 正常前列腺平扫 $T_1WI$;B. 平扫 $T_2WI$ 脂肪抑制;C. 增强 $T_1WI$ 脂肪抑制;D. 正常精囊平扫 $T_1WI$;E. 平扫 $T_2WI$ 脂肪抑制;F. 增强 $T_1WI$ 脂肪抑制

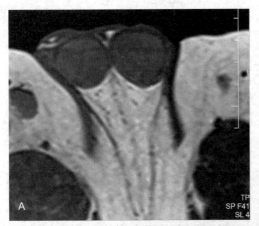
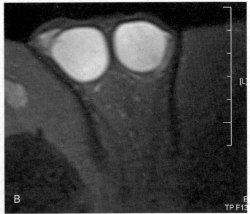
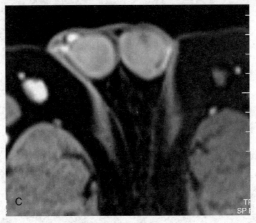

图 31-3 正常睾丸 MR 图

A. 平扫 $T_1WI$；B. 平扫 $T_2WI$ 脂肪抑制；C. 增强 $T_1WI$ 脂肪抑制

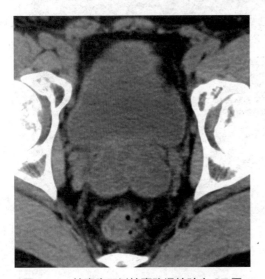

图 31-4 精囊炎两侧精囊弥漫性肿大 CT 图

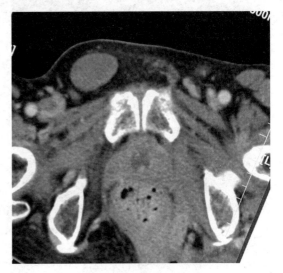

图 31-5 隐睾 CT 图

右侧睾丸位于腹股沟皮下

### （二）男性生殖系统密度、信号异常

男性生殖系统密度增高，主要表现有：①钙化：前列腺钙盐沉积，大多为前列腺退行性改变。睾丸结核可发生钙化。X 线检查显示耻骨联合上方高密度斑点或结节；CT 能精确显示钙化的位置、数目、大小及形态；MRI 对前列腺钙化不敏感，表现为低信号或无法辨认。②精囊、睾丸出血：精囊出血可见于肿瘤、炎症或自发性；睾丸出血见于肿瘤或外伤等。CT 表现为斑片状稍高密度，境界不清；MR 表现依据出血时间而不同，$T_1WI$ 高信号常提示出血可能，$T_2WI$ 信号较为复杂。

男性生殖系统密度减低，主要见于肿瘤、炎症、囊性病变、鞘膜积液，肿瘤常有肿块等形态学改变，增强后不同程度强化；炎症的密度降低往往是弥漫性的；囊性病变往往为水样密度，增强后不强化。

男性生殖系统信号异常：$T_1WI$ 高信号增高较少见，见于出血或含大分子蛋白的囊性病灶；$T_1WI$ 低信号和 $T_2WI$ 高信号较多见，见于水分增加，如炎性水肿、囊变、鞘膜积液等（图 31-6）。$T_2WI$ 低信号较少见，钙化在 $T_1WI$、$T_2WI$ 均可表现为低或无信号。

## 三、常见疾病的影像学诊断

### （一）前列腺增生（肥大）

1. 病理与临床　前列腺增生好发于老年人，通常以中叶及外侧叶为多见，主要位于中央区，可压迫尿道，引起排尿困难。临床主要表现为梗阻性排尿困难，严重时发生尿潴留。

2. 影像学表现　经腹或经直肠超声检查是临床常用的检查方法，CT、MR 对前列腺增生的判断同样具有优势。

（1）CT 表现：前列腺体积增大，边缘光滑，与邻近组织器官分界清，外形可有分叶改变。增大的前列腺压迫尿道并可向上突入膀胱，表现为膀胱内密度均匀或不均匀肿块。前列腺内可有小的囊样低密度区及钙化点（图 31-7）。CT 增强可见增生的前列腺呈明显强化，若出现变性时，可表现为不均匀强化。

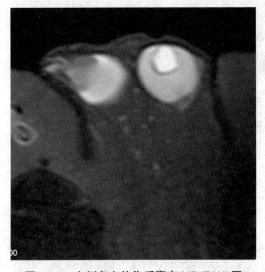

图 31-6　左侧睾丸外伤后囊变 MR-$T_2WI$ 图

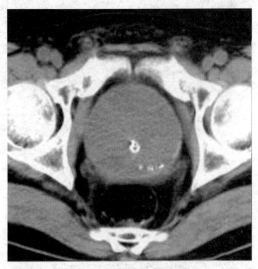

图 31-7　前列腺增生 CT 平扫图

显示前列腺体积增大，外缘光滑，内部可见斑点状钙化

（2）MR表现：前列腺体积增大，主要为中央区和移行区体积增大。在$T_1WI$上呈均匀低信号。$T_2WI$上表现依据增生成分的不同而有所不同，若以腺体增生为主表现为结节性高信号，若基质增生为主则表现为中等信号；外周带受压变薄，信号无明显变化。MR增强扫描可出现中度以上的强化，增强早期可呈结节状强化，当发生囊变坏死时，囊变坏死区不强化（图31-8）。

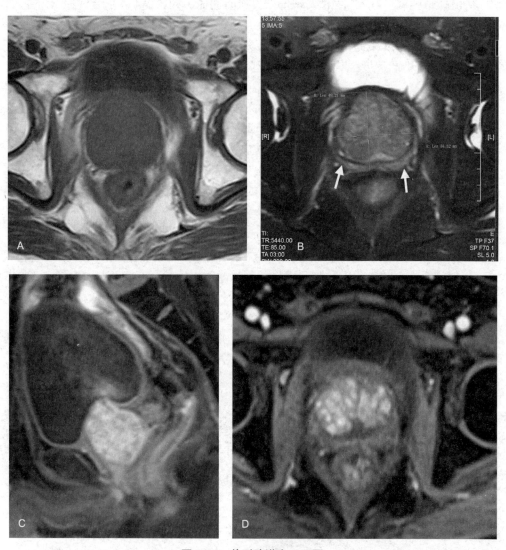

**图31-8　前列腺增生MR图**

前列腺增生$T_1WI$（A）呈均匀低信号；$T_2WI$脂肪抑制（B）呈结节性高信号，主要位于中央区，周围带受压变薄（白箭）；$T_1WI$脂肪抑制增强早期（C）呈中央区结节状强化；$T_1WI$脂肪抑制增强晚期（D）强化明显，矢状面见增生前列腺向上突入膀胱

3. 鉴别诊断　主要是与前列腺癌相鉴别。前列腺癌常起源于前列腺外周带，前列腺癌患者前列腺特异性抗原（prostate specific antigen，PSA）常明显增高，并随病情加重有逐渐升高改变，这有助于二者的鉴别。

（二）前列腺癌

1. 病理与临床　前列腺癌是老年人常见的恶性肿瘤,绝大多数是腺癌,少数为移行细胞癌、大导管乳头状癌、内膜样癌、鳞状细胞癌。最常见发生部位为前列腺的外周带(占70%),少数可发生于前列腺的中心区。肿瘤早期局限在包膜内,晚期可突破包膜侵犯前列腺周围组织、精囊和其他邻近器官,远处骨转移以成骨性转移常见。

临床早期无症状。中晚期经肛门检查可触及前列腺结节,表面不规则,化验室检查,PSA增高;肿瘤侵犯到膀胱和尿道时,出现尿频、尿痛、血尿和排尿困难。

2. 影像学表现　经直肠超声检查是临床诊断前列腺癌的常用检查方法,同时,在超声的引导下穿刺活检,可获得病理标本,大大提高诊断前列腺癌的准确性。对局限在包膜内的早期前列腺癌,MRI是诊断效率最高的影像方法,CT与MRI同样能够显示列腺癌的对邻近组织侵犯、淋巴结转移和远处转移。

（1）CT表现:早期前列腺癌在平扫上较难显示,部分增强后表现为前列腺内局限性低密度区。当癌肿穿破包膜,向外生长时,表现为前列腺形态不规整,局部结节状突出(图31-9)。中晚期前列腺癌可向邻近器官侵犯,可累及精囊和膀胱,膀胱精囊三角消失是肿瘤向外侵袭的重要征象。前列腺癌常发生骨转移,表现以骨盆、椎体为主的多发成骨性转移最为特征性改变。

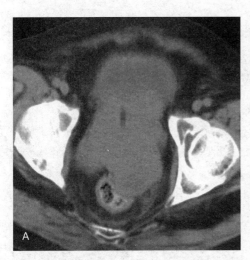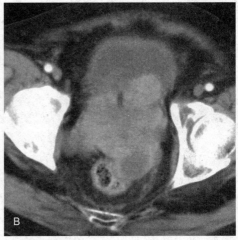

**图31-9　前列腺癌CT图**

平扫(A)显示前列腺体积不规则增大,增强扫描(B)显示病变不均匀强化,侵犯直肠及膀胱

（2）MR表现:前列腺癌多发生于前列腺的外周带,早期呈结节性改变,在$T_1WI$上呈低或等信号,$T_2WI$中表现为正常高信号外周带内的局部稍低信号;增强扫描癌结节呈轻度强化。当肿瘤进展是可累及精囊和膀胱、直肠;骨转移表现为骨盆、脊柱上的多发异常高或低信号,增强后可有强化(图31-10)。

3. 鉴别诊断　主要与前列腺增生鉴别。前列腺增生多发生在中央叶,而前列腺癌多发生于外周部,CT鉴别较难,MRI上显示包膜完整性中断提示前列腺癌。

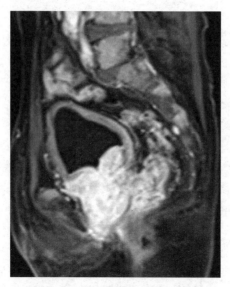

**图 31-10　前列腺癌及转移 MR 图**

矢状面 $T_1WI$ 脂肪抑制增强扫描显示前列腺不均匀强化,向上累及膀胱,向后累及直肠,第 2、3 骶椎转移灶明显强化

# 第二节　女性生殖系统

## 一、影像学检查方法和正常影像学表现

### （一）X 线检查及正常 X 线表现

1. 骨盆平片　目前,已经很少以观察生殖系统病变为目的去拍摄骨盆平片,大多数在了解骨盆、髋关节拍片时顺带了解有无骨盆异常,以及金属节育环、生殖器官钙化等情况。

2. 子宫输卵管造影　是经宫颈口注入碘对比剂或经阴道将导管插入子宫、输卵管再注入碘对比剂,以显示子宫和输卵管内腔(图 31-11)。主要用于观察宫腔的大小、形态,了解子宫有无畸形;观察输卵管的通畅性,确定梗阻位置,判断管腔有无狭窄或扩张,管壁是否光滑等。临床上用于寻找不孕症的原因,以及了解各种绝育术后输卵管情况。

3. 盆腔动脉造影　经皮穿刺行股动脉插管,将导管置于腹主动脉分叉处、或髂总动脉、或髂内动脉,注入对比剂,可显示子宫动脉及盆腔异常血管影,主要用于了解盆腔肿块的血供、来源、判断盆腔肿块的良恶性及发现盆腔内动脉瘤或动脉畸形等,还可经导管做局部栓塞治疗。例如,盆腔恶性肿瘤多显示为盆腔内丰富、迂曲、不规则、杂乱分布的血管影,若对比剂血管外溢则提示为新鲜出血。盆腔动脉造影都是在进行介入治

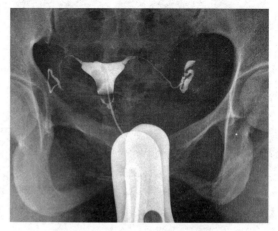

**图 31-11　正常子宫输卵管造影图**

正常子宫呈倒三角形,输卵管从子宫两侧角发出,纤细,走行柔软、自然

疗前使用。

**（二）CT 检查及正常 CT 表现**

对于已婚女性患者 CT 检查前需放置阴道气囊或纸质阴道塞,使阴道壁扩张,以利于显示宫颈及子宫。CT 检查前的肠道及膀胱准备及检查方法同男性生殖系统章节。

子宫体在 CT 上易于识别,表现为横置的密度较高的梭形软组织影像,宫体中央为宫腔,密度略低。子宫大小受年龄和生理状态的影响,一般成人前后径为 1.5~3cm,左右径为 3~5cm,老年人子宫较小。膀胱充盈程度也影响子宫的大小。子宫前方为膀胱,呈液性低密度;后方为直肠,内常有气体。膀胱、子宫、直肠之间可有肠襻存在。子宫直肠窝,又称 Douglas 窝,为盆腔最低处。宫颈在宫体下方层面,呈卵圆形软组织影。CT 增强扫描子宫呈均匀强化(图 31-12)。卵巢位于子宫两侧偏前方,CT 上常难以明确显示正常大小卵巢和输卵管。

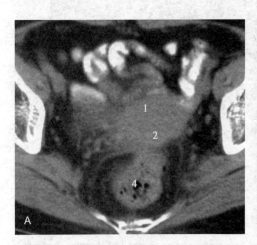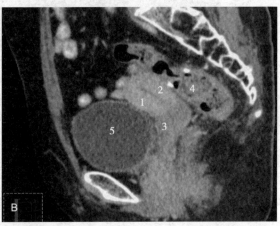

**图 31-12 正常子宫 CT 图**

平扫(A)子宫呈梭形软组织影,增强扫描矢状面重组图(B)子宫壁均匀强化,前后壁之间低密度为子宫腔,后壁与直肠之间最低处为 Douglas 窝

1. 子宫前壁,2. 子宫后壁,3. 子宫颈,4. 直肠,5. 膀胱

**（三）MR 检查及正常 MR 表现**

MR 检查前准备及检查方法同男性生殖系统章节。

1. 子宫  子宫在矢状面和横断面上显示较好。生育期妇女子宫体在 $T_1WI$ 显示为中等信号,$T_2WI$ 可分三种信号:肌层显示中等信号,内膜及宫腔黏液为高信号,两者之间有一薄而较低信号的中间层。子宫颈呈中等强度信号,其内的黏膜呈线状高信号。在子宫前方,膀胱内尿液在 $T_1WI$ 上表现为低信号,$T_2WI$ 上尿液为高信号,膀胱壁则为较低信号(图 31-13)。

2. 卵巢、输卵管  MR 图像上半数病例可以见到卵巢,$T_1WI$ 上为中等信号,与周围脂肪可以区分。输卵管细长,且走行位置不定,MRI 不易识别。

3. 阴道  膀胱内的尿液和直肠内气体为显示两者之间的阴道提供了对比。阴道在矢状面观察最好,$T_1WI$ 显示为较低信号,$T_2WI$ 则信号稍高(图 31-13)。

**二、基本病变的影像学表现**

**（一）子宫大小、形态异常**

宫腔大小、形态异常,但边缘光滑,见于各类子宫畸形,如单角子宫、双角子宫、双子宫、

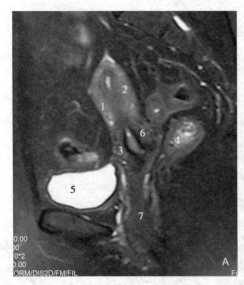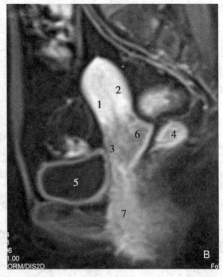

图 31-13　正常子宫阴道 MR 图

矢状面 $T_2$WI 脂肪抑制成像（A）子宫和宫颈壁为等、稍高信号，宫腔为高信号；增强扫描（B）子宫壁强化明显，宫颈壁轻度强化。前后壁之间为子宫腔和宫颈腔。后壁与直肠之间最低处为 Douglas 窝

1. 子宫前壁，2. 子宫后壁，3. 子宫颈前壁，4. 直肠，5. 膀胱，6. 子宫颈后壁，7. 阴道

纵隔子宫等。双角子宫呈"Y"形（图 31-14），在子宫输卵管造影上表现为一个宫颈管上连接两个梭形子宫腔，其顶端各连接一根输卵管，两个子宫腔之间的距离一般比较宽。双子宫与双角子宫相比，除了有两个宫腔外，且各有一宫颈，可伴有阴道纵隔。

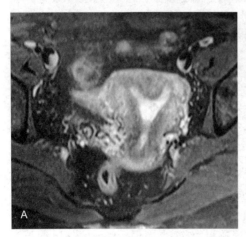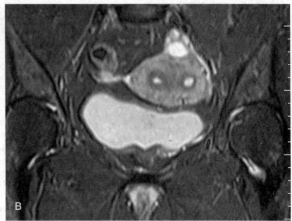

图 31-14　双角子宫 MR 图

T2WI 脂肪抑制横断面（A）显示子宫腔呈"Y"形；冠状面（B）呈 2 个宫腔

### （二）子宫密度、信号异常

多见于子宫肌瘤和子宫癌。前者子宫增大，表面突起，呈分叶状，边界清楚，可有钙化。CT 能精确显示钙化的位置、数目、大小及形态（图 31-15）。MRI 对钙化不敏感，表现为低信号或无信号影，肌瘤在 $T_1$WI 及 $T_2$WI 上表现为均匀的中等或低信号，边界清楚。子宫癌表现为子宫增大，分叶状，内有坏死低密度区，可侵犯周围组织及盆腔淋巴结转移。

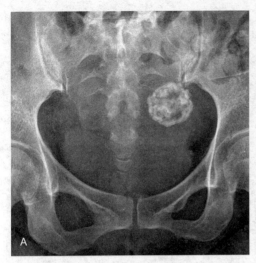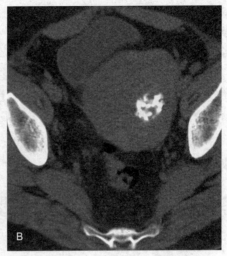

**图 31-15　子宫肌瘤钙化 X 线、CT 图**

A 盆腔 X 线片显示盆腔左侧团块状不均匀钙化影;B. CT 平扫显示钙化位于子宫肌瘤中

### (三) 卵巢形态和密度(信号)异常

正常卵巢呈卵圆形结构,大部分难以准确识别。卵巢病变多表现为盆腔内、子宫一侧或两侧的肿块,可伴有腹水。具有某些特征性表现的肿块,可推断其来源及性质,如混杂有脂肪、牙齿等不同组织成分密度或信号的为畸胎瘤(图 31-32);显示为水样密度或信号的多为囊肿或囊腺瘤等。

### (四) 输卵管阻塞

由于炎症引起的粘连程度不同,输卵管阻塞可出现完全性或部分性梗阻。子宫输卵管造影可见输卵管粗细不均匀,呈串珠样改变,或输卵管僵直、狭窄、扩张、积液间断显示,甚至输卵管不显影,见于输卵管结核或炎症(图 31-16)。MRI 对显示输卵管积液敏感,扩张积液的输卵管呈迂曲管状结构,越靠近远端扩张程度越明显。增强扫描管壁中度强化,积液无强化,有时需要与卵巢囊腺瘤鉴别。

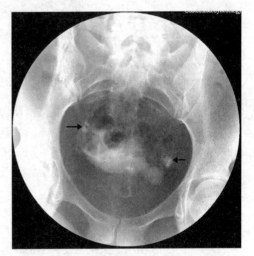

**图 31-16　输卵管不完全阻塞造影图**

子宫注入水溶性碘对比剂后 20 分钟复查摄片,发现两侧输卵管内较多对比剂残留(黑箭)

## 三、常见疾病的影像学诊断

### (一) 子宫内膜癌

1. 病理与临床　子宫内膜癌(endometrial carcinoma)又称子宫体癌,多见于绝经后老年妇女,病理多为腺癌。大体病理分弥漫型和局限型,前者呈绒毛状或多发息肉状,广泛侵犯子宫腔;后者为息肉状病变,常局限于子宫内膜表面,呈突入子宫腔的肿块或结节,后壁较前壁多见。确切病因尚不清楚,可能与外源性雌激素有关。本病的首发症状为无痛性阴道流血,妇科检查可见子宫增大。

2. 影像学表现 超声检查是子宫内膜癌的首选检查方法,可以发现早期内膜病变。MRI 发现子宫内膜癌的阳性率较高,能较早期发现肿瘤病变,明确判断肿瘤对肌层和宫外侵犯,对肿瘤分期的确定有很大帮助。CT 检查对子宫内膜癌的诊断较困难,往往与其他疾病难鉴别。

（1）CT 表现:平扫表现为子宫体局限性或弥漫性增大,子宫中央为不规则低密度区。增强后示肿瘤中度强化,中心坏死区可不强化,子宫肌层受侵犯时,表现为正常强化的子宫肌内局限性低密度区(图 31-17)。子宫外侵犯时表现为子宫形态不规整,广泛盆腔内播散,盆腔内淋巴结肿大。

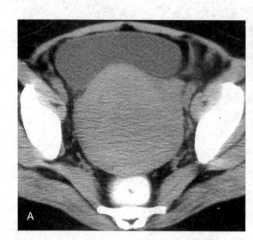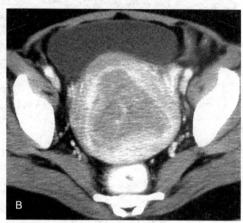

**图 31-17 子宫内膜癌 CT 图**

CT 平扫(A)显示子宫体弥漫性增大;增强扫描(B)显示子宫中央区不均匀强化,与子宫壁界限不清

（2）MR 表现:仅局限在内膜的早期肿瘤表现为子宫内膜不光整,有结节样异常信号,表现为在 $T_1WI$ 呈等信号,$T_2WI$ 为高信号;当肌层受侵表现为结合带的不完整,肿瘤继续增大时表现子宫体积增大,内膜的广泛性增厚(图 31-18)。增强扫描肿瘤中度以上强化,有助于了解子宫肌层受累程度。MR-DWI 和 T1WI 脂肪抑制增强扫描有利于显示腹膜后、盆腔及腹股沟淋巴结肿大。

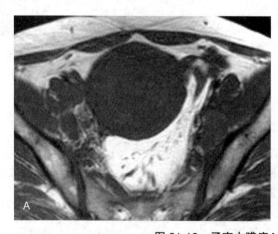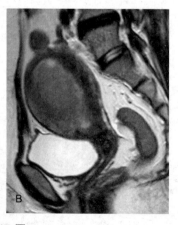

**图 31-18 子宫内膜癌 MR 图**

$T_1WI$(A)显示子宫体弥漫性增大;$T_2WI$(B)显示子宫腔扩大,宫腔内有明显软组织信号影

3. 鉴别诊断

（1）子宫颈癌：子宫颈癌病变位于子宫颈部，当肿瘤阻塞子宫颈口时也可导致子宫腔扩大。但是，CT 或 MR 检查可以发现两者肿瘤原发部位不同（图 31-19）、子宫颈癌可向下侵犯阴道。对于子宫颈癌阴道指诊或阴道窥镜均可发现宫颈的病变，活检可作定性诊断。

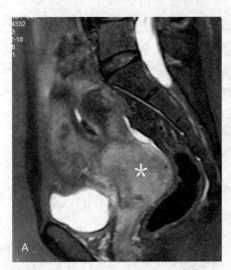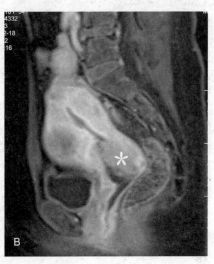

图 31-19　子宫颈癌 MR 图

子宫颈后壁肿块（白星号），矢状面 $T_2WI$（A）呈稍高信号；矢状面增强（B）轻中等程度强化。该病例合并子宫体前壁肌瘤

（2）子宫肌瘤：子宫肌瘤为子宫良性肿瘤，根据发生部位，分为黏膜下型、壁间型和浆膜下型，根据不同类型和大小，子宫可以正常或增大、变形，一般宫腔受压偏移。肌瘤的密度或信号与子宫肌层基本一致，可有钙化，增强后有明显强化；当发生变性、坏死时密度和信号会发生相应的变化、增强后强化减弱。子宫内膜癌与子宫肌瘤鉴别较为容易（图 31-20）。

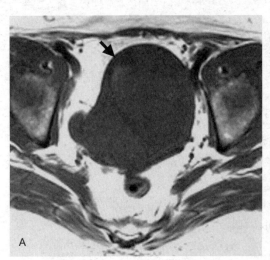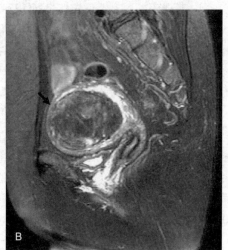

图 31-20　子宫肌瘤 MR 图

A. MR-$T_1WI$ 横断面上显示子宫增大，局部球形病变，与子宫肌层呈等信号（黑箭）；B. $T_2WI$ 矢状面上显示病变在子宫前壁（黑箭），呈不均匀低信号，边界清，为壁间子宫肌瘤

（3）子宫肉瘤：组织学多起源于子宫平滑肌，亦可源于肌层内结缔组织或子宫内膜的结缔组织。占子宫恶性肿瘤的2%~%。子宫肉瘤较小时要与子宫肌瘤鉴别。晚期较大时易出血、坏死，具有恶性肿瘤向周围侵犯、转移的特征，易侵犯子宫内膜，与子宫内膜癌鉴别具有一定的困难。

### （二）卵巢囊腺瘤

1. 病理与临床 卵巢囊腺瘤（ovarian cystadenoma）属于上皮来源的卵巢良性肿瘤，可分为浆液性囊腺瘤和黏液性囊腺瘤两种。呈圆形或椭圆形，主要是囊性成分，实质成分较少。病理学上，浆液性囊腺瘤的壁主要由单层纤毛柱状上皮构成，囊内分隔较少，部分病例可见内壁有乳头状突起，成簇状或弥漫散在，称浆液性乳头状囊腺瘤，较易发生恶变，转化为浆液性囊腺癌；黏液性囊腺瘤的壁主要由类似于肠黏膜或宫颈管内膜的单层柱状上皮构成，囊内多有分隔，囊内容物黏稠，富含黏蛋白和黏多糖。

临床上早期并无明显的临床表现，往往因其他疾病行相关检查时被发现。随着肿瘤的长大，可出现腹胀，下腹部包块。

2. 影像学表现 超声和CT对卵巢囊腺瘤的诊断价值类似。MRI能判断囊内的成分，如出血、蛋白等，对区别浆液性或黏液性囊腺瘤有一定帮助。

（1）CT表现：CT平扫浆液性囊腺瘤和黏液性囊腺瘤均表现为较大的单房或多房性囊性肿物，囊壁薄，轮廓光整，前者囊内为接近水样密度的液体（图31-21）；而后者为多房囊性，分隔清晰，且内含黏液性成分，蛋白含量高，其密度高于浆液性囊腺瘤。增强后囊壁表现为中度以上强化，如内壁有强化的乳头状软组织突起，则要考虑浆液性乳头状囊腺瘤诊断。

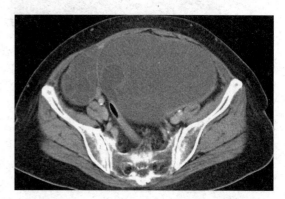

**图 31-21 卵巢浆液性囊腺瘤 CT 图**
盆腔内多房囊性病变，轮廓光整，囊内有分隔，分隔清晰，呈水样密度

（2）MR表现：浆液性囊腺瘤和黏液性囊腺瘤均表现为囊性肿物，囊壁薄而规则，常为单侧，也可双侧。浆液性囊腺瘤囊内信号均一，为$T_1WI$低信号，$T_2WI$高信号；黏液性囊腺瘤囊内常见有分隔，囊内成分因富含蛋白，$T_1WI$及$T_2WI$均可为高信号。增强后表现同CT。MRI可明确显示邻近器官受压移位情况（图31-22）。

3. 鉴别诊断

（1）卵巢单纯囊肿：是卵泡和黄体发育过程障碍所致，包括滤泡囊肿、黄体囊肿、卵泡膜 - 黄素囊肿等。体积较小，一般大小不超过5cm，囊壁菲薄，囊内多为水样密度或信号，少有分隔。

（2）卵巢巧克力囊肿：是子宫内膜异位、随月经周期反复脱落出血所形成的囊性病变。囊肿体积较大，边缘不规则，因含有不同时间的出血，密度比单纯性囊肿高，密度或信号常为混杂（图31-23），在盆腔内有粘连，有时可见多个囊肿；增强后基本无强化。临床上常有痛经史。

### （三）卵巢癌

1. 临床与病理 卵巢囊腺癌（ovarian cystoadenocarcinoma）占女性生殖器官恶性肿瘤的第三位，主要来自卵巢上皮，多由卵巢囊腺瘤恶变而来。以浆液性囊腺癌为最常见，其他主

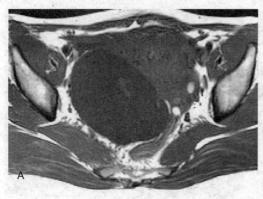 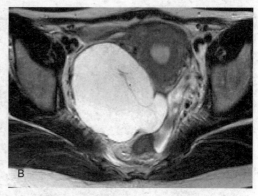

**图 31-22　卵巢浆液性囊腺瘤 MR 图**

T₁WI(A)显示右侧附件区椭圆形囊性病变,呈低信号,其内有分隔,外缘光滑;T₂WI(B)显示囊性病变为高信号

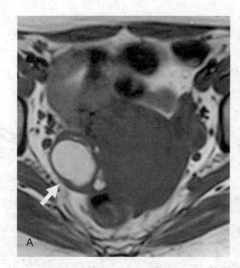 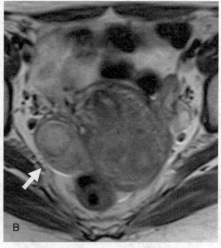

**图 31-23　卵巢巧克力囊肿 MR 图**

盆腔右侧附件区见不规则类圆形囊性病变(白箭),T₁WI(A)呈大小不等高信号影及周围等低信号环;T₂WI(B)呈等、稍高混杂信号,盆腔少量积液

要是黏液性囊腺癌、未分化癌、子宫内膜样癌及透明细胞癌。50% 的浆液性囊腺癌双侧发生,囊壁有不规则软组织结节,其内常见出血、坏死。黏液性囊腺癌常见多房改变。

早期临床症状不明显,晚期常见腹痛、腹部包块、腹水,部分患者有胸水。大部分患者血清 CA125 升高。

2. 影像学表现　超声对卵巢囊腺癌有较高的诊断价值。MRI 对区分浆液性或黏液性囊腺癌具有一定的帮助,在确定肿瘤的起源、良恶性肿瘤的鉴别和肿瘤临床分期方面 MRI 优于 CT。

(1) CT 表现:平扫表现为盆腔内肿块,肿块多呈囊实性,少数表现为完全囊性或实性,体积较大,直径多在 5cm 以上。肿块实性部分形态不规则,密度不均匀,常有坏死表现。囊内分隔厚薄不均,部分有实性结节。肿块占据盆腔或下腹部。增强扫描肿块实性部分、囊壁、分隔及壁结节可见不均匀强化,可清楚地显示肿瘤的坏死区(图 31-24)。常见腹水和淋巴结转移。

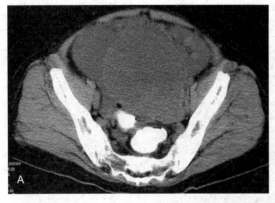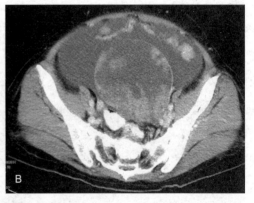

图 31-24 卵巢囊腺癌 CT 图

CT 平扫(A)显示盆腔内巨大囊实性肿块,囊壁厚薄不均,腹腔内大量腹水;增强扫描(B)显示囊实性肿块不均匀强化,囊壁显示多个软组织结节

（2）MR 表现:肿块多呈囊实性为主,实性成分 $T_1WI$ 呈等信号, $T_2WI$ 呈中高信号,囊性部分信号依据囊内成分而有所不同,浆液性囊腺瘤 $T_1WI$ 为低信号, $T_2WI$ 为高信号;而黏液性囊腺瘤 $T_1WI$ 及 $T_2WI$ 均可呈高信号。增强后肿瘤实性部分明显强化(图 31-25)。晚期可出现盆腔器官或盆壁受累,伴有腹膜、肠系膜或大网膜及淋巴结转移,腹水。

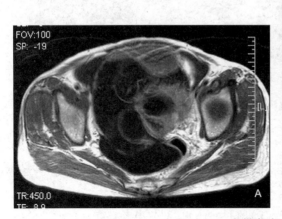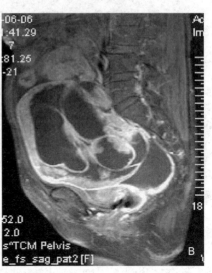

图 31-25 卵巢囊腺癌 MR 图

盆腔多房囊实性肿块,囊壁厚薄不均匀,囊内 $T_1WI$(A)呈低信号;增强扫描(B)囊壁、实性部分明显强化

3. 鉴别诊断 主要与卵巢囊腺瘤鉴别。卵巢囊腺瘤囊壁及囊内分隔薄,厚度均匀,囊壁实性结节较小而且少见。囊腺癌囊壁不规则增厚,有较多乳头状突起或团块,囊内分隔亦较多,厚薄不均,可出现淋巴结肿大,腹腔转移、腹水。

（四）卵巢畸胎瘤

1. 病理与临床 卵巢畸胎瘤(ovarian teratoma)是一种卵巢生殖细胞肿瘤。肿瘤中含有来自人体三个胚层组织成分,以来自外胚层的毛发、油脂、皮肤、牙齿、骨片等为主,也可能有来自中胚层或内胚层的肌肉、胃肠、甲状腺组织等。肿瘤以囊性为多,表面光滑,壁厚薄不均。

约10%左右的畸胎瘤为双侧。极少数未成熟性畸胎瘤属于恶性肿瘤,还有极少数良性畸胎瘤发生恶变。

临床常无症状,肿瘤较大时可有腹胀、触及包块。少数患者肿瘤发生扭转可致腹痛。恶性畸胎瘤可出现邻近组织器官侵犯和转移的临床表现。

2. 影像学表现 超声是卵巢畸胎瘤的主要检查方法。由于CT和MRI都对畸胎瘤内的脂肪成分有很高的敏感性,故CT、MRI对卵巢畸胎瘤诊断的准确性较高,MRI对钙化和骨化成分敏感性不如CT。

(1) CT表现:肿瘤呈圆形或椭圆形,边界光滑,瘤内密度不均匀,呈高中低混杂密度,含有脂肪、软组织和钙化或牙齿,所含脂肪CT值低于 -40HU,偶可见内有漂浮物,代表毛发团,与周围分界清楚。大多数畸胎瘤平扫可作出明确诊断(图31-26)。CT增强后实性结构可有强化。

(2) MR表现:表现为盆腔内混杂信号肿块,较特征的是肿块内脂肪成分,$T_1WI$、$T_2WI$均为高信号,与皮下脂肪信号接近。脂肪抑制像上脂肪高信号明显降低(图31-27)。囊内液态成分与碎屑间有分层,有时可见到多发脂肪球征。钙化或牙齿在MR图像上不敏感。

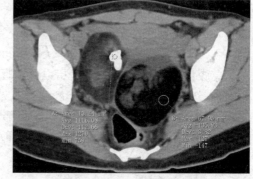

图 31-26 卵巢畸胎瘤 CT 图

CT平扫显示盆腔分叶状肿块,内见高密度钙化灶(CT值约1 116HU)和低密度脂肪组织(CT值约 -136HU)

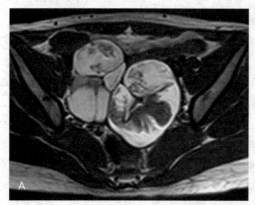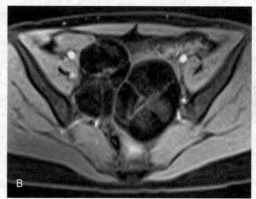

图 31-27 卵巢畸胎瘤 MR 图

MR-$T_1WI$(A)显示盆腔分叶状肿块,呈高等混杂信号及低信号分隔;$T_1WI$脂肪抑制(B)见原高信号脂肪被抑制

3. 鉴别诊断 盆腔肿块内有脂肪、牙齿等多种成分,是诊断畸胎瘤的主要依据。良恶性畸胎瘤仍需鉴别。恶性者实性组织成分较多,钙化结构少,与周围组织或器官分界不清,邻近器官常有侵犯,并有早期转移。

(丁承宗 张闽光)

# 第三十二章
# 急 腹 症

急腹症(acute abdomen),是指以急性腹痛为突出表现的急性腹部疾病的总称,具有发病急、进展快、病情重,需要早期诊断和紧急处理的临床特点。涉及消化系统、泌尿系统、生殖系统、心血管系统等数十种疾病,包括腹部外伤、肠梗阻、消化道穿孔、异位妊娠、阑尾炎、卵巢扭转、黄体破裂等。本章主要介绍前4种常见的急腹症。其余急腹症参见相关系统章节。

## 第一节 腹 部 外 伤

腹部外伤(abdominal trauma)是较为常见的严重创伤,其发生率在平时占各种损伤的0.4%~1.8%,战时高达50%。随着交通的不断发展,腹部钝性外伤越来越多。腹部外伤的关键问题在于有无脏器的损伤,如不及时诊治,死亡率可高达10%~20%。因此,对腹部创伤的患者应做到尽早诊断和及时治疗,提高诊治技术,防止漏诊。

### 一、病理与临床

腹部外伤重要的是内脏损伤后所引起的大出血与休克、感染与腹膜炎,大多病情危重。锐器伤都造成开放性损伤,穿透伤会损伤腹膜,多伴有腹部脏器损伤;盲管伤只有入口,贯通伤既有入口、又有出口。挤压、碰撞和爆震等暴力常引起闭合性损伤,与开放性损伤比较,闭合性损伤体表无伤口,要确定有无内脏损伤有时具有一定困难,如不能早期确定内脏是否受损,可能贻误手术时机而导致严重后果,所以,临床上对闭合性损伤更应引起重视。实质性脏器(肝、脾、肾、胰腺、系膜大血管)损伤常引起出血;空腔脏器损伤主要表现为腹膜炎。腹痛是最为常见的临床症状;腹膜刺激征、压痛最明显处往往为脏器损伤的部位;空腔脏器破裂和内出血会引起恶心、呕吐等。

### 二、影像学表现

1. CT 表现　CT 是一种相对无损伤的检查,因具有很高的敏感性和特异性,能迅速正确地判断腹内脏器及其全身的损伤状况。在创伤的诊断、处理中起着关键作用,为决定于术还是保守治疗提供了重要的依据。

腹部钝性损伤常引起脾损伤,包括包膜破裂、实质破裂、包膜下积血及血管蒂损伤、活动性出血等情况。脾包膜下血肿表现为局限性包膜下积血,似新月形或半月形,伴有相应实质受压变平或呈锯齿状。早期血肿密度稍高于或近似于脾实质密度,随着时间的延长,血肿的密度逐渐降低,低于脾实质密度;增强 CT 显示脾实质强化而血肿不强化,形成明显密度差异

（图 32-1）。单纯的脾撕裂 CT 增强扫描表现为强化的脾实质内线样的低密度区。在损伤的急性期,其边缘不清楚。多发性脾撕裂常表现为粉碎性脾,呈多发性低密度区(图 32-2),通常侵及脾包膜,以及伴腹腔积血。

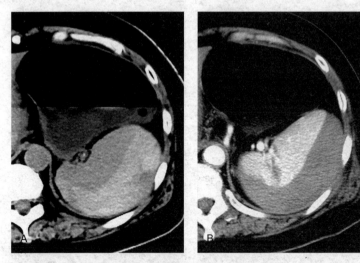

**图 32-1　脾脏破裂包膜下血肿 CT 图**

CT 平扫(A)显示脾脏外后方新月形稍高密度脾脏包膜下出血、密度稍不均匀;增强扫描(B)显示脾脏内后部裂隙状脾脏破裂,呈低强化,脾脏外后方包膜下出血不强化

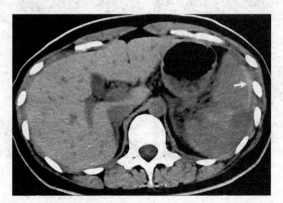

**图 32-2　脾脏破裂包膜下急性血肿 CT 平扫图**

脾脏多发性低密度区,外侧包膜下薄层新月形高密度影(白箭)

　　肝脏损伤的 CT 表现与脾损伤相似,肝包膜下血肿形成透镜样的低密度或等密度区,伴肝实质受压改变。急性血肿的 CT 值与肝实质类似。肝实质内的血肿常常呈圆形或卵圆形、边界清晰的等密度影,也可为星状的,随着时间延长变为低密度区(图 32-3)。

　　2. MR 表现　MRI 能清楚地显示肝、脾挫裂伤的部位、形态、范围,$T_1WI$ 上呈不均等的略低信号或高、低混杂信号,在 $T_2WI$ 上呈不均等的高信号。脾内血肿的 MR 信号强度的变化与出血时间、血液的成分和性质有关。肝、脾内出血或血肿形成早期,在 $T_1WI$ 通常表现为不均匀的、斑片状低信号区,因血肿含有较多的水分,$T_1WI$ 信号较低、$T_2WI$ 血肿常为高信号。如在出现环绕肝、脾周围的新月形 $T_1WI$ 不均匀高信号,$T_2WI$ 不均匀低信号,则考虑包膜下血肿(图 32-4)。积血的信号变化随着时间延长而在 $T_1WI$、$T_2WI$ 上有相对的规律。

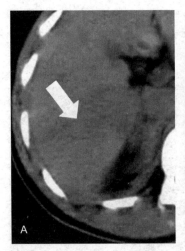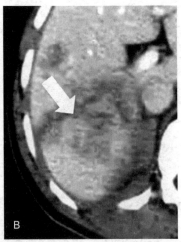

图 32-3　肝脏破裂 CT 图

A. CT 平扫显示肝脏右后叶不规则低密度（白箭）；B. CT 增强扫描显示局部不均匀强化，破裂间隙出血、渗出不强化（白箭）

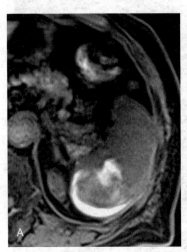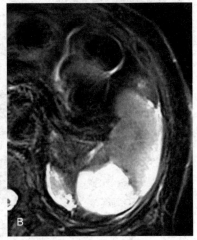

图 32-4　脾脏破裂血肿 MR 图

脾脏后部出现信号不均匀，血肿在 $T_1WI$（A）上为高低混杂信号、包膜下少量新月形高信号出血；$T_2WI$（B）上脾内高信号

　　腹腔积血是腹腔内脏损伤最常见的征象。腹腔内积血具有特征性的分布，其表现取决于腹腔内积血的量、出血的部位和时间。

## 第二节　肠　梗　阻

　　各种原因引起的肠内容物通过障碍，称之为肠梗阻（intestinal obstruction）。是常见的外科急腹症之一。有时急性肠梗阻诊断困难，病情发展快，常致患者死亡。

### 一、病理与临床

　　肠梗阻分为机械性、动力性和血运性肠梗阻三类，以机械性肠梗阻最为常见。机械性肠梗阻分为单纯性与绞窄性,前者只有肠道通畅障碍,而后者同时伴有血循环障碍;动力性肠梗阻分为麻痹性与痉挛性,肠道本身并无器质性病变;血运性肠梗阻见于肠系膜供血异常及肠肌运动功能失调。根据部位肠梗阻分为高位梗阻(空肠及以上梗阻)和低位梗阻(回肠和结直肠梗阻);根据梗阻程度分为完全性和不完全性梗阻。

单纯性梗阻是小肠梗阻最常见的一种,以粘连性肠梗阻最为常见。梗阻上方肠腔扩张、充气并积液,肠壁吸收气体及液体功能障碍,加之肠腔内细菌分解食物,加重了肠腔内的气体及积液量。若得不到缓解,梗阻以上肠腔内压力进一步增高,肠腔扩张加重,同时累及肠系膜血管,肠壁血运发生障碍,形成绞窄性肠梗阻,进一步成为闭襻性肠梗阻,发生绞窄的肠段静脉回流受阻,血管通透性增高,血液大量渗入肠腔及腹腔内导致体液丢失及电解质紊乱;肠壁缺血、水肿可致肠壁坏死、穿孔引发腹膜炎;绞窄的肠腔内可产生大量细菌,患者吸收其毒素,最终可致全身性中毒反应。动力性肠梗阻表现为肠壁肌肉失去张力(麻痹性)或强力痉挛(痉挛性),从而失去蠕动能力,肠内容物不能运行,见于手术、炎症、毒素等刺激或神经损伤、腹膜后出血或感染等。血运性肠梗阻是由于肠系膜血管狭窄、痉挛或栓塞等原因造成肠壁原发性血运障碍,继而引起肠麻痹、内容物不能运行。

临床上机械性肠梗阻主要症状表现为腹痛、腹胀、呕吐及肛门停止排便排气;一旦发生绞窄,持续性腹痛阵发性加剧,出现压痛性包块及腹膜刺激征。麻痹性肠梗阻主要表现为腹胀、便秘、无绞痛,腹部膨隆但无肠型,肠鸣音减弱或消失。

## 二、影像学表现

影像学检查可以分析肠梗阻是否存在、梗阻类型、部位及梗阻可能的原因。腹部立、卧位平片是肠梗阻首选的检查方法,若患者不能站立,可行侧卧位水平投照。CT 检查可了解肠梗阻细节,CT 增强有利于绞窄性肠梗阻的诊断。

### (一)机械性肠梗阻

1. 单纯性肠梗阻 肠梗阻典型表现(图 32-5、图 32-6)为梗阻近侧肠腔积气扩张,立位或侧卧位水平投照 X 线片、CT 扫描可见多个弓形排列的扩张肠曲和阶梯状排列、大小不一的气液平面;梗阻远侧肠腔气体少或消失。"阶梯状液面征"为单纯性梗阻特征表现,表现为梗阻近侧的肠曲积气扩张,呈弓形、拱门形或倒"U"形。多个气液平面在腹部排列呈阶梯状、大小不一。在卧位腹部平片上出现充气肠曲跨越距离超过整个腹腔横径一半以上、立位片表现为高低不等的液平面,称为"大跨度长襻征",为空回肠扩张、积气、积液,多见于回肠中下段低位梗阻。"鱼肋征"是空肠梗阻的重要征象,表现为上腹或左上腹部扩大的空肠内见到密集排列的线条状或弧线状皱襞,形似鱼肋骨样,为空肠皱襞在气体衬托下显影之故。回肠梗阻则无此征象,梗阻扩张的回肠表现为连贯的均匀透明的肠管,呈腊肠状,其位置多在中下腹,有助于鉴别。

低位的结肠梗阻,回盲瓣功能良好,结肠气、液体不能反流入小肠,表现为梗阻点以上结肠充气扩大,位于腹腔四周,一般右半结肠的横径较左半结肠大,盲肠扩张最大,并有较宽大的液平或粪便阴影。结肠绞窄性梗阻可为乙状结肠扭转、盲肠扭转和横结肠扭转。

不完全性梗阻常表现为近侧肠腔轻度扩张;远侧肠腔不完全萎缩。CT 薄层扫描,二维或三维重组更能显示梗阻点和过渡区(图 32-6)。

2. 绞窄性肠梗阻 腹部平片对于绞窄性的诊断具有一定难度,以下征象对诊断有一定帮助:①假肿瘤征:梗阻的肠襻充满液体,周围充气的肠曲衬托下形成类似软组织肿块影,称

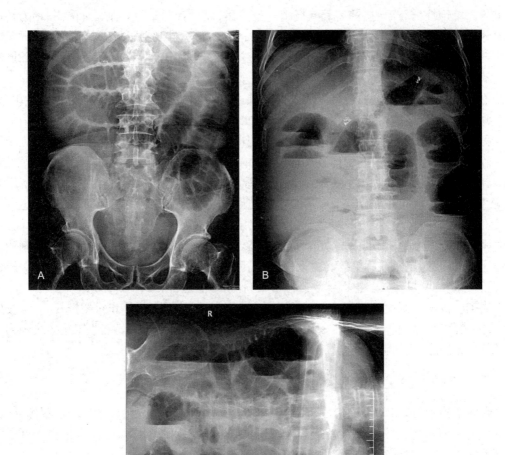

图 32-5　小肠梗阻腹部 X 线平片图

卧位片（A）见小肠明显扩张、积气，显示鱼肋状小肠黏膜；立位片（B）或侧卧位水平投照 X 线片（C，另一肠梗阻病例）均可显示高低不等梯形状排列、宽窄不一气液平面

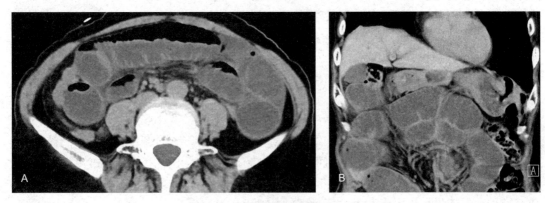

图 32-6　小肠不全性肠梗阻 CT 图

CT 横断面平扫（A）及冠状面重组（B）：小肠肠腔扩张，肠内见积液、气液平面；结肠见少量积气及内容物

为假肿瘤征,是完全性绞窄性肠梗阻的典型征象。②咖啡豆征:扩张肠管呈花瓣状、同心圆状、咖啡豆状或梳状排列而集中于腹部的某一位置,是小跨度蜷曲肠袢排列成多种特殊形态的一种表现。③空回肠换位征:肠扭转所显示的空、回肠转位,此征是小肠扭转的可靠征象。

CT可观察腹部平片和钡剂灌肠不能显示的肠壁增厚和肠壁血供异常、肠系膜和腹腔间隙是否存在病理改变等,在明确梗阻病因、梗阻部位和判断绞窄等方面有诸多优势,对于观察病情变化和指导治疗有重要意义。①肠腔扩张积液:由于肠壁缺血缺氧,渗液增加,肠腔内充满血性液体。另外,由于肠蠕动消失而使肠腔扩张,绞窄性闭襻肠段在CT表现为肠腔扩张,其内充满液体,该征象占56%~91%。②肠壁增厚、密度改变。③肠壁异常强化:由于肠系膜上静脉闭塞,早期缺血性肠壁充血,可以是弥漫性,或首先累及黏膜层或黏膜下层,由于黏膜或黏膜下强化,呈高密度,而肌层水肿呈低密度,可以产生典型靶征。肠壁明显增强是一种预后较好的征象,表示肠壁是存活的。晚期全层不增强是则提示预后较差,表示肠壁坏死。④肠系膜血管缆绳征:肠系膜血管充血水肿,表现为扇形缆绳状增粗,边缘毛糙。对诊断肠系膜梗死具有特征性(图32-7A)。⑤鸟嘴征:扭转的肠襻逐渐靠拢、变细,呈现鸟嘴状改变(图32-7B)。⑥旋涡征:肠系膜软组织和脂肪组织伴肠结构扭转的软组织肿块呈轮状排列,是肠扭转的直接征象(图32-7C)。⑦CT可显示少量至中量腹水。

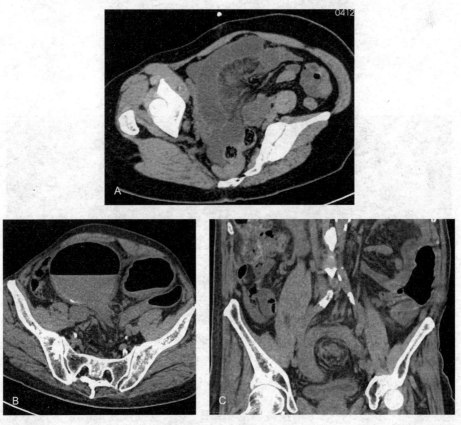

图32-7 绞窄性肠梗阻图

乙状结肠扭转肠襻在CT斜面重组图(A)上形成扇形缆绳征、横断面(B)上显示鸟嘴征和冠状面重组图(C)上形成旋涡征

### （二）动力性肠梗阻

　　麻痹性肠梗阻可见胃、小肠、大肠普遍性扩张、胀气，其中结肠积气较为显著（图 32-8）。立位片或 CT 扫描可见宽窄不等及高低不平的气液平面等（图 32-9）。透视下显示肠管蠕动明显减弱或消失。痉挛性肠梗阻大多为一过性，或可反复发生，除有一般肠梗阻的影像学表现外，钡剂造影可能发现痉挛狭窄的肠管。

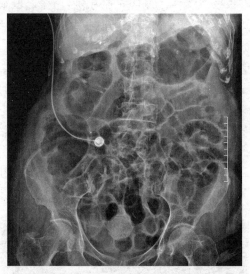

**图 32-8　麻痹性肠梗阻腹部卧位 X 线平片图**
胃肠道普遍扩张、大量积气

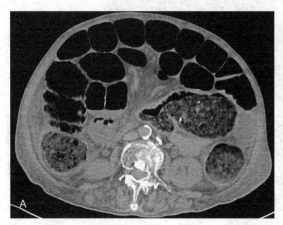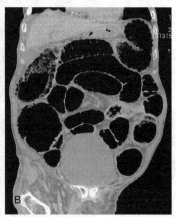

**图 32-9　麻痹性肠梗阻 CT 图**
CT 平扫横断面（A）冠状面（B）重组图显示肠道普遍扩张、大量积气及气液平面，结肠内扩张、充满内容物

### （三）血运性肠梗阻

　　除有肠梗阻一般表现外，CT 增强可显示肠系膜狭窄、变细或栓塞形成，肠壁缺血。持续严重的缺血，可类似于绞窄性肠梗阻表现。

## 三、鉴别诊断

　　肠梗阻的鉴别诊断主要是痉挛性肠梗阻、血运性肠梗阻、早期绞窄性肠梗阻之间的鉴别。三者临床上都会出现明显的腹痛,前二者梗阻征象较轻、为不完全性的;后二者都有血运障碍,CT增强有助于诊断,临床上可有血性腹水、血性便;痉挛性肠梗阻可为一过性,或反复发生;绞窄性肠梗阻临床症状和影像学表现更重。

## 第三节 胃肠道穿孔

胃肠道穿孔(gastrointestinal perforation)是外科较常见的急腹症之一,且病情凶险,如不及时治疗,后果严重。X线腹部平片和CT是明确诊断的主要方法。

### 一、病理与临床

胃肠道穿孔是指不同病因所引起的胃肠道管壁全层破裂,使管腔腹膜腔、后腹膜间隙相通,管腔内的液体流出,引起急性腹膜炎。胃十二指肠溃疡为最常见消化道穿孔的原因,约占80%,其次为克罗恩病,溃疡性结肠炎,结肠憩室等。腹部创伤、肿瘤、肠道缺血等也可引起的胃肠道穿孔。穿孔后胃肠内容物进入腹腔,引起弥漫性或局限性腹膜炎。突然发生的上腹部剧烈疼痛,呈持续性刀割样或烧灼样痛,以及延及全腹的肌紧张、压痛、反跳痛等腹膜刺激征是其典型的临床表现。

### 二、影像学表现

气腹是判断消化道穿孔的重要征象。显示和确定气腹非常关键,尤其对少量气腹判断。腹部立位平片是最简单、有效的检查方法,表现为膈下线状或厚薄不等的半月形透光影(图32-10)。

CT检查对胃肠道穿孔具有特殊价值。不但能显示平片所能或不能显示的腹腔游离气体,还能通过定位漏出气体及液体分布的特定部位,间接提示穿孔部位(图32-11),甚至有可能根据局部是否有肿块或胃肠壁增厚做出定性诊断。

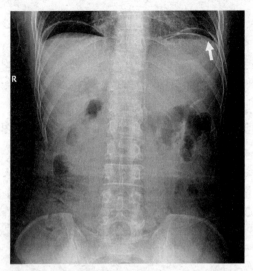

图 32-10 消化道穿孔腹部立位 X 线平片图
两侧膈下游离气体,左侧位于膈肌胃泡之间(白箭)

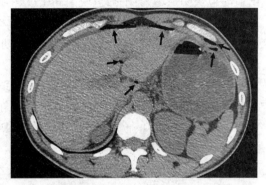

图 32-11 消化道穿孔 CT 图
膈下肝脏包膜前缘周围、肝门区、小网膜囊见少许游离气体(黑箭)

### 三、鉴别诊断

左侧膈下游离气体应与膈下胃泡区别,右侧膈下游离气体应与肝膈间位结肠区别,可通过识别胃、结肠黏膜以及变换体位得到鉴别。此外,腹部开放性手术、女性输卵管通气术后、腹部锐器伤后以及腹腔产气菌感染等均有可能表现为腹腔游离气体,应注意结合病史进行鉴别。

## 第四节　异 位 妊 娠

妇产科急腹症病因复杂,临床表现多样,病情凶险、常可在短时间内发生急剧变化。异位妊娠、黄体破裂、卵巢囊肿蒂扭转、巧克力囊肿及急性盆腔炎均为妇科常见的急腹症,特别是宫外孕,是导致早期妊娠妇女死亡的主要原因。

### 一、病理与临床

异位妊娠(ectopic pregnancy)是指受精卵在子宫腔外着床发育的异常妊娠过程,也称"宫外孕"。根据受精卵种植的部位不同,异位妊娠分为输卵管妊娠、宫颈妊娠、卵巢妊娠、腹腔妊娠、阔韧带妊娠等,以输卵管妊娠最常见(90%~95%)。受精卵在输卵管内着床、发育,导致输卵管破裂、流产。临床上在破裂前往往无明显症状,也可有停经、腹痛、少量阴道出血。95% 患者在破裂后急性剧烈腹痛就诊,反复发作腹痛、阴道出血,常常因腹腔内急性出血导致休克。检查常有腹腔内出血体征,子宫旁有包块,超声检查可助诊。

### 二、影像学表现

B 超是宫外孕首选的影像学检查方法,阴道超声优于腹部超声,诊断异位妊娠准确率为70~94%。X 线平片检查一般无诊断价值。CT 和 MRI 对宫外孕以及破裂造成的出血、积液具有较高的诊断价值。

1. CT 表现　异位妊娠 CT 表现为盆腔包块,包块多位于子宫的侧后方,其表现与就诊时间及包块内所含成分、特别是血液成分的性状有关,胚泡形成初期为囊性,大小 2cm 以下;停经 50 天后多为囊实性,大小 2~4cm;停经 3 月左右为不均匀软组织包块。异位妊娠破裂出血时包块明显增大,平扫包块内高密度出血灶是其特征性表现,增强扫描囊壁或包块的实性部分有不均匀增强,而高密度出血无强化。盆腔积液或积血是异位妊娠破裂出血的征象,液体多积聚在子宫直肠窝内,多呈高密度,亦可随时间长短呈低密度或高、低混杂密度(图32-12)。

2. MR 表现　异位妊娠的 MR 表现亦与就诊时间、病灶内出血时间密切相关,常表现为囊实性混杂信号灶,病灶内或盆腔亚急性或陈旧性出血在 $T_1WI$、$T_2WI$ 为高信号,较 CT 敏感,但是,对于急性出血的诊断,CT 优于 MRI,因此,CT 和 MRI 可在异位妊娠的诊断中起互补作用,提高诊断的准确性。

### 三、鉴别诊断

在妇科急腹症中异位妊娠破裂与卵巢扭转有不少相似之处,多为急性腹痛发病、多伴有盆腔积液或出血、在影像学上多有盆腔包块,两者须相互鉴别。后者无停经史、尿妊娠试验

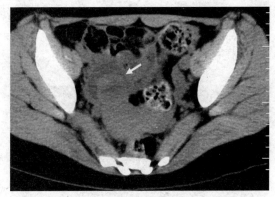

**图 32-12　异位妊娠 CT 图**
盆腔右侧附件区见密度不均匀囊实性肿块影(白箭),患者停经 58 天

阴性。

异位妊娠还应与卵巢囊肿、盆腔炎或肿瘤等鉴别。上述病变内出血较少见,卵巢囊肿可伴有出血,但囊壁厚薄均匀,囊性肿瘤边界清楚,与异位妊娠包块内常见出血灶或盆腔积血有明显区别,结合病史不能做出诊断。增强扫描异位妊娠的包块因血供丰富可有斑点状类似血管强化灶、囊壁或壁结节明显强化,此表现与炎性或肿瘤性包块有所不同。

# 第五节　卵 巢 扭 转

## 一、病理与临床

卵巢扭转(ovarian torsion)一般认为其发生在卵巢囊性或囊实性肿瘤基础上,也可发生在正常的卵巢,但多在有解剖异常或病理改变的基础上发生。如输卵管或输卵管系膜过长、卵巢囊肿、卵巢肿瘤等,在此内因基础上加之外力作用,主要是腹部的外力作用,或者剧烈运动后引起卵巢沿系膜扭转。极少数情况下,由严重的腹部外力直接引起正常卵巢扭转,但往往合并腹部其他器官、组织损伤。

卵巢扭转是妇科急腹症之一,蒂扭转常于剧烈运动或是突然改变体位后发生。蒂扭转小于 360° 时称为不全扭转,有时可以自行复位,腹痛可以得到缓解;如扭转不能恢复,致血管破裂,输卵管卵巢为血液浸润,并可形成血块,镜下可见卵巢出血性梗死及出血。

临床上典型症状是突然发生一侧下腹剧痛,常伴恶心、呕吐甚至休克,系腹膜牵引、绞窄引起。妇科检查扪及肿物张力较大,有压痛,以瘤蒂部最明显,并有肌紧张。有时扭转自然复位,腹痛随之缓解。扭转发生后可有体温升高、白细胞计数增加和血沉略增快等。

## 二、影像学表现

当临床上怀疑卵巢扭转时,超声常为首选影像检查方法。CT 和 MR 检查亦具有较大的诊断价值。

影像学诊断卵巢肿瘤或囊肿合并蒂扭转征象如下:①子宫和卵巢肿块之间输卵管管状增厚(≥1cm)或卵巢蒂血管扭曲、强化、充血,这是卵巢带扭转的特异性征象。它表现为非定形或管道样肿块结构,或介于扭转囊肿或肿瘤与子宫之间的靶征。②囊性肿块的壁呈偏心性增厚,>1cm。③附件向对侧或前方中线移位,邻接盆腔前筋膜。④子宫偏移和卵巢扭曲侧的盆腔间隙渗透。卵巢囊肿或肿瘤蒂扭转时,在 CT 上,患侧卵巢移位或密度高于对侧正常卵巢,卵巢可出现出血性梗死(图 32-13)。

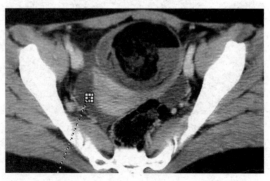

**图 32-13　卵巢畸胎瘤扭转 CT 图**

CT 增强显示左侧卵巢含大量脂肪畸胎瘤肿块向前方扭转,盆腔少量积液

（常时新　祝乐群）

# 第三十三章
# 腹部疾病中西医结合影像学研究

## 第一节　消化系统(脾胃)中西医结合影像学研究

### 一、消化系统(脾胃)中医相关理论及常见证候

脾胃同居中焦,"脾重二斤三两,扁广三寸,长五寸,有散膏半斤,主裹血,温五脏,主藏意"(《难经·四十二难》)。"脾,形如刀镰,与胃同膜,而附其上之左,俞当十一椎下"(《类经图翼》)。脾主运化,指脾有运化水谷精微和运化水湿的功能。《素问·经脉别论》云:"饮入于胃,游溢精气,上输于脾,脾气散精,上归于肺,通调水道,下输膀胱,水精四布,五经并行,合于四时五脏阴阳。"此外脾能统血,指脾具有生成血液,统摄血液的功能。胃为水谷气血之海,脾为后天之本,气血生化之源,脾主升清,胃主降浊,脾胃是气机升降出入、水液代谢的枢纽。脾胃系病变主要表现为消化吸收功能减低,贫血及各种出血病证,内脏(胃、子宫)下垂,以及痰饮、水肿等。常见证候有脾阳虚衰、脾气亏虚、中气下陷、脾不统血、湿热蕴脾、寒湿困脾、胃气虚、胃阴虚、胃火炽盛、食滞胃脘、胃气上逆等。

### 二、消化系统(脾胃)疾病影像学与中医学结合研究案例:食管癌

食管癌是一种病因尚不明确的消化系统常见恶性肿瘤,可发生于食管的任何部位,其中以食管中段多见,其次是下段,上段最少。根据癌肿浸润的范围、形态和结构的不同,可分为髓质型、蕈伞型、溃疡型及缩窄型。

食管癌属中医"噎膈"范畴,其主要病因病机为七情所伤,痰气交阻,痰瘀互结;或酒食所伤,湿浊内生,津伤血燥;或年老体衰,脏腑虚衰,血竭津枯,致食管窄隘、涩滞、噎塞不通,噎膈乃成。根据其临床表现中医辨证可分为痰气交阻、津亏瘀结、气虚阳微等证型。

**【食管癌中医辨证与影像学表现的相关性】**

食管癌的主要影像学检查方法包括食管 X 线钡餐检查、CT 及 MRI 等。X 线钡餐检查是食管癌影像学诊断的基础和重要手段,其操作简便无创,对于食管整体形态和黏膜结构的显示,对病变范围的判断优于内镜及其他影像学检查方法;CT 或 MRI 则可以观察黏膜外病变的情况。

1. 痰气交阻型　X 线检查示病变范围多在 3cm 以下,为浸润型,而病理呈蕈伞型,常无淋巴结转移,属食管癌早期表现。

2. 津亏瘀结型　本型病灶多位于食管下段,其病变长度多大于 5cm,最长为 9cm,本型

主要 X 线表现为增生型;病理上,覃伞型和髓质型均为本型的常见类型,可有淋巴结转移,并侵犯周围脏器。此型多为食管癌的中期表现。

3. 气虚阳微型　此型病变亦多见于食道下段,但病变范围长,狭窄程度高,本型 X 线表现可见上述几种类型。病理分型多见于髓质型,次之是溃疡型。亦可有淋巴结转移。此型多为食管癌的晚期表现。

有学者研究发现 CT 影像分期与中医证型有一定相关性:食管癌Ⅰ、Ⅱ期以痰气交阻型多见,Ⅲ期则以瘀血内结为主,Ⅳ期以痰气交阻型所占比例最少。

## 第二节　泌尿生殖系统(肾)中西医结合影像学研究

### 一、泌尿生殖系统(肾)中医相关理论及常见证候

中医有关肾之解剖描述较抽象,"腰者肾之府"(《素问·脉要精微论》)。"肾有两枚,重一斤一两"(《难经·四十二难》)。肾藏精,主生殖与发育。肾中所藏之精包括"先天之精"和"后天之精"两部分。先天之精是人体形态结构和生理功能形成的物质基础。先天之精禀受于父母,后天之精来源于饮食,由脾胃化生,两者贮藏于肾,称为"肾精"。肾的精气盛衰关系到人体生殖和生长发育的能力。肾主水液,是指肾中精气的蒸腾气化主宰着整个津液代谢过程。肾主纳气是指肺吸入的清气必须下达到肾,由肾来摄纳之,这样才能保持呼吸运动的平稳和深沉,从而保证体内外气体得以正常交换。"肺为气之主,肾为气之根,肺主出气,肾主纳气,阴阳相交,呼吸乃和"(《类证治裁·喘症》)。肾主骨是指骨骼的发育、生长、代谢有赖于肾精滋养和肾气的推动作用。"肾藏精,精生髓,髓生骨,故骨者,肾之所合也"(《中西汇通医经精义·五脏所主》)。肾(泌尿生殖系统)病变的主要临床表现为生长发育和生殖功能障碍等。常见证候有肾阳虚和肾阴虚,前者包括肾气不固、肾不纳气、肾阳不振、肾虚水泛等,后者包括肾阴亏虚、阴虚火旺。

### 二、泌尿生殖系统(肾)影像学与中医学结合研究案例:泌尿系结石

泌尿系结石是肾、输尿管、膀胱、尿道结石的总称,是指在泌尿系统内因尿液浓缩沉淀形成颗粒或成块样聚集物,包括肾结石、输尿管结石、膀胱结石和尿道结石。本病为泌尿系统常见病,属中医"石淋""砂淋"范畴。其主要病机多因下焦积热,煎熬水液所致。"石淋者,淋而出石也。肾主水,水结则化为石,故肾客砂石。肾虚为热所乘,热则成淋。其病之状,小便则茎里痛,尿不能卒出,痛引少腹,膀胱里急,砂石从小便道出,甚者塞痛,令闷绝"(《诸病源候论·石淋候》)。根据其临床表现,中医辨证分为下焦湿热型、气滞血瘀型、脾肾亏虚型、膀胱湿热型、气滞血瘀型、肾阴虚型等证型。

【泌尿系结石中医辨证与影像学表现的相关性】

泌尿系结石常用的影像学检查方法有腹部 X 线平片、超声、静脉尿路造影等。腹部平片对双肾区、双侧输尿管行程、膀胱区的阳性结石显示较好,但易受到肠道内容物、气体的干扰,较小的结石常被掩盖,不能显示阴性结石(以尿酸或胱氨酸为主要成分的结石)。超声对结石的显示率要明显高于腹部平片,可显示腹部平片不能显示的微小结石和阴性结石,但超声检查也容易受到肠道气体或脂肪的干扰。静脉尿路造影是泌尿系结石影像学检查的"金标准",在显示结石形态、大小及位置的同时,还可评价肾功能情况,能清晰观察各肾盏、肾

盂、输尿管的形态、位置,排除泌尿系畸形、外压性改变及输尿管的炎性狭窄等。关于泌尿系结石中医证型的影像学研究较少,总结如下:

1. 下焦湿热型　结石常呈粟粒大至豆粒大小。

2. 气滞血瘀型　结石常位于输尿管,结石直径多大于 1.0cm。

3. 脾肾亏虚型　肾影轮廓增大,常见铸型、鹿角状结石。

4. 膀胱湿热型　结石常位于输尿管下段,结石常密度不均、易碎。

5. 气滞血瘀型　结石绝大多数位于输尿管中段,常单发,多见长椭圆形,密度均匀。

6. 肾阴虚型　结石一般位于输尿管上段,常单发,多见长圆形,密度均匀。

(徐良洲　张东友)

## 第六篇关键知识点

1. 胃肠道 X 线钡剂造影检查的方法及内容

2. 食管第三蠕动

3. 胃部的影像解剖

4. 胃的形状常见分型

5. 龛影

6. 充盈缺损

7. 憩室

8. 中晚期食管癌的主要 X 线表现

9. 食管静脉曲张的影像学表现

10. 胃溃疡好发部位

11. 十二指肠溃疡好发部位

12. 胃十二指肠溃疡的直接征象与间接征象

13. 胃良性溃疡与恶性溃疡 X 线鉴别诊断

14. 半月综合征

15. 胃癌的好发部位

16. 进展期胃癌的影像学表现

17. 胃良性与恶性溃疡 X 线鉴别诊断

18. 慢性结肠炎与肠结核的鉴别诊断

19. 结直肠癌的影像学表现

20. 原发性肝细胞癌的 CT 表现

21. 肝脏转移性肿瘤的 CT 表现

22. 牛眼征

23. 肝海绵状血管瘤的 CT 表现

24. 灯泡征

25. 肝囊肿的 CT 表现

26. 肝硬化的 CT 表现

27. 急性胆囊炎的 CT 表现

28. 急性、慢性胰腺炎 CT 表现

29. 胰腺癌的影像学表现

30. 肾上腺疾病主要的影像学检查方法

31. 尿路造影的几种方法

32. 输尿管有三个生理狭窄区

33. 马蹄肾

34. 阳性结石

35. 阴性结石

36. 输尿管结石的特点

37. 肾结核的影像学表现

38. 肾自截

39. 肾细胞癌的影像学表现

40. 肾血管平滑肌脂肪瘤的影像学表现

41. 膀胱癌的影像学表现

42. 嗜铬细胞瘤的影像学表现

43. "10% 肿瘤"

44. 前列腺增生与前列腺癌的鉴别诊断

45. 前列腺癌骨转移的特征

46. 子宫输卵管造影的临床应用

47. 子宫内膜癌的影像学表现

48. 卵巢囊腺瘤和卵巢囊腺癌的鉴别诊断

第七篇 超声医学

# 第三十四章
# 超声的成像原理及基础知识

超声医学的发展已经有超过 50 年的历史了。由于超声成像具有安全、实时、无创、简单、便携等特点,超声检查已经成为重要的影像学检查方法之一,涵盖疾病筛查、精细诊断、治疗等各个领域,尤其在很多常见病的快速筛查中,其及时诊断的特点尤为重要。近 20 年来,超声引导下介入治疗得到了快速的发展,已经成为很多疾病的首选治疗方法。

## 第一节　超声医学发展简史

超声医学就是利用超声波技术进行诊断以及在超声图像辅助下进行治疗的学科。

早在 18 世纪,意大利传教士兼生物学家拉扎罗·斯帕拉捷(Lazzaro Spallanzani)在研究蝙蝠在夜间活动时,发现蝙蝠靠一种人类听不到的尖叫声(即超声波)来确定障碍物的位置,并且可以根据回波分辨反射的大小、形状、运动等信息。

1880 年,法国的居里兄弟皮尔(Pierre Curie)与杰克斯(Jacques Curie)发现电气石具有压电效应。这对于超声医学而言是里程碑式的一刻,压电技术是超声探头技术的基础,至 1917 年逆压电效应的发现和压电超声辐射器的发明,才正式标志着超声探测技术的诞生。

1935 年,苏联的科学家 Sokolv 把超声波检测技术应用到金属物体的探查中,Fireatone 和 Simons 分别在 1940 年和 1945 年发明了超声回波示波器。至此,超声技术开始了快速的发展并得到广泛的应用。

在第二次世界大战期间,超声波在海军中得以应用,被用来侦测潜水艇。战后,日本的研究者率先致力于探究医学超声的应用技术。1942 年,奥地利科学家 Dussik 率先使用 A 型超声波对人的颅骨进行了检测,进而拉开了医学超声检查的序幕。1949 年,Dussik 第一次获得了人类脑室的超声波形图像。1951 年,John Julian Wild 和 John M. Reid 成功地研制出手动接触式 B 型超声扫描仪,并用来观察离体组织中的肿瘤和人体内的脏器。1954 年,Hertz 和 Edle 研制成 M 型超声扫描仪,并用以诊断心脏疾病。1972 年,Bom N. 成功地研制出 B 型电子线性扫描仪。1983 年,日本 Alkoa 公司首先将彩色多普勒血流成像技术用于心脏疾病的诊断。

我国的超声诊断工作也开展得较早。早在 20 世纪 50 年代,上海市第六人民医院的周永昌教授以泌尿科高级医师的身份涉足超声领域,与安适、朱世亮等改建当时江南造船厂以 A 型超声为基础的工业用超声探伤仪,1958 年底即正式宣告超声波探测肿瘤获得成功,并于 1960 年与安适、汪道新、朱世亮、徐智章等 11 人编撰了国内第一本《超声诊断学》。

## 第二节 超声医学的内容与特点

### 一、超声医学主要内容

#### （一）解剖结构及形态学检查

灰阶及三维超声，均可清晰地显示人体内脏器的位置、形态及各种断层切面的解剖结构图像，还可以显示出不同的病理变化的位置、数量、形态、结构等信息，超声医学的实时观察的特点还可以良好地显示病灶的动态变化以及其活动度、活动后与周围组织的关系等。

#### （二）血流动力学观察

彩色多普勒技术可以良好地显示血管、心脏等腔室管道内的血液的流动状态，可以对血流的方向、性质进行判断，可以对血流动力学指标进行定量测定，如血流的速度相关指标、流速时间曲线相关参数、压力阶差的半定量测量等，可以对血管腔室的梗阻、狭窄、反流、分流等病变进行判断，而应用超声造影技术可以增强微血管的显像，更可以在鉴别诊断中起到重要的作用。

#### （三）功能性检测

利用灰阶超声、多普勒超声、弹性超声、超声造影等技术，可以对特定的脏器、结构进行功能性测定，如心脏的舒张和收缩功能评定，胆囊、胃等空腔脏器排空功能的测定等。

#### （四）介入性超声

介入性超声是指在超声的引导下，对脏器及病灶进行诊断及治疗的技术，是目前超声的一个重要发展方向。

### 二、超声医学的特点

1. 安全性好，无创，临床应用限制小，尤其是高精度的无创血流动力学检测，可以无创地对身体深部的大血管以及体表皮下的细微血管在很大的动态范围内精确地对血流参数进行实时动态测量。

2. 准确性好，超声的声像图体现的解剖结构与正常人体解剖一致，图像质量高，尤其对于血流的判断精度极高。

3. 实时检查，动态检查，而且可以在短时间内多次重复。

4. 便携性强，可以在急危重症患者的床边、手术台侧以及突发事件的现场进行快速检查。

5. 高度依赖操作者的检查技巧及设备仪器的功能，诊断能力的差异性大。

## 第三节 超声诊断的基础与原理

### 一、诊断超声的物理特征

#### （一）定义

声波是物体机械振动（或能量）的传播形式，是一种机械波。超声波是指振动频率大于20 000Hz 以上的，其每秒的振动次数（频率）非常高，超出了人耳听阈的上限（20 000Hz），人们将这种听不见的声波叫做超声波。

**（二）声学基本原理**

超声的基本物理学特征及基本原理

（1）波动特征：超声波具有机械波的一切特征，是一种纵波，表现为周期性的压缩与弛张的变化（图 34-1）。

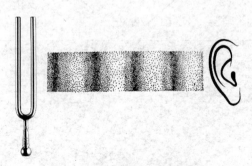

**图 34-1 声波的传播示意图**

（2）波型：尽管超声波在人体软组织中的主要传播方式为纵波，但在骨组织及骨骼表面等特殊组织和部位，可出现并表现为横波和表面波等传播方式，而剪切波多用于近些年出现的"弹性成像"等新技术（图 34-2）。

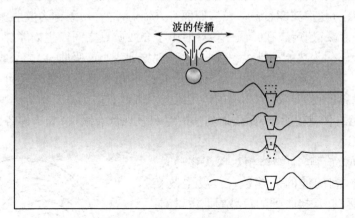

**图 34-2 波的传播示意图**

（3）方向性：医用超声波由于其高频率及短波长的特点，故而拥有类似高频电磁波的方向性特征。

（4）反射和透射：超声波在传播的过程中，经过一个界面时，由于前后介质的不同，传播的方向发生变化，一部分能量由界面处返回前介质，即反射，另一部分能量穿过界面，进入第二个介质，为透射。声能于界面处反射和透射之和守恒，等同于入射能量，但反射量取决于界面前后的声阻差异。所谓声阻，即声阻抗率，等于介质的密度与超声在该介质中传播速度的乘积。

设 Z 为声阻，$\rho$ 为密度，C 为声速，则：$Z = \rho \times C$

密度越大的物质，声阻抗率越高，声阻抗差值越大，反射越强。

（5）折射：超声波在传播中，经过两种不同介质形成的界面时，透射波进入第二介质的波束传播方向发生改变的过程，即折射（图 34-3）。

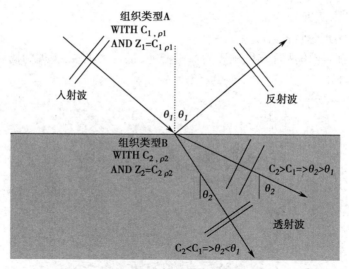

组织类型A
WITH $C_1, \rho_1$
AND $Z_1=C_1\rho_1$

入射波

反射波

$\theta_1 \theta_1$

组织类型B
WITH $C_2, \rho_2$
AND $Z_2=C_2\rho_2$

$C_2>C_1=>\theta_2>\theta_1$

$\theta_2$

$\theta_2$

透射波

$C_2<C_1=>\theta_2<\theta_1$

图 34-3 波在界面上的反射和折射示意图

（6）衍射和散射：物体界面直径小于波长，超声波的传播方向将发生偏离，在绕过物体以后又以原来的方向传播，此时反射回波很少，这种现象叫衍射。因此，波长越短，超声波的分辨力越好。如果物体直径大大小于超声波长的微粒，在通过这种微粒时大部分超声波继续向前传播，小部分超声波能量被微粒向四面八方辐射，这种现象称为散射。

（7）吸收与衰减：超声波在介质中传导时由于介质质点之间产生内摩擦，这个过程可以使声能由机械能转化为热能而被组织吸收，这种现象即为声能吸收，声能吸收是超声能量衰减的原因之一。它与超声波的频率、介质性质、传播的距离以及环境温度有关。此外，超声的反射、散射等，都能使原声束方向上的声能减弱。因此有多个高反射界面的组织，如肺、骨骼、肠道等，声能的衰减较明显，而质地均一的组织呈现低衰减性，如人体各腔室内的液体、血液等。

（8）多普勒效应：运动物体相对探头移动时，单位时间内接收到的波的周期数（$f'$）发生改变（图 34-4），相向运动时，接收到的每秒周期数增高，背向运动时，接收到的每秒周期数降低，频移（$f_d$）为回声频率与发射超声频率间的差值。用公式表达就是：$f_d=(v-v')\cdot f_0\cdot\cos\theta/C$

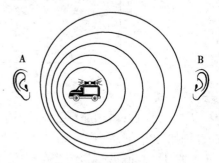

图 34-4 多普勒效应示意图

（9）连续多普勒（continuous Doppler wave，CW）和脉冲多普勒（pulse Doppler wave，PW）：连续多普勒的声波发射是连续的，特点是检测范围广，多用于血管及心脏等血流流速测量；而脉冲多普勒是脉冲式发射，所以具有良好的距离分辨力，主要用于观察特定位置的血流形态（图 34-5）。

（10）组织多普勒：在传统的彩色多普勒血流成像基础上，通过改变多普勒滤波系统，以检测心肌运动时产生的低频高振幅频移信号，以彩色或者脉冲多普勒的形式表现，是目前心脏超声检查的重要组成部分。

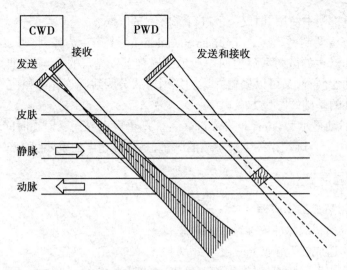

图 34-5　连续波多普勒和脉冲波多普勒的示意图

## 二、人体组织和入射超声的作用

超声生物效应的物理机制有三种：热机制、机械机制、空化机制。一般认为声强小于 $10W/cm^2$、作用时间大于 1 秒时，以热机制为主；声强为 100~1 000W/cm² 时以机械机制为主；声强大于 1 000W/cm²、作用时间小于 ms 级时，则以空化机制为主。在安全阈值内的超声能量是无害的，而且无剂量累积效应，而超过安全阈值后可能产生生物效应。

## 第四节　超声诊断的显示方式及意义

### 一、脉冲回声式

#### （一）脉冲回声式工作原理

1. 脉冲回声式显示方法　是医用超声最基础的，也是最重要的检测方法（图 34-6）。通过发射短脉冲超声成像，脉冲重复频率为 500~1 000Hz 或者更高。

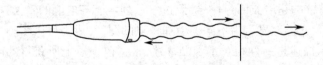

图 34-6　探头的声波发射和接收示意图

2. 接收放大　因为体内回声振幅差别较大，所以需要在高速数字化技术之外使用对数式放大器。

3. 数字扫描转换　各种扫描方式的超声图最终都要转换为通用的电视制式扫描模式。

#### （二）脉冲回声式工作模式和图像显示方式

1. A 型　振幅调制型超声（amplitude modulation）：单声束成像，根据其传播过程中遇到的不同界面的反射和散射波，在示波屏幕上的时间轴上表达为振幅的高低，因成像限制，目前仅在眼科超声检测中使用,但仅用来进行深度测量依据。

2. B型　辉度调制型超声(brightness modulation):多声束成像,将每条声束传播途径中遇到的各个界面产生的散射和反射回声在示波屏幕上以光点的亮与暗(即灰度图)来表达,可分为静态及动态两种,又可以根据探头的发射方式分为线阵、凸阵、相控阵等类型,是目前超声医学最重要的基础的图像方式。

3. M型　活动显示型(time-motion mode):即把单声束界面反射在时间轴上进行表达的一种方式,主要用于心血管相关生理参数的测量,是心脏超声的重要组成部分。

## 二、差频回声式

### (一)差频回声式工作原理

1. 发射固定频率的脉冲或连续式超声波。

2. 提取频移造成的差频回声。

3. 差频回声与发射频率比较,得到差量值,并显示为图像。

### (二)差频回声式工作模式和图像显示方式

1. D型(Doppler mode)速度时间曲线　利用差频的获取,可以感知单挑声束传播途径上的各个活动界面的相对运动情况,并以速度-时间曲线的方式表达。

2. 彩色多普勒血流描绘(Doppler color flow mapping,CFM)　采用自相关技术获得一个较大腔室或者管道中的全部差频信息,再用彩色编码表示,其特点为:①实时性:实时显示血流状态;②颜色分离:利用彩色色阶来表示血流状态及方向,其中红黄色谱代表朝向探头的血流,蓝绿色谱代表背离探头的血流,颜色越亮,流速越高。

除上述2种显示方式外,其他显示方式包括时距测速式、非线性血流成像、弹性成像、超声造影、三维显示及四维显示与超声组织定征等。

# 第五节　超声检查方法学

## 一、超声声像图的描述

### (一)回声强弱的描述

所谓声像图是医用超声仪器的探头发射出超声波进入人体,通过各种组织器官,形成具有人体组织声学特征的超声波回声信号,经过一系列声能与电能的转换,模拟信息与数字信息的转换,最终在荧光屏上显示为不同类型和特点的图像,成为声像图。

超声声像图的描述是一种相对主观的描述,根据监视器上所获得的声像图的明暗程度来区分回声强弱,并人为地把回声强度细分为强、高、等、低、弱、无回声进行描述。正常人体软组织的内部回声由强到弱排列如下:肾窦>胎盘>胰腺>肝脏>脾脏>肾皮质>皮下脂肪组织>肾髓质>脑>静脉血>胆液和尿液。

1. 强回声(strong echo)　为回声强度的最高等级,形成的原因为在某一界面上发生了强力反射(perfect reflection),该界面为声特性阻抗差别极大的界面,反射系数可达98%以上。常发生于软组织或液体与骨组织、钙化组织、气体的界面上,辉度上为最明亮的部分,由于强回声的形成特点,后方可能会伴有声影。

2. 高回声(hyper echo)　回声强度高于肝组织,但远未达强回声程度,内部细节多可辨,例如肝脏内的增生结节、血管瘤、错构瘤和部分肿瘤等。

3. 等回声（iso-echo）　以与正常肝实质的回声强度相近的回声作为等回声，尽管不同仪器设备对同一个人的声像图都不尽相同，但是同一台仪器上，以此为标准，却可以得到类似的描述，可以有效避免回声不可量化的问题。

4. 低回声（hypoecho）　常态增益调节下，低于等回声，但明显高于无回声的表现，例如肾髓质、淋巴结、部分肿瘤和转移瘤等。

5. 弱回声（weak echo）　回声强度略高于无回声，可因仪器增益调节过低而呈现无回声状态，但是略提高增益，即可看到该区内的稀少的细微回声表现，后方少见明显增强。多为深部淋巴结的声像图表现。

6. 无回声（echoless）　为回声强度中的最低等级，在组织间、脏器内、腔室及管道中，呈现一个无任何回声的分布区，辉度表现为最暗，多为清晰液体的特征性表现，后方多见回声增强，可见于血液、体腔内的液体、膀胱中的尿液、眼球内的房水等。

（二）回声分布的描述

实质性脏器的回声影像可描述为：均匀、不均匀；病变组织可描述为：均质、非均质。

（三）回声形态的描述

根据其在监视器上的表现，进行具体描述，例如针状、片状、团状、环状、带状、线状、簇状等。

（四）特殊征象

某些病变声像图具有特征性，故而为其形象化命名，例如靶环征、平型管征、驼峰征、彗星尾征等。

（五）彩色多普勒血流显像的描述

彩色多普勒血流显像还可对脏器内或肿块内、外及外周血管的空间分布、走向、多少、粗细、形态、以及血流速度、血管顺应性等多项参数加以显示。

## 二、超声造影

超声造影，也称为对比增强超声（contrast-enhanced ultrasound，CEUS），是通过将超声造影剂或对比剂（contrast agent）引入血管、腔室、病灶内等方式，来增强感兴趣区域与周围组织的反差，或者提高其血流信号的显示率，进而来获得更多的图像信息的方法（图 34-7）。超声造影剂或对比剂是富含微气泡的混悬液，微泡直径在 2~4μm 左右，和红细胞的直径相似，对超声波有强散射的特性，可通过静脉注射到人体血管中用以增强血流的超声多普勒信号和提高超声图像的清晰度和分辨率。

## 三、超声测量

超声的成像特点以及现代计算机技术的突飞猛进，使其具有良好的可测量性、重复性，是常规临床检查及各种科研工作中的重要组成部分。常规超声仪器可测量的内容有：径线测量、周长测量、面积测量、体积（容积）测量、时间测量、流速测定、加速度测定、流量测定、压力阶差的测定以及多种导出参数的测定等，在各种和超声医学相关的课题中，超声测量的数据具有重要的意义。

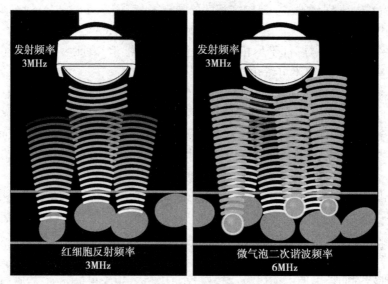

图 34-7 超声造影示意图

超声造影是利用微泡来增强血管腔的声反射

## 四、超声检查注意事项

### （一）超声检查前准备

多数脏器检查前不需特殊准备,但对于某些脏器及某些疾病则必须做如下准备。

1. 空腹及禁烟 主要用于胆系、胰腺检查,另外对于小儿幽门肥厚性狭窄及成人型胃潴留更为重要,包括禁食、禁水、禁烟八小时及以上;必要时,可嘱患者低脂饮食三日后空腹。

2. 排空胃肠道 经直肠超声检查必须排空肠道,另外结肠内容物可能会影响的部分脏器如胰腺、后腹膜、腹腔大血管、盆腔淋巴结等的检查。

3. 饮水 分为检查前饮水及检查时饮水两种,检查前饮水是为了膀胱充盈,便于盆腔脏器检查;而检查时饮水则用于胃及透声不好患者的上腹部及后腹膜检查。

4. 停药 部分可影响待查器官的药物,例如扩血管药物将对循环系统检查产生影响、利胆药物将对胆囊收缩功能检测产生影响等,应检查前停药 4 小时,保证检查的准确性,但需在患者主管医生允许和观察下,并履行告知义务,尊重患者的知情权。

5. 检查前休息及相对恒温环境 部分周围血管疾病对于患者本身情况及周围情况较为敏感,一定时间的休息及保持相对恒定舒适的室温,有助于检查的准确性及重复性。

### （二）检查体位

检查时,需根据检查目的不同,解剖结构的不同,根据超声的物理原理和待观察区域的结构位置,选择不同的体位进行观察;常见体位有平卧位、左侧及右侧卧位、半卧位、坐位及立位、左侧膝胸卧位、膝胸位及截石位等。

### （三）耦合剂的使用

医用超声耦合剂是一种半凝胶样物质,用以涂布在超声检查区域,降低探头与检查区之间的声阻抗,使探头发射的超声功率以尽可能大的限度射入体内,亦使体内反射及散射的可接收的回声最大限度地传回至探头(图 34-8)。涂布耦合剂是超声检查的过程中的重要组成部分。

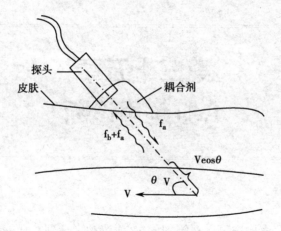

图 34-8　耦合剂的作用原理示意图

（程蓉岐　沈睿）

# 第三十五章
# 心脏超声诊断

心脏彩色多普勒超声检查可以从解剖形态、血流动力学到心功能等方面对心脏进行完整且充分的评估,操作便捷,危重症患者可以在床边进行检查,是心脏最重要的常规检查手段之一。

## 第一节　心脏超声解剖及常见超声检查方法

心脏超声异于常规超声检查的地方在于采用超声检查的方法多样性,通过灰阶超声观察解剖结构、通过 M 型超声观测瓣膜及心脏壁的运动评估心脏的大小、通过彩色多普勒血流图观察血流变化、通过脉冲多普勒(PW)和连续多普勒(CW)检测压力的变化,并且可以快速综合地评价心脏功能的变化情况。

### 一、正常 M 型超声心动图

M 型超声心动图上主要分为下列五个曲线群:

1. 心底曲线群　解剖结构自前往后分别是胸壁、右室流出道、主动脉根部及左心房;其中主动脉表现为明亮且平行的曲线,主动脉瓣表现为六边形盒状曲线结构,其中盒子的上方代表右冠瓣、下方代表无冠瓣,前后两个点分别代表主动脉的启闭。

2. 二尖瓣曲线组　由二尖瓣的前叶及后叶的运动轨迹组成,二者相向运动,前叶曲线呈现"M"型,后叶对应表现为"W"型,前叶曲线依次为 A、B、C、D、E、F、G,其中 A 峰对应左房收缩导致的心室主动充盈期,E 峰对应心室舒张所致的心室快速被动充盈期,收缩期之后二尖瓣后叶和前叶并拢,形成 CD 段(图 35-1A)。

3. 心室曲线群　自前往后,解剖结构分别为胸壁、右室前壁、室间隔、左室腔及腱索、左室后壁,是心腔大小和室壁厚度测量的主要位置。

4. 三尖瓣波群　呈双峰曲线,形成机制同二尖瓣曲线。

5. 肺动脉瓣曲线　最常见为后瓣曲线。

### 二、正常切面超声心动图

切面超声心动图是心脏超声最重要和基础的检查方法,主要观察组织结构变化。在不同位置观察可见不同解剖结构的切面,常见超声图像如下:

1. 心尖四腔观　探头置于心尖搏动处,远端朝向心底部,心脏在声像图中倒置,可见房间隔、室间隔、二尖瓣、三尖瓣组成的十字形结构,图中可观察左心室、左心房、右心室、右心房等结构,故称四腔观,该切面对于对心脏建立整体观念非常重要,可以很直观地观察到心脏腔室的比例(图 35-1B)。

2. 左室长轴观 探头置于胸骨左旁 3~4 肋间隙,探查方向与心长轴平行,可以清晰地显示右心室、左心室、左心房、室间隔、主动脉及主动脉瓣、二尖瓣等结构,该切面上可以观察各房室方式大小及形态,并测量室间隔与左室后壁的厚度,观察室壁、瓣膜的运动,显示乳头肌、腱索、二尖瓣的连接情况、二尖瓣启闭及解剖有无异常等(图 35-1C)。

3. 大动脉根部短轴观 也称为心底短轴观,可以清晰地显示主动脉根部及主动脉瓣、左右心房,三尖瓣、右室流出道及肺动脉瓣和近端肺动脉。

4. 二尖瓣水平短轴观 主要显示二尖瓣瓣口的启闭情况、瓣口大小的测量、腱索及乳头肌等结构。

5. 心尖部五腔观 在心尖四腔观的基础上侧动探头,把主动动脉根部显示出来,可以在四腔观的基础上观察到主动脉瓣及主动脉根部的情况,同时可以测量左室流出道的压差(图 35-1D)。

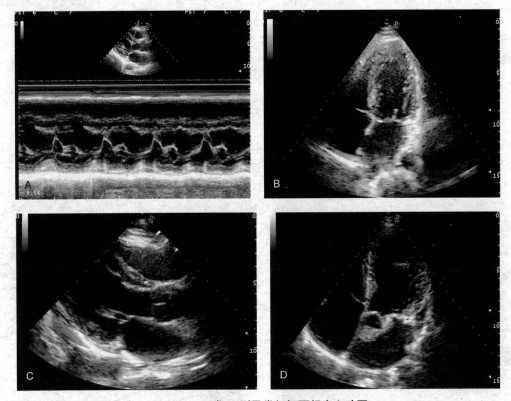

**图 35-1 正常 M 型及常规切面超声心动图**

A. M 型超声二尖瓣曲线组图:图中呈 M 形的连续曲线即为二尖瓣前叶的运动曲线;B. 心尖四腔观声像图、C. 左室长轴观声像图;D. 心尖五腔观声像图

6. 剑突下四腔观 图像类似心尖四腔观,但心长轴倾斜,可以清晰地显示房、室间隔,是观察房间隔缺损的重要切面。

7. 主动脉弓长轴观 探头置于胸骨上窝,主要观察主动脉弓长轴及其分支。

### 三、多普勒超声心动图

1. 探测血流速度　可以通过频移推算血流的速度、加速度等参数。

2. 探测血流状态　利用多普勒的方向性特点,可以观测到下列腔室内血流的状态:

(1)层流:CDFI 下表现为色彩单纯、中心明亮,流速时间曲线可见曲线与基线之间呈现空窗。

(2)湍流:CDFI 下为明亮的高速血流束,流速时间曲线与基线之间空窗消失。

(3)涡流:CDFI 下多彩镶嵌,流速时间曲线呈双向波形。

3. 估测压力差　根据简化的 Bernoulli 方程,压差 $\Delta P=4V^2$。

4. 估算狭窄瓣口的面积,判断分流和反流。

## 第二节　心脏瓣膜病

心脏瓣膜是心腔内血液循环通路中的单向活瓣,是保证血液流动单向性的重要解剖结构,瓣膜病就是瓣膜的解剖结构异常或者功能障碍。通常,狭窄多为结构异常,关闭不全多属于功能障碍,为我国临床最为常见的心血管系统疾病之一。

### 一、二尖瓣狭窄

多数由于风湿热引起,其中 25% 为单纯性二尖瓣狭窄,女性占 2/3;其次为退行性改变。超声表现如下:

1. 灰阶超声　二尖瓣开放受限,前后叶增厚,以瓣尖为主,可有钙化及粘连,瓣叶开放受限,舒张期前叶呈"帐篷样"上抬,左心房继发性扩张(图 35-2)。

2. M 型超声　取样线置于左室长轴观二尖瓣瓣口,显示 E、A 峰融合,前叶 CD 段呈"城墙样"改变,后叶与前叶同向运动,室间隔运动幅度减弱、或与左室后壁同向运动(图 35-3)。

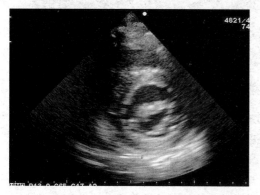

图 35-2　二尖瓣狭窄灰阶超声声像图

显示瓣口增厚,开放受限

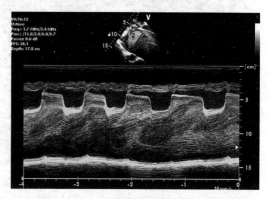

图 35-3　二尖瓣狭窄 M 型超声声像图

M 型超声下呈城墙样改变

3. 二尖瓣口短轴　二尖瓣口舒张期开放面积减小,结合部粘连,瓣缘增厚,回声增强,类似"鱼口"样改变。

4. 瓣口狭窄的评估　短轴切面,采用勾画法:①轻度狭窄:瓣口面积 1.5~2.5cm²;②中度狭窄:瓣口面积 1.0~1.4cm²;③重度狭窄:瓣口面积 <1.0cm²。

5. 继发改变　左心房增大,左心耳附壁血栓、肺动脉高压、右心扩大等。

## 二、二尖瓣关闭不全

由于二尖瓣结构或者功能异常,导致收缩期无法完全关闭,左室收缩时血液逆流回左房。

### (一)超声表现的不同和瓣膜关闭不全的原因相关

1. 风湿性二尖瓣关闭不全　瓣膜增厚、腱索增粗、瓣叶挛缩,收缩期可以见到明显的瓣口缝隙(图 35-4)。

2. 二尖瓣脱垂综合征　发病率 5% 左右,由于二尖瓣黏液性变,结构破坏导致瓣叶肥大、腱索松弛,M 型超声二尖瓣收缩中晚期 CD 段呈"吊床样"改变。

3. 二尖瓣腱索断裂　可见失去腱索牵拉的瓣叶及腱索残端收缩期甩入左房侧,形成"连枷样改变(图 35-5)。CDFI 显示反流束多呈偏心性。

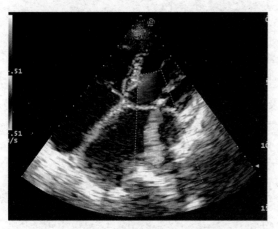

图 35-4　二尖瓣反流声像图

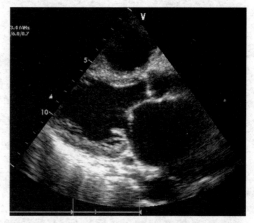

图 35-5　二尖瓣脱垂伴腱索断裂声像图
呈"连枷样"改变

4. 乳头肌断裂或功能不全　瓣叶无异常,多伴发心腔的扩大、瓣环的扩张、二尖瓣开放幅度减弱,乳头肌断裂时可以见到随瓣叶甩动的回声。

5. 二尖瓣穿孔　严格上不能算二尖瓣关闭不全,只能说是反流的一种,多见于感染性心内膜炎后,超声下可见瓣口闭合良好,但是收缩期瓣体可见穿叶血流信号。

6. 二尖瓣退行性变　主要见于老年人,瓣叶及瓣环钙化、增厚,进而影响瓣膜功能。

### (二)反流的评估

1. 根据反流面积与左心房面积比值　<20% 轻度反流;20%~50% 中度反流;>50% 重度反流。

2. 根据反流达左房的不同部位　达左房下 1/3 为轻度反流;达左房 1/2 为中度反流;超过左房 2/3 为重度反流。

## 三、主动脉瓣狭窄

多由于风湿病、钙化和先天性因素导致瓣膜的有效开放面积减小。

1. 主动脉瓣　瓣膜增厚、回声增强,瓣叶不光滑,活动受限;M 型测量右冠瓣 - 无冠瓣开放幅度≤15mm,瓣口面积<2.0cm²。

2. 继发性改变　左室肥厚,左心室扩大,升主动脉狭窄后扩张等。

3. CDFI　呈瓣上收缩期五彩湍流,瓣口呈喷射样分布升主动脉内。

4. 频谱多普勒　瓣口流速>2m/s。

5. 主动脉瓣狭窄定量(见表35-1)

表35-1　主动脉瓣狭窄程度定量测定判定表

| 狭窄程度 | M型超声(mm) | 2D超声(cm²) | 平均压差(mmHg) | 跨瓣压差(mmHg) | 峰值流速(m/s) |
| --- | --- | --- | --- | --- | --- |
| 轻度 | <15 | >1.0 | 5~25 | <50 | <3.5 |
| 中度 | 8~10 | 1~0.75 | 25~50 | 50~80 | 3.5~4.4 |
| 重度 | <8 | <0.75 | >50 | >80 | >4.5 |

## 四、主动脉瓣关闭不全

由于主动脉瓣功能减退、瓣环扩张、瓣叶病变等原因引起的舒张期血流从主动脉反流回左心室。超声表现如下:

1. 主动脉瓣病变　主动脉瓣瓣叶、瓣环及半月瓣结节可呈现不同程度的回声增强,若伴有风湿损害则多瓣叶受累,可有粘连、瓣叶僵硬等,退变多表现为瓣环及瓣体部钙化,脱垂及穿孔可有瓣缘的脱位、对合异常,结合CDFI可以判断反流出现的位置,2叶瓣、4叶瓣等在短轴位可以分辨。

2. 升主动脉病变　升主动脉瘤或内膜夹层导致升主动脉扩张,引起瓣环继发性扩张,导致关闭不全。

3. 反流的评估　①轻度反流:反流细窄,局限于左室流出道;②中度反流:反流束增宽,范围达二尖瓣前叶水平;③重度反流:反流束沿左室流出道呈喷射状直抵左室腱索下方,甚至出现折返。

## 五、三尖瓣狭窄

临床发病率较低,多与其他瓣膜病伴随出现,几乎都为风湿性。超声表现为:

1. 灰阶及M型超声　表现为三尖瓣增厚,瓣尖为主,瓣下腱索增粗、短缩、融合,瓣叶及腱索均可见不均回声增强,瓣口开放幅度减小,舒张期穹窿样凸向右室侧,M型可见类"城墙样"改变。

2. CDFI　瓣口可见五彩湍流,频谱多普勒测量瓣口峰值流速>1m/s。

## 六、三尖瓣关闭不全

由于三尖瓣的解剖位置特点,诊断主要以CDFI及频谱多普勒为主。CDFI:收缩期三尖瓣口可见蓝色为主五彩血流信号,可以一束或两束,角度多变,需要仔细观察。

## 七、肺动脉瓣关闭不全

肺动脉瓣关闭不全的诊断主要以CDFI及频谱多普勒为主。CDFI可见舒张期肺动脉瓣口下方向右室流出道的红色为主的五彩湍流。

## 八、感染性心内膜炎

感染性心内膜炎导致的瓣膜病,主要表现为赘生物,常见二尖瓣、三尖瓣及主动脉瓣,二尖瓣、三尖瓣赘生物主要附着于心房面,主动脉瓣赘生物多见左室面,大小不等,呈团块状、片状、絮状等,随心动周期摆动,瓣膜多数开放良好,闭合不良,有不同程度的反流(图35-6)。

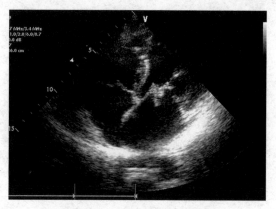

图35-6 二尖瓣赘生物声像图

# 第三节 先天性心脏病

## 一、非紫绀型先天性心脏病

### (一)房间隔缺损

根据缺损部位,可分为原发孔型间隔缺损(I孔型房缺)、中央型房间隔缺损(继发孔性房间隔缺损)、静脉窦型间隔缺损(上腔型和下腔型)、冠状窦间隔缺损及混合性缺损,并可以合并肺静脉异位引流、房室间隔缺损、永存左上腔静脉、二尖瓣脱垂、二尖瓣狭窄、肺动脉瓣狭窄等畸形。房间隔连续性回声中断是房间隔缺损的直接征象,经食管超声对房间隔缺损有着重要的诊断价值。

中央型房间隔缺损的超声表现:房间隔连续性回声中断,位于房间隔中部的卵圆孔处,四周有完整的房间隔组织结构;可有右心增大表现;CDFI可见左向右分流的穿隔血流束,若肺动脉压增高,可以表现为双向穿隔血流束或右向左分流;CEUS可见右心房负性显影区;三维或四维超声可以直观地观察到缺损的孔洞(图35-7)。

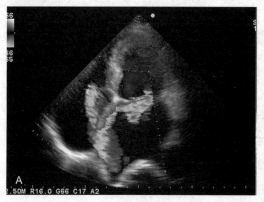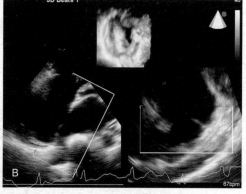

图35-7 房间隔缺损声像图
心尖四腔观(A)显示左向右分流;3D 超声下显示房缺(B)

### （二）室间隔缺损

室间隔缺损的分类较多,本书采用使用最广泛的 Anderson 法,分为膜周部室间隔缺损、双动脉下室间隔缺损、隔膜下及非膜周室间隔缺损、肌部室间隔缺损。超声表现主要为室间隔不同部位的局部回声缺失,CDFI 下可见左向右的高速血流束,并随着病程发展可有左室增大、室壁运动增强,右心的增大、右室壁增厚、右室流出道增宽等变化(图 35-8)。

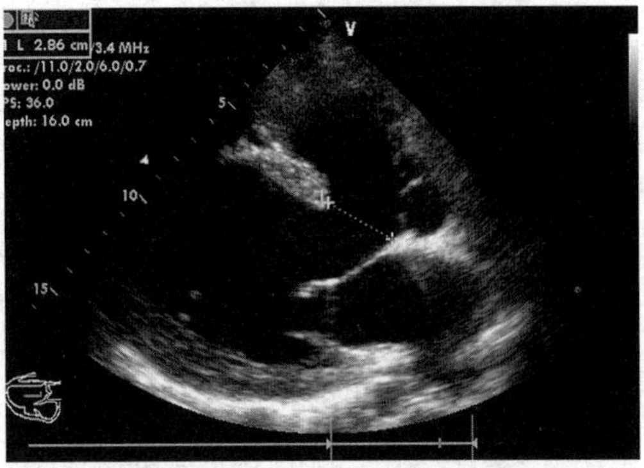

图 35-8　巨大室间隔膜部缺损声像图

### 二、紫绀型先天性心脏病

#### （一）法洛四联症

其病理特征和超声表现典型,包括肺动脉狭窄、室间隔缺损、主动脉骑跨及右心室肥厚。

#### （二）大动脉转位

大动脉转位即两条大动脉均跨越室间隔,发自非对应的心室,根据血流动力学是否得以矫正分为完全型大动脉转位和矫正型大动脉转位。完全型大动脉转位心房与心室连接一致,而心室与大动脉连接关系不一致;矫正型大动脉转位较为少见,特点为房室连接不一致,多合并室间隔缺损等异常。

#### （三）三尖瓣下移畸形

三尖瓣叶部分或者全部没有附着于正常的瓣环部位,而是异常附着于右心室壁的一种先天性心脏畸形,病变主要累及三尖瓣的隔叶和后叶,下移的瓣叶往往增厚、变形、短缩,前叶起源于正常瓣环,常增大呈"船帆"样,通过短缩或发育不全的腱索和乳头肌附着于心室壁,并可引起不同程度的右室流出道梗阻;瓣叶下移使右室分成两个部分,即房化右室和功能右室,同时存在三尖瓣关闭不全,有 50%~60% 同时合并卵圆孔未闭或房间隔缺损。

# 第四节　心肌病及心包疾病

## 一、心肌病

心肌病是指以心肌病变为主要表现的一组疾病,分为扩张型心肌病、肥厚型心肌病、限制型心肌病、致心律失常型右心室心肌病及未定型心肌病五种。

### （一）扩张型心肌病

扩张型心肌病以心脏增大,心腔扩张为主要表现。

1. 全心扩大,尤以左心为甚,左室增大呈球形,可伴发左室心尖部血栓。
2. 左室壁相对变薄,运动幅度弥漫性减弱,振幅≤5mm,室壁收缩期增厚率显著降低。
3. 二尖瓣前后叶开放幅度开放变小,呈"大心腔,小瓣口"改变。
4. 左室收缩功能减弱,可 LVEF≤30%。
5. CDFI 左室腔血流色彩暗淡,合并多瓣膜反流。

### （二）肥厚型心肌病

多表现为左心室或右心室的非对称性肥厚,并累及室间隔,左室血流充盈受阻,舒张期顺应性降低。基底部室间隔增厚并伴有流出道狭窄者称肥厚梗阻型心肌病,不伴有流出道狭窄称为肥厚非梗阻型心肌病,心尖肥厚为主者称心尖肥厚型心肌病。肥厚梗阻型心肌病的典型超声表现为:

1. 左室壁非对称性肥厚,室间隔为著,一般达19~30mm,甚至可达40mm(图35-9)。

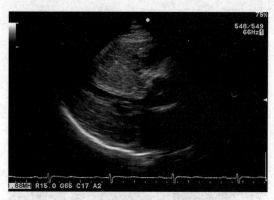

**图 35-9　肥厚梗阻型心肌病声像图**
显示异常肥厚的左室壁

2. 乳头肌肥厚,位置前移。
3. 肥厚的心肌回声增强、不均、粗糙,呈斑点或毛玻璃样改变。
4. M型超声见二尖瓣前叶舒张期开放式前移,CD段弓背样隆起,称为SAM征,主动脉瓣收缩期半关闭切迹。

## 二、心包积液

多种原因引起的心包腔液体潴留,主要表现为心包壁层、脏层之间的无回声区液体,严重可引起心包压塞(图35-10)。

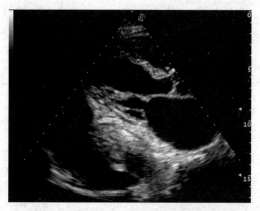

**图 35-10　心包积液声像图**

# 第五节　冠心病与肺心病

冠心病心脏超声的特征性表现为心肌缺血导致的节段性室壁运动异常,超声下可见局部受累室壁收缩幅度减弱、消失乃至矛盾运动等表现,心肌梗死后,可以并发室壁瘤及附壁血栓,心脏超声在评估心脏的舒张功能、收缩功能、组织同步性上具有重要的价值。

　　肺源性心脏病是由于肺循环阻力增加,肺动脉压力增高,进而导致右心肥厚增大。超声表现:右心扩大、右心室壁肥厚(厚度>5mm)、右室流出道及肺动脉增宽(流出道>30mm,肺动脉干>28mm)(图35-11)。

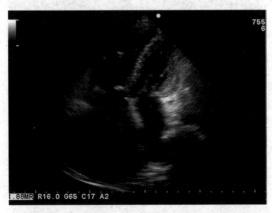

图35-11　肺源性心脏病右心显著增大声像图

　　正常静息状态下,肺动脉平均压>20mmHg、肺动脉收缩压>30mmHg,即为肺动脉高压。

（程蓉岐　沈睿）

# 第三十六章
# 肝、胆、胰、脾超声诊断

## 第一节　肝脏超声诊断

### 一、正常肝脏声像图

#### （一）肝脏分叶分段

以肝裂、门静脉及肝静脉在肝脏内部的分布为基础的 Couinaud 分段法将肝脏分为五叶八段：尾状叶为Ⅰ段，左外叶分别为外上段（Ⅱ段）、外下段（Ⅲ段），左内叶为Ⅳ段，右前叶分别为前上叶（Ⅷ段）和前下叶（Ⅴ段），右后叶分别为后上叶（Ⅶ段）及后下叶（Ⅵ段）（图36-1）。

#### （二）肝脏标准超声切面

1. 肋下斜切显示第一肝门　探头置于右侧腹直肌外缘与肋弓交点和脐的连线上，适当侧动探头并使声束平面对准肝门的双管结构。显示结构：门脉主干、左支横段及矢状段、门静脉

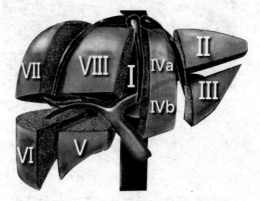

图36-1　肝脏的分叶分段示意图

右支、右前支、右后支、膈顶部、下腔静脉、肝外胆管（图36-2A）。

2. 肋下斜切显示第二肝门　在肋下斜切显示第一肝门基础上继续向横膈方向偏移探头至清晰地显示肝中静脉和肝右静脉全长。显示结构：肝左、中、右静脉、门脉右支、横膈（图36-2B）。

3. 剑突下横切显示左外侧角　探头置于左肋缘下，嘱被检查者不断做深吸气运动，声束朝向被检查者左肩方向，充分观察左叶被胃肠气遮盖部分。显示结构：左外叶下段、左外叶前缘、左外侧角、肝左静脉及属支。

4. 剑突下矢状切显示左叶间裂　探头置于左上腹，声束平行于腹正中线自左向右缓慢移动探头。显示结构：左叶前缘、左横膈面、尾状叶、肝圆韧带、静脉韧带、门脉左矢状段、下腔静脉（图36-2C）。

5. 剑突下矢状切显示左叶经腹主动脉长轴切面　探头置于剑突下，使声束平行于腹正中线自右向左缓慢移动探头至显示腹主动脉长轴切面。显示结构：左叶前缘、左叶下面、左横膈面、腹主动脉、肠系膜上动脉、胰体部（图36-2D）。

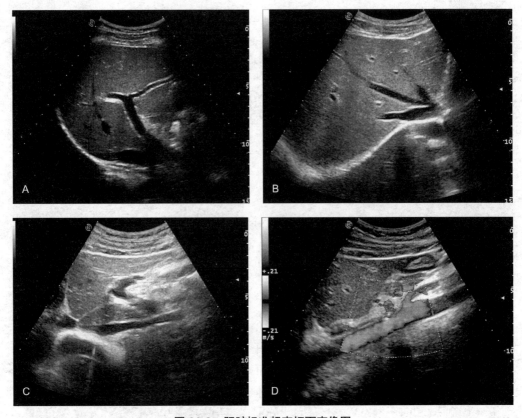

**图 36-2 肝脏标准超声切面声像图**

A. 肋下斜切显示第一肝门声像图;B. 肋下斜切显示第二肝门声像图;C. 剑突下矢状切显示左叶间裂声像图;D. 剑突下柱状且显示左叶经腹主动脉长轴切面声像图

6. 右肋下矢状切显示正中裂 探头置于右侧肋下,使声束平行于腹正中线并使探头稍上翘,缓慢移动至显示正中裂。显示结构:胆囊、肝动脉右支、门脉主干、下腔静脉、肝总管、肝前缘。

7. 肋下斜切显示膈顶 探头置于右肋缘下与肋弓平行,使声束垂直超声被检查者右肩横膈方向缓慢扫查,观察肝脏外形、肝实质、特别是膈顶区是否有病变。显示结构:膈顶区、肝右静脉、门脉左支、门脉右支。

8. 右肋间斜切显示右叶间裂 探头置于右侧第 7~9 肋间,以肋间为轴进行扇形侧动扫查,作为对肝右叶的补充扫查,同时可清晰地显示右肋间裂。显示结构:肝底面、肝前缘、门脉右后支、门脉前支、肝右静脉长支。

**(三)正常肝脏声像图**

正常肝脏外形在横断面上呈楔形,右后为楔底,左小而薄,为楔尖;正常肝脏轮廓清晰,被膜纤细、光滑、整齐,呈线状高回声包绕肝脏,膈顶呈弧形,左外侧角 <45°,右下缘 <75°;肝脏的血供 3/4 来自门静脉,1/4 来自肝动脉,肝动脉、门静脉和胆管共同在 Glisson 鞘内走行。

正常的肝实质在灰阶超声检查中,呈现弥漫均匀的细密点状中等回声,并可见高回声条索样的管道系统,彩色多普勒血流图可以见到明亮的门静脉血流信号和蓝色的肝静脉血流信号。

正常肝脏超声造影(CEUS)时,具有典型的时相性变化:

1. 动脉相 8~30 秒,肝内动脉呈现明显的右主干至分支的分枝状、网状增强,继而肝实质逐渐均匀或不均匀增强。

2. 门脉相 30~60 秒,门静脉从主干至分支次第增强,肝实质增强程度进一步增加,但略低于门静脉主干的增强程度,肝实质增强程度均匀。

3. 延迟相 60~300 秒,乃至更长时间,肝实质增强信号逐渐减低,恢复至初始基础状态。

**(四)正常成人肝脏超声测量正常值:**

1. 右肝斜径 10~14cm;右肝前后径:8~10cm;左肝上下径:≤9cm。

2. 门静脉 正常内径≤1.4cm,最大流速 15~25cm/s。

3. 胆总管 正常内径 0.4~0.6cm。

## 二、肝脏常见疾病超声诊断

### (一)肝脏弥漫性疾病

肝脏弥漫性病变是指累及全部肝脏结构的一类疾病,病因复杂,包括:①代谢性疾病:脂肪肝、酒精性肝病、药物性肝病、肝豆状核变性、肝淀粉样变性、糖原病等;②炎症:急慢性肝炎等;③寄生虫:血吸虫性肝病、肝吸虫(华支睾吸虫)等;④淤血性肝病:心衰、布 - 加综合征等;⑤其他原因:白血病、肝组织细胞增多症、高雪氏病、放射性肝病等。

肝脏弥漫性病变的超声表现与病理改变密不可分,且异病同影多见,鉴别诊断较为困难。

1. 脂肪肝 正常肝组织中,脂肪含量约在 5% 左右,当肝内脂肪含量增加,肝细胞内出现大量脂滴时,成为脂肪肝,也可因为其他理化及生理因素导致肝细胞脂肪样变导致,初期可逆转,迁延不愈则有肝纤维化、肝硬化可能。

根据病理学特征,可呈现为弥漫性或局灶性脂肪堆积两种,主要超声表现为:①肝实质回声增高、可因为病因不同表现为细腻或粗糙;②肝脏增大,肝角可变圆钝;③中度至重度脂肪肝显示远场声衰减(图 36-3A);④肝内管道显示不清,彩色血流显色暗淡(图 36-3B);⑤可有局灶性回声正常区域,在高回声的背景下,呈现为"回声减低区";⑥局灶性脂肪肝表现为正常肝回声背景下,局灶性回声增高、细腻,无包膜,多数不跨肝段,CEUS 下,和周围正常肝组织增强程度无差异(图 36-4);⑦部分可伴发脾脏增大。

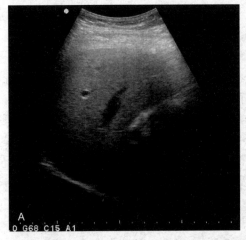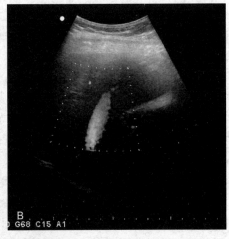

**图 36-3 重度脂肪肝声像图**
灰阶超声图像(A)和 CDFI(B)

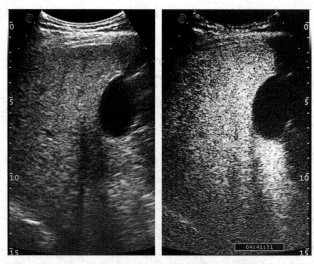

图 36-4 不均脂肪肝超声造影声像图

2. 肝炎 肝炎是肝脏炎症的泛称,病因可包括病毒、细菌、寄生虫、酒精、药物等原因,但多指病毒性肝炎。由于急慢性肝炎的病理生理学变化不同,慢性肝炎的病程较长,部分后期可发展为肝硬化,所以声像图变化较大。

肝炎急性期声像图可以没有特殊改变,重度肝炎可以有肝脏增大,回声减低等变化,可伴发胆系病变、脾大、肝门淋巴结增大等表现;慢性期多由于乙型、丙型肝炎发展而来,超声表现为:①轻度病变时,肝脏大小、被膜、轮廓正常,仅表现为肝脏实质回声的增粗;②中度病变时,肝脏可轻度增大或正常,肝脏回声粗糙,分布均匀,门静脉及脾静脉无明显增宽;③重度病变时,肝脏大小一般正常,肝包膜不光滑,门静脉及脾静脉可增宽,脾脏增大,胆囊壁部分可见"双边征";④部分病例可见肝门淋巴结增大,1~2cm 左右,髓质可见。

3. 肝硬化 从病理形态上,肝硬化分为四个类型,小结节性肝硬化、大结节性肝硬化、混合性肝硬化、不完全分隔性肝硬化。

肝硬化早期特异性很差,可仅表现为肝实质回声的增粗,需要结合病史、实验室检查,甚至肝脏活检进行鉴别。典型的肝硬化超声表现如下:①右肝萎缩,左肝及尾状叶代偿性肥大,肝叶比例失调。②肝脏被膜粗糙、不平,严重者可呈现为波浪状、锯齿状(图 36-5)。③肝脏回声粗糙不均,部分可见单发或多发结节样病灶,结节直径多在 0.1~0.5cm 左右,较大者可超过 1cm,结节可表现为高回声、等回声或者低回声,较大结节多为低回声型。④肝静脉分支、肝窦、门脉分支因受压改变,肝血管网减少。⑤门静脉主干及左右分支可扩张,门静脉主干内径≥14mm;门静脉系统的其他血管,如脾静脉、肠系膜上静脉等也可有不同程度的扩张;门静脉内可以出现附壁血栓,CDFI 表现为局部血流信号的充盈缺损,通过超声造影可以与门静脉内癌栓相鉴别,门静脉血栓多无增强,而癌栓多呈动脉期快速增强,门脉相及实质相可表现为负性增强;脾脏增大:厚度≥40mm,长径≥110mm,长期脾脏增大,可见含铁血黄素沉积。⑥导致的点状高回声及自发性脾梗死导致的楔形低回声区。⑦胸腹腔积液:胸腹腔可有大量的有理性无回声区。⑧胆囊壁水肿:表现为"双边征"。

4. 血吸虫性肝病 血吸虫性肝病是由日本血吸虫进入人体引起的一系列症状中最严重的一种。若急性期未能积极治疗或反复感染,可导致慢性增殖性病变。

急性期肝脏表现不典型,偶尔可见散布的数毫米左右的低回声团以及脾脏增大和淋巴结增大等改变。慢性血吸虫肝病表现较为典型,主要因为血吸虫卵在门静脉内沉积,形成增殖性结节以及沿门静脉走行的纤维化改变。典型超声表现如下(图36-6):①肝脏体积缩小或不规则,可有右肝萎缩,肝脏被膜不平;②肝内因沿门脉走行的纤维化,可导致网格样回声增强区,典型者呈"地图样肝"改变;③伴发门脉高压改变,甚至出现门脉血栓,但是肝内门静脉走行失常、变细变窄等;④脾脏增大、胆囊壁水肿、腹腔积液等肝硬化症状。

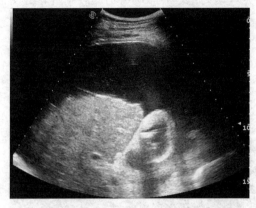

图 36-5　晚期肝硬化声像图

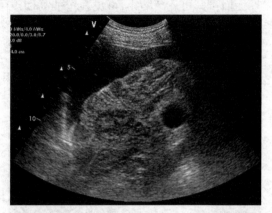

图 36-6　血吸虫性肝硬化地图样改变声像图

## (二)肝脏良性占位性病变

1. 肝囊肿及其他含液性占位性病变　肝脏含液性病变以囊性病变为主,主要包括非寄生虫性肝囊肿、多囊肝、血肿及脓肿等,由于超声对肝脏囊性结构显示的较其他影像学方法有显著优势,易于诊断,是首选的方法。

(1)肝囊肿:单发或多发的囊性占位,超声表现如下:①单发或多发的圆形或类圆形无回声区,伴出血或囊液蛋白含量较高时可见细密点状弱回声;②形态规整,边界清晰,包膜完整,囊壁厚度通常 <1mm;③后方回声增强,侧壁可出现回声失落;④部分复杂性囊肿内部可出现纤细的高回声分隔(图36-7);⑤ CDFI 内部无血流信号。

(2)多囊肝:为一种常染色体显性遗传性疾病,可并发多囊肾、多囊胰腺等,超声表现如下(图36-8):①肝脏增大,表面凸凹不平;②肝内见密集分布、大小不等的无回声区,严重者无法探及正常肝组织的回声;③部分囊腔内可见点状或絮状弱回声。

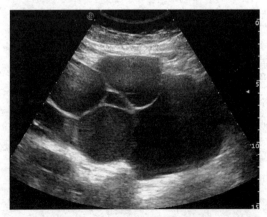

图 36-7　复杂性肝囊肿声像图

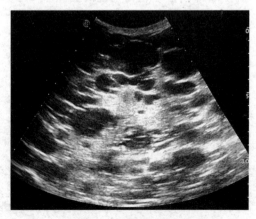

图 36-8　多囊肝声像图

（3）其他含液性病变：除囊肿外，肝脓肿、血肿、棘球蚴病等亦属含液性病变。

脓肿为感染性疾病，随其病程不同，表现亦有不同：①初期炎症期表现为实性中低回声团，内部回声可不均匀，无明显边界及包膜；②进展期可表现为厚壁的囊样改变，内缘不平整，可呈现为"虫蚀样"改变或"蜂巢样"改变，周边可见较明显的水肿带，呈环形弱回声；③液化期脓液可呈现为不均弱回声或低回声，可见漂浮的点状回声，部分可见分层现象；④吸收期无回声区可逐渐缩小，可见残留的高回声团，部分可见钙化。肝脓疡可出现右侧胸腔的反应性积液乃至膈下脓肿或脓胸。CDFI：周边多呈较丰富的血流信号（图36-9）。

2. 肝血管瘤　肝血管瘤是肝脏最常见良性肿瘤，体检发现率在5%左右，多为海绵状血管瘤，多表现为类圆形高回声团，形态规整、边界清晰、无包膜，亦可呈现为低回声型或者等回声型（图36-10）；CDFI：可见点状及线状血流信号；CEUS：呈动脉相周边不均快速结节样增强，静脉相高增强改变。

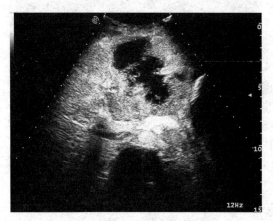

图36-9　肝脓疡超声造影声像图

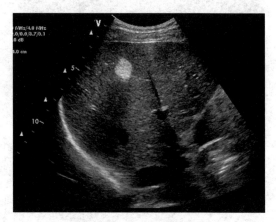

图36-10　肝血管瘤声像图

3. 肝脏局灶性结节性增生　肝脏局灶性结节性增生为良性非肿瘤性病变，好发于育龄女性，多无症状，多表现为单发孤立略低回声结节，与周围肝组织分界明显、无包膜，有时可见病变中央回声略高，并发出数条放射样高回声条索伸向病灶边缘；CDFI：血流信号较丰富；CEUS：可精确显示病变中央血管及特征性的"轮辐"样增强改变。

**（三）肝脏恶性占位性病变**

最常见肝脏恶性肿瘤为原发性肝细胞癌，其次为胆管细胞癌，少见的有混合性肝细胞及胆管细胞癌、肝母细胞癌及肉瘤等。

1. 原发性肝细胞癌　为肝脏最常见的恶性肿瘤，发病与病毒感染及酒精有相关性，超声表现为：①肝脏形态：初期病变较小时，肝脏形态无明显变化，病灶增大后，可导致肝脏增大、增厚，形态不规则（图36-11）；②肝脏轮廓：可因病灶的位置和大小不一而变，肝内型病变较小时，可无明显变化，被膜下病灶可以导致局部外凸，部分肿瘤可以呈外生性生长；③病变回声：根据病理特征，主要呈中等及略高回声（59.2%）、低回声及弱回声（13.1%）、等回声型（2.2%）、弥漫型（14.8%）及混合型（10.7%）；④ CDFI：病变内不多可见短粗高速高阻动脉血流，瘤内血管走行各异，周边可呈环绕型血流信号，阻力指数（RI）>0.65；⑤门静脉癌栓：部分肝脏恶性肿瘤会向门静脉内浸润性生长，形成癌栓（图36-12）；⑥ CEUS：多呈动脉相早期快速增强，门脉相、静脉相低增强改变。

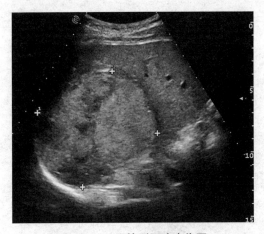

图 36-11　巨块型肝癌声像图

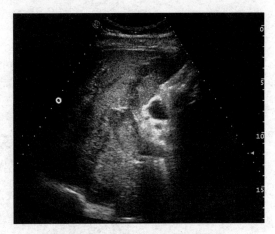

图 36-12　门静脉主干癌栓声像图

2. 肝脏转移性肿瘤　晚期肿瘤中有 40%~50% 可发生肝脏的血行播散,超声特点如下:

(1) 多分布于近肝脏边缘或肝包膜下,随着病程进展,可播散全肝。

(2) 多为多发,单发较少。

(3) 类圆形及圆形病灶,较大者可不规则,白血病肝侵犯多呈弥散微小病灶,无法清晰测量。

(4) 声像图:大多回声高于肝组织、部分呈弱至低回声,内部质地多不均匀,部分可呈混合性。

(5) 特殊征象:①靶环征:类圆形及圆形病灶,内部多呈高回声,周边有 1~3mm 的低无回声环构成的声晕,宽度常大于原发性肝癌的声晕,形似靶环;②牛眼征:较大的转移灶中央产生坏死,形成类似牛眼的外周高回声,中央低无回声的特殊声像图,也称同心圆征(图 36-13)。

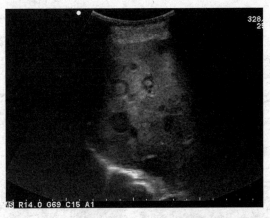

图 36-13　肝脏转移性肿瘤牛眼征及靶环征声像图

## 第二节　胆系超声诊断

胆系主要包括胆囊与胆管系统,由于胆系独特的被动充盈特点,检查前需要禁食 8 小时以上,保证胆囊的充盈度。

## 一、正常胆囊及胆管声像图

正常胆囊位于右季肋部,第一肝门旁,纵断面呈梨形或椭圆形,也可有皱褶结构,囊壁呈现明亮的高回声,纤细菲薄,空腹下厚度≤0.3cm,囊内为表现为无回声的胆汁,正常长径≤7cm、前后径≤4cm(图36-14)。

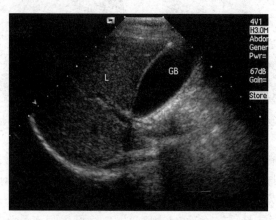

图36-14　正常胆囊声像图

胆管系统分为肝内胆管和肝外胆管两部分,肝内胆管走行于Glasson系统内,与门静脉伴行,呈平行双管结构,内径通常小于伴行门静脉的1/3,内径≤0.5cm;肝外胆管内径0.4~0.7cm。

## 二、胆系常见疾病超声诊断

### (一)胆囊结石

胆囊结石为常见胆囊疾病之一,发病率女性多于男性,常与胆囊炎合并存在,互为因果。典型胆囊结石超声表现为一个或多个的弧形或团状强回声,后方伴有声影,边缘清晰、锐利。结石强回声在没有嵌顿的情况下,可以在体位的改变下,沿重力方向移动(图36-15)。

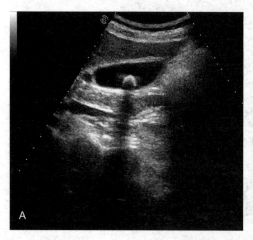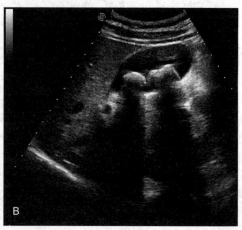

图36-15　胆囊结石声像图

A. 胆囊单发结石;B. 胆囊多发结石

不典型胆囊结石超声表现为

1. 充满型胆囊结石　胆囊内填满结石,胆囊正常轮廓消失、不清,胆囊前壁呈宽大弧形强回声,后方伴有声影,形成"囊壁 - 结石 - 声影"的特殊征象,称"WES"征(图 36-16)。

2. 胆囊颈部结石　有胆汁衬托时,短轴观察呈"靶环征"。若为 Mirizzi 综合征,可见胆囊颈管结石嵌顿、胆总管狭窄,狭窄上端肝内胆管扩张。

3. 泥沙样结石　呈细碎沙粒样强回声,沉积在胆囊的低位,可随体位移动。

4. 胆囊壁内小结石　可因多重反射,形成"彗星尾征"。

### (二)胆囊炎

1. 急性胆囊炎　超声表现为胆囊壁增厚,≥3mm,严重的胆囊壁水肿表现为"双边征";胆囊积液增大(图 36-17)。

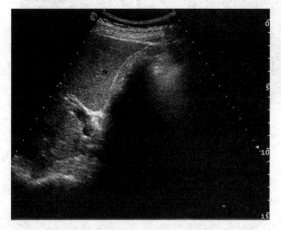

图 36-16　充满型胆囊结石的"WES"征声像图

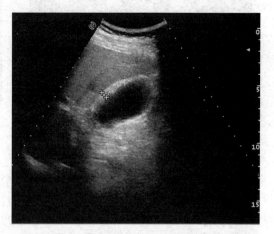

图 36-17　急性胆囊炎胆囊壁水肿增厚声像图

2. 慢性胆囊炎　超声表现为胆囊缩小、囊壁增厚、粗糙不平、轮廓不清;囊腔透声差,可有强弱不等云雾状、团状回声;可有 WES 征。

### (三)胆囊增生性及占位性病变

1. 胆囊增生性疾病　含胆固醇沉着症、腺肌增生症、胆囊神经组织增生、弹性组织增生和脂肪组织增生等。①胆囊胆固醇沉着症:胆囊壁粗糙,球状或乳头状突起、细蒂、直径≤1cm;不随体位移动,无声影。②胆囊腺肌增生症:分为局限型、节段型、弥漫型,局限型多见,好发胆囊底部。超声表现为胆囊壁局部增厚或弥漫型增厚,回声减低,胆囊外壁清晰(图 36-18);可见彗星尾征。

2. 胆囊息肉　胆囊息肉是一种胆囊良性肿瘤样病变,可位于胆囊颈部或体部,≤1cm,可单发或多发;超声表现为胆囊壁局部乳头状或半圆形凸起,宽基底,中等回声或略高回声,表面较光滑,无声影、不随体位移动,胆囊活动度好(图 36-19)。

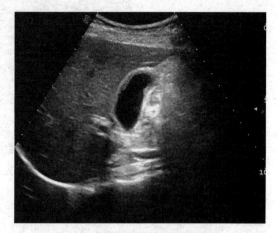

图 36-18　胆囊腺肌增生症声像图

3. 胆囊癌　在胆囊恶性肿瘤中胆囊癌占首位,胆囊癌常与胆囊良性疾患同时存在,最常见是与胆囊结石共存,结石的慢性刺激是重要的致病因素。超声表现为结节或肿块,也可胆囊壁弥漫型不均增厚,多为低回声或者弱回声,形态不规整,边界不清晰,与正常胆囊壁无明显界限,严重者胆囊腔消失,可伴发胆囊结石(图 36-20);CDFI:血流信号较丰富。

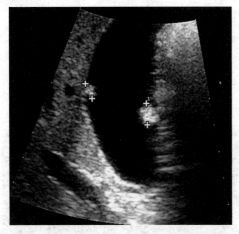 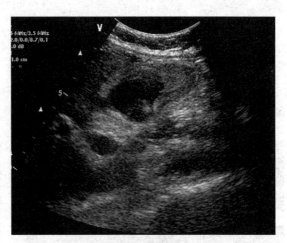

图 36-19　胆囊多发息肉声像图　　　　　　　　图 36-20　胆囊癌声像图

**(四)胆道疾病**

1. 胆管结石　无论是肝内还是肝外胆管,均可发生结石。超声表现为胆管内弧形或团状强回声,后方伴声影;位置固定、严重梗阻则近端胆管存在扩张(图 36-21),典型者表现为"平行管征"。

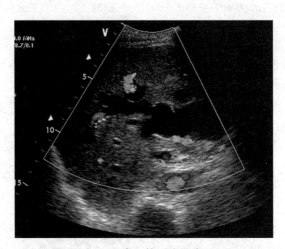

图 36-21　肝内胆管重度扩张 CDFI

2. 胆管癌　胆管癌是指源于肝外胆管包括肝门区至胆总管下端的胆管的恶性肿瘤。其病因可能与胆管结石、原发性硬化性胆管炎等疾病有关。超声表现为胆管内乳头状、团状占位(图 36-22),或局部胆管壁异常增厚,管壁回声中断,局部胆管腔内可呈杯口样或鼠尾样改变(图 36-23);回声多高于肝组织;CDFI:内部可见血流信号;CEUS:表现为动脉相快速增强,静脉相低增强的"快进快出"改变。

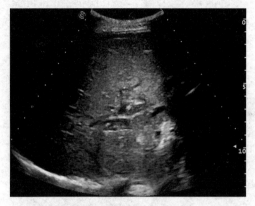

图 36-22　胆管癌声像图

胆管腔内多发占位，并向胆管外浸润性生长

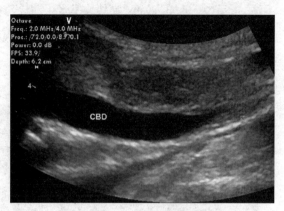

图 36-23　胆总管早期癌声像图

胆总管局部鼠尾样狭窄

# 第三节　胰腺超声诊断

## 一、正常胰腺声像图

正常胰腺位于上腹部，分为胰头、胰体、胰尾三部分，胰尾略高，胰头较低。其回声表现为均一点状回声，略高于肝实质且粗糙，回声可随年龄增加而增加，中可见主胰管，内径不超过 0.3cm。前后径胰头≤2.5cm、胰体≤2.0cm、胰尾≤1.5cm（图 36-24）。

## 二、胰腺常见疾病超声诊断

### （一）胰腺炎

1. 急性胰腺炎　①水肿型：胰腺弥漫肿大，形态饱满，轮廓清晰；也可局部改变；回声减低不均；周围可见渗出导致的低回声带。

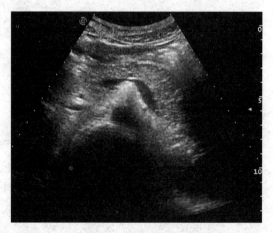

图 36-24　正常胰腺声像图

②出血坏死型：胰腺显著肿大，边缘显示不清，包膜可不完整，因出血坏死回声不均，可见粗大的强回声与低弱乃至无回声混杂情况。胰周可见显著的无回声渗出带，也可见胰周脂肪坏死皂化形成的高回声团。可伴发腹腔积液。

2. 慢性胰腺炎　胰腺形态僵硬、可萎缩，轮廓不清，包膜不光整，与周围组织界限不清；胰腺实质回声不均匀增高，可见点状、条状高回声的纤维化表现以及点状、片状强回声的钙化表现；主胰管粗细不均、走行扭曲，可伴有结石的强回声；胰腺假囊肿形成。

### （二）胰腺占位性病变

1. 胰腺囊肿　真性囊肿表现为大小不等的无回声区，形态规整、边界清晰，包膜完整；假性囊肿在胰腺周围可见类圆形或不规则无回声区，边缘初期显示不清，慢性者囊壁增厚，回声强而清晰，囊内可以团状高回声及絮状高回声。CDFI：囊腔内均无血流信号。

2. 胰腺癌　胰腺体积增大，形态改变；胰腺内不规则或分叶状团块，形态不规整，边界不清,可呈"蟹足样"改变,肿块多为低回声,若较大,可回声不均;胰头、颈部肿瘤可见胰管受压、扩张;CEUS:胰腺癌为乏血供肿瘤,总体增强较差。动脉相低增强,周边可不均匀增强,内可有不规则无增强区,对比剂进入时间晚于胰腺实质,廓清时间早于胰腺实质,呈"慢进快出"改变(图 36-25)。

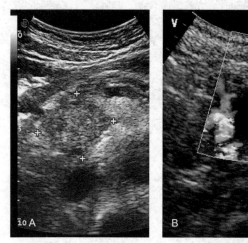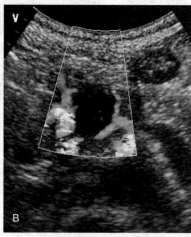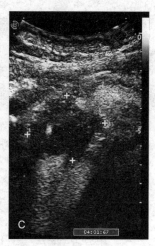

图 36-25　胰头癌声像图

胰头部低回声肿块(A),CDFI(B)及超声造影(C)显示为乏血供肿块

# 第四节　脾脏超声诊断

## 一、正常脾脏声像图

正常脾脏位于左肋下,长轴呈新月形,回声均匀细腻,回声强度略低于正常肝组织,内侧中部可见脾门部出入的脾动脉及脾静脉(图36-26)。正常脾脏厚度≤4cm,长径8~10cm。副脾:多于脾门后方见到,类圆形结节,包膜完整光滑,回声同脾脏。

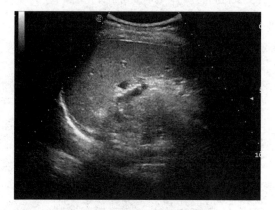

图 36-26　正常的脾脏声像图

## 二、脾脏常见疾病超声诊断

### (一)脾脏肿大

脾脏增大原因较多,多见于肝病、血液病等慢性疾病,多表现为脾脏弥漫性增大,回声正常或略低,慢性淤血性脾脏增大可见表现为点状强回声的含铁血黄素沉积,CDFI:可见脾门部迂曲扩张的脾静脉。

### (二)脾囊肿

脾囊肿分为真性囊肿和假性囊肿,真性囊肿较少见,多呈类圆形无回声区,形态规整,边界清晰,壁薄,可伴发出血;表皮样囊肿壁厚,内部透声好,可见胆固醇结晶的点状高回声;假性囊肿多由于外伤、脾脾梗死吸收等原因形成,壁多厚且不平,可有该花的强回声斑。

### （三）脾梗死

脾梗死多位于被膜下，呈楔形或不规则形，病变早期内部回声减低，基底较宽尖端指向脾门（图 36-27A）；随病程延长，内可见液化的无回声或钙化的强回声团；CDFI：内部无血流信号；CEUS：呈典型的三期无增强改变，边界清晰（图 36-27B）。

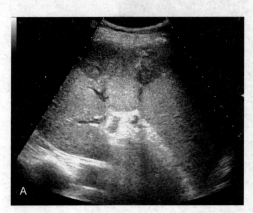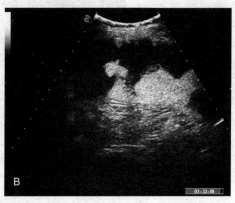

**图 36-27　脾梗死声像图**

A. 表现为基底位于被膜下，尖端朝向脾门的三角形或楔形低回声区；B. 超声造影表现为楔形或三角形无增强区

### （四）脾脏血管瘤及错构瘤

脾脏血管瘤及错构瘤在灰阶超声上较难分辨，多呈类圆形高回声团，形态规整，边界清晰，内部回声可不均匀（图 36-28）；CDFI：内部多无明显血流信号。

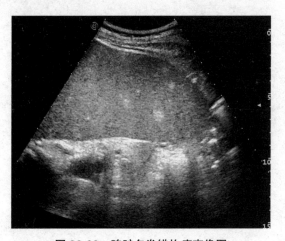

**图 36-28　脾脏多发错构瘤声像图**

### （五）脾脏恶性肿瘤

脾脏恶性肿瘤多为继发性肿瘤，例如淋巴瘤、白血病脾浸润及脾转移性肿瘤，原发则多见恶性淋巴瘤及血管内皮细胞肉瘤，多表现为低回声，缺乏特征性；CDFI多为富血流表现（图 36-29）。

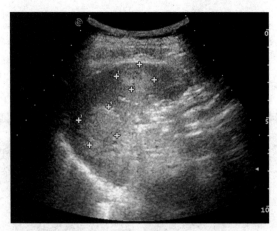

图 36-29　脾脏多发转移性肿瘤声像图

（沈睿　程蓉岐）

# 第三十七章
# 胃肠道超声诊断

　　胃肠道的超声诊断因受肠管内气体影响,除特殊病例外,从体表探测常得不到满意的声像图。近年来应用超声显影剂可提高胃肠道超声图像的清晰度,使胃肠道的超声诊断水平有所提高。从体表进行超声扫查,对胃肠道病变的超声诊断不如 X 线钡餐检查和内镜检查。胃肠道超声检查目的主要是探测病灶内部浸润深度、向胃肠道外生长情况、病变和周围邻近脏器的关系以及有无淋巴结转移等。

## 第一节　胃的超声诊断

### 一、胃正常声像图

　　胃充盈后胃腔形态随扫查部位不同而异(图 37-1A),胃腔无狭窄,形态规则;管壁光滑完整,呈"三强二弱"的五层结构,即由内到外分别为黏膜层(强回声)、黏膜肌层(低回声)、黏膜下层(强回声)、肌层(低回声)、浆膜层(强回声),壁层次间厚度匀称(图 37-1B)。正常胃壁厚度 3~5mm,成人胃幽门厚度小于 6mm,小儿胃幽门厚度小于 4mm。

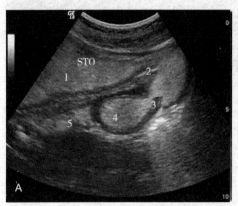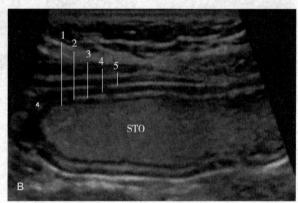

**图 37-1　正常胃声像图**

A. 胃充盈像:1. 胃体,2. 胃角,3. 蠕动波,4. 胃窦,5. 十二指肠球;B. 胃壁结构:1. 黏膜层,2. 黏膜肌层,3. 黏膜下层,4. 肌层,5. 浆膜层

## 二、胃常见疾病声像图

### （一）胃溃疡

1. 超声表现　①胃壁溃疡部位局限性增厚、呈低回声，一般厚度小于 1.5cm、范围小于 5.0cm。②增厚胃壁其黏膜面出现凹陷（图 37-2），凹陷部位形态尚规整，边缘对称，不随蠕动变化而消失；凹陷部位胃壁层次模糊、凹底光滑，表面可见黏液形成的点状高回声。③较大溃疡通常呈腔外形凹陷，并可显示黏膜纠集；多发溃疡者可显示互不相连的多处胃壁增厚伴凹陷。

2. 鉴别诊断　应与溃疡型胃癌鉴别，后者溃疡凹陷较大形态不规则、表面僵硬、周边壁隆起高低不对称。

### （二）胃癌

1. 超声表现　①早期胃癌：胃壁局限性低回声隆起或增厚，病变形态不一，边界不清，一般起始于黏膜层，当侵犯黏膜下层时局部回声可出现断续。②进展期胃癌：胃壁异常增厚隆起（图 37-3），形态不规则，内部回声较低、不均质，胃壁层次破坏，可表现胃壁结构紊乱、中断、浆膜线不完整。胃腔狭窄、胃蠕动异常。晚期可出现转移征象。彩色血流多普勒：增厚的胃壁内显示多条细条状彩色血流。

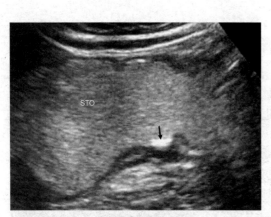

**图 37-2　胃溃疡声像图**
胃壁增厚、凹陷，表面回声增强（黑箭）

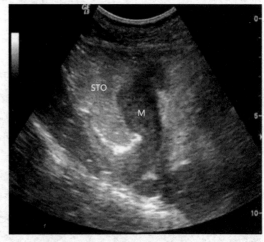

**图 37-3　胃癌声像图**
STO：胃；M：胃壁异常增厚隆起、胃壁层次不清、胃腔狭窄

2. 鉴别诊断　早期胃癌超声检查应特别注意黏膜层的不均匀性增厚，通常要与胃炎症病变或活动性胃溃疡引起的胃壁水肿增厚鉴别。

## 第二节　肠道系统超声诊断

### 一、肠道正常声像图

十二指肠充盈时球部类似三角形，而降部、水平部呈管状回声区，包绕胰头部，升部较短,位于腹主动脉左前方。十二指肠肠壁光滑,其厚度<4mm,充盈管腔内径约为3~4cm。空、回肠及结肠在无对比剂充盈时,受肠道气体及内容物影响无法显示肠壁分层,且测量困难。

## 二、肠道常见疾病声像图

### (一)肠道肿瘤

1. 超声表现　空、回肠及大肠肿瘤多数呈靶环征或假肾征,如肿瘤向肠腔外生长仅表现为圆形或不规则形低回声团,边界不清,内可伴有无回声暗区,病变处肠壁僵硬、蠕动消失。当肠壁明显增厚致管腔狭窄时,病变近端肠管可出现不同程度扩张,甚至出现肠梗阻声像。晚期可出现淋巴结肿大、肝内肿块等转移症状。彩色血流多普勒表现为在增厚的肠壁和肿块内可出现不同程度血流信号。

2. 鉴别诊断　肠道肿瘤引起肠管扩张、肠壁增厚水肿等应与肠梗阻、肠套叠鉴别。

### (二)肠梗阻

超声表现为肠管扩张伴肠管内积液和/或积气(图37-4);肠壁黏膜皱襞水肿、增厚,呈"鱼刺状"或"键盘征"改变;机械性肠梗阻时可见扩张的肠管肠蠕动明显增强,肠内容物往复移动。

### (三)肠套叠

超声表现为横切面显示为"同心圆征"(图37-5);纵切面显示为"套筒征"或"假肾征"。

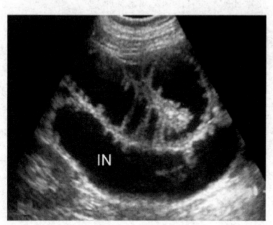

**图37-4　肠梗阻声像图**
IN-肠管扩张,内呈无回声,黏膜皱襞增厚

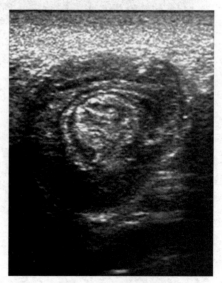

**图37-5　肠套叠声像图**
横切面呈同心圆征

### (四)急性阑尾炎

1. 超声表现　典型灰阶超声表现为阑尾增大,通常内径大于6mm,壁水肿增厚或呈双层,盲肠部肠壁也水肿增厚,阑尾腔内伴点状高回声(粪石),后方伴声影。当形成阑尾脓肿时表现右下腹混合性回声团,化脓性阑尾炎及阑尾穿孔时均可伴有局限性积液和周边肠系膜淋巴结肿大;彩色血流多普勒:增厚的阑尾壁内可见条状血流信号,形成脓肿包块时内可见散在杂乱彩色血流(图37-6)。

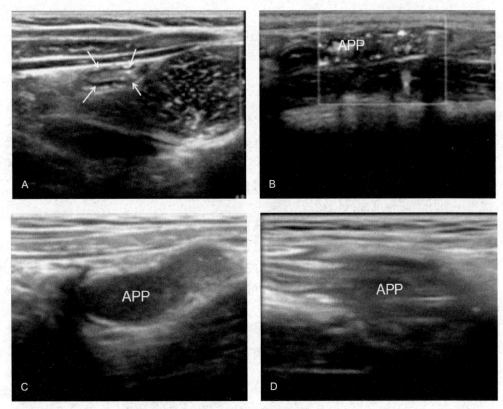

图 37-6　阑尾声像图
A. 正常阑尾；B. 单纯性阑尾炎；C. 化脓性阑尾炎；D. 阑尾周围脓肿

　　2. 鉴别诊断　急性阑尾炎须与尿道结石、肠道炎症、肠套叠等鉴别，女性患者还应注意与右侧附件病变鉴别。

（车艳玲）

# 第三十八章
# 泌尿、男性生殖系统、腹膜后超声诊断

## 第一节 肾 脏

### 一、正常肾脏声像图

肾脏形如蚕豆，长 100~120mm，宽 50~60mm，厚 30~40mm，由肾实质与集合系统共同构成，肾实质分为皮质和髓质，部分伸入髓质的乳头间，称为肾柱，髓质由 15~20 个肾椎体构成。中心部分包括肾盏、肾盂、肾血管及肾窦内脂肪共同构成集合系统。肾包膜光滑清晰呈高回声，肾皮质呈低回声，髓质呈弱回声，集合系统呈高回声。彩色多普勒显示肾段、叶及弓形动脉分布，肾动脉起始段内径 5~6mm，峰值流速 50~150cm/s，阻力指数 0.6~0.7（图 38-1）。

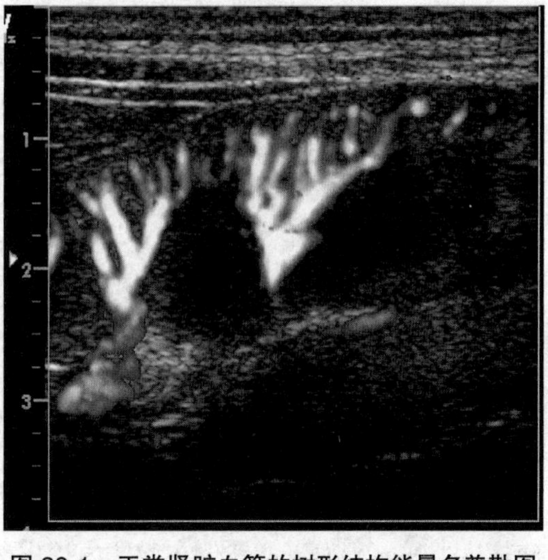

图 38-1 正常肾脏血管的树形结构能量多普勒图

### 二、肾脏病理声像图

#### （一）肾积水

尿路梗阻使尿液潴留于肾盂、肾盏内。梗阻在输尿管时，引起单侧肾积水，梗阻在膀胱、尿道时，引起双侧肾积水。根据积水程度不同，声像图表现如下：①轻度肾积水：集合系统分离前后径 13~15mm。如双侧均有轻度积水，应排除膀胱过度充盈引起，应排尿后复查。如为单侧，多为病变所致（图 38-2A）。②中度积水：集合系统分离前后径 >20mm，肾盂、肾盏均有显著的扩张。③重度肾积水：肾体积增大，肾实质变薄，肾盂、肾盏重度扩张，呈相互连通的多房囊状结构或调色板状（图 38-2B），此时需与多囊肾鉴别，多囊肾的无回声互不相通。

#### （二）肾结石

当肾结石直径 >3mm 时，其声像图与胆道结石相似，表现为结石的强回声及后方清晰的声影。

#### （三）肾囊肿

典型的肾囊肿呈圆形或椭圆形无回声区，囊壁薄，光滑整齐，后壁及后方回声增强。当囊肿巨大时，由于肾实质受压变薄，加之输尿管也受压梗阻，与重度肾盂积水较难鉴别。

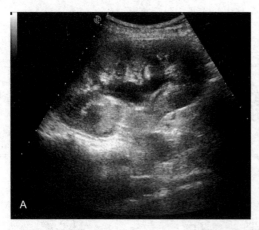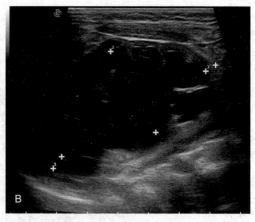

**图 38-2 肾积水声像图**

A. 轻度肾积水声像图;B. 重度肾积水声像图

### (四)肾肿瘤

肾肿瘤以恶性居多,分为肾实质肿瘤和肾盂肿瘤,肾实质肿瘤以腺癌多见;肾盂肿瘤约占肾肿瘤的 15%,以乳头状瘤和移行上皮癌多见。以肾细胞癌为例,声像图表现为:①肾外形改变:较大者肿瘤常致肾外形失常,呈局限性增大,表面不平。②肾实质内出现圆形或椭圆形的占位性病灶,以低回声多见,少数呈高回声,发生坏死液化时呈囊实混合性回声。③肿瘤周围的肾窦或肾实质被压移位、变形。④ CDFI 显示:分为丰富血流型和少血流型。丰富血流型又分为周边血流为主和内部血流为主两种。前者可见瘤体周边包绕的彩色环,并向内部延伸。后者可见瘤体呈彩球状,血流速度增快。少血流型者仅在瘤体内检出散在的点状或短棒状血流信号(图 38-3)。

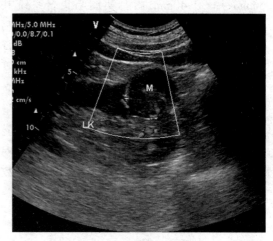

**图 38-3 肾癌 CDFI**

# 第二节 膀 胱

## 一、正常膀胱声像图

横切面呈圆形或椭圆形,纵切面略呈三角形。膀胱壁呈强回声带,光滑连续完整,无凹凸或中断现象,与周围组织分界清晰,厚度 <3mm(未充盈时 <5mm),膀胱内尿液呈无回声。

## 二、膀胱病理声像图

### (一)膀胱结石

膀胱结石表现为膀胱无回声区内一个或多个强回声团,后方伴声影,随体位改变强回声团在膀胱腔内可移动(图 38-6)。超声检查能敏感地显示直径 3mm 以上的膀胱结石,对直径

3mm 以下的结石,如数量少无堆积,容易漏诊。

### （二）膀胱癌

膀胱癌是泌尿系肿瘤中发病率最高的肿瘤,其最多见的是移行上皮乳头状癌,占膀胱癌的 90%。多发生于膀胱三角区近输尿管开口处,通常表现为突向膀胱腔内的肿块,呈乳头状或菜花状,可单发或多发。根据肿瘤附着部膀胱壁完整性判断肿瘤对膀胱肌层的浸润程度,如肿瘤附着部膀胱壁轮廓明亮、整齐、完整,表明肿瘤未浸润肌层。如附着部膀胱壁轮廓不明显,零乱不整齐或连续中断,表明肿瘤已浸润肌层。超声对膀胱肿瘤的检出率与肿瘤部位及大小有关。对于颈部、顶部的肿瘤或直径小于 5mm 的肿瘤容易漏诊。彩色多普勒显示几乎所有膀胱肿瘤均能检出血流信号(图 38-4)。

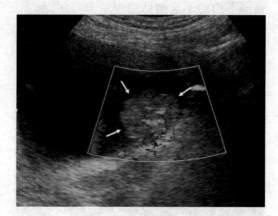

图 38-4　膀胱癌声像 CDFI

# 第三节　前　列　腺

前列腺是男性生殖系统中最大的附属实质性腺体,呈栗子形,位于膀胱下端的尿道前列腺部。

## 一、正常前列腺声像图

前列腺纵切面呈三角形,横切面呈扁圆形,内部呈等回声,包膜完整,成人前列腺最大横径约 40mm,前后径约 20mm,上下径约 30mm。多数学者认为,根据前列腺疾病的发生部位、从组织学的角度,采用前列腺内腺与外腺的分区方法。内腺区为前列腺基底至精阜之间的尿道周围腺体组织,属内层结构。外腺区则位于前列腺的边缘和后部,包绕内腺,内外腺之间为外科包膜(图 38-5)。

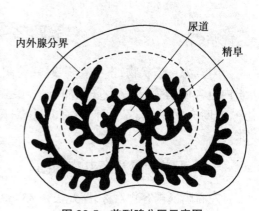

图 38-5　前列腺分区示意图

## 二、前列腺病理声像图

### （一）前列腺增生

前列腺增生表现为前列腺增大,以前后径增大明显,变成近圆球形,向膀胱腔内突出。以内腺增生为主,外腺萎缩变薄(图 38-6)。如合并结石、钙化时,可见内外腺交界处散在的点状或团状强回声,后方伴声影。多数病例在前列腺内出现低回声或中等回声的增生结节,边界清晰整齐。增生导致长期下尿路梗阻时,可见膀胱壁粗糙不光滑,并见增厚的肌小梁及假憩室,膀胱残余尿量增多,双侧肾积水等。

### （二）前列腺癌

前列腺癌为男性常见的恶性肿瘤。

声像图表现：①前列腺肿大，形态不规则，实质回声不均匀；②实质内部显示边界模糊、强弱不均的不规则低回声结节，以外腺多见（图38-7）；③晚期可向精囊、膀胱、直肠浸润；④用经直肠探头探查，可提高对前列腺癌的检出率，在可疑部位用探头轻压，癌性结节质硬，压之不变形。

彩色多普勒表现：前列腺结节内血流丰富，常可查及动脉频谱。

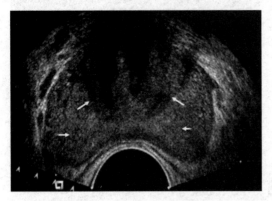 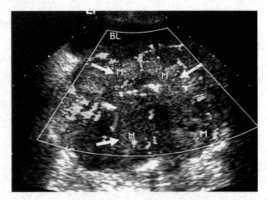

图 38-6　前列腺增生声像图　　　　　　　　图 38-7　前列腺癌声像图

前列腺增生的内腺（长箭）与外腺（短箭）　　前列腺内可见边界模糊、强弱不均的低回声结节（白箭）

## 第四节　阴囊及睾丸

阴囊为一袋状物，正中有阴囊隔，将阴囊分为左右两部分，各含睾丸、附睾及精索等，精索内包含输精管、动脉及蔓状静脉丛。超声可清晰地显示睾丸、附睾的大小、形态、内部回声，判断有无隐睾、睾丸有无扭转、肿瘤；附睾有无肿大、囊肿、鞘膜积液、精索静脉是否曲张等。

### 一、正常阴囊及睾丸声像图

左右阴囊内容物对称，睾丸长径 35~50mm，宽 20~35mm，厚 15~25mm，轮廓清晰，边缘光滑，内部为细小均质的中等回声，血流信号呈点状、条状或扇形分布。附睾位于睾丸的后外侧，呈蝌蚪形，头部回声与睾丸相似或略高，体尾部回声略低于睾丸，睾丸鞘膜腔内有少量液体，蔓状静脉丛内径≤1.8mm，乏氏呼吸动作时，无反向血流信号。

### 二、阴囊及睾丸病理声像图

#### （一）鞘膜积液

鞘膜积液（hydrocele testis）声像图表现为患侧阴囊内大片状液性无回声包绕睾丸、附睾（图38-8），当无回声区内有点状、带状或絮状回声时提示有感染或出血等。精索鞘膜积液，则液性无回声位于睾丸上方，在精索周围。

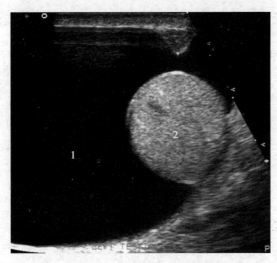

**图 38-8　睾丸鞘膜积液声像图**
1. 积液,2. 睾丸

## (二)精索静脉曲张

精索静脉曲张(varicocele)好发于 18~30 岁,多导致男性不育,左侧常见。临床多无症状,或在体检发现阴囊内蚯蚓状团块,或因不育就诊时发现。

声像图表现:在精索走行区出现迂曲的管状、蜂窝状低或无回声,管径增宽;管腔内若见烟雾状回声,多为血流淤滞所致。深吸气后,管径可进一步扩张,大于 3mm 者即可诊断。彩色多普勒:迂曲的管状结构中出现彩色血流信号,乏氏试验时,即深吸气后血流更为明显,甚至出现反流信号(图 38-9)。

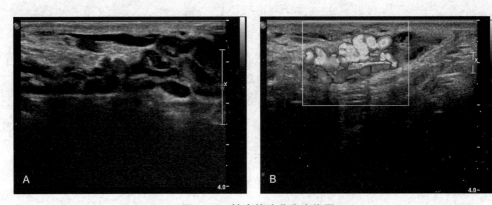

**图 38-9　精索静脉曲张声像图**
A. 扩张的精索静脉呈无回声区;B. CDFI 可见迂曲的精索静脉血流信号

## (三)睾丸肿瘤

睾丸肿瘤(testicular tumors)分为原发性与继发性,其中原发性肿瘤分为生殖细胞瘤与非生殖细胞瘤。精原细胞瘤为生殖细胞瘤最常见的类型,多见于 20~40 岁人群,其临床表现为睾丸无痛性肿大,睾丸沉重感等。

声像图表现:患侧睾丸弥漫性肿大,并伴有局部隆起、形态不规则;精原细胞瘤表现为睾丸内低回声肿块,类圆形;胚胎细胞癌表现为低回声肿块,形状不规则,其内光点增粗、增强,结构紊乱,有出血、坏死时可见无回声区。CDFI:肿块内可见丰富血流信号和动脉频谱。

# 第五节 腹 膜 后

腹膜后间隙位于腹膜和腹横筋膜之间,上以膈肌为界,下达骨盆上缘,两侧以腰方肌为界。腹膜后有胰腺、肾脏、肾上腺等重要脏器,也是多种疾病和各类肿瘤好发区域。腹膜后肿瘤分原发和继发两种,发病率并不高,但大多数为恶性。良性肿瘤较为多见的有脂肪瘤、纤维瘤、神经节细胞瘤和良性畸胎瘤等。恶性肿瘤多为淋巴瘤和发生于间叶组织的肉瘤,如纤维肉瘤和脂肪肉瘤。限于篇幅,本节仅介绍淋巴瘤和脂肪肉瘤。

## 一、淋巴瘤

腹膜后淋巴瘤可以是全身淋巴瘤的一部分,患者有发热、消瘦、乏力等全身症状。声像图表现为在腹膜后大小不等的圆形或椭圆形低回声,同时肝门、脾门及腹腔大血管周围亦可见,且见淋巴结融合呈分叶状肿块。CDFI 显示其内可有较丰富的血流信号。

## 二、脂肪肉瘤

脂肪肉瘤为最常见的原发性腹膜后恶性肿瘤,成人多见。肿瘤增长缓慢,好发于肾周围脂肪组织,但一般不会侵犯肾实质。肿瘤轮廓呈结节状或分叶状,大多有包膜,内部常有出血、坏死和黏液变。声像图表现:肿瘤常呈分叶状,呈圆形、椭圆形或不规则形,有不规则增厚的包膜。内部回声大部分呈分布不均匀的中等或低回声,伴有出血和囊性变时,可出现不规则的无回声区。

# 第六节 肾 上 腺

肾上腺是左右成对的扁平器官,包埋在肾周筋膜囊中脂肪内,肾上腺分为外层皮质和内层髓质,均可分泌多种激素。肾上腺疾病分为皮质疾病和髓质疾病两大类。常见的皮质疾病有皮质醇增多症(库欣综合征)、原发性醛固酮增多症、皮质醇功能不全等。常见的髓质疾病有嗜铬细胞瘤、神经母细胞瘤等。

## 一、正常肾上腺声像图

正常肾上腺的超声显示呈新月形或者三角形,受条件所限,右侧显示率较左侧为高。

## 二、肾上腺病理声像图

### (一)原发性醛固酮增多症

高血压、肌无力或麻痹和多尿是原发性醛固酮增多症的三个典型症状,表现为血压中度升高,降压药治疗效果差。主要多为良性的肾上腺皮质腺瘤导致。声像图表现为皮下和肾周围脂肪层回声变薄。皮质腺瘤呈圆形或椭圆形低回声区,边界回声整齐。彩色血流多普勒:瘤内未见血流信号。

### (二)嗜铬细胞瘤

约 90% 的嗜铬细胞瘤发生在肾上腺髓质,绝大多数为单侧性。肿瘤多属良性,棕黄色,有包膜,内部常有囊性变,偶有出血。约 10% 的嗜铬细胞瘤为恶性,嗜铬细胞瘤的症状是阵发性高血压,突然发作的心悸、气短、头痛、出汗、视物模糊。声像图表现为:多数大小在 40~50mm,形态为圆形或椭圆形,边界回声高,内部为均匀的等回声,有时在肿瘤内出现圆形或椭圆形液性无回声区(图 38-10);彩色多普勒:有时会在肿瘤内显示星点状血流。

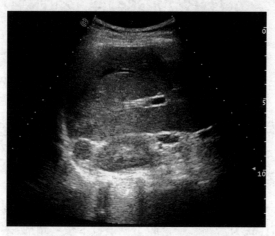

图 38-10 右侧肾上腺嗜铬细胞瘤声像图

（本章节部分图片由上海市中医医院提供）

（贺海东）

# 第三十九章
# 妇科盆腔超声诊断

## 第一节　盆腔器官解剖及正常声像图

### 一、正常子宫解剖及正常声像图

子宫位于骨盆腔中央,成年人子宫呈倒置梨形,上部较宽为子宫体,子宫体顶部为子宫底,子宫下部较窄呈圆柱状为宫颈。子宫腔为一上宽下窄三角形,子宫底两侧为子宫角,与输卵管相通。子宫体壁分三层,由外向内分别为浆膜层(脏腹膜)、肌层、黏膜层(子宫内膜)。

子宫肌层呈均匀低回声;宫腔呈增强的线状高回声;内膜呈低回声或较高回声,内膜回声及厚度与月经周期有关,厚度小于 1.2cm(图 39-1)。子宫颈肌层回声高于宫体肌层回声。阴道内因有少量气体而呈片状高回声带。正常子宫大小随发育、未产、经产、绝经及体型而异。子宫体与子宫颈长度之比,在青春期、老年人约为 1:1,生育期约为 2:1。

生育年龄段妇女子宫正常参考值:宫体长径为 5.0~7.5cm,前后径为 3.0~4.5cm,横径为 4.5~5.5cm。宫颈正常参考值:长径 2.5~3.5cm,前后径 1.5~2.5cm。

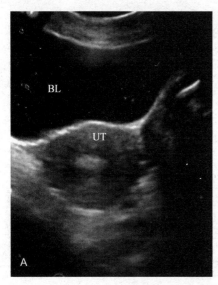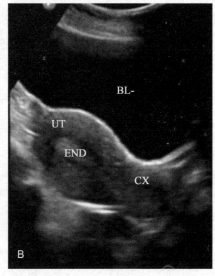

**图 39-1　经腹正常子宫声像图**

A. 子宫横切位;B. 子宫纵切位

BL:膀胱;UT:子宫;CX:宫颈;END:子宫内膜

## 二、正常卵巢解剖及正常声像图

卵巢位于子宫两侧、输卵管后下方。卵巢实质分为皮质和髓质。

卵巢呈扁椭圆形,周围为低回声皮质,皮质内可见大小不等、边界清楚、壁薄的圆形无回声区,为卵泡回声,卵泡大小不等随月经周期而变化;卵巢中央部为回声略高的髓质(图39-2)。成熟卵泡可突向卵巢表面。正常卵巢体在生育年龄最大,正常值约为:长径 4cm;横径 3cm;前后径 2cm。绝经后逐渐缩小。

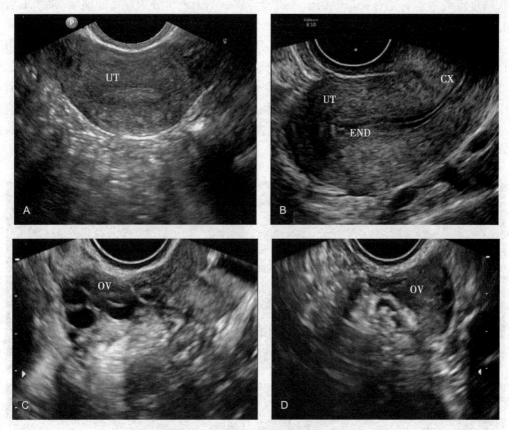

**图 39-2　经阴道正常子宫卵巢声像图**
A. 子宫横切位;B. 子宫纵切位;C. 右侧卵巢;D. 左侧卵巢
UT:子宫;CX:宫颈;END:子宫内膜;OV:卵巢

## 三、正常输卵管解剖及正常声像图

输卵管为一对细长而弯曲的肌性管道,内侧与子宫角相通,外端游离,与卵巢接近,全长约 8~14cm。分为间质部、峡部、壶腹部及伞部。

正常情况下输卵管不能清楚显示。当盆腔有积液或腹水时,输卵管被无回声的液体所衬托,可以清晰地显示出来,表现为边界呈稍高回声的弯曲管状结构。

## 第二节 子宫疾病超声诊断

### 一、子宫良性疾病超声诊断

#### （一）子宫肌瘤

子宫肌瘤是女性生殖器官中最常见的良性肿瘤，主要由不成熟的平滑肌细胞增生所致，与长期过度雌激素刺激有关。根据子宫肌瘤与肌壁的关系可分为肌壁间肌瘤、浆膜下肌瘤和黏膜下肌瘤。

1. 灰阶超声表现 ①肌壁间肌瘤：于子宫肌层探及一个或多个圆形及椭圆形低回声团（图 39-3A），较大肌瘤及多发肌瘤常可见向子宫表面突出，使子宫体积增大、形态失常，部分肌瘤可有液化坏死、脂肪样变、钙化等肌瘤变性（图 39-3B）；②黏膜下肌瘤，宫腔内见低回声或中等回声区，宫腔内膜线偏向一侧或包绕肌瘤病灶（图 39-3C）；③浆膜下肌瘤，向子宫表面明显突出的低回声区，边界清，形态规则，或表现为完全位于子宫外但有蒂与子宫相连的低回声包块（图 39-3D）。

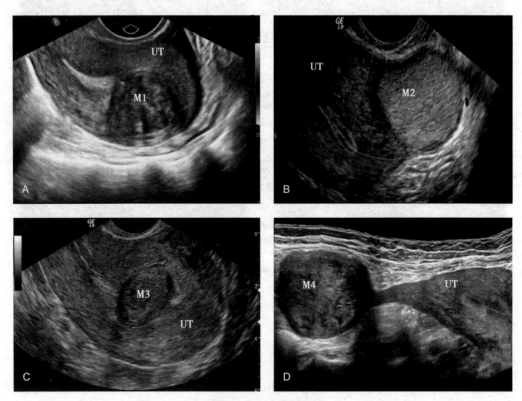

**图 39-3 子宫肌瘤声像图**

A. 肌壁间肌瘤（M1）；B. 肌瘤内脂肪变性（M2）；C. 黏膜下肌瘤（M3）；D. 浆膜下肌瘤（M4）

2. CDFI 表现 病灶周边的假包膜区域常可显示部分环状、条状及点状血流信号。

#### （二）子宫腺肌症

子宫腺肌症是指子宫内膜腺体和间质细胞侵入子宫肌层，常发生于育龄期妇女。异位内膜多呈弥漫性生长,累及后壁居多;也有部分呈局灶型异位生长,称子宫腺肌瘤。

1. 灰阶超声表现 子宫呈球形增大,肌层回声弥漫性或局限性增高,呈不均质粗颗粒状,常有栅栏状衰减,局灶型者病灶与正常肌层之间没有清晰的边界。

2. 彩色血流多普勒表现 病灶处肌层血流信号增多,呈星点状、条状散在分布。

**(三)子宫内膜息肉**

子宫内膜息肉是由于子宫内膜腺体和纤维间质局限性增生隆起而形成的一种带蒂的瘤样病变。

1. 灰阶超声表现 子宫内膜增厚、回声不均,宫腔内不均匀增强回声团,呈水滴状,与正常内膜界限清晰;当息肉囊性变时,其内可见无回声区。

2. 彩色血流多普勒表现 少数病例可在息肉蒂部显示点状或条状血流信号。

**(四)子宫内膜增生症**

子宫内膜增生症是由于子宫内膜受雌激素持续作用而无孕激素拮抗,发生不同程度的增生性改变,多见于青春期和更年期。

1. 灰阶超声表现 子宫内膜增厚,绝经前期厚度超过 12mm、绝经期厚度超过 5mm,内膜回声可为均匀高回声、多个小无回声区和 / 或不均质斑块回声。

2. 彩色血流多普勒表现 轻度增生时内膜偶见星点状血流信号,重度增生时内膜可见条状血流信号。

## 二、子宫恶性疾病的超声诊断

**(一)子宫肉瘤**

子宫肉瘤来源于子宫肌层、肌层内结缔组织和内膜间质,也可继发于子宫平滑肌瘤。少见,恶性度高,多见于围绝经期妇女。

1. 灰阶超声表现 ①子宫肌瘤肉瘤变:原有肌瘤短期内迅速增大,与周围肌层分界不清,内部呈不均质高或低回声及不规则液性暗区。②内膜间质肉瘤:宫腔内实性结节,呈不均质高或低回声及不规则液性暗区,边界部分清或不清。

2. 彩色血流多普勒表现 瘤内血流丰富,呈散在点状、网状或条状分布。

**(二)子宫内膜癌**

子宫内膜癌是发生于子宫内膜的一组上皮性恶性肿瘤,一般来源于子宫内膜腺体的腺癌最常见。大体病理分为局限型和弥漫型。

1. 灰阶超声表现 早期仅表现为内膜稍增厚,回声均匀,超声上无法与子宫内膜增生鉴别。中晚期子宫内膜明显增厚、回声不均杂乱。病变脱入宫颈管引起阻塞时,可出现宫腔积液。晚期可出现转移征象。

2. 彩色血流多普勒表现 子宫内膜可显示条状、短棒状或点状彩色血流信号;肌层受侵时,受累肌层局部血流信号增多,血供丰富。

## 第三节 卵巢疾病的超声诊断

## 一、卵巢瘤样病变

卵巢瘤样病变又称非赘生性囊肿,不属于卵巢真性肿瘤,为潴留性囊肿如:滤泡囊肿、黄体囊肿、巧克力囊肿、黄素囊肿、多囊卵巢、卵巢冠囊肿、卵巢血肿等,均为充满液体的囊泡,形态上相似。临床表现各不相同。

1. 灰阶超声表现　典型滤泡囊肿可于单侧或双侧附件区探及囊性无回声团块(图39-4),壁薄光滑,内部透声佳或欠佳,后方回声增强,一般大小不超过5cm。肿物较小时其一侧周边可见正常卵巢结构。

2. 彩色血流多普勒表现　囊肿内部无血流信号,于囊壁偶见少量血流信号。

## 二、卵巢良性肿瘤

### (一)卵巢囊腺瘤

为最常见的良性卵巢肿瘤,属于上皮性来源,包括浆液性囊腺瘤和黏液性囊腺瘤。肿瘤常为单侧发生,圆球形,大小不等,表面光滑,可呈单房或多房。浆液性囊腺瘤以单房囊性多见,壁薄,囊内充满淡黄色清亮液体,多房者囊内可见乳头。黏液性囊腺瘤多为多房性,体积较大,切面见大小不等的囊腔内含胶冻样黏液,囊腔内较少见乳头。

1. 灰阶超声表现　①单房或少房性囊腺瘤边界清晰,囊壁薄而完整,厚度均匀,内壁光滑。多房性囊腺瘤囊内有多发纤细分隔回声(图39-5),部分囊壁可见乳头状、结节状或不规则状突起。②浆液性囊腺瘤囊内为无回声或稀疏点状回声,黏液性者囊内大多为云雾状或稀疏低回声。

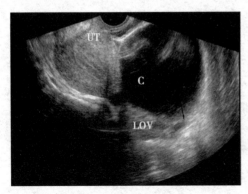

图39-4　卵巢囊肿声像图
C:囊内无回声,内部透声佳,后方回声增强

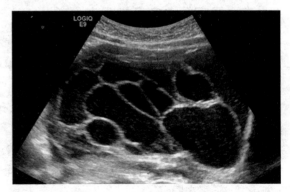

图39-5　卵巢囊腺瘤声像图
囊内可见无回声及多发分隔

2. 彩色血流多普勒表现　肿瘤内无回声或低回声的囊性部分内无血流信号,囊壁、囊内分隔以及乳头上可见细条状血流。

### (二)成熟畸胎瘤

成熟畸胎瘤来源于原始生殖细胞的生殖细胞肿瘤,由多胚层组织构成,因肿瘤成分多以外胚层为主。占所有卵巢肿瘤的10%~20%,发生于任何年龄,以20~40岁多见,可为单侧或双侧。肿瘤呈圆形或椭圆形,多为单房,囊内充满皮脂和不等量毛发。肿瘤其切面可见毛发、脂肪、软骨、牙齿、平滑肌和纤维脂肪组织。

1. 灰阶超声表现　由于其组织成分多样性,故声像图表现复杂多样,较具特异性征象有以下几类:①脂液分层征:肿块内有一水平分界线,线上方一般为含有脂质成分的密集点状高回声,线下方为含毛发、上皮碎屑的液性暗区;②面团征:肿块无回声区内可见单个或多个圆形、椭圆形高回声团,浮于囊肿内或位于一侧;③壁立结节征:囊肿内壁上可见到单个或多个隆起的强回声,其后可伴声影;④杂乱结构征:无回声区内可见斑点状、团块状高回声,并伴有多条短线状平行排列高回声,浮于其中。

2. 彩色血流多普勒表现 绝大多数成熟畸胎瘤为少血流或无血流信号。

### 三、卵巢恶性肿瘤

#### (一)浆液性囊腺癌和黏液性囊腺癌

浆液性囊腺癌为卵巢恶性肿瘤中最常见者,约占40%。肿瘤表面光滑或有乳头状物,灰白色,切面为多房,腔内充满乳头,常伴出血坏死,囊液混浊,细胞异型明显。黏液性囊腺癌约占10%,瘤体较大,囊壁可见乳头或实质区,质地脆,切面多房,囊液混浊或血性。

1. 灰阶超声表现 声像图上难以区分浆液性或黏液性囊腺癌,均表现为囊实性肿块。囊性为主的肿块囊壁较厚而不均,内有粗细不均的分隔,囊液常呈无回声;实性为主者囊内壁见实性不规则形低回声团块,内部可见大小不等的囊性区,乳头向外生长时肿块边界模糊。

2. 彩色血流多普勒表现 囊腺癌均可在肿块边缘、分隔上和中央实性区见到丰富血流信号。

#### (二)卵巢转移性肿瘤

转移性肿瘤占卵巢肿瘤的5%~10%,大多累及双侧卵巢,病灶表现为多发性结节,常见卵巢转移癌为库肯勃瘤(Krukenberg tumor),为含明显印戒成分的黏液性腺癌,大多来自胃肠道。

1. 灰阶超声表现 双侧卵巢均受累,肿块呈实性不均质稍高回声,有时伴衰减,无明显包膜,但边界清晰,呈肾形。

2. 彩色血流多普勒表现 肿块内血流丰富。

## 第四节 盆腔其他器官疾病的超声诊断

### 一、输卵管疾病

#### (一)输卵管阻塞

正常输卵管不易显示,子宫输卵管声学造影可用来诊断输卵管阻塞性不孕症,显示输卵管通畅与否,输卵管积水及输卵管肿瘤等。

#### (二)输卵管积液

输卵管积液显示在附件区"腊肠样"液性暗区,囊壁薄、光滑。卵巢常可显示。如果液性暗区内有细小点状回声,伴有发热、白细胞增高、脓性白带者考虑输卵管积脓。

#### (三)原发性输卵管癌

一侧附件区呈实性腊肠样低回声,与子宫相连,向盆侧壁延伸及对侧转移。子宫常增大,边缘毛糙,边界欠清。可伴有腹腔积液及腹膜转移等。

### 二、盆腔炎性病变

#### (一)盆腔炎

女性盆腔生殖器官炎症(盆腔炎)为妇女常见疾病,主要包括子宫内膜炎,输卵管炎,输卵管卵巢脓肿,盆腔腹膜炎。急性期子宫及周围组织或盆腔内积脓声像;慢性期超声可见不均质回声团块、包裹性积液等声像。

### (二)结核性盆腹膜炎

结核性盆腹膜炎分腹水型及包裹型。均可见肠管僵直,肠管内可见潴留的肠内容物。腹水型可见腹膜增厚,腹腔内有大量液性暗区,其内可见纤维素样分隔光带;包裹型可见局限性液性暗区,周围有粘连肠管,形态不规则,其内亦可见粘连纤维素样分隔光带。

## 三、宫内节育器

超声检查宫内节育器可准确获得节育器的宫内位置,排除有无带节育器妊娠、节育器低置、外游、脱落等。目前节育器种类繁多,形状各异。节育器宫内正确位置:节育器强回声位于宫腔中央,且节育器最下缘不低于宫颈内口(图39-6)。若不符合上述标准说明节育器异位,包括下移、嵌顿、外移等。

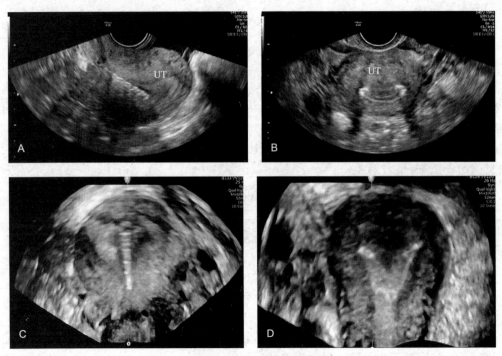

**图 39-6 宫内节育器声像图**
T 形环二维超声图(A)和三维超声图(C);欧姆环二维超声图(B)和三维超声图(D)

## 四、流产后组织残留

1. 灰阶超声表现 宫腔内不均质的高回声或低回声团,形态不规则,与正常肌层分界不清;若宫腔内有积血,可见宫腔线分离,宫腔内见无回声或弱低回声区,与宫壁分界清楚。

2. 彩色血流多普勒表现 不均质高回声区局部内膜下肌层显示局灶性斑片状或网状彩色血流信号。

(车艳玲)

# 第四十章
# 产科超声诊断

超声检查的无创、无放射性、方便、实时的特性,可清晰地显示胎儿的结构和运动情况以及胎儿的生长发育情况等特点,使之成为产前胎儿筛查的重要方法。

## 第一节　正常妊娠声像图

正常妊娠分三期,早期妊娠为妊娠第12周末前,中期妊娠为妊娠第13~27周末,晚期妊娠为妊娠第28周以后。

1. 早期妊娠　宫内孕第5周时即可显示孕囊,第6~7周囊内可见胚芽组织。第7~8周胚芽组织内可见规律有力的原始心管搏动。一般孕5周可见卵黄囊,12周消失。孕9周胎盘雏形出现。随妊娠周数增加,孕囊逐渐增大,胚芽组织逐渐增大,分出头体,出现胎动。第12周可测量胎头臀径(图40-1A)。

2. 中、晚期妊娠　第12周出现胎头的椭圆形光环,第15周出现脑中线。可测胎儿双顶径、股骨长径、头围及腹围等。腹腔内肝、肾、胃、膀胱等组织均可清晰辨认。胎儿有脐带和胎盘相连,彩色多普勒血流显像可清晰地显示脐带血流,测量脐动脉各参数,有助于了解有无胎儿宫内发育迟缓(图40-1B)。

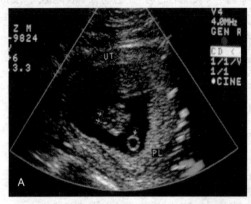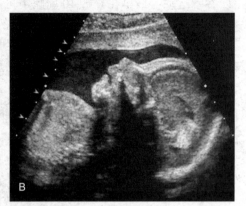

图40-1　正常妊娠声像图
A. 早期妊娠(孕8周);B. 中晚期妊娠,可见胎儿颜面

3. 晚期妊娠　可观察胎位,确定胎头位置。亦可观察胎儿生理功能,如呼吸运动,胎动和肌张力;并可观察有无脐带绕颈;同时可观察胎盘的位置、厚度、成熟度、羊水量的多少等。

## 第二节　胎儿生长发育的超声检测

### 一、胎龄的计算

早孕期通过头臀长的测量来估算孕周,中晚期可以根据双顶径、头围、腹围和股骨长度等判断孕周。

1. 头臀长(CRL)　测量胚胎的长轴,适用于妊娠 6~13 周,准确性误差在 3~7 天。CRL 被认为是估计早孕孕周最可靠的方法。妊娠龄(周)=CRL(cm)+6.5,妊娠龄(天)=CRL(mm)+42。

2. 双顶径　测量双顶径估计孕周,一般采用查表方法,孕期越早,误差越小,14~20 周计算误差为 ±1.1 周;20~26 周计算误差为 ±1.6 周;26~30 周计算误差为 ±2.4 周;30 周后计算误差为 ±3~4 周。

3. 头围　随着胎儿的增大,双顶径的测量容易受到头颅形态的影响,而 HC 值误差较小,所以在晚孕期间 HC 估测孕周或胎儿体重较准确。HC=(双顶径 + 枕额径)×1.6。

4. 腹围　是妊娠晚期最重要的测量指标。主要反映胎儿大小和估计体重。腹围测量的意义在于评价胎儿的营养状况,可以通过计算 HC/AC 的比值来判断胎儿宫内生长发育,AC=(前后径 + 横径)×1.6。

5. 股骨长　14 周后测量股骨的长度可反映胎儿自身的生长情况。是筛查骨骼先天发育异常的最重要指标。

### 二、胎儿生理功能的观察

1. 胎动　胎动开始于妊娠 7~10 周,一般妊娠 17~18 周孕妇可感觉,而超声检查在早期妊娠时即可观察到胚胎的运动,一般 23~25 次 /h。胎动包括胎头、驱干与四肢的运动。晚期妊娠时胎动是胎儿监护的重要指标。

2. 吞咽运动　最早在妊娠 10 周超声可以观察到胎儿的吞咽运动,吞咽的频率及间歇无一定规律。胎儿的吞咽动作促进了消化道的生长发育。CDFI 能显示羊水在口鼻中的流动。

3. 中晚期妊娠　超声检查时,动态观察胎儿胃泡、膀胱、胆囊和肠腔等脏器的运动变化对判定胎儿相应脏器的功能状态具有较大的意义。

## 第三节　异常妊娠及滋养细胞来源疾病的超声诊断

### 一、流产

根据流产的临床状况不同分为 7 种类型:先兆流产、难免流产、不全流产、完全流产、过期流产、习惯性流产、感染性流产。常见的有先兆流产、难免流产、过期流产三种。

声像图表现:①先兆流产:孕囊边界清,光滑规整;囊内具有胎芽及胎心搏动;宫壁与胎囊之间可见片状或线状液性暗区。②难免流产:孕囊形态不规则,呈低张性,孕囊下移,上界距宫底大于 2cm,呈泪滴状,孕囊周边呈液性暗区,宫颈内口扩张(图 40-2)。③过期流产:胚胎停止发育,超声见孕囊变形,胚芽组织较小,未见原始心管搏动,甚至只见空囊,无明显胚芽组织。

## 二、异位妊娠

孕卵在子宫体腔以外部位着床,又称为宫外孕。按着床部位不同分为:输卵管妊娠、宫颈妊娠、卵巢妊娠、腹腔妊娠等。输卵管妊娠为最常见的异位妊娠,可发生在输卵管的任何部分,壶腹部多见。

声像图表现:①未破裂者:子宫稍增大,宫腔内无妊娠囊,而在子宫外某一侧见妊娠囊、壁厚回声强,有时其内可见胚芽组织及原始心管搏动(图 40-3);②已破裂者:子宫某一侧见一个囊实性包块,形态不规则,回声不均,在包块周围和子宫直肠陷凹可见多少不等的液性暗区,内见细小光点。

彩色多普勒表现:未破裂者显示在妊娠囊周边可见彩环状血流信号。

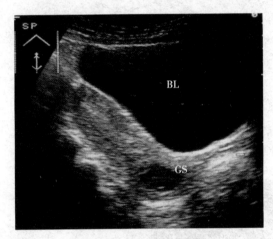

图 40-2　难免流产声像图
BL:膀胱;GS:孕囊

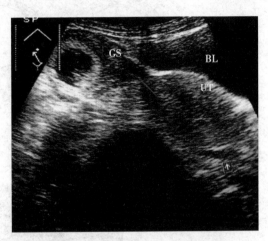

图 40-3　异位(附件区)妊娠声像图
BL:膀胱;UT:子宫;GS:孕囊

## 三、滋养细胞疾病

妊娠滋养细胞疾病是一组来源于胎盘绒毛滋养细胞的疾病,绝大部分继发于妊娠,包括葡萄胎、侵蚀性葡萄胎、绒毛膜癌(简称绒癌)和一类少见胎盘部位滋养细胞肿瘤。

声像图表现:①葡萄胎:子宫明显增大,宫腔中布满大小不等的无回声区或分布均匀的光点、光斑,呈蜂窝状或落雪样改变;宫内常无妊娠囊及胎儿和胎心搏动(图 40-4)。②侵蚀性葡萄胎和绒毛膜癌:子宫增大,宫腔内未见孕囊,可见落雪状结构,病灶局部与子宫肌层界限不清,病灶侵蚀子宫肌层间杂液性暗区,其内间杂丰富血流,呈火海状,动脉频谱呈高速低阻型,RI<0.4。

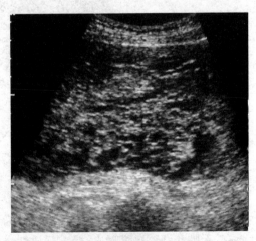

图 40-4　完全性葡萄胎声像图
宫腔中布满大小不等分布均匀的光点、光斑,呈蜂窝状改变

# 第四节 胎盘异常及胎儿畸形

## 一、前置胎盘

妊娠晚期若胎盘附于子宫下段,甚至胎盘下缘达到或覆盖宫颈内口,其位置低于胎先露部,则可导致前置部分的胎盘自附着处剥离出血,是晚期妊娠出血的常见原因。

声像图表现:①边缘性前置胎盘:胎盘下缘紧靠宫颈内口边缘,但未覆盖;②部分性前置胎盘:胎盘部分覆盖宫颈内口;③完全性前置胎盘:胎盘分布于子宫峡部以下的前后壁,完全覆盖宫颈内口(图 40-5、图 40-6)。

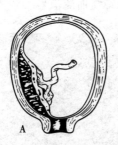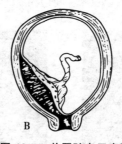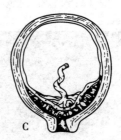

**图 40-5 前置胎盘示意图**

A. 边缘性前置胎盘;B. 部分性前置胎盘;C. 完全性前置胎盘

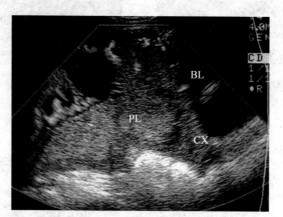

**图 40-6 边缘性前置胎盘声像图**

PL:胎盘;CX:宫颈;BL:膀胱

注意事项:超声检查时要求膀胱适度充盈;膀胱过度充盈易造成假象。妊娠中期,胎盘部分遮盖宫颈内口,不宜过早诊断前置胎盘。

## 二、胎儿先天畸形

胎儿先天畸形专指以形态结构异常为主要特征的出生缺陷,常伴有遗传物质异常。主要有:无脑儿;脑、脊膜膨出;严重开放性脊柱裂;胸腹壁缺损内脏外翻;单腔心;致命性软骨发育不全等。

1. 无脑畸形 无脑畸形约占所有神经管缺陷的 1/2,发生率约万分之 3。男女发病为

1：3~1：4。本病系前神经孔闭合失败所致，是神经管缺陷的最严重类型，其主要特征是颅骨穹窿缺如（眶上嵴以上额骨、顶骨和枕骨的扁平部缺如），伴大脑、小脑及覆盖颅骨的皮肤缺如。但面骨、脑干、部分枕骨和中脑常存在。眼球突出呈"蛙样"面容。50% 以上病例伴脊柱裂，常伴羊水过多。

声像图表现：超声不能显示胎儿完整颅骨和大脑回声时即可做出本病的诊断。最早可在妊娠 11~12 周做出诊断。①颅骨强回声环缺失，仅在颅底部见骨化结构（图 40-7）；②实时超声下，有时可显示胎手碰触搔抓暴露在羊水中的脑组织；③常伴有羊水过多；④脑组织破碎，脱落于羊水中，使羊水变"浑浊"，回声增强，大量点状、絮状回声在羊水中漂浮，即"牛奶样羊水"。

2. 脑膨出及脑膜膨出　脑膨出是指颅骨缺损伴有脑膜和脑组织从颅骨缺损处膨出；脑膜膨出则仅有脑膜而没有脑组织膨出。

声像图表现：① 80% 缺损处颅骨强回声线连续中断，这是特征性表现之一；②缺损部位可根据胎儿面部骨结构、脊柱位置及中线回声加以判断，以确定是枕部、顶部、还是额部等；③当颅骨缺损处有脑组织和脑膜膨出时，呈不均质低回声，当有大量脑组织膨出时，可导致小头畸形（图 40-8）；④连续追踪观察偶可见脑或脑膜膨出在一段时间内消失，过一段时期后又再出现；⑤胎儿头部运动时，实时超声下显示膨出的囊内脑脊液的晃动，并与脑室内脑脊液相互通连。

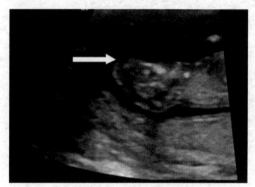

图 40-7　无脑畸形声像图

图中白箭所示为缺如的颅骨和外露的脑组织

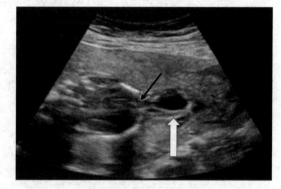

图 40-8　脑膨出声像图

显示颅骨缺损处（黑箭）膨出的脑组织（白箭）

3. 开放性脊柱裂　开放性脊柱裂是指脊椎椎弓局部连续性中断，椎管内成分部分或全部经过脊柱缺损处向后膨出，形成脊髓脊膜膨出或脊膜膨出。临床上常表现为背部肿块，随体位改变而有大小变化。好发于腰段或骶尾部水平。

声像图表现：

（1）脊柱：①矢状切面上，正常脊柱椎体和椎弓骨化中心形成的前后平行排列的两条串珠样强回声带，在脊柱裂部位后方的强回声线连续性中断，同时该处皮肤高回声带和软组织回声缺损；②横切面时脊柱三角形骨化中心失去正常形态，位于后方的两个椎弓骨化中心向后开放，呈典型的"V"或"U"字形改变；③脊髓脊膜膨出和脊膜膨出均表现为背部囊性包块，前者囊内容物为马尾和脊髓组织，后者为脑脊液（图 40-9）。

（2）颅脑：①颅后窝池消失及小脑异常：开放性脊柱裂颅后窝池消失，小脑变小，弯曲向前似"香蕉"，称为"香蕉小脑"，即小脑扁桃体疝，又称为 Chiari Ⅱ 畸形；②"柠檬头征"：脊柱裂胎儿脑内结构移位,颅内压力降低,中孕期横切胎头可观察到前额隆起,两侧颞骨内陷,形似柠檬,称为"柠檬头",最早可在13周观察到,24周前,98%的病例有此特征,随着孕周增加,"柠檬头"至晚孕期由于脑积水致颅内压增高而缓解,24周后仅13%可检出此征象。

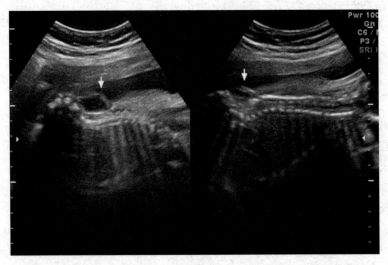

图40-9 脊膜膨出声像图

(贺海东)

# 第四十一章
# 血管超声诊断

## 第一节　胸腹部主动脉及大血管疾病

胸、腹部主动脉的血管壁由内膜、中层和外膜三层结构组成。主动脉的病变大多与血管壁中层的变性及退化有关。

### 一、主动脉瘤

主动脉瘤是由于主动脉壁的受损退化所引起的主动脉局限性管腔显著扩张。病因主要为动脉粥样硬化、高血压、马凡氏综合征、胶原血管疾病、外伤、梅毒或感染等。分为①梭形主动脉瘤：多由动脉硬化引起，致主动脉某一段形成弥漫性扩大，基底较宽，凸出度较小，与正常主动脉分界不清楚；②囊性主动脉瘤：多见于梅毒，由于管腔局限性瘤变，形成向外突出的囊袋，可为多个或单个，小者直径仅为数厘米，大者可达 20cm 以上；③假性主动脉瘤：由于外伤，使动脉壁破裂而致。动脉壁由机化的血块和动脉组织构成。

声像图表现：可见主动脉瘤样扩张，一般是管径大于 3cm 或者膨大处大于远心端 1.5 倍，即可诊断，甚则病变动脉段走行迂曲。当瘤体直径大于 5cm 以上时，有破裂危险。CDFI 显示瘤体内血流紊乱呈杂色。如有附壁血栓，可见血流充盈缺损，甚至闭塞（图 41-1）。

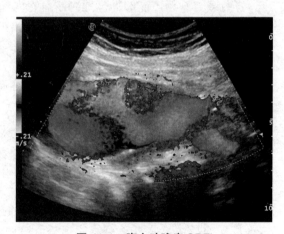

图 41-1　腹主动脉瘤 CDFI

### 二、主动脉夹层

主动脉夹层指主动脉腔内的血液通过破损内膜的破口进入主动脉壁中层而形成的血肿，随着血流不断冲刷，血管中层逐渐分离，由剥离内膜分成两个腔，动脉原有管腔为真腔，动脉壁分离形成的是假腔。

声像图表现：主动脉局限或广泛的扩张和从单一动脉壁回声分离为双层离散的回声。彩色多普勒血流显像显示假腔内无或稀疏血流信号或血流方向相反，有时可见假腔内云雾状回声和附壁血栓（图 41-2）。

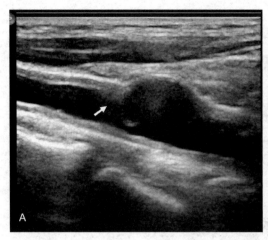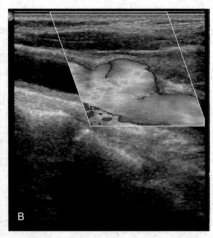

**图 41-2　主动脉夹层声像图**
箭头所示为撕裂的血管内膜（A），腔内可见反向血流信号（B）

## 第二节　颈部动脉血管疾病

颈部动脉主要包括颈总动脉及其分支颈内动脉和颈外动脉、锁骨下动脉和椎动脉。颈内动脉和椎动脉是脑部动脉血流的主要来源。左锁骨下动脉直接由主动脉弓发出，右锁骨下动脉由无名动脉发出。椎动脉是锁骨下动脉的第一分支。

彩色多普勒超声能够准确地判断血管内斑块的形态和性质，还可以评估颈部动脉狭窄的程度，它已成为诊断颈部动脉疾病和选择治疗方案的重要手段。

### 一、颈动脉硬化性闭塞症

颈动脉硬化性闭塞症病理变化主要是动脉内膜类脂质的沉积，逐渐出现内膜增厚、钙化、血栓形成，致使管腔狭窄、闭塞。

1. 灰阶图像表现　①颈动脉壁：早期动脉硬化仅表现为中层增厚，只有少量类脂质沉积于内膜，呈线状弱回声。动脉硬化明显者表现为内中膜增厚（≥1.0mm），内膜不规整。②粥样硬化斑块形成：多发生在颈总动脉分叉处，斑块形态多不规则，分为软斑块和硬斑块（图 41-3A）。

2. 彩色多普勒表现　斑块处血流充盈缺损，血流变细，严重时狭窄处呈现五彩镶嵌的血流信号，完全闭塞者则远端管腔内无血流信号（图 41-3B）。频谱多普勒：根据病变程度不同出现一系列异常表现。

### 二、多发性大动脉炎

多发性大动脉炎是一种慢性非特异性炎症，主要累及主动脉及其主要分支，如左锁骨下动脉、左颈总动脉及无名动脉等，导致管腔节段性狭窄以致闭塞的疾病。青年女性多见，临床早期表现为乏力、消瘦、低热、食欲不振、关节肌肉酸痛、多汗等非特异性症状；后期发生动脉狭窄，引起相应的动脉供血不足症状。

声像图表现：①轻度病变者受累动脉外膜或中层增厚，内膜仍清晰可见，重度病变者累及全层动脉壁致使动脉壁三层结构消失。这与动脉粥样硬化的表现明显不同。②动脉壁增

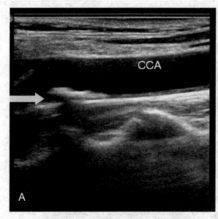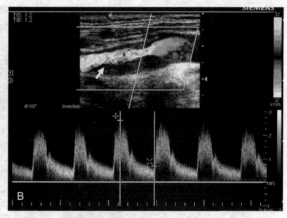

图 41-3　颈动脉粥样硬化症声像图

A. 颈动脉斑块(白箭);B. 颈动脉狭窄(白箭)

厚可分为弥漫性与局限性两种,病变处与非病变处分界清晰。纵切面为相对均匀性增厚,横切面为环形增厚,一般无钙化斑块。③彩色多普勒血流显像显示管腔内血流束变细,血流加速,如闭塞则血流信号消失。④频谱多普勒:狭窄大于 50% 以上时,流速增快,频带增宽。

# 第三节　外周血管疾病

## 一、四肢动脉疾病

### (一)四肢动脉正常声像图

正常四肢动脉管壁光滑,管腔平整,无狭窄或扩张;彩色多普勒显示腔内可见充盈良好的血流信号,红色和蓝色随心脏搏动交替闪烁;典型频谱多普勒为三相型(图 41-4)。

### (二)四肢动脉疾病声像图

下肢动脉疾病比较常见,在所有四肢缺血性疾病中,下肢约占 95%。主要有动脉硬化闭塞症、血栓闭塞性脉管炎、动脉栓塞和动脉瘤等。

1. 动脉硬化闭塞症　主要病理变化是动脉内膜或中层发生脂质沉积、粥样硬化,以及退行性变和增生过程,最后导致动脉失去弹

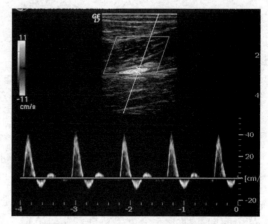

图 41-4　正常四肢动脉频谱多普勒图

性,管壁增厚变硬,管腔狭窄。临床表现为发冷、麻木、疼痛、间歇性跛行,趾或足发生溃疡或坏疽。

声像图表现:①动脉内膜增厚、毛糙,动脉内壁可见大小不等、形态各异的强回声斑块,有时可见低回声血栓(图 41-5A);②彩色多普勒:管腔内血流束变细,狭窄处及其远端呈现杂色血流信号,若闭塞,则远端管腔内无血流信号;③频谱多普勒:狭窄处流速加快,频带增宽,舒张期反向波降低或消失(图 41-5B)。

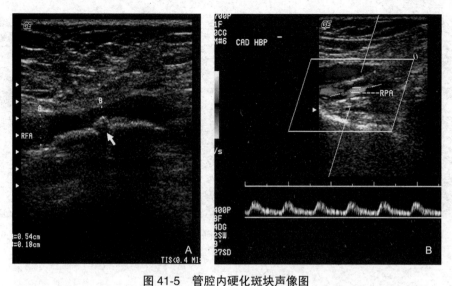

**图 41-5 管腔内硬化斑块声像图**
A. 灰阶超声图,箭头所指为斑块;B. 频谱多普勒图:舒张期反向波消失

2. 血栓闭塞性脉管炎　是一种缓慢发展的动脉和静脉节段性炎症病变。病变主要发生于中、小型动脉及其伴随静脉,病变特点先是管壁增厚,继而管腔内血栓形成,以至血管闭塞。多见于 20~40 岁的吸烟男性。患肢发凉,小腿疼痛,有典型的间歇性跛行,足背和胫后动脉搏动减弱或消失。

声像图表现:病变处动脉管壁增厚,常无明显钙化斑块,增厚程度与病变程度有关。严重者整个管壁增厚,管腔内合并血栓,病变与正常部分界线分明。受累动脉为节段性狭窄或闭塞时,其彩色多勒超声表现如动脉硬化闭塞症。

## 二、四肢静脉疾病

### (一)四肢静脉正常声像图

静脉壁薄,内膜平整,管腔随呼吸运动而变化。彩色多普勒表现为管腔内显示单一方向的回心血流信号,呈持续性且充盈于整个管腔。挤压远端肢体静脉时,管腔内血流信号增强,放松后或乏氏动作时则血流信号立即中断或短暂反流后中断。频谱多普勒表现具有自发性、期相性、乏氏反应、远端挤压增强及单向回心血流 5 个重要特征(图 41-6)。

### (二)四肢静脉疾病声像图

静脉疾病多见于下肢,主要有静脉血栓形成、静脉瓣膜功能不全。

1. 四肢深静脉血栓形成　是一种比较常见的疾病,以下肢多见。主要病因:血流迟缓、静脉损伤、血液高凝状态。

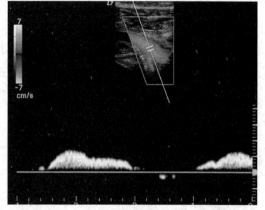

**图 41-6 正常四肢静脉频谱多普勒图**

声像图表现:

(1)急性血栓(2 周以内):其超声特点为:①血栓形成后几小时到几天之内表现为无回

声,1周后回声逐渐增强呈低回声,边界平整;②血栓处静脉管径明显扩张,管腔不能被压瘪;③血栓段静脉内完全无血流信号或探及少量血流信号;④当血栓使静脉完全闭塞时,远端静脉频谱变为连续性,失去期相性及乏氏动作反应减弱甚至消失(图41-7A)。

(2)亚急性血栓(数周以后):其超声特点为:①血栓回声较急性阶段增强;②血栓逐渐溶解和收缩,导致血栓变小且固定,静脉管径也随之变为正常大小;③血栓处静脉管腔不能被压瘪;④由于血栓的再通,静脉腔内血流信号逐渐增多(图41-7B)。

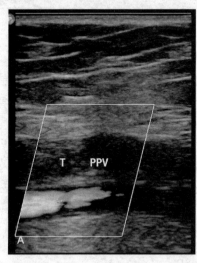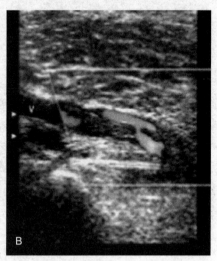

图 41-7　四肢深静脉血栓形成 CDFI
A. 血管完全栓塞(T:血栓);B. 栓塞部分再通的线状血流

(3)慢性血栓(数月到数年):其超声特点为:①血栓变为中强回声甚至为强回声,边界不规则,病程很长的血栓机化后可表现类似动脉粥样硬化的斑块回声;②血栓机化导致血栓与静脉壁混成一体,静脉瓣受损;③根据静脉血栓再通程度不同,血流信号的充盈程度不一。

2. 下肢静脉瓣膜功能不全　分为原发性与继发性两类。前者病因尚不明了,后者是血栓形成后继发的后遗症,故又称下肢深静脉血栓形成后综合征。两者临床表现均为瓣膜功能不全所引起的一系列症状,包括下肢疼痛、肿胀、浅静脉曲张,小腿部皮肤色素沉着、湿疹和溃疡。

声像图表现:不管是原发性还是继发性,均表现为挤压远端肢体放松后或做乏氏动作时管腔内出现血液反流;多普勒频谱可测量静脉反流的持续时间,从而判断瓣膜功能不全的程度,轻度反流 1~2 秒,中度 2~3 秒,重度大于3 秒(图41-8)。

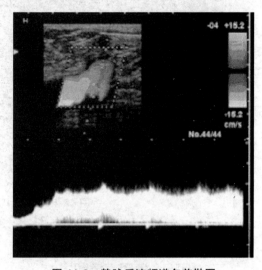

图 41-8　静脉反流频谱多普勒图

(贺海东)

# 第四十二章
## 浅表组织器官超声诊断

高频超声具有优秀的浅表成像效果、非常高的精细分辨率、对血流信号非常敏感等优点,随着近年来超声造影、弹性超声成像的发展,使得超声成为浅表器官检查的首选方法。浅表超声常见的检查部位有甲状腺、乳腺及体表肿块等。

## 第一节　甲状腺及甲状旁腺超声诊断

### 一、正常甲状腺及甲状旁腺声像图

在高频高分辨率线阵超声下,正常甲状腺实质呈现为均匀细密的中等回声,回声强度略低于肝脏。甲状腺由两侧叶和连接两侧叶的峡部构成,各侧叶左右径 <20mm、前后径 <20mm、上下径 <50mm、峡部厚度 10~20mm(图 42-1A)。在超声图像上,可显示甲状腺周围的筋膜、血管、气管、食管等结构。甲状腺中部及下极的背侧常可见呈豆状高回声的甲状旁腺(图 42-1B)。

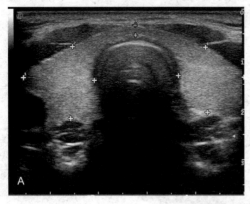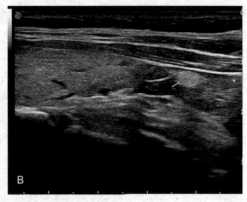

图 42-1　正常甲状腺和甲状旁腺声像图

A. 正常冠状面甲状腺声像图;B. 正常甲状旁腺声像图

### 二、甲状腺病理声像图

（一）甲状腺结节声像图改变及描述

1. 纵横比　即冠状切面上的结节前后径与左右径(也可为上下径)比值(A/T)称为纵

横比,多数良性结节的 A/T<1。

2. 边界 即结节与围绕结节的甲状腺组织之间的交界面,当结节的 50% 以上与周围正常甲状腺组织分界清楚时,可以认为病灶的边界清晰,反之则为模糊,良性结节的边界多为清晰;而结节的边缘可以根据有无成角或分叶用规则和不规则来描述。

3. 声晕 即结节周围的环状低回声区。通常认为晕环是良性结节的特征,具有薄、厚度均匀且完整等特点(图 42-2A)。

4. 内部结构 良性结节出现囊性变的概率高于恶性结节,而海绵状结构提示结节为良性的特异度高达 99.7%(图 42-2B)。

5. 钙化 超声下为强回声,其组织学来源可分为砂粒体和营养不良性钙化两种,砂粒体钙化在超声上呈点状强回声的微钙化(图 42-2C)。而粗大的钙化多属营养不良性钙化,典型的粗大钙化多伴发声影(图 42-2D)。

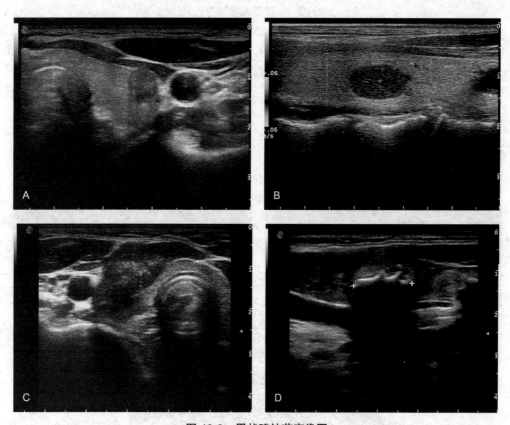

图 42-2 甲状腺结节声像图
A. 伴有声晕的结节声像图;B. 海绵样结节声像图;C. 砂粒体样钙化声像图;D. 粗大钙化声像图

6. 浓缩胶质 浓缩胶质是唯一仅见于良性结节的超声表现,为点状强回声,后方伴彗星尾征,需要和微钙化进行鉴别(图 42-3)。

(二)甲状腺结节样病变

1. 甲状腺腺瘤 一般甲状腺体积多不增大,形态无异常。甲状腺内见单发或多发结节,大小不一,内部多呈均匀低回声及等回声,少数可呈略高回声,形态规整,A/T 多数 <1,呈类圆形或椭圆形,包膜完整,与周围正常组织边界清晰,周边可见低回声晕环(图 42-4A)。

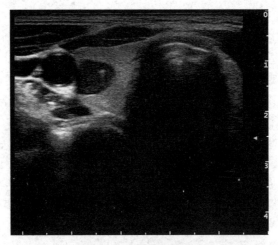

图 42-3 胶质潴留声像图

CDFI:内部可见程度不等的血流信号,多可见数条荷瘤血管,部分周边可见环绕血流信号(图 42-4B);高功能腺瘤在 CDFI 上可见丰富血流信号,PSV 可 >40cm/s(图 42-5)。

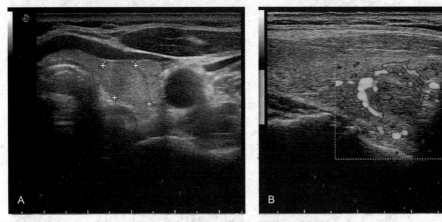

图 42-4 甲状腺腺瘤声像图

A. 单发型甲状腺腺瘤灰阶声像图;B. 甲状腺腺瘤 CDFI:结节周围丰富的血流信号

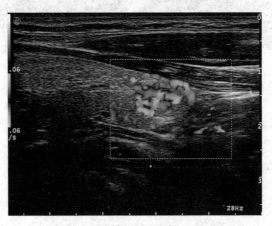

图 42-5 高功能甲状腺腺瘤 CDFI

腺瘤变性的超声改变:因供血不足,可常见液化坏死及囊性变,呈囊实性改变,囊液回声多样,多呈均匀无回声,部分可见细密点状弱回声,瘤体可见钙化,多为粗大钙化,可呈环状、团状等(图42-6)。

2. 甲状腺乳头状癌　甲状腺乳头状癌是超声下最常见的甲状腺恶性肿瘤,占成人甲状腺癌的90%,儿童甲状腺癌的80%;具有多中心病灶表现的>20%。

甲状腺内形态不规则单发或多发实性低回声病灶,无包膜,边界不清,可见不完整声晕,且近50%均为较厚声晕。A/T≥1的特异度可达92.5%。极少部分可有囊性变,部分囊性为主的乳头状癌表现为不规则实性成分突入囊腔,在实性部分内有点状强回声的钙化影,称为"囊内钙化结节"征,为诊断囊性乳头状癌非常具有特异性的征象;经典的乳头状癌86%-89%表现为低回声,12%呈极低回声(图42-7)。

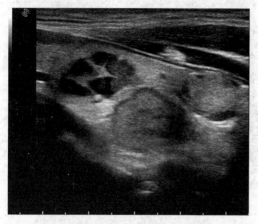

图 42-6　甲状腺腺瘤变性声像图

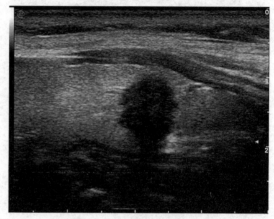

图 42-7　甲状腺乳头状癌声像图
低回声结节边界不规则,A/T>1

甲状腺乳头状癌 CDFI 上血管呈边缘分布,其中有血供的结节中,与周围甲状腺组织相比,60.1% 的结节为乏血供,RI(0.74±0.13)(图42-8A)。多数恶性结节因组织纤维化成分的原因,弹性成像时弹性较差,硬度评分偏高。CEUS 多为不均匀环形向内填充型增强(图42-8B)。

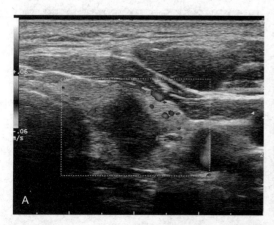

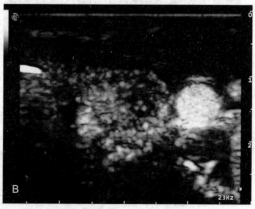

图 42-8　甲状腺癌 CDFI 和超声造影图
A. 甲状腺乳头状癌 CDFI;B. 甲状腺腺癌超声造影图:显示为环形向内渐进填充式低增强表现。

**（三）甲状腺弥漫性病变：**

1. **桥本甲状腺炎** 表现为双侧甲状腺对称性增大,呈较一致的低回声改变,内可见不规则网格样高回声,尤其是峡部增厚为特征性改变,多数超过4mm（图42-9A）。淋巴细胞为主的阶段,以甲状腺弥漫性增大,回声均匀减低为主;纤维增生为主的阶段,条索回声增加;晚期则以结节样增生为主,甲状腺呈现多发大小不等低回声结节,并可出现钙化及囊性变。

CDFI:腺体内血流信号表现差异性很大,多为轻到中等程度的增多,在甲状腺功能亢进期可有甲亢的"火海征"表现,如果纤维化程度比较重,可以引起血流信号的减少;局灶性病变时,结节内部血流信号显著增多,表现为"回声越低,血流越多"的特征性改变（图42-9B）。

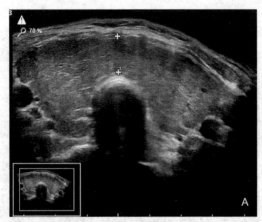
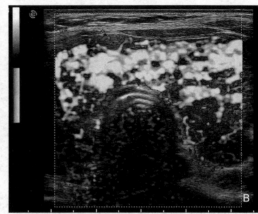

**图42-9 桥本甲状腺炎声像图**
A. 桥本甲状腺炎灰阶声像图;B. 桥本甲状腺炎CDFI:表现为甲亢的"火海征"

2. **亚急性甲状腺炎** 甲状腺非对称性肿大,也可双侧累及,病变范围不一致;甲状腺内病灶呈片状低回声,回声不均,无明显边界,无包膜。CDFI:病灶内血流信号稀少,即使伴发甲亢患者亦无明显"火海征";动态观察,结节大小短期变化较明显,常和实验室检查变化趋势一致,一年后多可消失（图42-10）。

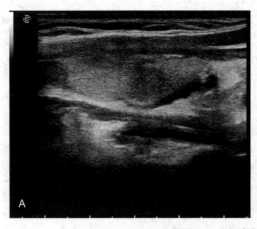
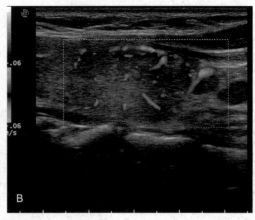

**图42-10 亚急性甲状腺炎声像图**
A. 表现为甲状腺下极不均回声减低,无边界;B. CDFI表现为局部血流信号稀疏

3. 甲状腺功能减退 超声表现为腺体显著萎缩,腺体回声减低、不均匀,腺体被膜粗糙;CDFI:血流信号稀少。

## 第二节 乳腺超声诊断

### 一、正常乳腺声像图

1. 正常性成熟期乳腺 表层为皮肤及浅筋膜形成的线条样高回声,浅筋膜下方为低回声的脂肪组织,深方为乳腺腺体,表面呈波浪样,可见条索样发自乳腺小叶的穿越脂肪层连接浅筋膜的 Cooper 韧带的高回声,乳腺腺体则由低回声的导管结构和不均匀相对高回声的小叶结构组成,边缘薄、乳晕周围厚,腺管长轴呈树样结构,短轴呈蜂窝样改变(图 42-11)。

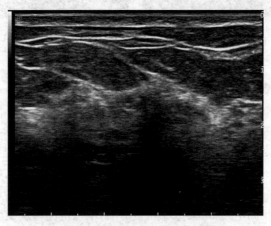

图 42-11 正常乳腺及悬韧带声像图

2. 妊娠期乳腺 脂肪间质变薄,乳腺腺体厚度增加,导管系统增多扩大,输乳窦膨大,输出管近乳头开口封闭,血管增多扩张。

3. 哺乳期乳腺 类似妊娠后期腺体,但因乳汁分泌原因,可见乳腺中心区腺管分泌性扩张,并可见乳腺外区呈迷漫雾样回声。

4. 副乳 为一种返祖现象,腋窝区多见,回声类似乳腺腺体。

### 二、乳腺病理声像图

**(一)乳腺炎**

乳腺炎腺体局部肿大,局部回声混乱不均,可有不规则无回声区。CDFI 血流信号丰富。

**(二)乳腺结构不良及瘤样病变**

根据病理来源不同,可分为乳腺组织增生症、腺病、囊肿及导管扩张症等。

1. 乳腺组织增生 多发生于月经前,无明确包块,可见局部腺体增厚,回声增强等不典型表现。

2. 乳腺腺病 表现与乳腺组织增生可有重合,表现为局限性回声增强、不均匀、无明显边界;纤维瘤样增生可见混合性不均匀瘤样肿块。

3. 囊肿及导管扩张症 可见单发或多发,沿导管走行排列的囊肿结构,薄壁,可呈串珠样改变,内部透声可较差(图 42-12)。

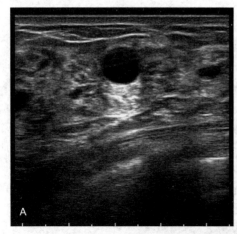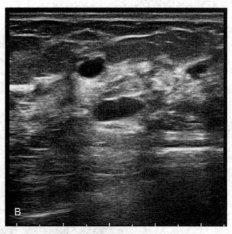

**图 42-12 乳腺囊肿和导管扩张症声像图**
A. 单纯性乳腺囊肿声像图;B. 乳腺导管囊样扩张声像图

**(三)乳腺良性肿瘤**

1. 导管内乳头状瘤 超声表现为导管局部扩张,呈囊样或壶腹样改变;扩张的导管内可见结节样或颗粒样中等回声团,可有微钙化(图 42-13)。CDFI:较大者可探及血流信号。

2. 乳腺纤维腺瘤 是乳腺良性上皮瘤、最常见乳腺良性肿瘤。超声表现为单侧或双侧发病,乳腺内孤立性或多发圆形或类圆形结节,形态规整,边界清晰,包膜完整,呈均匀低回声,后方可回声增强(图 42-14)。可伴有颗粒样或团状强回声;CDFI:可探及血流信号,部分可较丰富;CEUS:动脉相高增强,增强边界完整清晰,增强范围等于或小于灰阶超声。

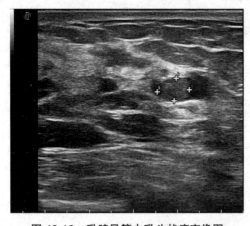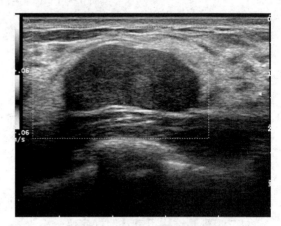

**图 42-13 乳腺导管内乳头状瘤声像图**　　　　**图 42-14 乳腺纤维腺瘤声像图**

**(四)乳腺癌**

乳腺癌是乳腺最常见的恶性肿瘤。不同类型、不同浸润程度的乳腺癌超声表现不一。

1. 乳腺导管内癌 腺体内外周区大小不等中等或低回声团,伴发导管扩张,导管内癌沿导管壁匍匐生长,多见外上象限;CDFI 血流信号丰富;CEUS 对比剂迅速充盈整个肿块,呈"快进快出"改变。

2. 乳腺浸润性导管癌　肿瘤大小不等,纵横比多接近于1;形态不一,呈蟹爪样生长,病灶局部不规则,无完整薄膜(图 42-15A);内部多呈不均匀低回声,后方衰减,多伴有钙化;CDFI:内部血流丰富程度与癌组织和纤维成分的比例相关,外周多有血管增粗、紊乱等改变,RI 0.64~0.88;CEUS:大多数为快进型,增强范围多大于灰阶超声肿块范围(图 42-15B)。

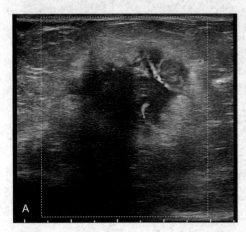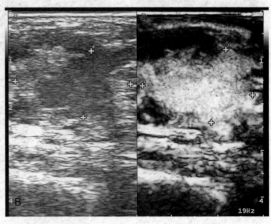

图 42-15　乳腺癌声像图

A. 典型的乳腺癌周边蟹足样生长、异常的荷瘤血管;B. 乳腺浸润性癌超声造影图:增强范围大于灰阶超声

3. 乳腺髓样癌　病灶呈球形或较大结节,周边较清晰,无包膜;呈低回声或极低回声,后方增强,可有不规则液化区,少数有钙化;CDFI:瘤内及周边少许血流信号。

4. 浸润性小叶癌　不均匀实质性低回声团,边缘不整,后方多衰减,内可有砂粒体样微钙化灶;CDFI:边缘及内部血流较少,CEUS:快进快出改变。

## 第三节　其他浅表器官超声诊断

### 一、涎腺病变超声诊断

超声下较好显示的主要是腮腺、颌下腺、舌下腺三对大涎腺。超声下多呈中等及略低回声,回声细密均匀,可见穿通于内的腺管回声,部分腺体可见分叶结构;CDFI:可见点状及短棒状血流信号。常见疾病超声表现如下。

1. 涎石症　腺体导管内可见团状或弧形强回声,后伴声影,远端腺管多扩张。

2. 多形性腺瘤　为最常见涎腺良性肿瘤,多呈类圆形,或分叶样团块,形态规整,边界清晰,大多具有包膜。多呈中等及略高回声,部分呈混合性回声,可有局部囊变;CDFI:可见中等量分布血流信号。若呈周边浸润性生长、血流异常丰富及动静脉混合性流速时间曲线时,提防恶性变。

### 二、浅表淋巴结病变超声诊断

1. 淋巴结增生　淋巴结增大,但形态正常,呈椭圆形,边界清晰,皮髓质分解清晰;CDFI血流信号丰富。

2. 淋巴瘤　淋巴结增大、增多,可以融合,皮髓质分界不清,髓质可以消失,淋巴结呈细密低回声,甚至呈类似无回声样改变(图 42-16A);CDFI 血流信号丰富(图 42-16B)。

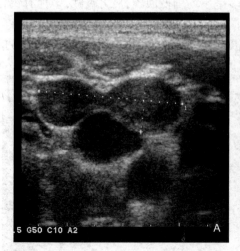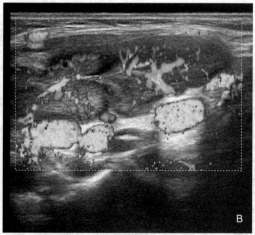

图 42-16 淋巴瘤声像图

A. 淋巴瘤淋巴结融合声像图;B. 淋巴瘤 CDFI

3. 淋巴结转移癌 呈单发或多发集群,类圆形或不规则,被膜断续可见,髓质消失,CDFI 血流信号丰富。

### 三、皮下软组织病变超声诊断

1. 软组织血管平滑肌脂肪瘤 多表现为团状高回声或等回声,边界清晰;CDFI 多无明显血流信号(图 42-17)。

2. 皮下脂肪瘤 多见于成年人,四肢及肩背部多见,中等或偏低回声,回声接近周围脂肪组织,呈梭形或椭圆形,可向外凸出,包膜完整;CDFI 多无明显血流信号(图 42-18)。

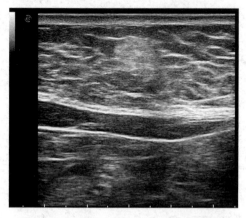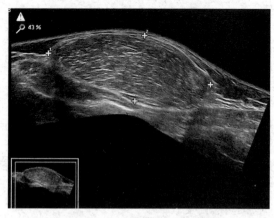

图 42-17 浅表血管平滑肌脂肪瘤声像图        图 42-18 皮下脂肪瘤全景成像图

(沈睿 程蓉岐)

# 第四十三章

## 介入超声学

介入超声学是当代超声医学的重要组成部分,亦为介入医学的重要组成部分。

介入超声学的特点为在实时超声的引导和监视下,完成各种脏器或部位的穿刺活检、置管、引流、注药、消融、以及对 X 线下造影进行辅助等操作,以求达到诊断和治疗的目的。介入超声学主要分为两大类,分别是介入超声诊断学和介入超声治疗学。

## 第一节　介入超声学概述

### 一、介入超声诊断学应用范围

1. 超声引导下多脏器经皮穿刺获得病理性组织和 / 或细胞进行病理学检查。

2. 超声引导下经皮穿刺生理性或病理性空腔或空洞,对获得的抽吸物进行基因、染色体、生化检测和细菌培养等。

3. 超声引导下穿刺行非血管腔道造影,如超声引导下输卵管造影等。

### 二、介入超声治疗学应用范围

1. 囊肿、脓肿、游离性或包裹性积液的治疗　对于以上疾病,可以在超声引导下进行穿刺抽吸治疗或者置管持续引流,必要的时候可以进行硬化剂、抗生素的注射治疗。

2. 胆系疾病治疗　超声引导下经皮经肝胆管置管引流、胆囊引流等。

3. 肿瘤治疗　主要指超声引导下经皮将药物、能量或者特殊材料导入肿瘤内部,进行化学消融、热消融、冷冻消融及电消融等,也可以经过超声引导把放射性粒子置入肿瘤内部进行局部放射性治疗。

4. 宫内胎儿处理　超声引导宫内胎儿介入包括多胎妊娠减灭术、胎儿心脏手术、胎儿脐带穿刺、宫内输血治疗、双胎输血综合征及先天性膈疝的治疗等。

5. 腔内及术中超声　利用经直肠及经阴道探头,对盆腔脏器及疾病进行超声引导下介入诊断及治疗;术中介入超声学则是利用术中探头,进行手术中的引导、监控、评价等,也可以对特殊部位进行置管引流,如胆囊造口、脑室和脑部的囊肿和脓肿置管引流等。

### 三、介入超声操作的常见并发症及预防

1. 出血　出血是介入超声操作常见的并发症。穿刺前应用彩色多普勒血流图(CDFI)对穿刺路径进行评估是减少出血并发症的重要操作步骤,穿刺时利用彩色多普勒血流图避

开血管;穿刺时要定位准确,穿刺路径清晰,尽可能减少重复穿刺次数;此外,应用细针穿刺也可以降低出血的风险。预防出血的另外一个重要步骤就是术前明确患者的凝血功能和血小板计数,严格掌握穿刺的适应证和禁忌证,尽量避免对凝血功能异常的患者进行操作,必要时术前应用止血药物,以减少术中出血的风险。

2. 感染　必须严格执行无菌操作。

3. 疼痛　疼痛是穿刺后最多见的不良反应,大多疼痛轻微,可不予特殊处理,若疼痛剧烈者,应该警惕出血或者腹膜炎可能;穿刺后加压包扎的患者,应该区分疼痛是来源于穿刺还是加压包扎。

4. 肿瘤针道种植　选择最短穿刺路径,减少重复穿刺次数,在保证能取得足够的标本量的基础上尽可能选择细针;如果是射频治疗,则需要加温退出,对针道进行一定程度的灼烧。

# 第二节　超声引导下的穿刺活检术

超声引导下穿刺活检术是在局部麻醉下经过超声引导经皮穿刺病变组织,获取一定量的细胞或者组织块,做病理学和免疫组织化学等检查的一种诊断操作技术。本节以深部的肝脏和浅表的甲状腺为例进行介绍。

## 一、超声引导下经皮肝脏穿刺活检术

超声引导下经皮肝活检是在局麻下穿刺肝脏,利用自动切割或者抽吸式活检装置获取组织块进行病理学和免疫组化检查,是各种肝实质病变乃至肝占位最可靠的诊断方法之一。基本操作如下:

1. 患者取半侧卧位,观察病灶数量、大小、位置,明确靶位置,观察靶位置周边及内部血流情况,对血管、肠管、肝门区域、膈肌等重要部位进行规避。

2. 常规消毒、铺无菌洞巾,用无菌探头套包裹探头后再次进行穿刺点及穿刺路径确认,超声引导下逐层浸润麻醉至肝被膜外侧。

3. 进针至肝被膜外,停留,嘱患者屏气配合,观察穿刺针至靶位置边缘(图 43-1)时触发扳机,迅速观察穿刺针所在位置后循穿刺路径原路退针,把组织条移上无菌生理盐水打湿的无菌滤纸观察组织条大小、质地、颜色、完整程度等,决定是否重复穿刺,若组织条满意,可移入标本盒固定送检。

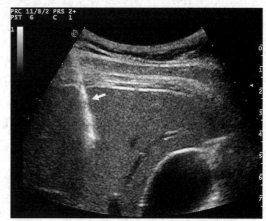

图 43-1　超声引导下肝穿刺活检显示穿刺针声像图

4. 拔针后多头腹带进行加压包扎,局部沙袋压迫。观察生命体征 30 分钟,患者无异常后可推送病房,平卧观察 8 小时以上。

## 二、超声引导下经皮甲状腺穿刺活检术

甲状腺疾病发病率近年呈上升态势,甲状腺活检成为明确诊断的最重要的方法之一。

甲状腺活检方法分为粗针组织学活检和细针细胞学活检两种。细针活检为目前最常用的方法：

1. 操作者坐在患者头侧，患者取平卧位，头部过伸位，保证穿刺靶区域暴露良好，有安全进针路径、及探头检测的足够空间，观察穿刺点至靶区域的穿刺路径，对血管等重要部位进行规避。

2. 常规消毒、铺无菌洞巾，麻醉，同时取一支 5ml 空注射器备用，内抽 3~4ml 空气。

3. 通常采取经颈中部对侧穿刺法，即左侧的靶区域，左手持探头引导，右手经颈中部向左侧进行穿刺；右侧反之。穿刺时全程穿刺针的针干和针尖都必须处于超声的监视下，当 Chiba 针尖送达靶区域的外侧 1/3 时，撤出针芯，在不同针道下，迅速在靶区域内提拉穿刺 4~5 次，然后拇指封堵针尾，迅速撤针，同时无菌纱布压迫进针点。

4. 备好的注射器接上 Chiba 针头，使针头斜面向下对准载玻片，快速推动注射器到底，将抽吸物喷至载玻片的一段，并用另一片载玻片推片，即刻置于固定液中固定，固定好镜下观察图片质量及细胞数，以明确是否需要重复穿刺。

5. 如果更换结节穿刺，需同时更换穿刺针。

6. 穿刺完成后局部包扎，压迫 15 分钟，观察有无出血。

## 第三节　超声引导下的抽吸和置管引流技术

由于超声的适时引导特点，以及各种超声下特征显像材料的发展，使得超声引导下的各种腔室的穿刺、置管、引流、留置技术成为很多临床传统治疗方式的替代。本节以胸腔和实质性器官囊性疾病穿刺抽吸、置管、引流为例进行介绍。

### 一、超声引导下胸腔经皮穿刺抽吸及置管闭式引流术

1. 患者取坐位或半坐位，保证穿刺靶区域暴露良好，有安全进针路径，有探头检测的足够空间，观察穿刺点至靶区域的穿刺路径，对血管等重要部位进行规避。

2. 常规消毒、铺无菌洞巾，用无菌探头套包裹探头后再次进行穿刺点及穿刺路径确认，超声引导下逐层浸润麻醉至胸膜，尖刀破皮及筋膜。

3. 一手固定探头，一手沿规划路径穿刺，穿刺时全程穿刺针的针干和针尖都必须处于超声的监视下，当针尖进入胸腔后（图 43-2），探头交予助手协助观察，一手固定导管，另一手把内针针尖撤入直导管，利用直导管继续送入猪尾管至合适位置，后撤直导管至猪尾管回卷，撤出内针，观察有无积液流出，或接空无菌注射器抽吸（张力性气胸时可见注射器抽出气体），撤出直导管，留置猪尾管，观察位置无明显改变后，猪尾管后端接三通暂时封闭。

4. 取无菌注射器接三通进行抽液或者接无菌引流瓶（袋）进行引流，并计量，张力性气胸可接水封瓶。

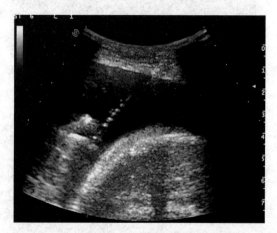

图 43-2　胸腔闭式引流穿刺声像图

5.缝扎固定引流管,或用专用固定器固定引流管。

## 二、囊性疾病的超声引导下穿刺诊断及硬化治疗

含液性病变在超声图像上的敏感性和特异性都非常好,使之对囊性疾病的诊断准确且易于鉴别。应用超声引导下的囊肿的穿刺抽液术可以对囊肿进行生化、细胞学、细菌学等检查,可以明确囊性疾病的性质,有适应证的囊肿可以进行经皮穿刺引流以及硬化处理,目前囊肿硬化治疗已经是囊肿的首选治疗方法。

1.药品　硬化剂可采用医用无水乙醇、鱼肝油酸钠、醋酸、聚桂醇注射液等。

2.患者取平卧位或侧卧位,保证穿刺靶区域暴露良好,有安全进针路径,有探头检测的足够空间,观察穿刺点至靶区域的穿刺路径,对血管等重要部位进行规避。

3.常规消毒、铺无菌洞巾,用无菌探头套包裹探头后再次进行穿刺点及穿刺路径确认,超声引导下逐层浸润麻醉至肝、肾被膜,尖刀破皮及筋膜。

4.穿刺方法(以医用无水乙醇硬化为例)

(1)一手固定探头,一手持针沿规划路径穿刺,穿刺时全程穿刺针的针干和针尖都必须处于超声的监视下,非套管针针尖穿刺入囊肿的后 1/3 处(图 43-3A),保证距离囊壁的安全距离,进行抽吸,尽可能保证囊液抽吸干净,如果采用套管针,则只需保证套管针的套管前端在囊腔内即可,同时计算抽出的囊液的量。

(2)囊液抽吸干净后,抽取相当于抽出囊液量的 1/4~1/3 的医用无水乙醇缓慢注入,并且重复抽出-注入动作,使乙醇可以和囊壁充分接触,注意单次乙醇注入量不超过 100ml。

(3)抽出所注的无水乙醇丢弃,重复 2~3 次,最后留置 3~5ml(图 43-3B)。

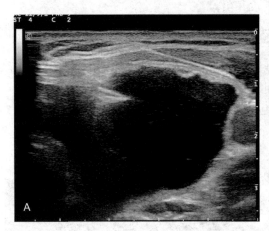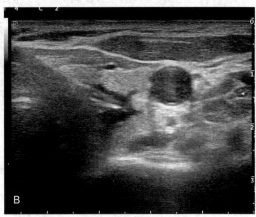

**图 43-3　囊肿穿刺抽吸图**
A. 囊肿穿刺;B. 抽吸、硬化后囊肿明显缩小

## 第四节　超声引导下的消融治疗

局部消融治疗是借助医学影像技术的引导对肿瘤靶向定位,局部采用物理或化学的方法直接杀灭肿瘤组织一类治疗手段,具有微创、安全、简便和易于多次施行的特点,治疗途径有经皮、经腹腔镜手术和经开腹手术三种,本章主要阐述通过超声引导的经皮治疗消融手术,主要方法分为热消融和化学消融两种。

化学消融是指通过超声引导下,对肿瘤进行化学物质,例如无水乙醇、醋酸、聚桂醇、高温生理盐水等的局部注射,致使肿瘤组织细胞物质脱水、蛋白变性以及肿瘤血管血栓形成,进而导致肿瘤组织细胞坏死。

热消融是肿瘤间质毁损治疗的主要组成部分,热效应对组织的影响见附表。在超声引导下,利用微波、电、激光等能源导入到肿瘤组织内,制造热场,致使其发生凝固性坏死,从而原位灭活肿瘤细胞;主要包括微波消融、射频消融、激光消融、高强度聚焦超声技术等(表 43-1)。

表 43-1 热效应对组织的影响

| 温度 | 组织影响 |
| --- | --- |
| >300℃ | 融化,升华 |
| >100℃ | 烧焦,炭化 |
| 100℃ | 水蒸气形成,组织结构破坏 |
| 60℃ | 蛋白凝固、坏死 |
| >50℃ | 生物酶活性降低,不可逆性细胞损伤 |
| 42~50℃ | 高热、细胞膜变形 |

微波消融是利用微波的热效应,在超声的引导下,把置入式微波天线插入肿瘤组织中,在预设的功率下,可以在极短的时间内产生 60~100℃ 的局部升温,肿瘤组织产生凝固性坏死,从而达到原位灭活或者局部根除的目的,而周围的正常组织的损伤较小,甚至不受损伤。微波是一种波长为 1mm~1m,频率为 30MHz~300GHz 的高频电磁波。医用上最常用的微波频率为 2 450MHz、915MHz、433MHz。当人体组织受到微波作用时,组织内水分子吸收微波能量后高速运动,摩擦产生热量,使组织凝固毁损,达到治疗的目的。微波治疗具有不炭化,损伤小,止血功能强等特点。微波消融技术创伤小、痛苦低、操作简便,可以反复多次施行、疗效确切,主要用于实体瘤的治疗,例如肝、肾、肺、甲状腺、骨等位置的良恶性肿瘤和软组织肿瘤等。

射频消融是利用射频电极的热效应进行组织原位灭活的一种消融方式。射频是一种频率达到每秒 15 万次的高频振动。人体是由许多有机和无机物质构成的复杂结构,体液中含有大量的电介质,如离子、水、胶体微粒等,人体主要依靠离子移动传导电流。在高频交流电的作用下,离子的浓度变化方向随电流方向为正负半周往返变化。在高频振荡下,两电极之间的离子沿电力线方向快速运动,由移动状态逐渐变为振动状态。由于各种离子的大小、质量、电荷及移动速度不同,离子相互摩擦并与其他微粒相碰撞而产生生物热作用。射频电极插入肿瘤组织后,射频的热效应可以对肿瘤组织进行凝固性坏死,同时弥散的热量还可以使周围组织的血管凝固,在肿瘤周边形成一个反应带,可以有效地防止肿瘤的转移。射频消融技术可以应用在肝脏、肾脏、肾上腺、骨组织、肺、甲状腺和乳房等多部位的肿瘤上(图 43-4)。

激光消融使用特定波长的激光作用于肿瘤组织,利用激光的热效应,导致特定范围内组织炭化、脱水、气化,并最终形成空洞,达到治疗的效果。激光与生物组织之间的相互作用(光的散射和吸收)取决于激光的波长、激光的能量、组织在激光作用下的曝光时间以及生物组织的光学属性。部分频率段的激光,因组织对其具有较低的辐射光吸收系数,因此,其具有很好的组织穿透性,该频率段主要局限于针对血红蛋白光吸收系数较低的短波段和水分子光吸收系数较低的长波段所组成的区间范围。目前唯一通过 FDA 认证的医学消融使用的激光为 1 064nm 波长的半导体激光,作用于消融组织,具有较低的组织光吸收系数和非常好的组织穿透性。

超声引导下的局部消融治疗因为涉及患者重要脏器,手术风险相对较大,多数在专门的介入手术室或者直接在手术室开展,手术需要一定的无菌环境、麻醉和生理指标监护,与正常的外科手术相同。

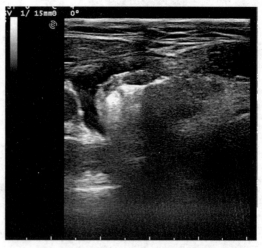

图 43-4 甲状腺良性结节的消融治疗

(沈睿)

## 第七篇关键知识点

1. 超声医学的定义、主要内容及特点
2. 声波及超声波的定义
3. 超声生物效应的物理机制分类
4. 等回声的定义
5. 常见人体组织回声强度排序
6. 超声造影
7. 超声检查注意事项
8. M 性超声心动图主要曲线群
9. 二尖瓣狭窄的 M 型超声表现
10. 扩张型心肌病的超声表现
11. 肥厚性梗阻型心肌病的超声表现
12. 脂肪肝的超声表现
13. 肝囊肿的超声表现
14. 转移性肝癌的特殊超声表现
15. 胆囊结石的超声表现
16. 胆囊炎的超声表现
17. 肾积水的超声表现
18. 判断膀胱癌是否侵犯肌层的超声表现
19. 子宫肌瘤的超声表现
20. 成熟畸胎瘤的超声表现
21. 葡萄胎的超声表现
22. 动脉硬化闭塞症的超声表现
23. 甲状腺结节的纵横比(A/T)及其意义
24. 甲状腺乳头状癌的超声表现
25. 桥本甲状腺炎的超声表现
26. 介入性超声诊断的应用范围
27 介入性超声治疗的应用范围
28. 超声引导下消融治疗的分类

第八篇　介入放射学

# 第四十四章
## 介入放射学基础知识

### 一、介入诊疗概述、简史

介入放射学（interventional radiology，IVR）是在医学影像设备的监视和引导下，利用穿刺针、导丝、导管及其他介入器材，获取影像学、组织学、细菌学及生理、生化资料对疾病进行诊断和治疗的学科。介入诊疗技术可分为血管内与非血管两大类，各包含很多具体操作技术，其临床应用几乎涉及全身各部位、各系统的疾病。作为介于内科学和外科学之间的第三临床医学学科，介入放射学经过近半个多世纪的发展壮大，已经成为临床医学的重要组成部分。

介入放射学的历史应该追溯到 1928 年，Dos Santos 等完成首例经皮直接穿刺主动脉造影。1929 年德国医生 Forssmann 在做实习医生期间，在自己身上做实验，将一根导尿管从右肘前静脉插向心脏，X 光摄片证明其成功地首创了心导管造影术，在 1931 年发表了相关论文，并因此而荣获 1956 年诺贝尔生理学或医学奖。1953 年瑞典 Sven-Ivar Seldinger 医生首创了用套管针、导丝和导管经皮股动脉插管做血管造影的方法，大大简化并提高了介入放射学操作的安全性。Seldinger 认为其技术的先进性主要在 4 个方面：①对比剂能够注射到任何水平；②对比剂血管外注射的风险更小；③患者能采取适当的体位；④考虑到良好的质量控制，在造影时导管可以留在血管中。此技术被称为 Seldinger 技术，很快得到广泛应用。成为介入放射学的里程碑。"他的成就使放射学朝着新的、令人振奋的方向发展，给医学影像、诊断和治疗医学留下了永久的印记。"这是 1984 年《美国放射学杂志》（*American Journal of Roentgenology*）在纪念 Seldinger 技术发明 30 周年时发表的一段话。

介入放射学于 20 世纪 80 年代初传入我国，并迅速发展壮大。1973 年上海第一医学院中山医院首先报道了经皮穿刺插管术行选择性冠状动脉造影的试验。1978 年华山医院赵伟鹏和陈星荣教授首先报告了用国产穿刺针、导管做肾动脉造影。林贵教授率先于 1979 年报道了原发性肝癌选择性动脉造影并于 1984 年报道了肝动脉栓塞治疗原发性肝癌。1985 年同济医科大学附属协和医院冯敢生等进行了中药白及作为血管内栓塞剂的研究，开创了中西医结合介入放射学的先河，将中医药与介入放射学结合应用，形成中西医结合介入放射学这门新兴的交叉学科。中西医结合介入放射学丰富了中医药的诊治方法，促进了中药剂型的改革和给药途径，同时也提高了介入放射学的疗效。

### 二、介入诊疗常用器材、引导设备

介入诊疗技术常用器材包括常规器材如穿刺针、导管鞘、导丝、导管、支架、药物泵、引流管等,以及特殊专用器材如滤器、抓捕器、活检钳等。引导设备包括超声设备、X 线设备、CT、MRI 等。

**(一) 介入器材**

介入治疗使用的器材种类繁多。下面仅介绍介入治疗中最基本的器材。一些特殊专用器材将在各论中述及。

1. 穿刺针　血管内介入治疗和非血管介入治疗都要用到各种穿刺针。穿刺针是介入治疗的基础器材。穿刺针一般由锐利的针芯和外套管构成,根据用途的不同也可以是 2 层以上的外套管,或是中空的穿刺针。经过穿刺针建立通道,再进行后续操作(图 44-1)。

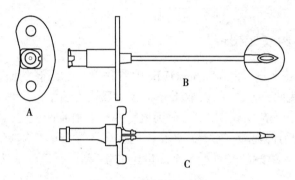

**图 44-1　穿刺针示意图**
A. 针尾;B. 无针芯穿刺针;C. 带针芯穿刺针

2. 导管　是介入治疗的主要器材,根据使用目的可分为造影导管、引流导管、溶栓导管、球囊导管等。在造影导管中又有出厂时就塑好型的各种类型导管,如 C 型导管;引流管由于使用部位和用途的不同,长短、粗细、形状均不同;球囊导管则由于导管直径和球囊直径,长度的差别分成多种型号的球囊导管。根据导管用途还有微导管或同轴导管,微导管又可分为造影导管和球囊扩张导管(图 44-2)。

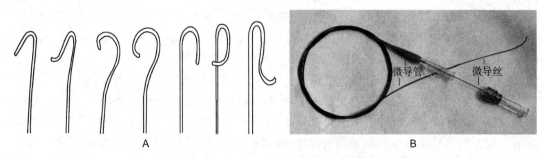

**图 44-2　不同类型导管及微导管图**
A. 各种头端不同形态导管示意图;B. 微导管实物图

3. 导丝　是通过穿刺针的外套管利用导丝交换法送入导管,或经导管利用导丝导向性能,将导管选择性插入目标管道的重要器材。根据使用物理特性不同可以分为超滑导丝、超硬导丝。根据用途不同可以有超长的交换导丝、中空的溶栓导丝等。

4. 导管鞘　为了避免导管反复出入组织管壁的穿刺通道对局部造成损伤,尤其在血管操作时避免损伤血管壁,而使用导管鞘。它由带反流阀的外鞘和能够通过导管、导丝的中空内芯组成,用硅胶制成的反流阀在防止血液外溢同时,可以反复通过相应口径的导管,而血管壁不会受损伤;内芯较硬,前端成锥状,以保证导管鞘可以顺利沿导丝送入。高龄患者进行血管内介入治疗时,导管鞘的长度应尽量达到距离操作的目的血管最近的水平,以减少动脉迂曲、钙化造成导管操作的困难。利用导管鞘还可以在非血管系统或部分血管内介入放射学操作时,送入一根以上导丝之用(图 44-3)。

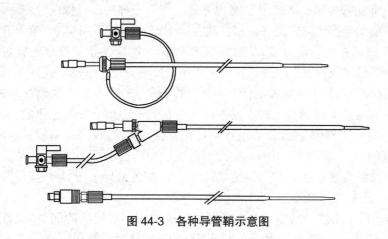

图 44-3　各种导管鞘示意图

5. 支架　用于对狭窄管腔支撑以达到恢复管腔开通功能之用。广义上可以分为内涵管和金属支架,狭义的支架,仅指金属支架。内涵管用于非血管系统,外径虽然有粗细之分,但是内腔直径远小于金属支架所能达到的内径,由于管腔内沉积物的附着,容易出现管腔堵塞是其缺点,但是可以通过介入治疗技术或内镜将其取出并置换是内涵管的优点。金属支架根据其扩张的特性可分为自膨式和球囊扩张式,其中又有不同材料和工艺方法制成性能差异的不同支架,如 Palmaz stent、Z stent 等。金属支架可用于血管系统和非血管系统狭窄管腔的扩撑成形以建立新的通道。

6. 其他　上述 5 种器材是在介入治疗中使用的最基本也是应用最广泛的器材。根据介入治疗的不同要求还有很多特殊器材,如用于防止静脉血栓脱落造成脑梗死的腔静脉滤器;用于取异物或结石的网篮;用于肿瘤穿刺治疗用的激光、微波、射频、冷冻等器材;用于治疗血栓的旋切导管等。介入治疗使用的器材种类繁多,随着介入治疗技术和医疗器械工业的发展,将不断有新的器材被开发,并在临床得到应用和推广。

（二）影像学引导设备

介入诊疗需要在影像设备的监视下,利用导管、导丝及其他器材的操作达到局部或区域治疗的目的。每一种监视设备都有各自的特点,要根据临床治疗目的及现有设备条件,按照无创、微创、无辐射、减少辐射及经济的原则,选择合适的影像学引导设备,扬长避短,以保证介入治疗操作的顺利进行。

1. 超声成像仪　超声设备用于介入治疗的引导监视,具有方便、实时、经济、无辐射的优点。作为经皮穿刺的定位手段,有其独特的优越性。特别是对腹部实质性脏器、胸膜病变、乳腺、体腔积液以及其他体表软组织病变的穿刺定位。超声检查仪具备良好的监视能力,探头可随变换角度扫查,对于操作者来说立体感更强,准确性明显提高。肝胆系统经皮穿刺等操作,超声更应作为首选的影像监视方法之一。由于受声学成像的特点制约,超声检查易受骨骼、气体等因素影响,增加了操作的难度。除去部分脏器无法使用超声检查外,适合扫查的目标还会出现相对的盲区(如肝脏紧贴膈下的部位等),另一方面,由于探头对于靶器官的位置千变万化,对于操作者的经验和技术提出了更高的要求。此外,超声断层成像的特点,造成对脏器的整体观较差。

2. X 线 C 臂机(DSA 仪)　X 线透视是介入放射学传统的、基本的监视手段,应用历史最早,适用范围最广泛。过去用于血管系统介入放射学及胆管系统、泌尿道系统等和可用碘对比剂显影的非血管腔道介入放射学监视方法。作为一种实时显像的监测手段,X 线透视下进行介入放射学操作已被广泛的应用。现在应用的各种导管、导丝、支架等介入器械几乎都被设计成 X 线可视或标记可视,从这一点来看,X 线透视已完全被介入放射学医师所接受。目前应用影像增强器或平板探测器可使图像清晰明亮,便于观察,并且 X 线辐射量明显减少,对患者和操作者都带来很大的益处。所以作为介入放射学的主要监视方法,间接 X 线透视已基本代替直接 X 线透视。DSA 是在间接 X 线透视基础上发展起来的,利用计算机技术消除了骨骼、软组织对于注入血管系统对比剂影像的影响,提高了血管显示的清晰度,并减少了对比剂的用量,使器官、组织及病变的血流动力学显示得更加清楚,是目前血管系统介入放射学首选的监视方法。但由于成像层次重叠,密度差异小,尤其在实质脏器尚需依赖对比剂的使用,是 X 线监视的不足。

3. CT 成像仪　比较 X 线影像,CT 断层影像能够使病灶组织的细节显示得更加清楚,尤其是近年来出现的 CT 透视更加为介入放射学的开展提供了便利条件。CT 在非超声监视适应证的非血管穿刺技术中,得到广泛的应用。如颅内出血穿刺抽吸减压治疗、肺内病变的活检等;但在血管内造影与介入治疗的应用中仍以 DSA 为首选。

4. MR 成像仪　MRI 作为特殊的介入放射学监视方法,由于其没有射线损伤,观察范围大,组织分辨力高,近年来出现的开放型 MR 和透视技术,方便了介入放射学的操作,并且可以达到实时监视的程度,故越来越被临床所认可,应用范围也越来越广。虽然现在由于设备的普及程度、性能和专用无磁性介入放射学器材开发程度所限,尚未在临床得到广泛使用,但是具有广阔的应用前景。

## 三、介入诊疗技术

介入放射学技术很多,这里重点介绍最基本的 Seldinger 技术和血管介入、非血管介入基本技术,各种技术的临床应用在后面的各个章节具体介绍。

### (一)介入诊疗基础技术

1. Seldinger 技术　1953 年瑞典 Sven-Ivar Seldinger 医师首创了用套管针、导丝和导管经皮股动脉插管作血管造影的方法。因其为介入诊疗操作最基本、应用最为广泛的技术,且简便易行,被称为 Seldinger 技术,成为介入放射学的里程碑。

Seldinger 技术的主要技术要点有:①选择穿刺动脉:因股动脉位置表浅,较粗大,易触摸,易压迫,最常被选用做穿刺入路。另外,根据介入诊疗的需要,也可以选择桡动脉、肱动脉、腋动脉、腘动脉等,以下以股动脉穿刺为例介绍。②选取穿刺点:股动脉穿刺点一般取腹股沟韧带下 15~20mm 股动脉搏动最明显处。③局部麻醉:对穿刺点局部实施皮肤、皮下、股动脉鞘麻醉。④切开皮肤:用刀片尖切开皮肤 5mm。⑤穿刺:用带针芯的穿刺针以 30°~45°角经皮向血管快速穿刺,穿透血管前后壁,退出针芯,缓缓向外退针,见动脉血液从针尾射出,即引入导丝,退出穿刺针,通过导丝引入导管,将导管插管至靶血管即可造影。穿刺时保持穿刺针斜面朝上,以利于导丝推进。

2. 改良 Seldinger 穿刺法　1974 年 Driscoll 提出改良法穿刺法,用不带针芯的穿刺针直接经皮穿刺,当穿刺针穿过血管前壁,即可见血液从针尾喷出,引入导丝,然后引入导管完成造影。这一方法的主要优点为避免穿透血管后壁,动作轻巧,不损伤周围组织,熟练操作后对桡动脉、腋动脉穿刺更有利。

3. 静脉穿刺法　静脉穿刺可用上述与动脉类似的穿刺针和穿刺方法,但由于静脉压力低,穿刺针穿入静脉时无喷血仅缓慢冒血。用改良穿刺针套上注射器,进行前后壁穿刺后边退针边抽吸,或进行前壁穿刺,边进针边抽吸,抽至暗红色静脉血液通畅时,即可固定穿刺针插入导丝。

Seldinger 穿刺技术与改良 Seldinger 穿刺法除了穿刺血管还可以推广至穿刺淋巴管、胸腹腔、心包、肾盂、胆管、囊肿、脓肿等,因此被誉介入放射学技术的基石。

### (二)血管介入诊疗技术

血管介入诊疗技术包括一切在影像学监视和引导下在血管腔内的操作技术。以下介绍临床常用的几种技术:

1. 诊断性血管造影　通过选择性或超选择性血管插管、造影,以明确肿瘤的供血动脉、血供特点;以及动脉瘤、血栓、斑块、狭窄等血管病变的部位、大小、范围等及动脉瘤的载瘤动脉情况。在完成评估的基础上制定介入治疗方案。

2. 灌注药物　通过靶血管向病变区域灌注药物,包括灌注化疗药物、溶栓药物、止血药物等,以达到局部满意的治疗效果。

3. 栓塞靶血管　栓塞靶血管可以治疗肿瘤、动脉瘤、出血、器官功能亢进等。

4. 血管成形　对狭窄、闭塞血管可以介入开通、扩张、旋切、植入支架等治疗,使血管管腔恢复原形态,保持通畅。

5. 其他血管内技术　如异物取出术、消融术、滤器植入术等。

### (三)非血管介入诊疗技术

非血管介入治疗技术包括多种不经过血管内的介入操作技术。以下介绍临床常用的几种技术:

1. 经皮穿刺活检技术　通过经皮穿刺,抽吸或切割可以获得细胞或组织病理学标本,达到细胞或组织病理学诊断。有时根据治疗需要及肿瘤变化,可以再次及多次活检。目前,分子靶向治疗已经成为肿瘤治疗的重要方法,通过穿刺获取组织标本进行基因检测是非常重要的。

2. 实体肿瘤的经皮穿刺消融术　如肝、肺、骨与软组织原发或转移性肿瘤等实体瘤经皮将专用消融针穿刺到瘤体内进行热消融、冷消融及无水酒精注射等,可以原位灭活肿瘤。

3. 放射性粒子植入行组织间插植放疗　以专用粒子植入枪经皮穿刺瘤体,按照放射性剂量要求,将放射性粒子(主要是 $^{125}$I)均匀排布到瘤体内,起到近距离放射治疗的目的。

4. 非血管腔道成形术　如食管、胃肠道、气管、支气管、胆道、输尿管等非血管腔道的恶性肿瘤、外伤或术后所致的狭窄、梗阻,可采用球囊扩张术和 / 或支架或内涵管植入术,进行腔道成形、再通。

5. 经皮穿刺引流术　经皮穿刺引流术可用于治疗实质性脏器的囊肿、脓肿、血肿,以及胸腹腔积液、梗阻性黄疸和肾盂积水等。

### 四、介入诊疗常用药物

限于篇幅,此处仅选择介绍与介入治疗密切相关的常用药物,其他有关药物不赘述。

**(一)术前用药**

1. 镇静药 ①地西泮,又称安定,可用于麻醉前、术前给药,起到消除患者术前紧张的作用。术前 0.5~1 小时肌内注射 5mg。②苯巴比妥,又称鲁米那,与安定一起使用,可增强其作用。术前 0.5~1 小时肌内注射 0.1g。

2. 抗腺体分泌药物 ①阿托品,抗胆碱药。用于麻醉前以抑制腺体分泌,特别是呼吸道黏液分泌。青光眼及前列腺肥大患者禁用。麻醉前用药成人术前 0.5~1 小时肌内注射 0.5mg。②山莨菪碱,又称 654-2,同属抗胆碱药。作用与阿托品相似或稍弱。口服吸收较差,注射后迅速从尿中排出。麻醉前用药成人术前 0.5~1 小时肌内注射 10~20mg。介入诊疗手术大多为局部麻醉,一般不需使用抗腺体分泌药物,如进行全身麻醉,可根据具体情况选用阿托品或山莨菪碱。

**(二)术中用药**

1. 对比剂 在大多数的介入性诊疗中,均需用对比剂,对比剂也是介入放射学操作中使用最频繁的药物之一。

在介入诊疗中,对于缺乏自然对比的组织和器官,如血管、软组织、体液等,为了明确了解穿刺针尖或导管头所在精确位置;观察血管的位置、狭窄阻塞情况;了解病变组织,尤其是恶性肿瘤的血供情况;非血管腔道的病变位置、长短、狭窄阻塞情况;囊性病变囊腔内情况等,均需注射适量对比剂进行造影。

目前 X 线造影和 CT 下血管内或组织内注射使用的多为非离子型碘对比剂,非血管腔道内造影可使用离子型碘对比剂。血管内使用时应注意有无过敏史和肾功能情况。如磁共振监视下的介入操作需使用对比剂时,则需用钆对比剂。

碘化油为植物油与碘结合的一种有机碘化合物,含碘(I)为 37.0%~41.0%(g/g)。目前主要用于介入诊疗中恶性肿瘤的动脉栓塞治疗。

在使用碘对比剂时应注意碘过敏反应和防治:①严格掌握碘剂造影的禁忌证,了解患者有无过敏史,对有过敏史者禁忌使用离子型碘剂,对甲亢、心肝肾功能不全者,慎用碘剂;②离子型碘剂使用前做好碘过敏试验;③尽量选用非离子型碘剂;④做好抢救严重过敏反应的准备,在进行造影检查的机房备好抢救车。

2. 麻醉药 介入诊疗操作属于微创手术,大多采用局部麻醉。利多卡因为中效局部麻醉药,有起效快、穿透力强、弥散广等特点,且用药前不需作过敏试验,故介入操作中广为使用。主要用在皮肤穿刺点局麻、周围神经阻滞、与对比剂混合血管内注射可以减轻动脉造影时疼痛。穿刺局部用 2% 盐酸利多卡因 5ml 浸润麻醉。

3. 镇痛药 介入术中,尤其是肿瘤栓塞中,患者出现难以忍受的疼痛时,可以适当给予镇痛药。临床上常用盐酸布桂嗪注射液(强痛定)镇痛。一般注射 10 分钟见效。根据治疗情况可以选择强阿片类镇痛剂如吗啡、哌替啶(杜冷丁)等注射剂。

4. 糖皮质激素 介入诊疗手术虽然为微创手术,患者仍会有一定的精神紧张,为了减轻患者的应激反应,以及碘对比剂的过敏和副作用,常常需要使用少量的糖皮质激素。临床上多选用地塞米松。

5. 血管收缩与扩张剂 在血管介入诊疗中使用血管活性药物的目的在于提高诊断正

确性和治疗疾病。①血管收缩药：血管收缩药可使正常血管收缩，注入的对比剂流向无收缩的肿瘤血管，使肿瘤"染色"增强。动脉内注射血管收缩药还可用于治疗咯血和消化道出血。临床上主要使用肾上腺素和加压素。②血管扩张药：血管扩张药主要作用于血管平滑肌使血管扩张，血流增加，改善血管造影效果、解除动脉痉挛、增加出血部位对比剂外渗而易于诊断。常用的有妥拉苏林、前列腺素、缓激肽、罂粟碱等。

6. 抗凝与溶栓药物 血栓形成与栓塞是血管内介入操作的重要并发症。因此在血管内介入操作过程中有时必须应用抗凝剂和抗血小板凝集药物，预防血栓形成。对于已形成的血栓，可使用溶栓药物治疗。

（1）抗凝药物：①肝素：一种最常用的抗凝剂。在血管内介入操作时，需配制每升含12 000 单位的肝素冲洗液，用于冲洗导管、导丝，如导管停留于血管内较长时间不操作，则应往导管腔内注入 2ml 左右肝素冲洗液。在行球囊血管成形术、支架或钢圈植入前应作肝素化处理。大剂量使用肝素时应经常监测凝血时间和部分凝血激活酶时间。如发生严重出血，应立即停药，并静脉注射肝素拮抗剂——鱼精蛋白。②华法林：是一种体内抗凝药，须有活性的凝血因子消耗后才能有效，起效后作用和维持时间亦较长。主要用于防治血栓栓塞性疾病、血管成形术后抗凝及溶栓。③阿司匹林：血管造影中使用阿司匹林是利用其抗血小板凝聚的作用。用于预防和治疗血栓形成。④潘生丁：为抗血小板凝聚药。可用于预防血栓形成，与阿司匹林合用可增强血小板凝聚的功效。⑤低分子右旋糖酐：可降低血液黏度。分子吸附在红细胞、血小板和血管内膜表面，防止红细胞、血小板的聚集和黏附，从而阻止血栓形成。球囊扩张血管成形术后常与阿司匹林、潘生丁等联用，以防止急性血小板黏附与聚集。

（2）溶栓药物：常用的溶栓药物有链激酶、尿激酶等纤维蛋白溶解剂。

7. 介入栓塞材料 经导管栓塞术是介入治疗的重要技术之一。将栓塞材料引入到病变的供血血管内或病变血管内，使之闭塞，中断血供，达到控制出血、治疗肿瘤、闭塞病变血管等目的。以下简单介绍常用的几种栓塞材料。

（1）短期栓塞材料：自体血块是目前唯一的短期栓塞材料，闭塞血管的时间一般为 24~48 小时。

（2）中期栓塞材料：明胶海绵为外科手术止血剂，属于蛋白基质海绵，能被机体组织降解吸收，内吸收时间在 1 个月左右，闭塞血管的时间为数周至数月不等，为目前使用最普遍中期栓塞材料。

（3）长期栓塞材料：碘化油是一种有机碘化合物。经肝动脉注射后碘化油能长期滞留于肝癌组织内，时间可达数月，甚至 1 年以上。通过其阻塞肝癌的微血管、填充癌组织本身来治疗肝癌。长期栓塞材料还包括不能被生物降解吸收的永久栓塞剂聚乙烯醇、在血液中迅速聚合成硬块从而起到栓塞作用的二氰基丙烯酸异丁酯、注入血管后可使血管内皮细胞皱缩以及血内蛋白质变性沉淀和血细胞受损迅速形成微血栓，造成血管永久性闭塞的无水乙醇。这些永久性栓塞剂主要用于治疗动静脉畸形、动脉瘤、胃底食管静脉曲张、精索静脉曲张、大咯血及主流。

（4）固体栓塞物：主要包括弹簧钢圈、可脱性球囊、微球、微囊以及药物洗脱微球等。

（5）中药和其他栓塞剂：见相关章节。

8. 抗肿瘤化疗药 介入抗肿瘤化疗药物的选用原则是根据原发肿瘤细胞对化疗药的敏感性。具体药物请参考相关专业书籍。

### （三）术后用药

1. 止血药 对于一些凝血功能欠佳的患者，以及介入操作中出现创伤扩大、具有潜在术后出血可能时，比如经皮穿刺操作中，为达成目的反复多次穿刺、有可能伤及较大血管；非血管腔道介入操作时损伤黏膜或肿瘤组织等时，均应在术后密切观察患者生命体征，同时适当使用止血药。另外如介入术中采用全身肝素化或肝素使用过量时，适量的鱼精蛋白可以防治出血。其他常用介入术后止血药包括氨甲苯酸（又称止血芳酸）、酚磺乙胺（又称止血敏）。

2. 抗生素 在介入诊疗中抗生素主要用于脓肿介入引流后，在脓腔内注入抗感染。以及在介入后发生明确感染的情况使用。抗生素类药物及其使用请参考相关专业书籍及使用规定。

3. 止吐药 介入治疗后的呕吐主要发生在恶性肿瘤介入化疗、栓塞，尤其是腹部动脉化疗、栓塞后诱发的并发症。止吐药通过不同环节防止或减轻恶心和呕吐的药物。常用止吐药物有：①多巴胺受体拮抗剂，代表药物是甲氧氯普胺。② 5-HT3 受体拮抗剂，包括昂丹司琼、格拉司琼、托烷司琼、阿扎司琼、雷莫司琼、多拉司琼等。③ NK-1 受体拮抗剂，代表药物是阿瑞吡坦，仅用于预防，对已发生的呕吐无效。④糖皮质激素，地塞米松目前作为糖皮质激素中治疗恶心呕吐的首选药物。大量的研究表明，糖皮质激素能使预防恶心呕吐的有效率提高。推荐口服首剂量为 12mg，日剂量为 8mg。

（刘玉金）

# 第四十五章
# 血管介入技术

血管性介入诊疗技术是在影像设备的引导和监控下，经皮穿刺血管，对血管病变部位及血管支配脏器病变进行治疗的微创诊疗技术。限于篇幅，本章只介绍几种临床常用的血管介入技术。

## 第一节　经导管动脉药物灌注术

经导管动脉内药物灌注术（transcatheter arterial infusion，TAI）是指通过介入放射学方法，建立体表到靶动脉通道（导管），再由该通道注入药物达到局部治疗目的。

### 一、常用器材、选用原则

介入放射学器材的种类繁多，但实行 TAI 手术所需器械相对较简单，主要是穿刺针、导管鞘、导丝、导管等，其中变化较大的是选择不同类型的导管。选用导管的原则是在完成通道建立的前提下，主要根据使用部位的不同如何有利于进行选择或超选择插管，然后选用不同类型的导管，如 C 型导管、RH 导管、RLG 导管等。

### 二、技术要点

TAI 的基本技术是 Seldinger 技术，由此建立到达靶动脉的通道。多数情况下选取右股动脉为穿刺点，在股动脉穿刺困难或为留置导管等方便也可选择锁骨下动脉、腋动脉等特殊部位作为穿刺点。动脉通道建立后根据病变部位不同选择不同形状的导管，并在导丝的配合下选择性插管至靶动脉内，如何快速准确地将导管插至靶动脉内是 TAI 技术的重点和难点，除根据靶血管的解剖特点学会选择合适的导管外不断的理论与实践结合从而积累经验至关重要。

### 三、临床应用

实行 TAI 主要目的是以等量与或小于静脉给药的剂量在靶器官达到较高浓度，或较长的作用时间，从而提高疗效并减少副作用。在临床上应用较为常见的应用有：①血管收缩治疗主要用于咯血和消化道出血的止血。②TAI 在恶性实体瘤的治疗中应用广泛，包括姑息性治疗、术前局部化疗、术后预防性和复发灶的局部化疗。③经导管溶栓术主要用于动脉或静脉系统的急性血栓栓塞的治疗，无论血栓发生在动脉系统或静脉系统如未得到及时有效治疗都会导致严重的后果。④导管药盒系统（输液港）植入术，又称埋入式药物泵，由导管和药盒组成,同样适用于动脉系统和静脉系统。药盒可埋植在皮下组织而不引起排异反应。其上面为一高密度硅胶耐穿刺膜,便于反复穿刺行长期药物灌注治疗。

（一）适应证

1. 血管收缩治疗 ①支气管扩张、肺部血管畸形、肺部恶性肿瘤等引起的大咯血;②出血性胃炎、胃十二指肠溃疡出血、小肠和结肠血管畸形及憩室出血等引起的上、下消化道出血。

2. 动脉内化疗术 TAI 在恶性实体瘤的治疗中应用广泛,原则上适合静脉化疗的实体恶性肿瘤均可行动脉内化疗。

3. 经导管动脉或静脉系统溶栓术 动脉或静脉内形成的急性、亚急性血栓或血栓脱落引起的血管阻塞,在排除可引起致命继发出血的疾病后均可行插管溶栓治疗。

4. 导管药盒系统（输液港）植入术 ①长期、规律性经导管动脉或静脉内灌注化疗的各种实体恶性肿瘤的姑息性治疗;②长期、规律性碘油栓塞的各种实体肿瘤的姑息性治疗;③需长期输液而外周静脉输液困难的患者。

（二）禁忌证

1. 血管收缩治疗 冠心病、肾功能不全、高血压及心律失常患者。

2. 动脉内化疗术 恶病质、严重心肝肾功能不全、终末期难以化疗反应的患者。

3. 经导管动脉或静脉系统溶栓术 近期脑出血者、消化道溃疡活动性出血期、具有出血倾向者、严重高血压者、近期实施过外科手术者、严重心肝肾功能不全者、有并发症的糖尿病患者。

4. 导管药盒系统（输液港）植入术 ①有严重出血倾向的患者;②严重的严重心肝肾功能不全者;③终末期患者;④严重的高血压和动脉粥样硬化患者。

（三）介入基本程序

1. 术前常规准备 ①完善相关检查,包括血常规、尿常规、肝肾功能、凝血功能、胸片、心电图、超声、CT、MRI 等。②对患者病情做出客观、准确的评估,以做出充分术前准备;出血患者要备齐生命体征支持物品及血液制品;肿瘤患者尽可能明确病理诊断;动脉或静脉溶栓前要评估好急慢性血栓及分期,告知患者预后情况。③术前谈话,告知介入治疗的必要性、风险及术中、术后意外及并发症,征得患者及其家属同意,并在手术同意书上签字。④穿刺部位备皮。⑤择期手术患者术前禁食 4~6 小时。

2. 术前器材准备 根据手术目的及部位备好器材,主要有:穿刺针、导管、导丝、导管鞘等或特殊用途的器材如:阻断球囊、溶栓导管或药盒系统等。

3. 操作方法 首先以 Seldinger 技术为基础建立血管通道,然后根据手术目的不同进行选择性或超选择性插管,将导管置入靶血管,再根据手术目的进行诸如:一次性冲击性灌注术、留管持续灌注、或置入导管药盒系统等。

（四）治疗效果与临床评价

TAI 进行选择性靶动脉内灌注,极大地提高了病变局部药物的有效浓度（靶动脉给药较周围静脉给药局部药物浓度可提高 20 倍以上）。在进行血管收缩治疗时明显减少了加压素的用量,治疗效果明显提高;动脉溶栓优势为减小溶栓药剂量、缩短溶栓时间、再通率明显高于周围静脉溶栓,同时如溶栓效果不佳还可借此通道进行诸如血栓抽吸、支架置入等后续治疗;对肿瘤患者而言因抗肿瘤药物对癌细胞的杀伤作用具有明显的浓度依赖性,局部药物浓度增加 1 倍,杀伤癌细胞的作用可增加 10 倍,所以选择性靶动脉内灌注化疗杀灭癌细胞的作用明显提高。

**（五）并发症及其处理**

TAI 的并发症包括两部分,一是穿刺插管引起的并发症,二是所灌注药物引起的并发症。

1. 穿刺插管引起的并发症常见的有 ①出血(包括血肿形成),可采取延长压迫时间、保留导管鞘延迟拔管等措施;对于出血引起的血肿可进行穿刺抽吸处理。②血管内膜损伤以致动脉夹层、假性动脉瘤形成,轻度自行吸收、严重时需支架置入处理。③少见的有支气管动脉插管损伤脊髓动脉引起的截瘫等,可给予营养神经及活血化瘀等治疗。

2. 灌注药物引起的并发症 ①如溶栓药引起的消化道出血、脑出血等,应立即停用溶栓药并对症处理。②血管收缩药物引起的急性肠道缺血导致的腹痛。③化疗药引起的骨髓抑制、胃肠道反应、过敏反应、肝肾等脏器功能损害。

# 第二节 经导管动脉栓塞术

经导管动脉栓塞术(transcatheter arterial embolization,TAE)是介入放射学的最重要的基本技术之一,可定义为在 X 线透视下经导管向靶血管内注入或送入栓塞物质,使之闭塞从而达到预期治疗目的的技术。

## 一、常用器材、选用原则

TAE 所用基本器材及选用原则与 TAI 基本相同。特殊器材为各类栓塞材料(见相关章节)。栓塞材料的选择主要根据手术目的及目标血管类型决定,如以止血为目的的栓塞治疗多用明胶海绵或明胶海绵颗粒;以治疗肿瘤为目的如治疗肝癌则多用碘油混合化疗药栓塞,近年载药微球在肿瘤栓塞治疗中应用越来越广。对于一侧性肾癌行所谓“内科性肾切除”时常用无水乙醇。治疗血管性病变可选用聚乙烯醇、二氰基丙烯酸异丁酯、无水乙醇、弹簧钢圈、可脱性球囊等。

## 二、技术要点

TAE 技术在穿刺、插管技术环节与 TAI 相同,但为提高疗效、减少误栓等并发症的发生,往往要求超选更加精准。在做诊断性血管造影后,根据病变的部位、病变性质及血管解剖特点选择合适的插管器械和栓塞材料,栓塞材料的选择以经济、快速顺利阻断靶血管血流及需要临时或永久栓塞决定,但也非一成不变,比如同样是对出血性疾病,一般情况下选择明胶海绵或明胶海绵颗粒即可,而出血血管较大时往往需要选择金属弹簧圈类栓塞材料。释放栓塞材料或注入栓塞剂时要求全程透视监视下以适当速度进行,以避免栓塞物进入正常血管。栓塞结束后要再次进行血管造影,确定供血动脉中断、闭塞,对比剂外溢、假性动脉瘤、动静脉瘘等征象消失,同时除靶血管外,其余部位血液灌注良好。随着材料科学的发展栓塞理念也在发生变化,如对肿瘤血管的栓塞一般要求完全栓塞靶血管,但对巨大肿瘤如完全栓塞则可能引起肝肾功能衰竭,使用载药微球栓塞肿瘤则血流明显减慢即可。

## 三、临床应用

TAE 因具有微创性、全程影像引导和选择性靶血管插管技术而使得栓塞的准确性和可控性极大加强,成为革命性的临床治疗方法。其与 TAI 共同的特点是利用动脉血流动力学完成治疗目的,且常与 TAI 配合使用。其应用范围也越来越广。

**（一）适应证**

1. 出血性疾病 ①动脉性出血:如外伤性盆腔和内脏出血、泌尿系统出血、消化道出血、严重鼻衄和颌面部出血、大咳血、手术后发生的内出血等。②静脉性出血:主要用于保守治疗无效的食管胃底静脉曲张出血。

2. 血管疾病 ①动静脉畸形(AVM):包括脑、脊髓、颌面部、内脏器官、四肢等部位的AVM,通过栓塞术可使异常血管床闭塞,起到根治性、术前辅助性治疗或姑息性治疗的目的;②动静脉瘘:多由外伤、肿瘤、手术引起或为先天性(AVM 的一种表现),可发生在全身各部位,最常见的有颈内动脉海绵窦瘘、肝癌并发肝动脉 - 门静脉瘘等,栓塞瘘的动脉端可达根治的目的;③静脉曲张:主要有食管胃底静脉曲张、精索静脉曲张。

3. 介入性器官切除 对器官栓塞治疗的主要目的是消除或抑制其亢进的功能、减少体积或使之彻底消除。适合于栓塞治疗的主要有:脾功能亢进、肾病引起的顽固性高血压和大量蛋白尿(在透析和器官移植的支持下栓塞治疗)、异位妊娠可通过栓塞术并灌注甲氨蝶呤而终止妊娠。

4. 肿瘤的治疗 原则上富血管性实体瘤有明确的供血动脉并可插管到位者,均可通过栓塞其供血动脉,使肿瘤缺血坏死,达到缩小肿瘤体积,减轻或消除由其引起的症状,改善患者生存质量和延长生存期的目的。除上述姑息性治疗目的外,作为术前辅助性栓塞治疗手段,其益处为缩小肿瘤体积,使部分不能一期手术切除的大肿瘤可二期切除;栓塞后肿瘤血供减少,从而减少手术中出血,提高肿瘤切除率。甚至某些肿瘤通过栓塞可完全根治。①适于栓塞治疗的恶性肿瘤:主要有肝癌、富血性肝转移性肿瘤、肾癌、盆腔各种富血供恶性肿瘤、颌面部恶性肿瘤、四肢及脊柱恶性骨肿瘤等。②适于栓塞治疗的良性肿瘤:脑膜瘤、鼻咽血管纤维瘤、肾巨大血管平滑肌脂肪瘤、症状性子宫肌瘤、肝巨大海绵状血管瘤等。

**（二）禁忌证**

由于 TAE 的应用范围较广,使用的栓塞材料及栓塞范围也不同,其禁忌证也不同,共性的是:难以恢复的肝、肾功能不全或衰竭患者;难以恢复的心、肺功能不全患者;碘过敏患者。个性的有:恶病质、终末期难以耐受栓塞术后反应的患者;肿瘤体积较大预计患者不能耐受术后反应者,如肝癌病灶超过肝脏体积 70% 者,门脉主干有较大癌栓者;不能超选入靶血管或靶血管有重要器官附属支不能避开,栓塞后可能造成某重要器官功能障碍者。

**（三）介入基本程序**

TAE 的术前准备与 TAI 基本相同,区别在根据患者具体情况选择不同的栓塞材料。操作时 TAE 在栓塞前造影诊断,明确病变血管情况等,与 TAI 基本相同,不同处在于栓塞物质的注入。常见有:低压流控法、阻控法及定位法。①低压流控法:常用于颗粒性和液态栓塞剂的释放。其技术关键是在透视监视下低压注入栓塞剂。过程中切忌高压快速注入栓塞剂,否则极易造成栓塞剂由靶血管反流而造成非靶血管的误栓。②阻控法:多用于液态栓塞剂的释放,有助于减少血流对液态栓塞剂的稀释,亦防止其反流。③定位法:常用于大型栓塞物的释放。技术关键是定位准确,选用栓塞物较被栓血管直径稍大或与动脉瘤腔大小相适;透视下将栓塞物经导管送入拟栓塞的部位,方可释放栓塞物。

**（四）治疗效果与临床评价**

TAE 因其自身的微创性、准确性和可控性其临床应用效果也是十分肯定的。在肿瘤的治疗上结合 TAI 效果更佳,经导管肝动脉化疗栓塞(TACE)被认为是目前治疗中晚期肝癌的最佳方法。对良性病变如肝巨大血管瘤肝动脉栓塞术也是一种有效方法,其优点是适应证广、损伤小、恢复快、疗效高且对复发性病灶可重复治疗。

支气管动脉栓塞术治疗大咯血疗效确切,有效率 90% 左右,复发率为 15%~20%,已广泛应用于大咯血患者的治疗。尤其是对于双侧病变或多部位出血;心、肺功能较差,不能耐受手术或晚期肺癌侵及纵隔和大血管者,支气管动脉栓塞治疗是一种较好的替代手术治疗的方法(图 45-1)。

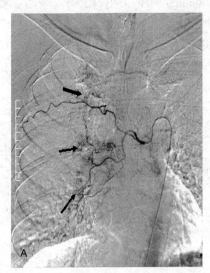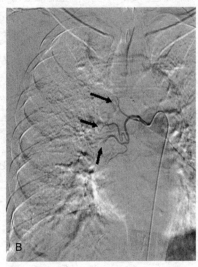

**图 45-1　支气管动脉栓塞术治疗大咯血图**

A. 右侧支气管动脉造影显示出血灶(黑箭);B. 经导管注入栓塞剂(PVA)后出血血管被栓塞(黑箭),出血停止

部分脾动脉栓塞术不仅可以解除各种原因造成的外周血细胞减少的问题,还可保留部分脾脏免疫功能,同时可降低门静脉压力。通常在栓塞后 2 周左右,白细胞及血小板计数上升,1~2 年 96% 患者血小板计数恢复至正常值。术后并发症少且轻,已成为脾功能亢进的首选非手术疗法。

对于血管本身的动脉瘤、动静脉畸形等病变 TAE 同样优势明显。如血管内栓塞脑动脉瘤创伤小,疗效好,患者痛苦小,并发症少,患者极易接受;开颅手术无法解决的动脉瘤,如颅内巨大动脉瘤,颈内动脉海绵窦段、岩段、基底动脉或椎动脉动脉瘤,梭形宽颈或无颈动脉瘤,可通过血管内栓塞治愈;病情较重,全身状况差,发病急性期不宜开颅手术者或手术夹闭失败者,可经血管内栓塞治疗;多次蛛网膜下腔出血,瘤周粘连明显,开颅手术风险较大,可用此方法治疗。

**(五) 并发症及处理**

TAE 术后并发症轻者可通过适当的治疗好转,严重者可致残或致死,应引起重视,尽量避免其发生。

1. 过度栓塞引起的并发症　过度栓塞是指栓塞程度和范围过大,尤其是在使用液态栓塞剂和过量使用颗粒或微小栓塞剂时。其后果是造成大范围组织坏死,引起相应的肝功能衰竭,胃肠道、胆管穿孔,脾液化等症状。所以术中掌握栓塞程度是十分重要的。

2. 误栓　是指非靶血管或器官的意外栓塞。其后果与被误栓器官的重要性和误栓程度有关。提高操作技术水平可减少或避免其发生。

3. 感染　可发生于所用器材和栓塞剂污染及手术室消毒不严的情况下；栓塞后大量组织坏死时容易发生感染。感染常发生在实质性脏器，如肝和脾。

## 第三节　经皮腔内血管成形术

经皮经腔内血管成形术（percutaneous transluminal angioplasty，PTA）是采用球囊导管技术扩张或再通动脉粥样硬化或其他原因所致的血管狭窄或闭塞性病变的方法。根据患者病情及血管条件需要，将由金属或高分子材料制成的能够长期或临时留置于血管腔内的内支架，通过输送系统放置到目标病变处，用于支撑狭窄管腔而使其成开放状态的即支架植入术。

### 一、常用器材、选用原则

PTA 和支架植入的常用器械有穿刺针、导管鞘、普通导管、普通导丝、微导管、微导丝等，相对特殊的器械有各种规格的球囊导管、血管支架。常规器械的选择应有利于选择性、超选择性插管或通过血管狭窄段，球囊直径要与血管测量值相当并略放大 10% 为佳，过小将影响疗效，过大有可能引起血管破裂等并发症，球囊的长度以大于病变长度两端各 1cm 为佳；支架大小的选择与球囊选择原则基本类似，也应根据病变两端的直径及病变长度而定，选择支架同时还要考虑病变位置是否位于关节附近，必要时选择跨关节支架以减少并发症的发生。

### 二、技术要点

1. 穿刺、插管行靶血管造影，明确病变血管的长度、狭窄程度、前后正常血管直径、压差，以及周围分支和侧支形成情况，评估手术成功可能性，并据此选择合适规格的球囊导管或支架。

2. 对严重血管狭窄或闭塞的病变如何越过病变段开通闭塞血管是手术成功的关键，除不断进行技术积累熟练进行导管、导丝配合外，器械的选择也至关重要。如进行下肢闭塞动脉开通除选用合适导管、导丝仔细操作尽量开通闭塞段外，有时需进行内膜下成形，并常常需要应用微导管、微导丝及 Outback 等器械，甚至斑块旋切系统。

3. 进行球囊扩张时在透视下注入稀释对比剂充盈球囊，直至球囊"腰征"消失并维持 3 分钟左右，对于长段病变尽量选用长球囊进行一次成形，短球囊分次扩张极易形成动脉夹层。

4. 需要植入支架时应仔细阅读造影片，根据血管解剖特点选择适合的支架，释放支架前准确定位至关重要。可利用自身的骨性标记也可利用 Roadmap 技术，同时注意硬导丝及植入系统造成的血管位移影响，释放支架时应严格按操作规程全程在透视下进行，防止支架前跳或游移。

5. 血管扩张或支架释放后再次行血管造影了解疗效，肾动脉成形后还需测量狭窄前后的血压差是否消失或减小。

### 三、临床应用

PTA 和支架植入术的临床应用十分广泛，常用于各种原因引起的血管狭窄和闭塞。

（一）适应证

PTA 与血管支架植入术的适应证没有严格区分，通常认为 PTA 可以完全解决问题的首

选 PTA 治疗,PTA 术后出现并发症或不成功者可进一步植入血管支架治疗。具体适应证为:

1. 动脉粥样硬化及大动脉炎所致的有血流动力学意义的血管狭窄或闭塞。

2. 重建血管通道术后所致的吻合口狭窄或移植血管闭塞。

3. 血管肌纤维发育不良所致的局限性狭窄。

4. 肾动脉血管狭窄引起的肾性高血压或肾移植后肾动脉狭窄。

5. 腔静脉或较大分支静脉狭窄或闭塞(布-加综合征、上腔静脉压迫综合征)。

6. 血管移植术前病变血管扩张的辅助措施;缺血造成截肢降低截肢水平。

7. 冠状动脉狭窄或闭塞。

对以下血管病变往往需要直接植入血管支架:①动脉瘤或动脉夹层;②颅内宽颈动脉瘤栓塞弹簧圈前;③搭桥血管再狭窄。

### (二) 禁忌证

PTA 创伤小,可重复性好一般认为无绝对禁忌证,但下列情况禁忌行 PTA 治疗:①导管和导丝未能通过血管狭窄或闭塞段;②大动脉炎活动期;③肝、肾功能不全凝血机制严重异常,具有严重出血倾向;④缺血器官功能已丧失;⑤严重心、肺功能不全者。上述情况同样是血管支架植入的禁忌证,同时预计行 PTA 即能达到临床效果者也是支架植入的禁忌证。

### (三) 介入基本程序

PTA 及血管支架植入术前常规准备与 TAI、TAE 基本相同,拟置入支架患者尤其注意仔细阅读 CTA、CTV、血管彩超等检查结果。具体操作方法如下:

1. Seldinger 技术血管穿刺插管。

2. 造影显示血管狭窄段或血管瘤腔(图 45-2A、B)。

3. 引入导丝通过血管狭窄段或血管瘤腔。

4. 选择球囊导管扩张血管或置入支架,此时注意 PTA 或支架释放要点十分重要。

5. 术后造影复查(图 45-2C)。

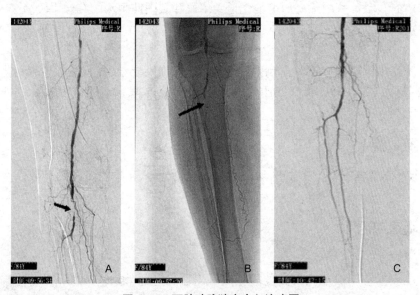

**图 45-2 下肢动脉狭窄介入治疗图**

A、B. 经导管行下肢动脉造影显示:腘动脉、胫后动脉狭窄;C. 行下肢动脉 PTA 后造影显示狭窄段基本消失,血流基本通畅

### （四）治疗效果与临床评价

血管腔内成形术和支架置入术具有微创、可重复性的特点，围手术期病死率、介入治疗并发症发生率明显降低，尤其对于不能耐受手术的高危重症患者更显示出其优势。如下肢动脉硬化闭塞症的腔内治疗已动摇了传统外科手术的主导地位，研究表明膝下动脉介入治疗后的 1 年和 3 年生存率分别为 71% 和 52%，保肢率分别为 88% 和 49%~65%；肾动脉狭窄的介入治疗成功率可高达 90%~100%，降压有效率在纤维肌肉发育不良者达 90%~100%，动脉硬化患者也达 60%~80%；布 - 加综合征首次治疗通畅率约为 70%，置入血管支架的通畅率约为 80%，再次治疗 PTA 通畅率约为 97%，置入支架通畅率约为 95%；腹主动脉瘤患者覆膜支架隔绝动脉瘤，使血液不能进入瘤腔，从而自行萎缩机化；在冠心病患者介入治疗创伤小、恢复块、能迅速缓解症状等优势也表现比较明显，有经验的术者手术相关死亡率在 0.3%~1.0%。

### （五）并发症及处理

1. 血管穿孔、内膜撕裂　严重时可置入覆膜支架。
2. 远端栓塞　视缺血情况和栓塞部位，可采取溶栓、取栓、外科手术等。
3. 穿刺点出血　加大压迫时间、保留导管鞘延迟拔管、穿刺抽吸等。
4. 动脉夹层　多由操作不当造成，表现为对比剂节段性滞留，消失延迟，血管管腔狭窄，血管边缘充盈缺损。轻度者可自行吸收、严重时予支架置入处理。
5. 支架移位或血管破裂、血管损伤　必要时需重新置入血管支架及手术治疗。

# 第四节　TIPS 技术

经颈静脉肝内门体分流术（transjugular intrahepatic portosystemic shunt，TIPS）技术是通过介入手段经颈内静脉建立肝内门腔静脉分流通道，同时尽可能栓塞胃冠状静脉等上消化道出血责任血管，是治疗门脉高压上消化道大出血和顽固性腹水的有效手段。

## 一、常用器材、选用原则

进行 TIPS 术所用器材较多，通用的有超滑导丝、加硬导丝、各型造影导管和普通穿刺针等。特殊器材为 Rups-100（或 TIPS-1000）穿刺针、裸支架、覆膜支架或 Viatorr 支架及弹簧圈等各类栓塞材料。

## 二、技术要点

TIPS 技术的关键是建立肝静脉到门静脉的通道，置入合适的支架及有效栓塞出血责任血管。

## 三、临床应用

### （一）适应证

既往 TIPS 的应用被定位为高危门脉高压出血患者的"救命"治疗，其应用除常规要结合患者的一般情况及治疗目的外，需要在内、外科治疗无效或不能耐受外科手术的情况下应用。目前强调当急性上消化道出血发生在 Child-Pugh 评分为 B 级或 C 级（≤13 分）的患者时，应尽早干预，把 TIPS 应作为一线治疗；对顽固性腹水、肝性胸腔积液、肝小静脉闭塞症及

部分布 - 加综合征患者 TIPS 也有较好疗效。

（二）禁忌证

肝硬化同时伴有心、肺、肝肾功能衰竭，以及有严重肝性脑病等情况是实施 TIPS 的绝对禁忌证。门静脉癌栓、血栓为相对禁忌证。未控制的败血症、胆道梗阻和凝血功能严重异常也作为相对禁忌证。

（三）介入基本程序

经典的 TIPS 技术首先以 Seldinger 法穿刺右侧颈内静脉，置入导管鞘在多功能导管的配合下将导丝越过右心房置于下腔静脉，在导丝引导下引入 Rups-100（或 TIPS-1000）穿刺针，进入右或左肝静脉，以术前 CTA、MRA 或间接门脉造影为参照进行门静脉穿刺；也可用 PTC 穿刺针经皮肝穿入门脉，在门脉内置入猪尾巴导管，行门脉造影并将猪尾巴导管头端作为穿刺定位标记。确认穿刺门静脉成功后，以球囊导管扩张穿刺通道，随后置入适当直径的覆膜支架，并置入相同直径裸支架使两端超出覆膜支架，从而加强支撑作用或直接置入 Viatorr 支架。同时用弹簧圈或生物胶栓塞胃冠状静脉等扩张的出血责任血管。

（四）治疗效果与临床评价

肝硬化门静脉高压症（portal hypertension，PHT）可导致食管胃底静脉曲张甚至破裂出血、肝性脑病、肝肾综合征和难治性腹水等多种并发症，可直接或间接导致患者死亡。TIPS 在肝静脉及门静脉间利用血管支架"搭桥"建立起人工分流管道，降低门静脉压力、侧支循环血流量相应减少，从而控制并预防胃冠状静脉、胃短静脉等血管的破裂出血，一旦分流道建立、责任血管被栓塞其即刻止血率可达到 90% 上下，疗效明显好于常规的内科保守及外科开放手术治疗。随着新型 TIPS 覆膜支架的广泛应用，不仅显著提高了分流道的通畅率、降低了腹水、出血的发生，同时肝性脑病的发生率也未增加甚而减少，提高中远期疗效疗效，值得推广。

（五）并发症及其处理

TIPS 术后最常见的并发症为肝性脑病，术前肝功能储备的评估是预防肝性脑病的关键，分流量的控制和充分的肠道准备是围手术期的重要环节，辅以保肝降氨治疗。再狭窄、闭塞也较常见，并常常发生于术后 3 个月内，此时可再行 Tips 治疗修复支架通道或置入新的支架，目前 Viatorr 支架的应用减少了并发症的发生。

## 第五节　静脉曲张的硬化技术

下肢静脉曲张是种常见病。早期表现为下肢内侧和后面浅静脉曲张、隆起、蜿蜒迂曲，晚期则可呈现肌肉、皮肤萎缩、脱屑、疼痛、皮肤色素沉着、皮下组织形成硬结，甚至湿疹和溃疡形成。传统的治疗方法为大隐静脉高位结扎和曲张静脉剥脱术，其创伤大，复发率高。泡沫硬化技术将硬化剂（聚桂醇或聚多卡醇）制成泡沫状直接注入病变血管内，通过其化学刺激作用造成局部血管内皮损伤，进而发生血栓、内皮剥脱和胶原纤维皱缩，使血管闭塞最终转化为纤维条索（硬化），从而达到祛除病变血管的目的。

### 一、常用器材、选用原则

运用泡沫硬化技术治疗静脉曲张所需器械相对简单，如进行直接经皮穿刺血管顺行注射仅需硬化剂和头皮针头，如以 Seldinger 技术经皮穿刺插管逆行注射入目标血管则需要穿刺针、导管、导丝、导管鞘等常用血管介入器械。

## 二、技术要点

进行泡沫硬化治疗的技术要点为：首先要制备出较为稳定的泡沫硬化剂；其次正确的直射泡沫硬化剂，注意不能使泡沫硬化剂进入深静脉，尤其是不能误入动脉；再者是注重术中细节及围手术期管理，预防并发症的发生。

## 三、临床应用

### （一）适应证

原则上所有类型的静脉曲张均适合硬化治疗；特别适合于大隐静脉、小隐静脉、副隐静脉伴交通支瓣膜功能不全的静脉曲张、网状型静脉曲张、蜘蛛型静脉曲张；其他治疗后残余和复发的静脉曲张；周围静脉性溃疡和静脉畸形曲张。

### （二）禁忌证

主要为已知对硬化剂过敏、严重的全身疾病、急性深静脉血栓、硬化治疗区局部感染或严重的全身感染、甲状腺功能亢进（不宜使用含碘硬化剂或含碘对比剂时）、妊娠（除非存在强制性医学原因）和已知症状性卵圆孔未闭。

### （三）介入基本程序

1. 硬化剂制备　泡沫硬化剂制备采用 Tessari 法，即采用两个 5ml 空注射器，用三通连接，分别抽取 1ml 硬化剂和 4ml 空气，快速交替推抽两个注射器各 10~20 次将其混合，即可得到 5ml 泡沫硬化剂。

2. 泡沫硬化剂的注射　可分为顺行法和逆行法，采用 X 线透视下直接穿刺曲张静脉远心端注射聚桂醇泡沫剂为顺行法；以 Seldinger 技术近心端穿刺置管注入聚桂醇泡沫剂称为逆行法，两种方法各有优缺点，以顺行法应用较为广泛。

### （四）治疗效果与临床评价

综合国内外 120 余篇文献对泡沫硬化剂的治疗效果的报道表明，泡沫硬化剂注射治疗下肢静脉曲张，手术成功率近 100%，有效率为 89.8% 左右，部分有效率为 10.2% 左右，严重并发症发生概率小，说明泡沫硬化剂注射治疗下肢静脉曲张是一种安全、有效、可行的治疗静脉曲张的方法。

### （五）并发症及处理

泡沫硬化治疗静脉曲张的常见并发症为：深静脉血栓形成、条索样硬结、色素沉着、局部疼痛、血栓性静脉炎和过敏反应等。预防并发症的关键是注射时全程监视，防止泡沫硬化剂进入深静脉，以及使泡沫硬化剂充分、均匀地分布于目标血管。一旦发生血栓性静脉炎可应用抗凝、消炎药物或应用中药清脉通络汤等。

（张万高）

# 第四十六章
## 非血管介入技术

　　非血管性介入诊疗技术是在影像设备的引导和监控下，经皮穿刺脏器或非血管腔道，或经体表开口将介入器材插入病变区域，获取病变诊断标本或对病变进行治疗的微创诊疗技术。限于篇幅，本章只介绍几种临床简单常用的非血管介入技术。

## 第一节　经皮穿刺活检术

　　经皮穿刺活检术（percutaneous biopsy）是介入放射学最基本的非血管介入技术之一，是在超声、CT 或 MR 等影像学设备导引下利用专用活检针经皮穿刺通过抽吸、切割等方式获取对某些病变的细胞、组织学标本以达到细胞、组织病理学诊断的目的。

### 一、常用器材、选用原则

　　1. 引导设备选择　根据穿刺器官部位的组织学特点、穿刺路径、深度等选择引导设备，如浅表淋巴结、胸壁软组织病变、甲状腺、肝脏、肾脏、脾脏等一般选择超声引导，快捷、方便、无辐射。而肺内病变、胰腺病变受肺内气体及胃肠道气体的干扰，不宜使用超声引导，而选用 CT。另外 CT 空间分辨率较高，可以精确定位引导隐蔽微小病变的穿刺，如肾上腺占位病变、椎旁病变、骨骼病变等。有条件的单位可以选择 MR 引导下对神经系统的病变实施穿刺活检。对于无 CT 设备的医院，可在 X 线透视下引导肺内较大病灶的穿刺活检。

　　2. 活检针　穿刺活检针的类型根多，根据穿刺针头的形态和获取细胞、组织的方式不同可分为抽吸针和组织切割针两大类。抽吸针包括 Chiba 针和 Turner 针，多为细针，主要用于获取细胞学和细菌学材料。切割针有粗有细，取材较多，可供组织学检查。按其针构造又可分为两类，一类是具有切割作用的针尖，包括 Madayag 针和 Greene 针等。近年来出现的自动或弹射式活捡枪，针芯有切割槽，在激发扳机后，外套管弹射将切割槽套入，获取病变组织材料（图 46-1）。近年来又出现了同轴穿刺针，可以沿同一针道，向组织不同方向切割活检，减少了创伤和并发症。由于这些活检枪使用简便，快速并减少了患者的不适，因此目前临床应用较广泛。

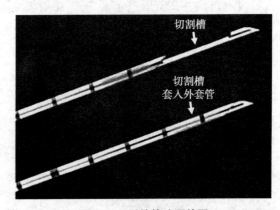

图 46-1　活检枪头照片图

另一类特殊的活检针是锯齿状的旋切针,为骨活检术中专用的活检针,直径在 6~12G 之间。此类活检针由套管针和锯齿切割针组成。操作时先将套管针引入病变之处,通过套管针插入旋切针,旋切多为手动操作,但最近也出现了电机旋转切割。常用的旋切针有 Faranseen 针、Otto 针及 Rotex 针。

## 二、技术要点

1. 术前复习患者病变的详细资料,了解病变邻近组织结构的关系,充分评估穿刺风险。
2. 选择影像学引导方式及穿刺路径。
3. 准备好穿刺器械、药品及固定标本物品。
4. 对于穿刺风险较大、又有必要做的手术,必须做好处理严重并发症的应急准备措施。
5. 术前与患者及授权家属谈话签署知情同意书。

## 三、临床应用

### (一)适应证

经皮穿刺活检术适应证广泛,可以涉及全身各个器官系统的疾病,特别是实质器官的实质病变,如肝脏、肾脏、胰腺、脾脏、肺、乳腺、甲状腺、前列腺、骨与软组织、浅表淋巴结等的实质性占位性病变,都可以通过经皮穿刺活检,以获得明确诊断。

### (二)禁忌证

1. 主要是凝血机能障碍有出血倾向者要先纠正。
2. 穿刺路径不能避开大血管、肺大泡及其他重要功能器官者也应禁忌穿刺。
3. 不能以合适体位配合穿刺者应慎行。

### (三)介入基本程序

1. 选定穿刺点和穿刺路径后,穿刺点区域消毒、铺巾、局麻。
2. 穿刺针按照预定穿刺计划穿刺,重复影像学扫描,了解穿刺针尖位置,必要时适当调整,确保针尖位于目标病变(图 46-2)。
3. 抽吸或切割获取细胞、组织标本,该过程可以重复 2~3 次,尽可能满足诊断需要。
4. 拔针、穿刺点压迫止血、适当加压包扎。
5. 再次影像学扫描,观察可能的出血、气胸等并发症,必要时给予恰当的对症处理。

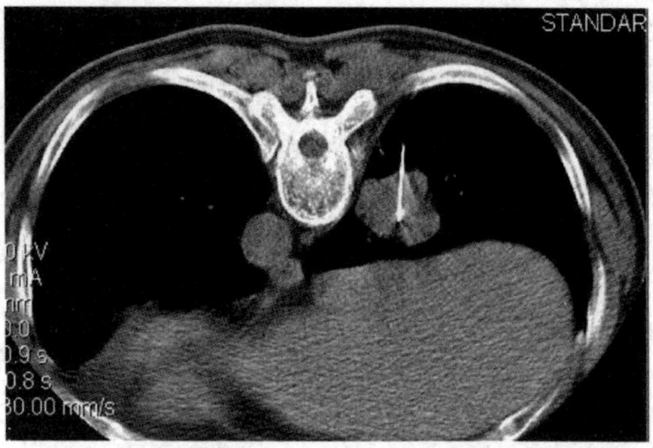

**图 46-2 CT 引导下肺内占位活检穿刺图**
显示活检枪头切割部分位于肿块内

### (四)效果与临床评价

穿刺活检术因其简便、安全、快捷,已经成为临床的常规成熟技术,是肿瘤获得病理诊断的重要取材手段。

### (五)并发症及处理

1. 出血 一般穿刺针道少量出血无须特殊处理,必要时可以给予适当止血药物。对于肺、肝、脾、肾等穿刺后大咯血、大出血内科止血效果不佳者可以进行动脉造影栓塞。
2. 气胸 对肺内病变穿刺活检气胸发生率可以高达 60%,少量气胸可以不予特殊处理,但要密切观察气胸的变化。如果气胸量肺压缩超过 30%,患者有胸闷气急症状者,应该进行引流。

3. 疼痛　主要是穿刺点及针道的疼痛,必要时可以给予止痛药物控制。

4. 感染　极少发生,主要是注意无菌操作预防。一旦出现,给予脓液培养及药敏检查,适当引流、抗生素治疗。

5. 针道转移　极少发生,可以忽略。

## 第二节　非血管性腔道扩张成形术

在医学影像设备监控下,使用导丝、导管、球囊导管、支架等器材,以微创的方式对食管、胃肠道、呼吸道、胆道、泌尿道等人体生理腔道的狭窄阻塞性病变进行治疗。具有创伤小,成功率高,见效快的特点。

### 一、常用器材、选用原则

非血管性腔道扩张成形术需用包括穿刺针、导管、导丝等常用器材,本节不再赘述,主要介绍非血管性腔道扩张成形术所使用的特殊器材。

1. 球囊导管　球囊导管首先应用于血管成形术,20世纪 80 年代开始逐渐应用于尿道、食管、胆道等狭窄阻塞性病变的扩张治疗,是非血管性腔道扩张成形术中的基本器材(图 46-3)。故非血管性腔道扩张所用的球囊导管结构与血管成形术的球囊导管相同或近似,呈圆柱形,由聚乙烯制成。根据各种人体腔道的临床应用需求,设计有多种规格,球囊预制直径从 6mm 至 40mm 不等,长度 2cm 至 10cm 不等,以 4~6cm 多见。另外球囊两端金属环标记有助于 X 线下定位。球囊导管的选用应与手术目标腔道相适宜,如单纯行球囊扩张,球囊直径以大于相邻管径 10% 为宜,如为支架植入前的预扩张,则以小于相邻管径 10% 为宜。

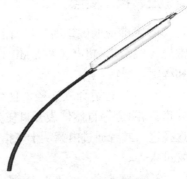

图 46-3　球囊导管

2. 支架　为防止球囊扩张后腔道回缩塌陷而再次狭窄或闭塞,可通过放置支架而达到腔道扩张成形目的。非血管性腔道扩张成形所用到的支架主要有"Z"形金属支架(图 46-4)及网状金属支架(图 46-5)两种,此外还有螺旋状金属支架、覆膜支架、可回收式支架、防反流支架、自膨式镍钛记忆合金支架及塑料内涵管等不同的种类。支架选用的原则:支架直径、

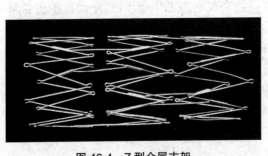

图 46-4　Z 型金属支架

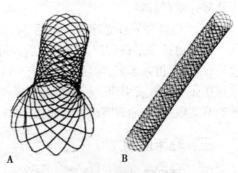

图 46-5　网状金属支架

A. 网状食管支架;B. 网状胆道支架

长度和支撑力应与需成形的生理腔道相适应,能保证撑开管腔;能牢固地贴附于管腔壁上,防止移位和滑脱;支架材质能耐受胃液、肠液、胰液、胆汁、尿液等置入部位体液的长期侵蚀,并尽可能防止肿瘤通过网孔侵入支架腔内,不至于管腔短时间内再狭窄、闭塞;为了封堵伴有管腔瘘口、窦道的管腔狭窄,应选用合适型号的覆膜支架。

3. 选择性导管 选择性导管(MAGIC)由硬性根部(2.7F)、柔性中间部(2.4F)、超软性末端部(1.5F/1.8F/2F)组成,导管体和其末端(小环)具有不透X射性;除"MABDTE"型号导管体的超软性末端部分由聚四氟乙烯PTFE材料制成以外,其余导管体由聚酰胺PA12TR90材料制成,用于选择性插管术,适用于对距离长,弯曲多和小口径的血管实施插管术。

4. 输送器 输送器大致可分为套管式和捆绑式。

(1)套管式输送器最常见,头部呈橄榄状,其余部分套在鞘内。输送器远端与鞘之间套一支架,当它顺导丝送至狭窄处后,将鞘退回,使支架逐步暴露释放,最后回收全套器械。

(2)捆绑式输送器是在制造时即将支架用丝线捆绑在输送器前端,丝线尾部留在输送器的后端,当它顺导丝送至狭窄处后,拉动丝线,即可释放支架。根据不同的目的选用传送器。

## 二、技术要点

1. 术前应明确诊断 术前需全面了解病史、症状与体征、患者的影像资料,一般应通过常规X线造影、超声、CT或MR检查明确诊断。明确目标腔道存在狭窄或阻塞的部位、范围和程度。

2. 选择合适介入途径 食管、胃肠道、气道、泌尿道、输卵管等,可经口腔、肛门、鼻腔、尿道口、阴道等自然体表开口作为入路进行介入操作。胆道系统则往往需要经皮肝穿刺的途径进入或者通过内镜从十二指肠乳头开口逆行进入,但如有术后T形管留置,也可经T形管进入。

3. 术前准备与麻醉 术前必须行血常规、凝血四项、肝肾功能、血糖、血生化等化验检查。术前适当应用抗胆碱作用、镇静、镇痛及减少分泌物的药物对介入操作的顺利进行有重要作用。另外,大多数手术术前需禁食水4~6小时以上。若行肠道支架术,术前尚需完善肠道准备。根据介入途径和目标腔道的不同,可选择不同的麻醉方式,如局部麻醉、表面喷雾麻醉、静脉镇静或全麻。

4. 严密监控下进行介入操作 介入器械应保证在真正的管腔内,球囊充盈要达到预期效果,支架位置良好并完整覆盖病变段,术中需观察支架位置、展开程度以及是否通畅、有无穿孔等并留存资料。

5. 术后处理及注意事项 术后24小时内应严密观察患者生命体征,全面监护患者情况。消化道扩张后待麻醉效应失去后即可进食,多数主张从流质,半流质,软食向普通伙食过渡;行支架植入术者,术后2~3天应予以流质饮食,逐渐改为半流质、软食,普食。胆管、泌尿道扩张后需置管引流。行胆道外引流者术后密切观察留置引流管的引流液量、颜色,经常检查有无阻塞,全面观察患者的症状、体征,特别是黄疸有无减退。

## 三、临床应用

### (一)适应证

1. 消化道 食管炎性狭窄,幽门良性梗阻,术后吻合口狭窄,贲门失弛缓症,食管癌狭窄并发气管瘘,恶性肿瘤浸润压迫引起的胃、十二指肠管腔狭窄或闭塞,以及胃肠吻合口或胃肠造瘘口肿瘤复发出现梗阻,恶性肿瘤浸润压迫引起结肠、直肠管腔狭窄或阻塞以及结肠、直肠瘘等。

2. 呼吸道 先天性气管支气管狭窄,气管软化和气道塌陷,放疗后或术后吻合口狭窄,肿瘤浸润、侵袭、压迫造成的气管狭窄;不能外科手术治疗的良性狭窄:如外伤或医源性气管狭窄,狭窄长度超过 2 个气管环以上;结核或炎症侵袭造成气管狭窄,非手术适应证者;淋巴结肿压迫造成气管狭窄等。

3. 胆道 良性狭窄,如术后、放疗后或结石所致狭窄;恶性狭窄,如胆管癌和肝脏、胆囊、肝门部或胰十二指肠区恶性肿瘤侵犯、压迫胆道系统造成狭窄或阻塞。

4. 泌尿道 良性狭窄,如前列腺增生肥大、手术创伤、结石、放疗后、感染、先天性及腹膜后纤维化所致狭窄;恶性狭窄,如腹盆部恶性肿瘤侵犯、压迫输尿管造成狭窄或阻塞,膀胱癌所致尿道梗阻等。

5. 输卵管 各种原因导致的输卵管阻塞性不孕症,特别是近中段输卵管阻塞者。

6. 鼻泪管 泪囊炎或外伤所致鼻泪管狭窄。

**(二)禁忌证**

1. 严重心肝肾功能不全。

2. 严重凝血功能障碍和出血倾向。

3. 穿刺部位感染或全身感染。

4. 良性狭窄一般不适用支架植入术。

5. 食管灼伤后的急性炎症期 1 个月以内。

6. 手术后瘢痕狭窄者在术后 3 周内。

7. 重度食管胃底静脉曲张(出血期)。

8. 食管破裂。

9. 大量腹水,肝功能衰竭不宜行胆道狭窄扩张成形术。

10. 高位气管狭窄(狭窄距声门 5cm 以内)。

11. 广泛的肠粘连并发多处小肠梗阻。

12. 输卵管壶腹部远端和伞段阻塞、输卵管结核或术后闭塞不适宜行再通术。

**(三)介入基本程序**

1. 球囊成形术 ①在影像设备引导下,经腔道自然开口或经皮穿刺将导丝引入目标腔道;②经导丝引入导管进行造影,判明狭窄或阻塞的程度及范围;③设法将超滑导丝通过目标管道的狭窄或阻塞处;④根据情况选用合适的交换导丝替换超滑导丝,并将合适型号的球囊导管经交换导丝送入病变段;⑤透视监控下将对比剂经球囊导管侧腔注入使球囊的"腰部"消失,抽空后隔 3~4 分钟再次充盈扩张,可重复 2~4 次;⑥抽空球囊后退回球囊导管至原狭窄段近端,经中腔注射对比剂进行造影复查,治疗成功后即可撤除球囊导管。

2. 支架植入术 ①~③同球囊成形术;④选用合适的交换导丝替换超滑导丝,根据需要选用扩张器或稍小的球囊导管经交换导丝送入病变段进行预扩张;⑤沿导丝将选定型号的支架连同专用输送装置一并送至管腔狭窄处;⑥在电视透视严密监控下将支架释放到位,保证支架位置覆盖狭窄段;⑦缓慢撤除支架输送装置,⑧对管腔进行造影,确认支架置放成功、管腔通畅;如支架到位和扩张良好,即拔除器材、结束操作。

### （四）治疗效果与临床评价

非血管性腔道球囊扩张成形和/或支架植入术往往能够起到立竿见影的效果，患者的临床症状消失或明显改善；腔道通畅后的形态学表现也可以在术后的造影复查中得到明确而客观的评价。有些病例如贲门失弛缓症等可能需要反复多次的球囊扩张术。支架植入后也有发生移位、脱出、断裂或支架内再闭塞的可能，其发生与支架选择、操作手法等关系很大。但对恶性狭窄或梗阻的治疗是治标不治本。

1. 食管狭窄球囊成形术　食管良性短段狭窄的疗效好；化学灼伤性长段、多处狭窄疗效较差。

2. 食管狭窄支架置入术　支架置入后患者可有胸骨后钝痛感，约1~3天后多数能消失，但少数患者疼痛持续时间较长。患者术后吞咽困难症状均有改善，特别是对食管-气管瘘的食管癌患者，术后瘘口封闭，防止进一步肺部感染，饮食改善，提高了生存质量，也延长了患者生存时间。

3. 胃肠道支架术　胃、十二指肠内支架治疗近期效果明显，大部分患者可以基本恢复正常饮食。内支架治疗虽暂时解除梗阻缓解症状，但恶性肿瘤发展仍将影响患者总体生活质量的提高，使生存时间延长非常有限。对胃、十二指肠恶性狭窄的患者，在进行内支架治疗的同时配合原发疾病的治疗，则能达到标本兼治的目的，能更有效地延长患者生存时间。

4. 气管支气管狭窄支架术　绝大多数患者支架置入后主观症状如呼吸困难、喘鸣可立即得到改善，在置入后2周内，主观症状可得到持续改善，但是恶性病变如不辅以其他抗肿瘤治疗时，将在3~6个月内出现再次狭窄。

5. 经皮经肝胆道引流术（percutaneous transhepatic cholangial drainage，PTCD）　如果适应证选择得当，PTCD的技术成功率可达100%。它对梗阻性黄疸的减黄作用十分明显，有效率可达95%以上。对急性化脓性胆管炎并休克患者的治疗，常可见到戏剧性的效果，患者症状可立刻减轻，血压回升，随后体温下降。

6. 经皮经肝胆道支架置入术　胆管支架置入的技术成功率约95%。单纯性狭窄的成功率高于梗阻再通成功率。恶性梗阻病例，支架置入后0.5~1年生存率为30%~15%，但因恶性肿瘤类型不同而有较大的差异。支架仅是一种姑息性疗法，其作用主要是减轻或消退黄疸，提高患者生活质量，一定程度地延长生存时间。

### （五）并发症及处理

1. 食管狭窄球囊成形术　食管黏膜损伤出血，多不严重，不需处理。导丝、导管误入假道，造成食管穿孔；球囊过度扩张可造成食管破裂，一旦发生可植入带膜支架。

2. 食管狭窄支架置入术　消化道出血、食管穿破、反流、支架阻塞等，植入带膜支架可降低发生率；支架移位，选择合适的支架可以避免或减少发生。

3. 胃、十二指肠、结肠、直肠支架术　食管、胃肠道损伤出血，给予止血治疗；支架移位脱落、胃肠道破裂穿孔，选择合适的支架可以避免或减少发生；胰腺炎及阻塞性黄疸，可作内科治疗及PTCD；再狭窄，可行扩张及另一支架植入。

4. 气管支气管狭窄支架术　支架靠近声门时，将造成喉头水肿，带来相应的临床症状；操作粗暴会造成气管黏膜出血；支架移位、咳出，术前选择适当的适应证、合适的支架及轻柔的术中操作可避免。再狭窄，可再扩张或放入另一支架。

5. 经皮经肝胆道引流术（PTCD）及支架植入术　胆道出血、胆汁漏、逆行胆道感染，经内科止血、抗感染会改善和治愈。导管堵塞和脱位、支架阻塞，可给予疏通或重新放置。

## 第三节　经皮穿刺减压与充填术

本项技术实际上包含多种具体的介入治疗技术。本节同时介绍经皮椎间盘切吸术、椎体成形术及椎体后凸成形术技术。

### 一、常用器材、选用原则

1. 穿刺针　为必备器材。根据部位和治疗目的不同,选择不同类型和型号的穿刺针,但一般比经皮穿刺引流所用的穿刺针要粗。

2. 骨水泥　作为椎体成形术等应用的填充物,聚甲基丙烯酸甲酯(polymethylmethacrylate, PMMA)和磷酸钙骨水泥(calcium phosphate cement,CPC)是比较常用的骨水泥,为增强其不透 X 线性能,一般需在其中加入对比剂。

3. 专用注射器　为填充骨水泥,需要使用专用注射器,否则无法注入黏稠度很大的骨水泥。

4. 特殊器材　如椎间盘镜、椎间盘切吸套装、激光发生装置、专用扩张球囊、Sky 骨扩张系统等,须根据治疗目的不同而选择。

### 二、技术要点

1. 术前诊断明确　根据临床及影像学资料确定诊断,明确病变部位和程度。

2. 设计穿刺策略　根据不同情况及目的,评估病变部位、程度、范围等,设计进针点位置、路途、角度、深度等。

3. 良好的影像导向　穿刺和治疗过程应在影像设备引导下进行,务必显示清晰,目前多以 DSA 为导引设备,也可在 CT 引导下完成。

4. 注意监护　介入操作术中因机械刺激或骨水泥等的影响,可能造成血压下降等情况出现,应注意监测心率、血压、血氧饱和度等指标,以便及时处理。

5. 其他　根据治疗目的的不同,各不一样。如椎体成形术在骨水泥配置比例、注入速度和拔针方面都有要求,否则可能造成失败。

### 三、临床应用

#### (一) 适应证
1. 椎间盘突出症保守治疗无效者可选择经皮椎间盘切吸术。
2. 椎体骨髓瘤、淋巴瘤、血管瘤、转移瘤等引起椎体压缩、疼痛明显者可行椎体成形术。
3. 骨质疏松严重并引起压缩性骨折可选择经皮椎体后凸成形术。

#### (二) 禁忌证
1. 患者体质虚弱,不能耐受介入操作者。
2. 出凝血功能障碍,有出血倾向者。
3. 全身或穿刺局部感染者。
4. 椎体成形术禁忌证:①根性的疼痛且明显超过椎体的疼痛,由与椎体塌陷无关的压迫综合征引起;②肿瘤扩展至硬膜外腔并引起明显的椎管压迫;③椎体后缘不完整;④骨折块的后退引起明显的椎管压迫;⑤严重的椎体塌陷,椎体压缩 >75%;⑥无痛的稳定骨折且病程超过 2 年;⑦一次同时治疗 3 个或以上节段;⑧成骨性肿瘤;⑨无骨质疏松症的急性创伤性椎体骨折;⑩靶椎体骨髓炎或硬膜外脓肿;⑪对 PV 器械或材料过敏者。

5. 椎间盘突出但伴有明显骨质增生、椎管狭窄或黄韧带肥厚明显者不宜采用经皮椎间盘切吸术。

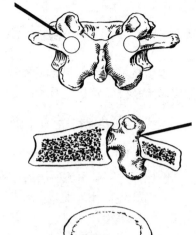
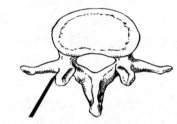
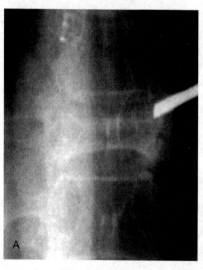

**（三）介入基本程序**

不同部位和不同治疗目的的具体操作程序有所不同,以下以经皮椎体成形术为例进行介绍。

1. 消毒、局麻　患者仰卧（颈椎）或俯卧、侧卧（胸腰椎）,根据原有影像资料并透视观察,选定穿刺点后,术区消毒并作穿刺点局麻,浸润至骨膜。

2. 穿刺入路选择　根据病变部位与局部椎体具体情况选择穿刺途径,颈椎区的穿刺多选择前外侧入路;胸椎区的穿刺多选择经横突上的椎弓根旁入路;胸腰区穿刺以选择椎弓根入路为宜（图 46-6）。

**图 46-6　经椎弓根入路进针点示意图**

3. 经皮穿刺　在 DSA 透视监视下,患者屏气,术者迅速将含套管的 10~15G 穿刺针直接插至拟定的位置和深度,抵至骨膜,正、侧位像证实穿刺针针尖位于椎弓根的妥善位置（图 46-7）,然后在 X 线监视下沿椎弓根方向逐渐进针（有时需借助于外科锤的帮助）,直至针尖抵达椎体的前中 1/3 交界处（图 46-8）。

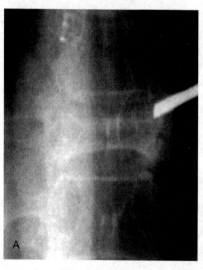
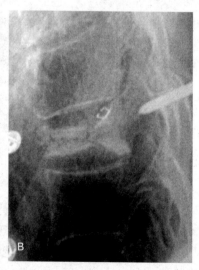

**图 46-7　穿刺针进入椎弓根 X 线正位（A）和侧位（B）图**

4. 注射骨水泥　正、侧位双向证实穿刺针到位后,即可调配骨水泥,并用专用注射器将其注入椎体内。必须强调的是注射过程一定要在透视监控下进行,以观察填充情况并防止外溢和渗漏（图 46-8B、图 46-9）。

5. 拔针　观察到骨水泥在椎体内的分布达到预期目的后,将穿刺针退至骨皮质处,插入针芯,旋转穿刺针,在骨水泥凝固后拔针。

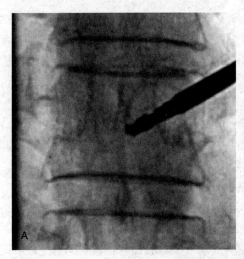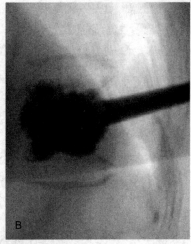

**图 46-8 钻头位于椎体预定位置 X 线图**
A. 正位；B. 侧位：已经注入骨水泥

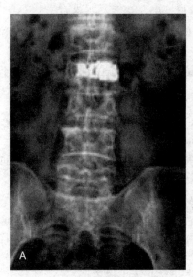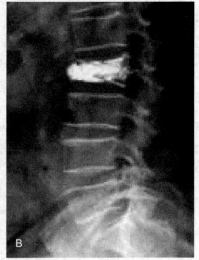

**图 46-9 第二腰椎体注入骨水泥后 X 线正、侧位图**
A. 正位；B 侧位

**（四）治疗效果与临床评价**

经皮穿刺减压、取出与充填术均属于微创性操作技术，具有不出血或少出血、损伤轻微、操作简便、安全性高、疗效确切的特点。

据文献报道，经皮椎间盘切吸术术后当天痊愈占 60%，术后 1 周痊愈占 20%，术后 1 个月痊愈占 10%，与开放手术效果相当，且克服了开放手术后引起的脊柱不稳定、神经根损伤等并发症的发生。经皮椎体成形术后，大部分患者在术后 3 天即有不同程度的疼痛减轻，总的疼痛减轻率在 60%~100% 之间。经皮椎体后凸成形术后 90% 患者在术后 1 周疼痛明显减轻，还能恢复椎体的高度，改善后凸畸形。

**（五）并发症及处理**

1. 骨水泥渗漏 骨水泥渗漏是最为常见的并发症，水泥可漏入椎管、神经孔、周围肌肉系统和血管扩散入肺。PVP术骨水泥渗漏率为40%,PKP术骨水泥渗漏率为8%,在短时期内,绝大部分的渗漏无明显症状;但漏出的骨水泥也可能由于机械压迫、发热等因素造成神经损害甚至截瘫。预防:严格把握手术指征;PKP扩张球囊应置于椎体前中1/3;掌握好骨水泥注入的时机与注入量,骨水泥尽量黏稠,灌注压力尽量小,成像条件要好,不急躁;拔针时机,必须待骨水泥凝固后。

2. 穿刺损伤　术中非直视操作,进针解剖位置不明确,导致出现操作性损伤。预防:手术者的技术水平及技巧是避免穿刺并发症的主要因素,必须熟悉局部解剖结构,提高手术熟练程度,细致而耐心的操作是预防穿刺并发症的重要措施。

3. 肺栓塞　是一种严重的致命性并发症。在向椎体内注入骨水泥过程中,骨水泥单体、骨髓或脂肪颗粒、有可能在压力作用下进入椎旁静脉后,循着椎旁静脉→腔静脉→右心房→右心室→肺动脉,最终引起肺栓塞。预防:良好清晰的影像监测系统,必要时透视下注射骨水泥;熟练掌握手术技巧,预防骨水泥进入静脉丛是预防肺栓塞的关键环节,必须正确把握骨水泥的注射量、注射时机及注射方法;采用新型椎体成形器械,如骨材料填充器。

4. 感染　术后感染可能是局部的伤口感染或者经通道扩展至椎旁软组织,累及椎管、椎体、椎间盘。多与使用免疫抑制剂、糖尿病、肥胖、无菌操作不严格有关。

5. 再骨折　新发椎体骨折30~60%发生在邻近节段,主要与基础疾病骨质疏松症有关。可抗骨质疏松进行预防和治疗。

6. 一过疼痛加重和一过性发热　可能与高压注射骨水泥或骨水泥引起的炎性反应有关。处理:用非甾体抗炎药治疗,一般48小时内缓解。

7. 神经根症状　骨水泥漏入椎间孔静脉或椎间孔。处理:局部注射类固醇和局麻药或口服非甾体抗炎药,个别病例用药物难以解除需手术摘除椎间孔水泥。

8. 迟发性神经损伤　一旦术后发生新的腰背痛,应想到再骨折的可能,及时诊断处理,尽量避免神经损伤发生。

（相建峰　刘玉金）

# 第四十七章
# 介入放射学与中医药结合研究进展

　　介入诊疗技术是在医学影像设备和医用器材发展的基础上开发的新技术,并不天然地具备仅属于西医或仅属于中医的排他属性。但是,介入诊疗技术发源于西方医学界,传入中国后也首先在传统上认为是"西医"的领域使用,故被认为是西医技术。而目前,越来越多的中医院或中西医结合医院开展了介入诊疗。介入诊疗在中医领域的诊治范围已经涵盖了心脏、血管、神经、消化、泌尿生殖、骨关节等各个系统的疾病,不少中医优势病种(如肿瘤、不孕、中风、胸痹、腰痹、崩漏等)均可通过应用介入技术进行诊疗。介入诊疗技术在中医领域的应用,极大地突破了原有中医诊疗手段的局限,缩短了病程,提高了疗效,得到广大医务人员及患者的认可。也成为中西医结合的又一典范。

　　中西医结合介入放射学是一门新兴的交叉学科,是医学领域最具前途的学科之一。将中医药应用于介入诊疗术前、术中和术后更有利于患者的诊断,提高疗效。尤其是在肿瘤患者的介入治疗中,中医药与介入治疗的结合,可延长恶性肿瘤患者的生存期,提高患者生存期间的生活质量。

　　在恶性肿瘤的诊治中,介入治疗是目前最为有效的姑息治疗方法之一。但是,由于化疗药物及栓塞剂的毒副作用及缺乏选择性,尤其是在肝癌的介入治疗中,对肝脏的物理损伤和化学毒性作用较大,加上我国大多数肝癌患者合并有肝硬化,很多患者在经过1~2次介入治疗后,往往因肝损害而出现黄疸,不得不终止治疗,影响介入治疗的反复进行。因此在进行介入化疗栓塞时选择高效而低毒的抗癌药物,是提高疗效、改善预后的一个重要方面。发掘并以介入的方法应用某些有抗癌作用的中药应用已经受到有识之士的重视。

　　中医治疗恶性肿瘤具有悠久的历史和丰富的经验。近年来,临床上采用辨证分型治疗恶性肿瘤,常用治法有健脾理气、滋阴养血、清热解毒、活血祛瘀等,以扶正攻邪为总则,在组方时扶正祛邪可同时兼顾、互有偏重,也可根据患者的体质、病程,先攻后补或先补后攻。抗癌中药多为攻邪之品,或清热解毒,或祛痰化湿,或软坚散结。许多抗癌中药制剂如羟喜树碱、斑蝥素、莪术油、华蟾素、鸦胆子油、康莱特注射液、丹参注射液以及乌骨藤的提取物制成的消癌平等,已在临床上大量使用。其不但有抗癌作用,而且毒性较低,甚至有提高机体免疫力、保肝益肾的功效,既有祛邪之功,又有扶正之效,可提高肿瘤近期缓解率,改善患者生活质量和延长生存期。研究这类中草药的有效成分,制成适当的剂型,选择合适的给药途径,如采取介入用药,可提高疗效,减少毒副作用,祛邪而伤正不甚。采用中西医结合方法,对肝癌的治疗将有明显的优越性和广阔的发展前景。

　　中医药诊疗还可以缓解介入化疗栓塞所引起的肝肾功能损伤、骨髓抑制、消化道反应以及全身毒副作用。如采用健脾理气方法可有效缓解肝动脉插管化疗和栓塞所引起的肝损伤等毒副作用,缩短疗程,疗效显著。采用中药配合针灸方法治疗肝癌介入栓塞后综合征如发热、腹痛、恶心、呕吐、呃逆等,均取得了较好疗效。

在非肿瘤介入治疗中,中医药也起到了积极作用。如在动脉灌注血管扩张、溶栓、疏通微循环药治疗股骨头缺血性坏死的同时,辨证论治,内服活血化瘀与补益肝肾气血之中药,在临床上取得了较好疗效。在介入治疗急性胰腺炎时,配以内服攻下、解毒、活血化瘀的中药,减轻胰酶的全身毒性反应,改善症状,缩短病程。如大承气汤的攻下作用能减轻全身炎症反应,降低多器官损害的发生率和程度,还能较快恢复胃肠道功能,改善毒血症状,减少细胞因子和炎性物质的过度产生,有利于胰腺炎患者的康复。另外在输卵管阻塞性不孕症介入治疗、冠心病介入术后再狭窄的防治方面,结合中医药治疗,也取得了可喜疗效。

药物的研究及应用是医学的主要内容,中西医结合研究最有现实意义的就是药物结合应用。目前,就大多数西药而言,按中药的四气(寒、热、温、凉)和五味(辛、甘、酸、苦、咸)来分类是不现实,所以西药中用难为大家接受。中药西用就成为中西医结合的重要内容。中药西用是指研究中药有效成分以西医的理论或方法指导中药有效成分的应用,再回过来用中医理论解释治疗结果。后者尤为重要,否则将存药而废医,不利于中医药的发展。而中西医结合介入放射学中融汇了大量中药西用的内容。

(邢东炜　张闽光)

---

 **第八篇关键知识点**

1. 介入放射学的定义及按技术分类
2. 用于介入操作引导的几种影像设备
3. Seldinger 技术
4. 栓塞材料按闭塞血管的时间进行分类的类型,并举例说明
5. 经导管动脉药物灌注术(TAI)的临床应用
6. 经导管动脉栓塞术(TAE)的临床应用
7. 经皮穿刺活检术的临床应用
8. 非血管性腔道扩张成形术的临床应用
9. 中西医结合介入放射学的临床应用及其意义

# 主要参考文献

[ 1 ] 吴恩惠 . 头部 CT 诊断学［M］. 北京：人民卫生出版社,1995.

[ 2 ] 周康荣 . 胸部颈面部 CT［M］. 上海：上海医科大学出版社,1996.

[ 3 ] 曹来宾 . 实用骨关节影像诊断学［M］. 济南：山东科学技术出版社,1998.

[ 4 ] 兰宝森 . 中华影像医学·头颈部卷［M］. 北京：人民卫生出版社,2002.

[ 5 ] 耿道颖,冯晓源 . 脑与脊髓肿瘤影像学［M］. 上海：人民卫生出版社,2004.

[ 6 ] 沈天真,陈星荣 . 神经影像学［M］. 上海：上海科学技术出版社,2004.

[ 7 ] 石学敏 . 针灸学［M］. 北京：中国中医药出版社,2004.

[ 8 ] 金征宇 . 医学影像学［M］. 北京：人民卫生出版社,2005.

[ 9 ] 李晋波,张东友,于国放 . 腺体疾病影像诊断学［M］. 济南：山东科学技术出版社,2007.

[ 10 ] 吴恩惠 . 医学影像学［M］. 6 版 . 北京：人民卫生出版社,2008.

[ 11 ] 江浩 . 骨与关节［M］. 上海：上海科学技术出版社,2011.

[ 12 ] 王云钊,梁碧玲 . 中华影像医学·骨肌系统卷［M］. 2 版 . 北京：人民卫生出版社,2012.

[ 13 ] 尹志伟 . 骨伤科影像学［M］. 北京：人民卫生出版社,2012.

[ 14 ] 张闽光 . 医学影像学［M］. 北京：科学出版社,2012.

[ 15 ] 白人驹,徐克 . 医学影像学［M］. 7 版 . 北京：人民卫生出版社,2013.

[ 16 ] 白人驹,张雪林 . 医学影像诊断学［M］. 北京：人民卫生出版社,2014.

[ 17 ] 朱大年,王庭槐 . 生理学［M］. 8 版 . 北京,人民卫生出版社,2015.

[ 18 ] 王芳军 . 影像学［M］. 2 版 . 北京：人民卫生出版社,2016 年

[ 19 ] 梁碧玲 . 骨与关节疾病影像诊断学［M］. 2 版 . 北京：人民卫生出版社,2016.

[ 20 ] 王芳军 . 影像学［M］. 2 版 . 北京：人民卫生出版社,2016 年

[ 21 ] 梁碧玲 . 骨与关节疾病影像诊断学［M］. 2 版 . 北京：人民卫生出版社,2016.

[ 22 ] 谢红宁 . 妇产科超声诊断学［M］. 北京：人民卫生出版社,2005

[ 23 ] 姜玉新,王志刚 . 医学超声影像学［M］. 北京：人民卫生出版社,2010.

[ 24 ] 钱蕴秋 . 超声诊断学［M］. 西安：第四军医大出版社,2008.

[ 25 ] 王纯正,徐智章 . 超声诊断学［M］. 北京：人民军医出版社,1993.

[ 26 ] 郭万学 . 超声医学(上)［M］. 6 版 . 北京：人民军医出版社,2011.

[ 27 ] 王新房 . 超声心动图学［M］. 5 版 . 北京：人民卫生出版社,2016.

[ 28 ] 段宗文,王金锐 . 临床超声医学(上)［M］. 北京：科学技术文献出版社,2017.

[ 29 ] 陈敏华,梁萍,王金锐 . 中华介入超声学［M］. 北京：人民卫生出版社,2017.

[ 30 ] 徐智章,王怡 . 医学超声术语手册［M］. 上海：上海科学技术出版社,2009.

[ 31 ] 常才 . 经阴道超声诊断学［M］. 3 版 . 北京：科学出版社,2016.

[ 32 ] 徐智章 . 现代腹部超声诊断学［M］. 2 版 . 北京：科学出版社,2008.

［33］王金锐,勇强 . 实用血管疾病超声诊断学［M］. 北京:科学技术文献出版社,2010.

［34］张缙熙,姜玉新 . 浅表器官及组织超声诊断学［M］. 北京:科学技术文献出版社,2009.

［35］杨斌,詹维伟,陈亚青 . 浅表器官超声诊断学图解［M］. 北京:人民军医出版社,2010.

［36］郭启勇 . 介入放射学［M］. 2 版 . 人民卫生出版社,2005.

［37］程永德,程英升,颜志平 . 常见恶性肿瘤介入治疗指南［M］. 北京:科学出版社,2013.